抗衰老民族医药研究

王业玲　唐　丽◎编著

KANGSHUAILAO
MINZU YIYAO YANJIU

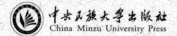
中央民族大学出版社
China Minzu University Press

图书在版编目（CIP）数据

抗衰老民族医药研究/王业玲，唐丽　编著.—北京：
中央民族大学出版社，2017.12

ISBN 978-7-5660-1135-0

I.①抗… Ⅱ.①王… ②唐… Ⅲ.①民族医药—延缓衰老
—研究　Ⅳ.①R79②R977.9

中国版本图书馆 CIP 数据核字（2015）第 308074 号

抗衰老民族医药研究

编　　　者	王业玲　唐　丽
责任编辑	戴佩丽
封面设计	汤建军
出 版 者	中央民族大学出版社
	北京市海淀区中关村南大街 27 号　邮编：100081
	电话：68472815（发行部）传真：68932751（发行部）
	68932218（总编室）　　　　68932447（办公室）
发 行 者	全国各地新华书店
印 刷 厂	北京盛华达印刷有限公司
开　　　本	787×1092（毫米）　1/16　印张：34.75
字　　　数	550 千字
版　　　次	2017 年 12 月第 1 版　2017 年 12 月第 1 次印刷
书　　　号	ISBN 978-7-5660-1135-0
定　　　价	138.00 元

编 写 说 明

衰老是大自然的必然规律，地球上一切生物，从有生命开始，无不遵循"生、长、壮、老、已"的自然规律，人类也不例外。衰老表现的早晚个体之间有很大差异，是各种内外因素综合作用的结果。衰老是不可违抗的自然规律，随着年龄的增加，体内新陈代谢和各器官的功能逐渐减退，形体外观和内脏衰老征象就会更加明显。探索人类衰老的机理，采取措施，综合治理，重视调护预防，能够达到延缓衰老的目的。延缓衰老、延长寿命是医学界共同关注的课题之一，是古今中外医学学科探讨的一个热点，也是当今全球医学界的重大研究课题，国内外许多医药学家进行了大量的研究工作，提出了多种学说和假说，并对如何延缓衰老提出了许多方法，也做了许多尝试。少数民族传统医药学对人体衰老认识和延缓衰老的研究由来已久，不仅在理论上有深刻的阐述，而且提出了许多极有价值的延缓衰老的原则和方法。

《抗衰老民族医药研究》是一部系统介绍抗衰老医药学基本理论、少数民族抗衰老理论与实践经验和抗衰老民族药研究进展的书籍，本书的编撰力争体现科学性与系统性，既有理论知识、研究方法，亦注重实用性。本书的基本结构分为上、中、下三篇，上篇介绍衰老与抗衰老理论与研究进展，主要阐述衰老与抗衰老的基础理论和方法以及目前主要研究的衰老机理与衰老学说，同时介绍了国内外抗衰老药物及功能品的研究进展。中篇介绍抗衰老民族医药研究，主要介绍了各少数民族抗衰老与保健养生的基本理论、常用方法与应用实践。下篇介绍抗衰老民族药物研究进展，阐述了抗衰老民族药物的来源、基本性质与应用、化学成分与药理活性现代研究进展及其在抗衰老和养生保健方面的应用。本书由长期从事药学教学和民族医药科研工作的人员编写完成。王业玲主要编写了上篇和下篇部分，唐丽主要编写了中篇部分的内容。

本书得以出版，首先感谢关心、支持和对本书编写提出宝贵意见和建议的专家和师长，感谢各院校同仁给予的大力支持和帮助。非常感谢郭凯静同学对本书编写出版的全力支持和大量工作。感谢教育部新世纪优秀人才支持计划（NCET - 12 - 0578）和国家自然科学基金项目（81373765）对本书出版的资助支持。由于编著者的水平和时间限制，本书的编写难免疏漏和不足，恳切希望广大读者批评指正。

编著者
2015 年 10 月北京

目　录

中篇　抗衰老民族医药研究

（上）（篇）

抗衰老理论及研究进展

第一章 绪 论

第一节 衰老的含义与抗衰老

一、衰老

衰老（Aging or senesence）是一种自然规律。从生物学角度，衰老是随着时间的推移生物体自发的必然过程，是复杂的自然现象，表现为结构的退行性变化和机能的衰退、适应性和抵抗力减退。对人体来说，衰老的实质是人的身体各部分器官系统的功能逐渐衰退的过程，衰老的最终结果是死亡，是生命的终止，其主要特征是心脏、肺、大脑等器官停止活动，以大脑停止活动（即脑死亡）作为人死亡的标准。在生理学上，把衰老看作从受精卵开始一直进行到老年的个体发育史。从病理学上，衰老是应激、感染、营养失调、劳损或损伤、免疫反应衰退、代谢障碍以及滥用药物积累的结果。衰老的普遍性、内因性、进行性及有害性作为衰老的标准被普遍接受。衰老与高血压、糖尿病、动脉粥样硬化、老年痴呆等疾病密切相关。

机体衰老与组织再生性细胞减少、脏腑虚损、机体内自由基增加、机体中毒等相关，影响人体衰老的因素包括遗传因素、生活环境、生活方式、精神状态等多方面。衰老是自然生命过程中不可违背的必然规律，但是延缓衰老却是可能的。古今中外，人们一直在寻找各种延年益寿的方法和抗衰老药物，以期能在遗传学上所界定的寿限内延迟衰老或提高生命质量。通过采用适当的措施和方法对人的生命过程加以调整和干预，如注重良好的生活习惯、适当地运动、保持良好的心理状态、加强保健措施等，可以有效地延缓衰老，降低衰老相关疾病的发生，提高生命质量。自 19 世纪末应用实验方法研究衰老以来，先后提出了 20 余种衰老学说或科学假说。目前的研究普遍认为，衰老是由干细胞衰退、DNA 退化、饮食和精神因素、衰老基因活跃等因素综合影响的结果，目前尚未形成统一的衰老理论，有关衰老与抗衰老的理论与机制一直以来均是生命科学领域的研究热点。近 50 多年来，众多研究致力于探究衰老的特征、触发因素、信号通路、衰老的类型以及细胞衰老过程对于多种衰老相关性疾病的调控机制。

二、衰老的表现

人体衰老会发生一系列相应的变化，并随年龄增加而渐趋明显。机体衰老不仅表现在宏观水平，更主要表现在微观水平。现代研究从整体水平和器官水平，发展到细胞水平和分子水平，从不同层面揭示着衰老的机理和表现，一些衰老和抗衰老实验研究积累了丰富的对于人和哺乳动物衰老变化的资料。人体在不同水平的衰老表现归纳如下。

整体水平。整体水平的衰老变化是机体全身性变化的反映，是机体的形态结构与生理功能方面的退行性变化，即所谓"老征"现象。依据整体衰老假说，机体的衰老发生在整体水平，认为机体组织再生性细胞减少是导致机体衰老的原因，组织再生性细胞总是随着年龄的增加而在组织中的比例不断减少的。组织再生性细胞的减少，不仅使组织外观上表现出来逐渐衰老，而且也使组织代谢功能不断减弱，到了一定年龄阶段后，由于整个组织细胞生长更新的减弱而使组织发生萎缩。进入衰老期人的整体表现可见身高下降，脊柱弯曲，皮肤失去弹性，颜面皱褶增多，局部皮肤，特别是脸、手等处，可见色素沉着，呈大小不等的褐色斑点（称作老年斑），须发灰白或脱发甚至秃顶，眼睑下垂，角膜外周常出现由于脂质沉积导致的整环或半环白色狭带（称为老年环或老年弓），汗腺、皮脂腺分泌减少使皮肤干燥而缺乏光泽，牙齿松动脱落，但时间早迟因人而异。在行为方面，老年人多出现步履缓慢，反应迟钝，注意力不集中，表情渐趋呆滞，记忆力减退，语言常现重复，视力减退，趋于远视，听力也见退化等。上述具体情况依据个体差异常表现较大的差异。从整体角度一般将人体的衰老分为三个阶段。第一阶段为25岁~35岁，表现为轻度衰老，出现如精力不旺、萎蘼不振、易疲劳、记忆力下降、睡眠不好、免疫力降低、注意力不集中、有轻微皱纹出现等情况；第二阶段为35岁~45岁，表现为中度衰老，易出现记忆力减退、情绪波动、失眠、皮肤干燥弹性减退、月经紊乱、性欲减退等情况；第三阶段为45岁以上，表现为严重衰老，人体进入快速衰老期，肌体全面老化，出现多种老年相关疾病等。

组织与器官水平。人体衰老所表现的整体衰老变化有其组织与器官衰老变化的基础，可由人体各系统与器官的衰老变化反映出来。①神经系统。随着人体衰老年龄增长，脑重相应降低，人90岁时脑重较20岁时减轻10%~20%，其主要原因在于神经细胞的减失，这种减失有区域特异性，大脑不同区域细胞减少程度不同。人从出生到10岁神经细胞数量增殖到最多，之后不再分裂，20岁以后细胞开始减失。但全脑细胞基数很大，部分细胞死亡不致造成功能的严重障碍（目前人们对记忆机理了解还很不足，记忆减退未必全由细胞丧失所致）。从人体解剖上看，老年人后脑膜加厚，脑回缩小，沟、裂宽而深，脑室腔扩大。在显微结构上可见神经细胞尼氏体减少，脂褐质沉积。在功能上可见神经传导速度减慢，近期记忆比远期记忆减退严重，生理睡眠时间缩短。感觉机能如温觉、触觉和振动感觉均下降，味觉阈升高，视听敏感度下降，反应能力普遍降低，尤其在要求通过选择做出决定的情况下反应更为迟缓。②骨骼系统。骨组织随年龄衰老而钙质渐减，骨质变脆，易骨折，创伤愈合也比年轻时缓慢。关节活动能力下降，易患关节炎，脊柱椎体间的纤维软骨垫由于软骨萎缩而变薄，致使脊柱变短，这是老年人变矮的原因之一。③肌肉。老年人肌重与体重之比下降。肌细胞外的水分、钠与氯化物有增加倾向，细胞内的钾含量则有下降倾向，此外，肌纤维数量下降，直径减小，使整个肌肉显得萎缩。这种衰老变化因肌群功能不同而异，很可能是老年人肌力不足的原因之一。运动单位的衰老变化还不足以解释老年人的一切运动障碍，因为神经系统的复杂作用机理也对运动产生影响。④内分泌系统。性腺的萎缩是内分泌系统最明显的衰老变化，如女性45岁~50岁左右月经停止，雌激素分泌显著下降，男性从50岁~90岁雄激素逐渐减少，性机能减退。与此相应生殖及副性器官产生各种萎缩性变化，也导致免疫机能下降。⑤心血管系统。老年人心脏体积增大，在心脏的传导系统可见起搏细胞的数量减少，窦房结与结间束内纤维组织增加。动脉内膜也有不同程度的加厚，可因此而致小动脉管腔狭窄。冠状动脉分支在30岁后就开始出现内膜的增厚，中膜日趋纤维化，有些平滑肌可能坏死，最突出的衰老变化为弹性纤维板层变化、动脉血管变性、外周血管阻力增加以致动脉压升高等。⑥排泄系统。人体肾脏在老年时失重达20%~30%，肾小球数目减少，40岁时正常肾小球占95%，90岁时仅余63%，近曲小管长度与容积均下降，基底膜随年龄加厚，髓质内间质组织增多。在功能上肾小球过滤速度下降，肾血流速度由20岁至70岁下降53%，65岁以上老年人不同程度地出现夜尿、尿急、尿频乃至尿失禁等现象。⑦消化系统。一般说来，消化系统形态上的衰老变化不显著，落齿与对牙齿的保护有关，未必为衰老特征。显微镜下可见胃的泌酸细胞随衰老而减少，肝组织单位体积的细胞数也下降，小肠淋巴集结也明显降低。⑧呼吸系统。在形态方面老年人肋软骨可能钙化，驼背情况有所增加导致胸腔前后径扩大成为"桶状胸"。显微镜下可见肺泡管与呼吸性细支气管扩大，使周围肺泡容积减少。⑨皮肤。老年人真皮乳头变低，使表皮与真皮界面变平，表皮变薄，真皮网状纤维减少，弹性纤维渐失弹性且易断裂，胶原纤维更新变慢，胶原蛋白交联增加使胶原纤维网的弹性降低。皮肤松弛，不再紧附于皮下结构，细胞间质内透明质酸减少而硫酸软骨素相对增多，使真皮含水量降低，皮下脂肪减少，汗腺、皮脂腺萎缩，由于局部黑素细胞增生而出现老年斑。

细胞水平。分别从体内细胞和离体细胞两方面来阐述。①体内细胞水平。在体内表现衰老的细胞主要为固定分裂后细胞，此类细胞出生后不久即停止分裂，死后也不能补充，如神经细胞、心肌细胞等。机体衰老时此类细胞在结构与组成上都有程度不同的改变，如细胞数量减少（源于局部细胞的死亡）、线粒体嵴与基质减少、体积膨胀，甚至破坏消失。神经细胞粗面内质网失去典型构造，在光学显微镜下即见尼氏体减少。细胞核的衰老变化表现为孚尔根氏染色阳性物质减弱，核膜内陷形成皱襞。比较突出的衰老变化是脂褐质的堆积，在神经细胞内堆积随年龄增加可占胞核外体积的一半以上。脂褐质呈褐色颗粒状，有自发荧光，在电子显微镜下可见有单层膜包围，内有电子致密物质，有时具透明区或板层结构，其随年龄增加的速度因不同细胞与不同动物而异，堆积对细胞的功能有何影响仍是有争论的问题。②离体细胞水平。离体细胞的衰老表现在随培养代龄增高而产生的胞内变化。自 1961 年美国学者 Hayflik 等发现人胚肺二倍体成纤维细胞的培养寿限以来，对离体细胞的衰老研究已积累了相当资料。随着细胞增殖达到密布单层后即须分瓶传代，其传代次数只有 50±10 次，为细胞群体倍增的极限，也就是培养细胞的寿限。此数与供体年龄、种属有关。供体年老者其细胞培养的代数较来自年轻供体者少，种属寿限高的供体其细胞培养的代数也较来自短寿者多。培养到 30 代~40 代后细胞即出现荧光颗粒，核蛋白粒的 RNA 减少，缺嵴的线粒体增多，这都属衰老变化，在生化方面也已测知一些参数的变化。因此目前国内外已有不少研究者以此类细胞作为衰老模型。

分子水平。器官与细胞的衰老终归与分子水平的衰老有关。①细胞外的分子衰老。全身的胞外结缔组织及上皮下方的基底膜均有特异的衰老变化。结缔组织富含胶原蛋白及弹性蛋白，随年龄增长胶原蛋白分子之间产生交联键。30 岁~50 岁为交联迅速增加的时期，随着交联的增多胶原纤维吸水性下降，失去韧性，趋于僵硬，不利于组织的活动。弹性蛋白为弹性纤维的主要成分，在衰老过程中也会进行交联，纤维断裂、脆化，外观黄色加深。此外，胞外物质还有血液、淋巴等，这些物质处于运行状态且不断更新，很难确定衰老的具体指标。②细胞内分子的衰老。有些不断更新的胞内分子，如代谢反应中的酶，其更新速度（合成与降解速度）可能随衰老而减慢，其生物活性是升是降则因不同酶而异，但其实质性的衰老变化还很少见。也有一些细胞内分子合成后不再更新，如细胞分裂时的脱氧核糖核酸（DNA）在合成后不再降解。有人认为 DNA 分子随年龄增长而分子量下降，可能由于断裂增多所致，核小体上重复排列的 DNA 碱基对在老年比年轻时增多，DNA 与组蛋白的结合增多，在染色质内组蛋白与非组蛋白的比值上升等。用离体细胞的研究大多认为，衰老个体细胞内 DNA 修复能力随培养代龄增加而下降，且与培养细胞的供体寿命似成正相关，即长寿动物的细胞在培养中有较高的修复能力。但现有研究尚不能完全阐释具体的衰老个体细胞内 DNA 损伤修复能力。除 DNA 外，细胞内的大分子如眼球晶体纤维中的晶体蛋白，随年龄增长而含量增加。人在 50 岁以前晶体的可溶性蛋白占优势，50 岁后可溶性蛋白下降而不溶性或难溶性蛋白及其分子量均随年老而增加，尤以晶体中心部为甚，早期合成的可溶性蛋白在增龄中进行聚合形成分子量大的聚合体。人们对分子水平的衰老所知有限，研究结果常呈现矛盾，有待基础研究的深入探讨。

三、抗衰老与延年益寿

所谓抗衰老不是指让人增加寿命，而是对抗人体因为内外多种因素的综合影响而发生的衰老的速度，其目标在于延缓衰老及提高生命质量。衰老是人类生理过程的必然趋势，寻求延缓衰老健康长寿的途径和方法一直是人类的理想。人类关于衰老与抗衰老的研究历史悠久，自古至今，东方与西方均不乏关于延年益寿与养生保健的策略、措施与方法的探寻。我国传统医学中关于延缓衰老与延年益寿的论述和实践更为浩瀚丰富，中华传统养生是以健身祛病、延年益寿为目的，以自我调摄为手段的一系列综合保健措施，在其发展过程中既有系统完整的思想理论，又有多种学术流派，我国传统养生保健的内容经由历史上各个学派历代医家的发展，包括顺应、养性、动形、静神、温补、培元、调气、药饵、食养等各个学派，形成了各有所长卷帙浩繁的丰富内容。现代生命科学对衰老的原因及机制进行了大量研究，提出了 20 余种衰老学说，包括遗传程序学说、自由基学说、线粒体学说和端粒学说等，并在其基础上提出了多种抗衰老与养生保健的策略与措施，包括营养抗衰老、药物抗衰老、心理抗衰老和运动抗衰老等多种途径和方法。传统医学文献与现代医学研究均表明，由衰老所致的人体功能下降或老年相关疾病的发生，均可通过采用适当的途径与方法加以干预和预防，达到延缓衰老、健康长寿的目标。随着老龄化社会的逐渐步入，延缓衰老与养生保健成为医学研究与社会关注的焦点。随着现代生命科学研究的发展和高新技术的应用，同时结合我国传统医药学在养生保健方面积累的丰富经验和优势，抗衰老养生研究作为老年医学中的一个重要部分蓬勃发展，不断取得新的进展。

第二节 抗衰老医学的含义与研究内容

一、抗衰老医学的含义与发展

1. 抗衰老医学的含义

抗衰老医学（Anti-aging medicine，AAM）是一门多学科交叉的新兴医学学科。随着人类寿命的不断延长，伴随而来的是老年相关疾病的高发，AAM 应时而生，正逐渐成为医学研究的热点。根据长期对人类生理的研究，科学家们发现，人的正常寿命应该是 120 岁~160 岁，也就是说人平均可以活到 140 岁。但今天，由于诸多外界和人自身因素的共同影响，人的寿命被大打折扣。决定人类寿命的因素，首先是人与生俱来的遗传因素，其次是人类赖以生存的生态环境。衰老本身是一种由细胞分裂引起的主动的破坏过程，并非一种被动过程，外界因素只能影响其发展速度却不能改变其开始的时间。因此，AAM 的目标就是要降低各种外界因素对这种老化速度的影响，减慢和延缓人类自身的这种主动破坏过程，实现延年益寿的最终目标。

2. 抗衰老医学的发展

AAM 的历史与人生长激素（Human growth hormone，HGH）的发现

密切相关。HGH 于 1920 年被发现，1958 年被用于治疗临床儿童侏儒症。1985 年，基于对 HGH 的多年研究和广泛深入的临床实验，美国威斯康辛医学院的 Daniel Rudman 在《美国抗衰老协会杂志》上首次正式提出一个有关人体衰老原因的理论。次年，美国礼来公司通过基因工程方法成功地制造出了含有 191 个氨基酸的 HGH。1990 年 Rudman 等在《新英格兰医学杂志》上发表了震惊医学界的论文——人类生长激素在60 岁以上老年人中的应用。作者选择了 12 位年龄在 61 岁～81 岁的老年男性作为实验对象，注射 HGH，结果显示：使用 HGH 6 个月后，受试者比对照组的其他同龄老人平均肌肉含量增加了 8.8%，脂肪减少了14.4%，皮肤增厚了 7.11%，骨质密度增加了 1.6%，肝重增加了 19%，脾重增加了 17%。结论是所有受试者的组织学改变年轻了 10 岁～20 岁；同时发现 HGH 诱导类胰岛素生长因子 2 型（IGF-2）的分泌，对儿童脑神经发育与智力提高有帮助。Rudman 等的研究对于 AAM 的诞生与发展具有里程碑式的意义。

　　AAM 的发展经历了以下几个发展阶段，第一阶段——启蒙阶段，1990 年—1995 年，AAM 方兴未艾。虽然未经 FDA 允许，许多临床医生已经使用 HGH 作为抗衰老药物。一些新兴的 AAM 组织机构渐渐诞生，其中最为著名的为 1993 年由 Ronald Klatz 和 Robert Goldman 发起成立的美国抗衰老医学协会（American Academy of Anti-aging Medcince），简称A4M。A4M 目前已成为一个拥有来自全球超过 110 个国家和地区 5 万多名医生和科学家会员的非营利医学社团，主要致力于检测、预防和治疗衰老性疾病，提升和优化人衰老过程的研究方法以及寻求延缓衰老和优化人口的手段。第二阶段——形成阶段，1996 年—1999 年，AAM 基本框架形成。AAM 是以人类健康为核心的，以建立延长人类高质量的生命及健康长寿的临床医学学科体系为宗旨；AAM 严格遵循并应用早期溯源检测（功能、组织、分子、基因四个层面）进行有效诊断，采用主动预防干预疗程、个性化临床治疗，并发展为动态监测衰老性功能失常、功能丧失及患病的尖端医疗学科。这一期间，AAM 的基础研究如火如荼。1996 年，Cynthia Kenyon 等通过改变基因，使线虫类生物的生存寿命延长 1 倍。第三阶段——发展阶段，2000 年—2008 年，AAM 快速发展。分子生物学技术的发展促进 AAM 的迅猛发展。应用到 AAM 的生物学技术主要包括：①基因工程与基因组学，基因的识别与改变可以改善功能失调、功能障碍、能力丧失与疾病的情况。基因技术使肌肉再生，提高肌肉强度，抑制肌肉降解。②干细胞技术，是改善功能失调、功能障碍、能力丧失与疾病的最根本细胞源的技术。③治疗性克隆技术，开发出多种人类细胞、组织与器官源用于急性病及慢性病的治疗。④纳米技术，使医疗设备微型化，从而应用分子大小的工具来对人体的组织进行显微手术修复，或者是对最微小的细胞进行修复；满足给药装置微型化。⑤人造器官等。

二、抗衰老医学的研究内容

Juengst 等学者提出抗衰老可分为三个层面：初级层面，即通过干预衰老进程而降低患病率，从而延长人类平均寿限，而非延长人类最高寿限；中级层面为延缓衰老及其基本进程，增加平均寿命及最高寿命；最高层面为通过成年时逆转衰老过程而持续恢复活力及功能，延缓衰老。1992 年 AAM 抗衰老健康医学体系创建，其范畴包括：全方位超前检测、个性化主动预防临床医学、介入内分泌医学、功能医学、运动医学、医学美学、再生医学、替代医学、中西医结合医学等。其中早期检测、主动预防、个性化治疗、生活方式及营养素个性化配方及监督、高危因素预测和管理以及健康教育和咨询，都是以人类健康生命最大化为目标的切实可行的 AAM 方案。AAM 是属于预防医学范畴内的主动医学，这一概念的建立，打破了传统临床医学以疾病为核心的体系。AAM 通过早期探测发现与人体老化相关的潜在疾病，从而采取积极的预防和治疗措施，终止和逆转相应的生理和病理过程，而不是被动地在疾病发生后才加以治疗。同时，AAM 更重视和强调个体差异，以人为本，具有科学性、循证性、系统性、安全性及有效性，属于新兴的健康医学模式及体系。这些方面正是 AAM 与传统老年医学（Geriatrics）的主要区别。

第三节 抗衰老民族医药研究的内容与范畴

中华民族有养性摄生的悠久历史，我国传统医药学宝库内涵磅礴，卷帙浩繁，其中有关延缓衰老与养生保健的内容极其丰富。早在 2000 多年前祖国传统医学就有初步的抗衰老科学体系，其称呼有"摄生""养生""健身""道生""养性"等，明确地提出了"治未病"思想，历代医家对其内容不断丰富、创新和发展，儒家、道家和佛家等都对传统养生抗衰老的理论与实践有所贡献，逐渐形成了我国传统医学中延缓衰老与养生保健等内容的宝库。

一、抗衰老民族医药研究的内容与范畴

中国少数民族传统医学也是我国传统医学的重要组成部分，在藏族、蒙古族、维吾尔族、傣族等少数民族传统医学宝库中也包含了内容丰富的抗衰老养生和保健的理论与实践体系，我国各地区的历代少数民族人民在生产生活和与疾病斗争的过程中，积累和发展了内容极其丰富的抗衰老与养生保健理论知识和实践经验，有的少数民族医学发展形成了系统的抗衰老与养生理论体系，如藏医学、维吾尔医学等，有些确有疗效的少数民族传统医学养生实践极具民族特色与地域特点，如藏药浴疗法、壮医药线点灸疗法等。千百年来，这些少数民族传统医学的内容体系为我国广大少数民族和民族地区人民的卫生保健的繁衍昌盛做出了重要贡献。

在我国，传统医学的内涵包括中医学、民族医学和民间医学三个层面。中医学是以汉文化为背景的中国古代社会的主流医学，至今具有无可争议的学术地位和社会地位，是中国传统医药的当然代表。民族医学是指中国少数民族的传统医学，是指我国少数民族在历史上创造的和沿用的传统医学的总称，是各少数民族人民在漫长的历史长河中、在生产生活实践中积累的防病治病的丰富医药知识和实践经验的总结，为本民

族的繁衍及发展做出了重要的贡献，并一直对中华民族的团结与进步发挥着不可忽视的推动作用。民间医学是指既无医学理论体系，又无特殊民族文化背景的民间医疗经验、养生习俗、单方验方和简易医术，既未受到中医学内容的影响，也很难归属于某个民族医学。尽管在中医学、民族医学和民间医学这三个层面中均包含有层次深浅不同、繁简程度各异的延缓衰老与养生保健的内容体系，但是均同属我国传统医学的范畴，我国少数民族传统医学体系中同样拥有抗衰养生保健的悠久历史、古朴的理论、丰富多彩的治疗方法和数以万计的灵验药方，共同构成了我国传统医学体系中抗衰老与老年医学学科的宝贵知识财富，具有深厚的文化价值和实践意义。但是，长期以来，由于科学水平的限制，我国传统医学中抗衰老学科相关发展仍十分缓慢，应对这部分宝贵的医学遗产加以挖掘整理、提高和应用。

二、抗衰老民族医药研究的意义与发展前景

在 2007 年的全国中医药工作会议上，吴仪副总理提出了开展中医（民族医）"治未病"工作的要求，就建立完善中医预防保健服务体系做出了重要指示。这是站在历史和时代发展的战略高度，从国家经济社会发展的大局出发开创性地提出的医学发展思路和要求，此后在全国范围内掀起了"治未病"热潮。传统医学体系中预防、保健、养生、治未病等理念，具有更为积极的意义，维护人类健康的手段不外乎是治疗疾病和防患于未然，在这两者中，防患显然更为积极主动，更具有良好的成本效果。随着科学技术的飞速发展和人类社会的不断进步，我国疾病谱发生了明显变化，由以传染性疾病为主向慢性非传染性疾病为主转化，对于医药保健方面的需求也势必会有显著的改变，同时，人们关注自身健康与生活质量的意识日渐增强，对卫生服务的需求不断提高。从全球视域来看，"回归自然"已成为世界医药领域的共同发展趋势，现代社会已经进入了一个医疗卫生观念，身心健康观念、以及诊治保健观念都发生更新的快速发展的新时代。随着社会、物质、精神生活的丰富，人们对健康有更高要求，医学的目的也从"以疾病为中心"转向"以人

的健康为中心"，医学模式也从"生物医学模式"转向"生理、心理、社会、环境结合的医学模式"，尤其现在提出的促进传统医学养生保健文化大发展与大繁荣，符合我国医药卫生发展的实际和广大人民群众对卫生保健的需求，传统医药学中延缓衰老与养生保健的内容体系必将发扬光大发挥重要作用。尽管各少数民族传统医学体系中的理论与实践方法等方面不尽相同，但殊途同归，应进行深入的发掘整理和分析，不仅完善其理论、拓展其应用，还应取长补短，互相结合，充分发挥其经验医学的特色和优势，服务于 21 世纪我国卫生事业的发展。

我国少数民族传统医学体系中蕴含着丰富的预防思想，各少数民族总结了大量的延缓衰老和预防疾病的方法和实践经验，具有鲜明的特色和显著的优势，有些医学思想和内容在今天看来也具有其先进性。因此，加强对少数民族传统医学体系中抗衰保健内容的研究，深刻理解并不断发展丰富其精髓和科学内涵，系统总结长期以来我国广大少数民族地区历代少数民族人民积累的丰富的抗衰保健经验，开展理论研究和实践应用等方面的具体工作，对于促进我国传统医学的发展以及解决广大基层地区人民群众的疾病和健康保健具有重大的意义和实践价值。

同时，系统深入地开展少数民族传统抗衰老医药研究也是医学研究中的积极探索和有益尝试。我国正在探索实施医药卫生体制改革，这对发展"治未病"，构建传统医学特色预防保健服务体系提供了良好的机遇。发展"治未病"，应建立我国独具特色的健康保障服务体系，以健康文化为基础，引导人们树立健康的理念和信心，掌握运用"治未病"的知识和方法，以健康促进为手段，将医疗部门、健康教育部门、健康管理部门以及科技部门有机整合起来，开展预防保健服务，同时应充分挖掘和开发利用我国各少数民族传统医学体系中的健康文化、延寿抗衰与保健思想及其实践经验，发挥其在现代医药卫生健康服务体系的重要作用。这种新模式是我国医药卫生体制改革的积极探索，是建立我国独具特色的健康保障体系的新尝试。

参考文献

[1] 宋朝春等.衰老及抗衰老药物的研究进展[J].中国生化药物杂志,2015,35(1):163-170.

[2] 王桔红等.衰老机理及抗衰老研究进展[J].河西学院学报,2003,19(2):94-98.

[3] 高雷等.抗衰老药物的研究进展[J].首都医药,2004,4:31-33.

[4] 孙晓生等.抗衰老机制与药物的研究进展[J].广州中医药大学学报,2009,26(6):593-597.

[5] 李崂等.抗衰老机制及中药复方抗衰老研究进展[J].北京中医药,2011,30(10):794-796.

[6] 王深平等.关于衰老及相关抗衰老药物研究的进展[J].中国疗养医学,1996,5(3):55-57.

[7] 张伟等.抗衰老医学[J].成都医学院学报,2012,7(3):344-347.

[8] 俞卓伟等.抗衰老医学的实践与探讨[J].中国老年学杂志,2014,34(15):4384-4387.

[9] 陈晨.建立我国的抗衰老医学[J].医院管理论坛,2003,20(2):34-37.

[10] 张文纪.衰老与抗衰老的现代认识[J].高等函授学报(自然科学版),2002,15(6):1-6.

[11] 王继娜等.中医的养生保健思想与方法[J].福建体育科技,1998,17(2):78-81.

[12] 朱晓峰等.《内经》衰老发生的机理和养生抗衰老理论探析[J].四川中医,2008,26(11):48-50.

[13] 刘焕兰.《内经》衰老机理解读[J].中国实用医药,2007,2(3):120-122.

[14] 陈奇.中药药理研究方法学[M].北京:人民卫生出版社,1993.

[15] 陈可冀.新编抗衰老中药学[M].北京:人民卫生出版社,1998.

[16] 张洪泉等.中华抗衰老医药学[M].北京:科学出版社,2000.

第二章　衰老机理与衰老学说

第一节　衰老的发生

衰老是人类生命过程的必然规律，是不可抗拒的自然现象。当人类生长发育到成熟期以后，随着年龄的增长，机体在形态结构和生理功能方面都必然出现一系列退行性变化，这就是通常所说的衰老。人体衰老是各系统生理性衰老和病理性衰老的综合表现，两者同时存在，相互影响，从而加速衰老的进程。衰老的宏观表现主要是细胞、组织、器官的退行性改变，如细胞数量减少，组织弹性减低，脏器萎缩、变性等，从而导致机体多种生理功能逐渐减退。但由于各种脏器自身特异性不同，因而功能减退的程度不一致，又因个体具有不同的差异，所以衰老常以复杂的形式表现出来。

衰老是生物的普遍现象，多细胞生物体由受精卵开始，通过分裂分化形成具有不同功能的细胞，这些细胞从产生时开始，经过一定的生长发育过程，就必然走向衰老，直至死亡。大量细胞的衰老死亡，再加上新细胞产生量的减少，最终导致个体衰老。随着衰老发生，机体在形态、结构和生理功能方面必然出现一系列全身性、多方面的退行性变化，如皮肤萎缩、骨质丢失、动脉粥样硬化、老年性痴呆等。衰老生物学（biology of senescence）或老化生物学（biology of aging）是研究生物衰老现象、过程与规律的科学。其任务是揭示衰老现象的特征，在不同水平（分子、细胞、组织、器官及整体水平）上的衰老变化，探讨导致衰老变化的原因和机制，以寻求延缓衰老的途径和方法，其目的在于认识衰老的本质，增强老年健康意识，延长人的寿命，提高老年人的生命质量。

一、衰老发生在整体水平

机体为什么会衰老？这要从不衰老单细胞的生物变形虫说起。变形虫以一种单细胞均等分裂的形式繁殖，没有性世代发生，在适宜的条件下可以无限生存下去，最主要的原因是其一生中没有发生过细胞的分化，而高等动物和人体细胞则不然。在胚胎细胞的组织分化过程中，生命活动所必需的活性蛋白质及合成功能被分配到了不同的组织细胞中，使每种组织细胞均只保存部分的合成功能，不能单独完成其生命活动。组织细胞与组织细胞之间，必须在代谢活动过程中互相交换物质和补偿。由于机体细胞在代谢上的互补性，就造成了机体各种组织细胞"一损俱损"的互相依存现象，任何组织出现功能衰退，都会直接影响到机体各种组织，因此对动物来说，衰老均是发生在整体水平，并表现出一系机体在全身性的形态结构与生理功能方面的退行性变化。

二、衰老发生在组织再生性细胞的分化加速水平

高等动物机体是由很多生理代谢功能不同的组织细胞所组成的，如原生殖细胞、肌肉细胞、骨细胞、骨髓细胞、神经细胞和肠、胃、肺、心、肝、脾、肾、血管等组织细胞，还有各种淋巴细胞、各种内分泌腺组织细胞等，这些组织细胞通过体液交换物质，发挥各自的生理功能。普通组织细胞其分化程度可分为三种：一是有分裂能力的干母细胞（或称再生性细胞）；二是有代谢活性但失去分裂能力的半分化状态的细胞；三是已失去代谢活性的极端分化型细胞。

动物机体的代谢合成，除神经组织细胞外，主要集中在生长旺盛的组织再生性细胞。组织再生性细胞总是随着年龄的增加而在组织中的比例不断减少。组织再生性细胞的减少，不仅使组织外观表现出逐渐衰老，也使组织代谢功能不断减弱，到了一定年龄阶段后，由于整体组织

细胞的生长更新减弱而使组织发生萎缩。再生性细胞之所以在组织中的比例减少，原因是分化速率大于分裂速率的缘故。各种组织中再生性细胞的减少，使组织的代谢合成功能降低，从而使体液中所含有的有效成分随之减少，反过来又影响组织再生性细胞的合成速率，使分化加速，使机体进入进行性的衰老状态。

三、衰老发生在组织和器官水平

在机体整体水平衰老的基础上，机体的组织和器官水平亦发生很大的变化，表现为细胞数量减少，细胞核染色体凝聚皱缩、破裂及溶解，核体增大，核膜内陷，核内出现包涵体等；细胞中的线粒体体积下降，线粒体嵴减少，溶酶体膜受损伤，从而引起多种酶的释放，进一步加剧组织的损伤；细胞内脂褐质积聚，影响了细胞的功能，细胞间质中水分减少，黏度加大，妨碍了细胞的正常营养与代谢作用。与此同时，老年人随着年龄增长，机体的各个系统的器官都发生功能性的下降及萎缩。

四、衰老发生在细胞和分子水平

以 1961 年 Haylick 的人胚肺二倍体成纤维细胞体外有限增殖实验模型为起端，几十年间的细胞衰老研究资料表明，衰老细胞与青龄繁殖细胞的比较显示出各方面的差异。随着分析方法和技术的提高，许多衰老细胞基因表达的变化被阐明，大部分是伴随细胞衰老而发生的变化，而不是引起细胞衰老的原因。目前盛行的遗传程序假说认为，细胞程序对衰老起主动作用并引起特征形态学改变及衰老性生长停滞，细胞的衰老可能受到了遗传基因的调控。

1. 生物的衰老始于细胞的衰老

多细胞生物体由细胞和细胞外液组成。机体衰老时，细胞本身及细胞外液中的许多成分发生变化。那么，衰老的原发改变是始于细胞外液的变化还是始于细胞本身的变化呢？众所周知，是细胞直接或间接地决定着细胞外液中的各种成分和细胞外液的总量。例如，细胞外液中的水和多种小分子物质主要经由胃肠道膜的上皮细胞吸收，细胞外液中的许多有机物质，如蛋白质、激素、酶、抗体等则来自体内细胞的分泌。因此，总的来说，是细胞决定细胞外液的总量与成分，而不是细胞外液决定细胞。生物的衰老以及衰老时细胞外液的变化均始于细胞的衰老。细胞外液是细胞与环境之间进行联系、进行物质交换的渠道。衰老时，细胞外液成分的变化是细胞衰老在细胞外液中的表现。

2. 细胞的衰老始于有分裂能力的细胞的衰老

高等动物的机体由许多细胞组成，一般简化分为两类，有分裂能力的细胞和无分裂能力的细胞，可分别称为可分裂细胞和不可分裂细胞。在人体内，上皮组织细胞、结缔组织细胞以及神经组织中的神经胶质细胞是有分裂能力的细胞，属于可分裂细胞。神经细胞、心肌细胞出生后基本上没有分裂能力，尤其是心肌细胞，出生时就已失去分裂能力，也不能再获得分裂能力，因而中枢神经系统的绝大多数神经细胞和心肌细胞属于不可分裂细胞。

在衰老发生和发展的过程中，可分裂细胞与不可分裂细胞各起什么作用？

不可分裂细胞如神经细胞、心肌细胞等在通过分裂、分化形成终末细胞以后，不仅细胞失去分裂能力，其分化也停止，细胞处于一种既不分裂、也不进一步分化的结构与功能稳定状态。只要机体内环境（即细胞外液）中的各种物理和化学因素能够维持相对恒定，神经细胞、心肌细胞的这种结构与功能的稳定就可以维持下去，神经细胞、心肌细胞不会因其细胞本身的原因而衰老死亡。因此，神经细胞、心肌细胞等不可分裂细胞其寿命几乎是无限的，只要其生存的外界条件适宜，即可以永生，不存在神经细胞、心肌细胞的自然衰老问题。关于神经细胞是否随着年龄增长而数量减少，许多研究者对此进行了研究。多数结果显示，神经细胞的数量并不随着年龄的增长而减少，并认为，老年人的大脑往往重量下降，几乎都是病理改变如脑动脉硬化的结果，还可能是因为神经胶质细胞（为可分裂细胞）的数量减少。

对于可分裂细胞如上皮细胞、血细胞等细胞来说，以上情况与不可分裂细胞如神经细胞，心肌细胞比较，几乎恰恰相反。在可分裂细胞所在组织中，存在有一定条件下可以分裂、增殖的干细胞（因而可分裂细胞可以发生肿瘤）。幼稚的可分裂细胞经分裂、分化到一定阶段时，就会失去分裂能力，但在其失去分裂能力以后，其分化仍不停止。而且，由于细胞本身的原因，即使细胞外液中的各种物理与化学因素维持相对恒定，细胞内的代谢也不能维持稳定，细胞终将因其自身的代谢紊乱而死亡。因此，可分裂细胞的寿命较短，必须由干细胞不断地分裂补充。细胞的衰老是由于可分裂细胞的衰老，而不是不可分裂细胞的衰老，不可分裂细胞不会衰老、不存在衰老问题。

3. 可分裂细胞的衰老其实质是干细胞的衰老

对于任何一个可分裂细胞来说，其经过分裂、分化成熟，然后都将衰老死亡。以往的观点认为，尽管每天都有大量上皮细胞、血细胞等可分裂细胞的衰老死亡，然而，每天也有同样数量的新细胞从相应的干细胞不断生成，因而可分裂细胞（如上皮细胞、血细胞等）的衰老不会导致整个机体的衰老。尤其值得注意的是，干细胞的分裂潜力是无限的，原始干细胞经一次分裂而生成两个子代细胞，而在这两个子代细胞中只有一个子代细胞经分裂而一步步分化为成熟细胞，而另一个子代细胞则与生成该子代细胞的母细胞（即原始干细胞）完全一样。也就是说，原始干细胞经过一次分裂后，可以通过分裂出一个子细胞，再通过这个子细胞一步步分裂而使因不断衰老死亡而数量减少的成熟细胞得到补充，但其原始干细胞本身又丝毫无损，既没有数量上的减少，也没有衰老或分化方面的变化。因而，这种原始干细胞的分裂潜力是无止境的。成熟的可分裂细胞衰老死亡多少，就可以从原始干细胞得到多少补充，原始干细胞的这种补充能力是取之不尽、用之不竭的，因而整个多细胞有机体不会因可分裂细胞的得不偿失而导致衰老。或者反过来说，机体的衰老不可能始于可分裂细胞的数量不足而导致的结构和功能衰退。

如果原始干细胞（或干细胞）每经一次分裂之后，其结构、功能、分化状态、分裂潜力等与分裂前完全一样，毫无变化，那么，对于任何一个人来说，即使在 70 岁、80 岁时，组成机体的每一种可分裂细胞其细胞结构、形态、细胞数量和功能均应与 20 岁时该种可分裂细胞的结构、形态、数量和功能几乎完全一样，而事实则不是这样。随着年龄的增长，组成机体的可分裂细胞无论是从数量上，还是从结构和功能上，都发生了变化。例如，随着年龄的增长，①老年人一般体重下降，组织器官所含可分裂细胞数减少；②细胞外液中的某些成分如某些激素的浓度，以及血液中的血细胞含量等都可发生变化；③各脏器的功能活动大多减退。这些现象表明，老年时期与青壮年时期比较，机体的细胞数量和功能等都是不同的。这种不同的产生显然是由于从干细胞经分裂、分化产生的成熟细胞的数量下降所致。各组织器官成熟的体细胞减少，必然影响各组织器官的结构和功能，导致组织器官重量减轻，功能减退。

老年时期的干细胞为什么不能生成与青壮年时期同样多的成熟细胞呢？这提示老年时期的干细胞与青壮年时期的干细胞是不同的。老年时期的干细胞其分裂能力下降了，而老年时期的干细胞是从青壮年时期的干细胞过渡来的。老年时期干细胞分裂生成成熟细胞减少，有三种可能的原因：①能够分裂的干细胞数量减少；②每个干细胞的分裂能力下降；③既有干细胞总数的减少又有每一个干细胞分裂能力的下降。无论哪一种情况，都表明干细胞的分裂潜力是有限的，干细胞经过分裂产生成熟细胞的能力并不是永无止境的。与青年时期的干细胞比较，老年时期的干细胞衰老了。因而可以说，机体的衰老是由于可分裂细胞的衰老，而可分裂细胞的衰老其实质是干细胞的衰老。

4. 干细胞的衰老是由于干细胞分裂潜力的耗竭

干细胞衰老其本质是什么呢？机体衰老的主要表现之一就是各组织器官的重量下降、细胞数减少。机体衰老的产生可能与机体不能生成足够数量的成熟的体细胞有关，多细胞生物体的衰老是由于干细胞的衰老，而干细胞的衰老则表现为干细胞不能生成足够数量的成熟的体细胞。在正常生理情况下，老年人的干细胞为什么不能生成足够的成熟的体细胞呢？可能的答案只有一个，那就是干细胞的分裂潜力是有限的，而不是无限的。随着岁月的流逝，随着生物体年龄的增长，随着干细胞一次又一次地分裂增殖，干细胞的分裂潜力逐渐耗竭。在这方面，Hayflick 的细胞培养结果是对这一设想的有力支持。Hayflick 经过反复实验研究，终于发现正常细胞寿命是有限的。当进行一定次数的分裂增殖以后，其分裂的时间逐渐延长，分裂能力也相应减弱。Hayflick 认为，体外培养的正常人体细胞能够分裂的次数与供体的年龄呈反比。而且，初步证据提示，细胞能分裂的次数与该物种的平均最大寿限成正比。

5. 干细胞的分裂潜力（可分裂的次数）主要由遗传决定

体外细胞培养实验表明，培养细胞能够分裂增殖的次数（分裂潜力）与物种寿命的长短有关，寿命长的动物，干细胞能分裂增殖的次数多，寿命短的动物，细胞能分裂增殖的次数少。这一结果表明，细胞的分裂潜力主要是由遗传决定的。同样，人体内各种干细胞的分裂潜力也主要由遗传决定。

衰老的发生小结：①多细胞生物体的衰老始于细胞的衰老，衰老时细胞外液中各理化因素的变化是继发性的变化，是细胞衰老在细胞外液中的表现。②多细胞生物体内的细胞分为可分裂细胞和不可分裂细胞两大类。其中不可分裂细胞如中枢神经系统内绝大多数的神经细胞和心肌细胞，在出生以后就已失去分裂能力，不再分裂，而且在出生后的一定时期后，这些细胞的分化也停止，既不分裂也不再继续分化细胞。可分裂细胞如上皮细胞、血细胞等则不同。这些细胞在经分裂、分化达到一定程度后就失去分裂的能力，但其分化并不停止，即使内环境中各种理化因素维持相对恒定，由于细胞本身的原因，细胞内也不能维持稳定的代谢，细胞终将因代谢不能维持而死亡，寿命较短。因而，细胞的衰老是可分裂细胞的衰老。③多细胞生物体衰老时的根本变化是各组织器官体细胞数量的减少，从而导致各组织、器官结构和功能的衰退。这种变化的出现是由于干细胞不能生成足够数量的成熟的体细胞以补偿体细胞的丧失。也就是说，可分裂细胞的衰老其实质是干细胞的衰老。④干细胞的衰老其实质是干细胞分裂潜力的耗竭。⑤干细胞的分裂潜力主要由遗传决定。

第二节　衰老的研究进展与衰老学说

目前对衰老机理的解释多种多样，形成了各种学说，如免疫衰退学说、神经内分泌学说、自由基学说、蛋白质合成差错累积学说等，近年来随着研究水平的不断提高，人们对衰老机理的研究也日益深入，不断提出新的学说和科学假说，如从分子与基因水平上提出的基因调控学说、DNA 损伤修复学说、线粒体损伤学说和端粒假说等。分子水平的衰老机制学说反映了当代最新的衰老研究进展，对于阐明衰老机制具有重大意义。近年来在细胞生物学和分子生物学迅速发展的推动下，衰老机理的微观研究取得了重大的进展，相继提出了有关衰老的若干学说，这些学说基本上归纳为两大类：一类是认为衰老是人体固有的、随时间发展的退化过程的必然结果，称为自然演进学说；另一类是认为衰老是机体结构损伤导致组织崩溃的结果，称为非自然演进学说。近半个世纪以来，国际上已经提出一系列衰老学说，为揭开衰老之谜奠定了基础，本节简介影响机体衰老的因素和一些具有代表性的衰老学说。

一、影响衰老的因素

1. 机体因素

（1）衰老相关的分子

多种与衰老相关的分子在生物体内引起多种多样的作用，其功能缺失就会影响衰老的进程。抑癌基因 p53 是一个多功能的转录因子，在凋亡、衰老、抗氧化等方面起重要的作用。p53 缺失的细胞丧失对丝氨酸缺乏的反应，抑制谷胱甘肽的合成，从而降低细胞的成活率，抑制体内细胞的生长，从而延缓衰老。叉头转录因子（forkhead transcription factor，FOXO）是一类调节抗氧化、代谢、免疫等作用的多重功能分子，其中，FOXO3A 与高寿老人的长寿遗传性密切相关，可以促进与衰老相关的基因的表达，从而延长寿命。过氧化物歧化酶 1（superoxide dismutaseI, SODl) 是细胞质内大量存在的抗氧化酶，过表达 SODI 可提高活性氧的新陈代谢，延长机体的寿命。

生长分化因子 11（growth differentiation factor，GDF11）是血液中逆转老年小鼠心肌肥大的重要蛋白。GDF11 属于转化生长因子-13 超家族的成员，通过影响 FOX03A 等下游信号分子起作用，该因子的表达随着年龄增加而降低。

（2）线粒体

线粒体与衰老及长寿具有密切的关系。对小鼠和线虫遗传学分析发现，线粒体核糖体蛋白（mitochondrial ribosomal proteins5，MRPs5）是代谢和长寿的调节分子，其在线粒体和细胞核之间的非平衡态，引起线粒体非折叠蛋白反应而延长寿命。利用果蝇肌肉线粒体损伤模型研究线粒体低毒兴奋效应延长寿命的机制，发现中度的温度应激反应能明显地延长寿命。利用多种小鼠突变模型，证实了母体线粒体 DNA 突变明显影响子代的寿命，子代小鼠的衰老过程加快，随机性损伤脑功能。

（3）端粒

端粒缩短导致人体的复制性衰老，端粒长度的维持机制与端粒酶及其相关结合蛋白的关系一直是研究的热点。老年人较青年人来说，其细胞端粒长度明显缩短，人体大多数组织平均每年端粒长度减少的变化范围为 20~60 bp，当端粒缩短到一定界限，细胞停止分裂，细胞老化而死亡。研究发现，端粒缩短引起 DNA 损伤反应，从而导致基因组不平衡而启动细胞衰老的过程，由此提出端粒的长度决定着细胞的寿命，被称为衰老的端粒学说或细胞有限分裂学说。Harley 的人类端粒与衰老的研究中就发现，体细胞端粒 DNA 会随细胞分裂次数增加而不断缩短。近年 Atzmon 的研究也发现端粒长度与细胞分裂次数，以及与寿命极限有着密切关系。Unryn 测定正常人体的外周血细胞中端粒长度随年龄变化情况（端粒长度在 30~49 岁时每年减少 51.3 bp，40~80 岁时每年减少 19.8 bp），提示随着细胞不断分裂，端粒长度逐渐缩短。由此可见，每一次的细胞分裂，染色体都会丢失一部分端粒 DNA 序列，当其缩短到一个临界长度，即末端限制性片段的长度时，细胞不再分裂，逐渐衰老直至死亡。由于端粒还可能限制细胞的分裂次数，因此也有人将端粒的长度称为"生命时钟"。

2. 环境因素

环境因素包括饮食、压力应激、氧化应激和炎症等，可以显著地影响寿命。饮食限制（营养摄入限制在大约 65%）是最著名并且保守的延长寿命的措施。在许多生物中，限食让大部分生理过程维持在一个明显年轻的状态，延缓与年龄有关的疾病的发生或进程。虽然限食延长寿命的机制不明确，但有研究指出限食作为一种干预措施，其机制之一是通过干扰线粒体电子传递链从而延长寿命。在酵母、线虫、果蝇和人类中的研究表明，限食可以作用于相应模式生物的胰岛素通路，从而延长寿命。

机体在压力环境下的抵抗能力被称作压力应激能力。压力状态下的应激能力与寿命之间存在很强的相关性。研究发现，许多长寿型突变体线虫都伴随着压力应激能力的提高。氧化应激一直被认为是衰老的主要驱动力，在果蝇中的许多研究表明，氧化损伤在衰老中有重要作用。

衰老与炎症紧密联系，已经有学者建议把慢性炎症作为衰老的生物标志物。如神经系统的慢性炎症是多种神经退行性疾病常见的现象。研究发现星型胶质细胞多巴胺 2 受体（dopamine receptor D2，DRD2）通过晶状体蛋白介导固有免疫，缺失 DRD2 的小鼠明显活化位于黑色皮质中的星型胶质细胞。该结果有助于解释中老年人中 DRD2 表达降低，容易发生神经退行性疾病的原因。

二、衰老学说

1. 整体水平的衰老学说

（1）遗传程序学说

美国学者 Hayflick 根据对细胞有限分裂现象的研究，提出了著名的遗传程序学说，又称遗传基因学说，是衰老机制研究中的重点和热点。该学说认为，各种生物的寿命期限与其遗传基因有关，每一种生物的寿限在其遗传基因中按照"生、长、壮、老、已"这一过程有了程序安排。其中"生物钟学说"是遗传论的主要代表，认为高等动物的大脑内存在着控制衰老的遗传密码，即老化现象的程序已经事先编排好并存在于基因组中，特定的遗传信息按时激活蜕变过程，蜕变过程逐渐展开，最终导致衰老和死亡，这种程序安排被喻为"生物钟"。此学说取得了一些细胞和分子生物学的试验依据，已肯定遗传基因是主宰生物衰老和自然寿命的第一原因。生物寿命的长短与物种长期进化过程中所形成的不同遗传特性有密切关系。一般而言，长寿家族后代多长寿，短寿家庭后代多短寿，这表明，寿命和衰老是受遗传控制的。

近年来寻找长寿和衰老基因成为研究的热点。美国学者在低等生物中发现了与长寿相关的基因，Rose 从培育的长寿果蝇（比普通果蝇长寿两倍）体内发现了一种异常活跃的超氧化物歧化酶（Superoxide dismutase，SOD)，表明这种长寿果蝇隐藏着表达这种酶的正常基因的一个变形。Johnson 等培育出一种长寿线虫，从中发现一个 age-1 基因的突变，能使该线虫的平均寿命延长 70%，这种突变的线虫产生大量的抗氧化酶（SOD 和 CAT）。Jazwinski 鉴定出几个能延长酵母寿命的基因，其中 LAG（保寿基因）在年轻细胞中比在年老细胞中活跃。

（2）炎性衰老学说

炎性衰老学说由 Franceschi 等在 2000 年首次提出，是指在生物体自然衰老的进程中，机体内的促炎症反应状态慢性进行性升高的现象。与老年相关疾病如阿尔茨海默病、帕金森病、动脉粥样硬化和心脏病等密切相关。目前炎性衰老的机制主要有应激论和细胞因子论。应激论认为，自然衰老进程中机体长期处在应激原微环境中，应激原是导致和维持慢性促炎性反应状态的原因。过度持续的应激反应引起的高促炎症反应状态能导致炎性衰老。细胞因子论认为，促炎细胞因子在炎性衰老发生发展中起着核心作用，众多炎症细胞因子相互作用构成炎症细胞因子网络，分为促炎细胞因子网络和抗炎细胞因子网络，导致炎性衰老的原因是促炎细胞因子网络和抗炎细胞因子网络之间的动态平衡被打破，促炎症反应状态随增龄进行性升高，从而加剧衰老的发生和发展。

（3）自身中毒学说

衰老的自身中毒学说认为，生物体在新陈代谢过程中，不断产生一些对机体有害的毒素，仅靠排汗、排尿、排便等难以将其全部排出。这些毒素便在体内积累，使机体长期慢性中毒而引起疾病，加速衰老。例如积蓄在大肠内的食物残渣，会滋生出大量的腐败性细菌，从而产生氨、酚、硫化氢、胺类、靛基质等有毒物质，这些有毒物质长期蓄积在肠内，被人体吸收，会引起人体慢性中毒而出现衰老。

2. 器官水平的衰老学说

（1）免疫功能退化学说

1969 年，Walford 等提出了免疫衰老学说，主要基于两大事实：一是动物的免疫功能随增龄而衰退。如老年人胸腺退化，胸腺激素分泌减少，对感染的抵抗力降低，故老年人患糖尿病、关节炎、神经痛、药疹、癌症等疾病的发生率大大增加。这些都直接或间接地加速了衰老的进程。二是免疫的准确性随增龄而递减，造成自身免疫伤害。

免疫功能退化学说认为，免疫系统从根本上参与正常脊椎动物的老化。许多临床观察与动物试验证明，机体的衰老与免疫系统功能的下降和衰退呈平行关系。免疫系统的衰退比较典型地反映了大多数哺乳动物（包括人类）的老化过程。一些老年性疾病如阿尔茨海默病常伴随明显的免疫功能异常。骨髓中 90% 以上是干细胞，是相对稳定的细胞群，一切血细胞来源于此。干细胞的造血功能似不随年龄增加而减弱，但其产生淋巴细胞的能力、产生 B 细胞的频率及对 X 线损伤细胞 DNA 的修补能力随年龄增长而降低，可见干细胞分化成免疫活性细胞的反应能力随增龄受到一定影响。老年人外周血 B 细胞对抗 IgM 和葡萄球菌 A 蛋白（SPA）两种刺激剂的增殖反应能力减弱，转铁蛋白受体 TfR 及低亲和力 IgE 受体表达减少。进一步研究发现老年人 B 细胞活化过程中信号传导系统存在缺陷。随着年龄的增长，骨髓干细胞形成 B 细胞的分化能力降低，对特异性抗原的抗体产生能力亦降低，但自身抗体增加。胸腺是 T 细胞分化成熟的场所，故胸腺的退化必然影响 T 细胞的生成及功能。人类、啮齿动物随增龄 T 淋巴细胞对有丝分裂原刀豆蛋白 A、植物血凝素及抗 CD3 抗体的增殖反应能力下降，成为衰老的免疫学特征之一。实验研究发现老年人 T 细胞胸腺嘧啶激酶（TK）、组蛋白 H3 和 IL-2 受体等的基因表达均低下。

一般认为，免疫系统对外源性抗原的应答能力随年龄增长而减弱，而对内源性抗原的反应性则相对增强。因此，老年人的自身抗体、脏器特异性抗体阳性率增加。有研究报道，60 岁以上老人的 IgG、IgA 明显高于 60 岁以下者，IgD 及 IgE 随年龄增长而减少。正常情况下，抗 A 抗 B 同种抗体在 10 岁时最高，以后逐渐下降，50 岁时减少一半。其他如抗链球菌溶血素抗体、抗葡萄球菌溶血素抗体、抗大肠杆菌凝集素抗体及抗沙门氏菌鞭毛素抗体等，均随年龄增长而降低，这种降低可能由于辅助 T 细胞功能降低引起，或与抗体生成细胞的减少有关。自身抗体的出现率随年龄增长而增长。老年人的类风湿因子（RF）、抗核抗体（ANF）、抗甲状腺球蛋白抗体的阳性率都高。有研究报道，平均年龄为 73 岁的老年组中，RF 阳性率为 8.8%；而平均年龄为 47 岁的健康中年组中仅为 1.9%，且女性显著高于男性。Rowle 等报道，20~29 岁妇女的 ANF 阳性率为 6%，而同龄男性为 0；70~79 岁组男性为 35%，女性为 55%。但自身抗体产生的机理尚不清楚，可能是由于导致 Ig 合成亢进的免疫功能失调所引起。

从分子生物学观点来看，免疫组织与免疫活性细胞的调节功能同衰老的发生关系密切，细胞的生长与衰老都与胸腺的功能状态有关。实验证明，如给动物注入胸腺素，激发已衰竭的免疫力，则可延年益寿。胸腺发育不全的患儿，其 T 细胞显著减少，且衰老很快，若给予胸腺素治疗或补充 T 细胞，则可显著改善。各类淋巴因子是完成细胞免疫的重要物质基础。如转移因子，是一种特异性的小分子，具有使正常淋巴细胞转化为免疫淋巴细胞的能力，目前已广泛应用于免疫缺陷、细胞内寄生菌、真菌及病毒感染疾病和某些癌瘤等的治疗，并取得了一定效果。T 细胞抑制因子 Ts 的数量与功能下降，是老年人免疫功能紊乱及自身抗体产生的主要原因。动物试验证明，体外注射用刀豆蛋白刺激转化的淋巴细胞培养上清液，可恢复 Ts 功能，延缓或阻止自身免疫病的发展。

Fernandes 报道，长期控制热量可较长期地维持免疫活性，以延长寿命。Gabrielson 提出，反复应用小剂量免疫增强剂放线菌素 D，能使小鼠延长生命。

（2）神经内分泌系统衰退学说

神经内分泌系统衰退学说认为，衰老可以被认为是神经指导下的内分泌激素的随龄衰减而引起的身体各部的功能逐渐丧失。下丘脑-垂体-肾上腺是调节全身内分泌的主要部位，神经内分泌系统功能衰退与机体的衰老密切相关。随着年龄的增长，机体靶组织对某些激素或活性物质的反应性发生改变（如受体表达的降低），内分泌系统合成功能以及分泌、调节功能等都有所下降，这些因素促使机体的内环境发生改变，代谢功能失常，从而加速衰老。如老年人大脑中的神经信号传导分子乙酰胆碱（Ach）、去甲肾上腺素（NA）、5-羟色胺（5-HA）和多巴胺（DA）逐年减少，与神经信号传导分子相关的许多酶的活性显著下降，导致机体生长发育和繁殖等功能衰退，体液循环、气体交换、物质吸收和排泄功能紊乱，加速衰老。有学者认为，内分泌功能的随龄变化更像是由于内分泌腺体和机体所遭受伤害的积累而造成的后果，神经内分泌系统的衰退始于该系统的伤害老化，而这些伤害老化反过来又加速了整个生物体衰老的进程。

（3）中枢神经系统衰退学说

大脑皮层中枢神经系统是人体的调节中枢和主导系统，是维持内环境平衡的重要部位。丘脑下部及纹状体苍白球系统的功能随年龄增长而减退，神经元不会再生，人体只有 140 亿个神经元，从成年开始，脑细胞便逐渐退化、减少，脑细胞不会进行有丝分裂，然而脑细胞却每天减少约一万个，脑细胞和神经元的损耗削弱了对人体整体的调节作用，导致身体其他器官功能紊乱，因而产生衰老。故中枢神经系统及大脑功能减退是衰老的重要原因。

（4）循环障碍学说

循环障碍该学说认为，微循环系统是人体进行新陈代谢的主要场所，人体毛细血管的总长度可达 10 万公里，占全身血管总长度的 90%

以上，但通常状态下只有20%左右开放，说明微循环系统的储备力是很强的。如此强大的储备力，按理是不容易发生障碍的，但由于代谢废物的沉积和病理性代谢渣滓的黏着破坏了很多微血管床，使其管腔狭窄甚至封闭，导致微循环发生障碍，从而使生命新陈代谢受到限制，导致衰老的发生和发展。

3. 细胞水平的衰老学说

（1）细胞凋亡学说

细胞凋亡即程序性细胞死亡，是一个主动的、有控的、在调节机体细胞群数量上起关键作用的过程。细胞凋亡是多细胞生物体为保持自身组织稳定、调控自身细胞的增殖与死亡之间的平衡，由基因控制的细胞主动性死亡过程。个体发育与细胞凋亡密切相关，在个体发育、生长、衰老等生命过程中清除那些受损伤而不能修复的细胞。细胞是构成人体的基本单位，人体在完成新陈代谢的同时，细胞也在进行自我更新。母代细胞凋亡，子代细胞代替母代细胞的生理功能。使各组织器官的细胞在数量上保持一种动态的平衡。在增龄过程中，若细胞凋亡加快，细胞增殖不能有效弥补，凋亡与增殖之间的平衡被打破，就会出现一系列衰老的表现。以啮齿类动物为研究对象，肌肉、大脑、心脏等多种衰老组织中均存在细胞凋亡异常。细胞凋亡通过破坏重要的不可替代的细胞影响加剧衰老，目前认为细胞凋亡主要以两种形式对衰老起作用：一是清除已受损的或功能障碍的细胞（如肝细胞、成纤维细胞），以纤维组织替代，继续维持内环境稳定，增龄过程中因细胞凋亡异常（加快或减慢），促使机体衰老和疾病产生；二是清除不能再生的细胞（如神经元、心肌细胞），由于其不能被替代，细胞凋亡的结果是使这些具有重要功能的细胞如脑细胞数量减少，造成相应的重要器官如脑皮层的萎缩等老年性进行性病理过程。已证实细胞凋亡参与多种与衰老相关的疾病，如骨质疏松、阿尔茨海默病等。研究也表明，体内过量自由基的堆积与细胞凋亡率的上升有密切关系。

（2）差错灾难学说

差错灾难学说认为，细胞在合成结构蛋白的过程中，完全有可能随机地发生错误，如掺入氨基酸的种类错误或氨基酸的排列位置错误等。如果错误发生在与信息传递有关的 DNA 或 RNA 聚合酶上，则会产生错误的 DNA 或 RNA，由此会导致又一轮的合成错误。如果这种错误不断重复，导致错误按指数倍增，则会造成灾难，使细胞乃至个体发生衰老甚至死亡。

（3）体细胞突变学说

体细胞突变学说认为，当生物体在某些物理、化学、生物等损伤因素的作用下，体细胞中的遗传物质会发生突变，引起细胞形态改变或功能丧失，当突变的体细胞积累到一定程度时，就会影响正常组织器官的功能，从而导致衰老。研究证明，人类白细胞染色体突变率随年龄增长而增加，而且染色体突变的速率与生物的寿命呈负相关。当二倍体细胞中两条染色体上等位基因被某些损伤因素击中时，子代细胞会很快发生形态和功能的改变，引起衰老或死亡。由此可见，二倍体细胞的衰老性改变取决于这种等位基因被击中的比率以及所造成伤害的程度。

（4）脂褐素累积学说

脂褐素累积学说又称为衰老的渣滓学说，或有害物质积累学说。1842 年，汉诺在动物神经细胞内发现一种褐色自发荧光的不溶性颗粒；1911 年博斯特将其命名为脂褐素，又叫衰老色素。脂褐素是溶酶体对细胞内结构与功能不健全的亚细胞成分进行自体吞噬后形成的残余物质，在神经细胞内随着年龄的增长而增多。当脂褐素在细胞内积聚到一定程度后，会引起细胞生化过程失控，细胞功能持续降低，不能维持其正常代谢而萎缩或死亡。如脂褐素可在神经、肌肉等组织器官广泛沉着。有研究表明，脂褐素的长期堆积将严重影响细胞的功能，如造成视网膜色素上皮细胞的衰老及凋亡，进而引起年龄相关性眼病，如年龄相关性黄斑变性的发生。

（5）溶酶体膜损伤学说

溶酶体是一种细胞超显微结构，堪称细胞的"废物清理车间"，是代谢产物和老化废弃物进行消化降解的专门场所。溶酶体吞噬异物后，主要靠蛋白酶和脂肪酶等五六十种溶解酶对这些废物进行处理。一旦溶酶体的保护膜受损，溶解酶被释放出来，就会导致细胞溶解死亡。脂褐素增加、脂质过度氧化、紫外线、电离辐射和睾酮等都会使溶酶体膜受损，释放出溶解酶，使机体细胞受到极大的伤害，导致衰老加速。研究发现，在结缔组织退化、衰老色素增加的部位，溶酶体膜会受到破坏。应用某种膜稳定剂或抗氧化剂，如氯丙嗪、肾上腺皮质激素及抗组织胺类药物，可以延缓衰老、延长细胞或动物的寿命。溶酶体膜操作学说认为，衰老的原因可能与随着年龄的增加，溶酶体膜受损，释放水解酶，导致细胞的死亡有关。该学说还认为，溶酶体尽管能吞噬各种各样的异物，却不一定都能将其消化降解，日复一日，导致这些生化异物在溶酶体中逐步堆积，而细胞的清理反馈系统则不断发出加强清理的需求信号，细胞体内进而制造出大量的溶解酶进入溶酶体，力图改善内环境的"污染"状况。随着溶解酶数量的不断增加，这些溶解酶也对溶酶体本身发生作用，导致溶酶体膜的解离和破裂，大量的溶解酶逸出必然会酶解其他细胞成分，造成细胞正常组织结构的破坏，从而引起细胞乃至整个机体的衰老和死亡。

4. 分子水平的衰老学说

（1）自由基学说

美国学者 Harman 于 1956 年提出自由基衰老学说，该学说认为衰老过程是由于自由基对细胞组织的损害，生物体内产生的自由基随增龄而增加，产生的自由基易与细胞内的脂质、蛋白质和 DNA 等物质发生反应，从而改变这些物质的结构和功能，使细胞的结构和功能受到损伤，以致细胞凋亡，最终导致生物体衰老。自由基是外层轨道带有不配对电子的原子、离子或分子的总称。主要是氧自由基，如超氧阴离子自由基（O_2^-）、羟自由基（OH）、过氧化氢（H_2O_2）、单线态氧（$1O_2$）等，其化学性质活泼，有极强的氧化反应能力。

体内产生的自由基极易侵害细胞膜中的不饱和脂肪酸，引起脂质过氧化反应，形成过氧化脂质。脂质过氧化反应对生物膜类脂结构的破坏极大，生物膜上不饱和脂肪酸过氧化后，双层结构破坏，膜功能受损，导致细胞器功能障碍。脂质过氧化反应中产生的自由基可以不加区别地与细胞中其他物质如蛋白质和核酸作用，造成酶、染色体 DNA 分子功能或结构的破坏。脂质过氧化反应的产物丙二醛（MDA）又可通过蛋白质一级氨基基团反应与蛋白质交联，造成细胞功能的破坏导致死亡。以上变化使细胞发生变性、坏死，引起整个机体的衰老和多种疾病的发生。自由基还可对核酸和蛋白质产生直接的氧化破坏作用，对核酸的氧化、交联而使 DNA 发生断裂、突变以及热稳定性改变等，从而严重影响遗传信息的正常转录和翻译，使蛋白质表达量降低甚至消失，或者产生突变蛋白质，而蛋白质合成减少是老年性记忆力减退、智力障碍以及肌肉萎缩等的重要原因之一。自由基对蛋白质的氧化破坏可使蛋白质肽链断裂、蛋白发生分子内或分子间交联及蛋白质二级、三级和四级结构破坏，折叠减少，无规律卷曲增加等，导致酶蛋白失活成为另一种催化错误反应的酶，出现某些具有异质性的蛋白质，引起自身免疫反应；使结缔组织的结构蛋白发生广泛交联，使其理化性质发生改变，导致血液和组织间的物质交换减少，使器官组织加速衰老退化。

大量研究结果证明，自由基是衰老的决定因素，许多物种 O_2^- 的产生速率与其衰老密切相关。Poeggeler 等的研究结果表明，那些·OH 和 O_2^- 产生速率低而其清除机制完备的有机体存活时间明显较长。对 SOD 等抗氧化物的研究表明，调节机体内 SOD 等抗氧化物的浓度和含量，对延长机体的寿命有积极的作用。Mailer 等通过研究 SOD 等抗氧化酶在某种可致早衰的疾病的发生发展过程中的变化，表明 SOD 水平的变化与衰老的发生具有平行关系。研究表明，给予老年动物提高 SOD 等抗氧化酶的药物后，随着 SOD 等抗氧化酶的活性和含量增高，其体内的很多生理功能也得到相应改善和恢复，死亡率也随之减少。Cutler 等研究了 12 种灵长类和 2 种啮齿类动物的肝、脑和血浆等组织中的抗氧化性物质，比较了这些动物的最大寿命与抗氧化能力间的关系，结果表明，机体自由基生成量越少，抗氧化力（清除能力）越强，最大寿命就越大，反之亦然。因此，如能减少自由基生成和增强机体抗自由基能力，有效维持二者之间的动态平衡，则会产生延缓衰老、促进健康的作用。

综上所述，自由基对细胞的各种成分和结构都可产生损伤效应，这些效应的累积势必造成细胞功能的减退。可以说，衰老是自由基损伤性效应的综合结果。自由基的损伤效应是广泛而持续的，然而，体内有一套抗自由基系统与之抗衡，以保护机体。该系统由酶性（如 SOD、CAT、GSH-px）和非酶性（如维生素 E）等抗氧化剂组成，其能抑制自由基引发的膜脂质过氧化作用。随着增龄体内抗氧化剂减少，防护功能下降，自由基累积性损伤增加，致使机体衰老。研究证实，抗氧化剂水平与物种寿限呈现正相关性。SOD 是消除 O_2^- 毒性效应最重要的酶性抗氧化剂，越长寿者肝中 SOD 含量越高。总之，自由基对蛋白质和核酸的影响涉及面很广，后果严重而复杂，是自由基与衰老联系的重要纽带，是衰老形成的重要原因之一。自由基学说是迄今为止众多学说中证据最多且深受关注的学说之一。

（2）线粒体 DNA 操作学说

线粒体 DNA 操作学说是近年揭示衰老机制的重要理论之一，该学说认为，线粒体 DNA 损伤是细胞衰老和死亡的分子基础。线粒体是细胞质内的细胞器之一，由两层膜构成，内膜上有细胞呼吸酶系和 ATP 酶复合体，内膜里的基质含有三羧酸循环全部所需的酶。因此，线粒体是氧化磷酸化和细胞内 ATP 形成的主要场所，有细胞“动力厂”之称。糖、脂肪和氨基酸分解代谢到最后阶段，都在线粒体内经一系列酶催化发生氧化磷酸化而产生能量，以 ATP 的高能磷酸键形式贮存起来，继而转换成各种生理活动所需的能量，ATP 释放能量转变成 ADP 或 AMP，而 ADP 和 AMP 在线粒体中吸收能量合成 ATP，如此周而复始。故线粒体在能量的释放和转换中起重要作用。线粒体的变性、渗漏和破裂都是细胞衰老的重要原因。延缓线粒体的破坏过程，可能延长细胞寿命，进而延长机体的寿命。

在线粒体基质中有自身 DNA 及蛋白质合成酶系，线粒体 DNA（mtDNA）可自我复制，负责调控合成线粒体功能所需的 10 多种蛋白质。研究发现，线粒体产生能量的能力随增龄而减弱，推测是由于自由基对 mtDNA 的损伤起了作用。由于线粒体是细胞氧化磷酸化产生能量的中心，其耗氧量占机体耗氧总量的90%，而且其摄取的氧有1%~4%转变成自由基，是体内氧自由基的主要来源。与染色体 DNA 不同，mtDNA 是裸露的，且缺乏自我修复能力，因此 mtDNA 更易受氧化损伤，从而产生 mtDNA 片段的缺失，mtDNA 氧化率高于核内 DNA。动物实验证实，mtDNA 碱基丢失频率有随增龄而升高的现象。线粒体的遗传物质之所以容易被氧化是因为 mtDNA 缺乏组蛋白的保护，攻击 mtDNA 的氧化作用会影响能量的产生与供应，可能缓慢干扰健康老年人线粒体的功能，当足够数量的线粒体受到严重损伤后，细胞的功能严重受损；当器官有足够数量的细胞受损后，这个器官的功能就会减弱。Wallaee 推测，有几种老年常见病（如 II 型糖尿病、帕金森氏病和阿尔茨海默病等）可能与线粒体功能减弱有关。目前，许多国家实验室已把 mtDNA 的损伤和抗损伤作为研究抗衰老药物的重要指标。

（3）端粒衰老学说

1938 年英国学者 muller 发现果蝇染色体两端的片段在细胞中起关键性作用，并推断出这种末端物质覆盖在染色体两端可防止染色体衰解，称为端粒（Telomere，TM），TM 的结构与功能以及 TM 与衰老的关系就成为关注的热点。端粒是位于真核细胞线性染色体末端具有高度保守的重复核苷酸序列，对染色体的完整性和稳定性具有保护功能，防止染色体末端被酶解或两条染色体的端末融合、丢失或重排，由端粒酶合成。不同物种的染色体端粒长度不同。人、酵母、果蝇中相关序列长度从几 Kb 到几百个 Kb 不等。人类端粒 DNA 由基本序列单元（TTAGGG）反复串联而成，总长度约为 2.15Kb。不同组织不同细胞的端粒长度不同，由于富含 G 碱基单链的不完全复制以及富含 C 碱基单链的特殊反应，端粒在细胞的每一次分裂过程中都会丢失几十个基本序列单元而缩短。而端粒酶和端粒相关蛋白能够催化端粒 DNA 合成，维持端粒长度的平衡。

端粒学说最初由 Olovnikov 于 1973 年提出，认为在细胞的分裂过程中，端粒起到缓冲作用，但是当端粒缩短到一定程度时就会失去缓冲作用，而导致细胞衰老。1990 年 Harley 等提出了较为完备的端粒-端粒酶假说，该学说认为，正常细胞的端粒缩短到一定程度时，细胞自身的检测系统就会被激活，发出终止细胞分裂的信号，于是细胞停止分裂并退出周期，此时细胞进入衰老期（M1 期）。但是在细胞周期检验点发生突变时（如 P53、Rb 突变），细胞便会越过 M1 期，继续分裂，端粒也将持续缩短，当缩短到一定程度时，细胞进入危机期（M2 期）。处于危机期的细胞染色体末端极易发生融合、断裂，以致大多数细胞将在这一时期死亡。故细胞衰老是端粒复制问题得不到补偿的结果，端粒的缩短是正常体细胞复制衰老的有丝分裂钟，如果能在正常体细胞中重建端粒酶活性，就可维持细胞的端粒长度，延缓细胞的衰老。实验研究表明，细胞分裂次数和端粒酶 TMase 活性决定 TM 长度有关。人正常体细胞的 TM 长度为 5~15kb，不同种类细胞的 TM 长度是不同的，如白细胞 TM 是 10kb，精子是 15kb。正常细胞每分裂 1 次，TM DNA 减少 50~200 核苷酸，当 TM 长度缩短到某一临界值时，细胞停止分裂，细胞便衰老以至死亡。根据相关实验结果，Harley 等提出细胞衰老的端粒学说，开拓了对细胞衰老机制的研究领域。

（4）衰老基因学说

衰老基因学说是基于遗传学说而提出的。该学说认为各种生物的自然寿命是由该物种的遗传基因所决定的，遗传基因中可能存在一种特定的"衰老基因"，专门控制衰老的进程。物种之间极大的寿命差异都是由这些衰老基因在调控。生物体发育到了一定时期，其基因组内的衰老基因开始启动，其表达产物或可特异地决定生物的衰老进程。1992 年 Wistrom 等人从二倍体成纤维细胞中筛选出了衰老协同基因 SAG，其很可能是引起细胞生长停滞的原因之一。同样，人类也存在长寿基因，如抗氧化酶类基因和蛋白质生物合成延长因子基因等，人类白细胞抗原 HLA 基因的某些位点同长寿的关系也得到了一些实验验证。在人类衰老相关疾病方面，发现阿尔茨海默病至少与 6 种衰老基因密切相关，如早老素基因 ps-1 和 ps-2、Sirtl 基因、前列腺凋亡应答-4 基因（Par-4）、转化生长因子 pl 基因（TGF-pl）、胰岛素样生长因子-1 基因（IGF-I）等。在利用动物模型研究衰老机制中，发现与衰老和长寿有关的基因已达 10 多种，其中主要是 age-1、chico、rasag-1、lac-l、daf-2、daf-16、daf-23、clkl、clk-2、clk-3、spe-26、gro-1 等。并且发现和研究了与衰老有关的增殖基因、衰老基因（Klotho、Werners、p21、p16INK4、elk、daf-2）凋亡相关基因等。

（5）DNA 损伤积累学说

人体细胞中的 DNA 在内环境（如自由基等）和外环境（如各种辐射、紫外线、化学物质等）中各种损伤因素的作用下，会受损而导致 DNA 链断裂，使亲代和子代之间的遗传信息在复制过程中发生错误。但细胞借助于一整套修复系统，不断地修补断裂的 DNA 链，纠正这种错误，使遗传信息能准确地从亲代传至子代。但这种修复能力会随着分裂次数的增多而降低，导致损伤积累，引起基因突变或表达异常，最终引起细胞衰老。DNA 损伤积累学说认为，细胞衰老是以 DNA 损伤为主的各种损伤和错误积累造成的，DNA 损伤占主要地位，是根本原因。当 DNA 损伤持续存在突变、染色体断裂和不稳定时，积累的基因组不稳定性会促进致病和衰老过程。Fabrizio 等通过加速衰老表型伴随各种有机体基因组保护缺陷，证明了衰老过程基因不稳定性的重要，基因不稳定性和这种不稳定性发生的比率随着增龄而增加。

（6）非酶糖基化衰老学说

非酶糖基化衰老学说认为，非酶糖基化造成的蛋白质的交联损伤是导致衰老的主要原因，由此造成结构蛋白的硬化和功能蛋白的损伤，如抗氧化酶和 DNA 修复酶的增龄性损变等，还会造成能量供应减少，代谢功能降低，平衡机能失调等一系列老化现象。简称为糖基化衰老学说。与糖类分子结构中的碳基发生反应的氨基酸残基主要有赖氨酸、色氨酸、精氨酸、组氨酸、酪氨酸、丝氨酸以及苏氨酸等，糖基化造成的蛋白质的交联硬化和逐渐变性是造成血管、关节、肺叶和肾脏等组织器官提前老化的关键因素。非酶糖基化衰老学说对糖尿病患者的提前老化做出了出色的解释。然而该学说也存在一些问题和难以解释之处，如许多哺乳动物，如鼠类和人类的血浆葡萄糖水平差别并不是很大，但是寿命却相差几倍，甚至几十倍等。

（7）羧基毒化衰老学说

1995 年，中国学者印大中等根据老年色素逐步形成的生物化学过程的研究，提出了羧基毒化衰老学说，指出羧基毒化是自由基和非酶糖基化反应在生物老化衍变中共同的核心过程。毒性羧基的形成可以不依赖氧化损伤，即使所有的自由基攻击都能被抗氧化系统所阻止，毒性羧基仍能通过非酶糖基化来形成。该学说认为，从脂质过氧化、非酶糖基化以及氨基酸的代谢和损伤性生化副反应过程中产生的活性羧基化合物与蛋白质氨基酸残基的羧-氨交联反应是生物体内典型的和最重要的老化过程，造成体内脂褐素的逐渐聚积和多种蛋白质的氧化糖基化应激，并最终导致机体衰老。

第三节　传统医学对衰老的认识

抗衰老研究是传统医药学的主要研究内容之一，衰老与抗衰老研究的相关内容在传统医学研究中最为系统广泛。祖国传统医学对衰老的认识和研究已有 2000 多年的历史，早在《黄帝内经》中就已有系统的论述，其后历代医家均有发展，提出了多种学说，逐步形成了完整的抗衰老理论体系。有关传统医学对衰老机理的探讨，多从脏器、气血、阴阳等方面进行论述，形成了整体衰老学说、失衡衰老学说和虚实衰老学说等认识。综合诸家学说，可总体概括为主虚说、主虚实说两大类。主虚说以对肾虚衰老、脾胃虚弱衰老、津液不足衰老的研讨为多。主虚实说以气虚血瘀衰老、肾虚血瘀衰老、脾肾两虚挟瘀衰老、脏腑虚损兼气滞血瘀痰浊衰老等方面的论述为多。

一、传统医学对衰老认识的理论依据

我国传统医学有关衰老与延缓衰老的理论论述最早见于《黄帝内经》，其不仅系统阐述了人体生、老、病、死的基本规律，还全面总结了有关延缓衰老的理论和方法。在《素问·上古天真论》《素问·四气调神大论》和《素问·生气通天论》中均有非常详尽的论述。《内经》文中对古今寿命的长短不同进行了全面系统的比较,指出早衰的重要原因在于人们不知保养,通过"上古之人"保养天真以却病延年的原则、方法和道理来说明长寿之道,告诫人们起居无常、酒色过度,终将精亏气耗,神衰形弱,形神相失,导致"半百而衰",同时强调只有顺应四时,养正避邪,强壮筋骨,饮食有节,滋补气血,劳作有常,怡养神气,劳逸结合,保全形气,遵循养生法则,才方能保精养神,益气全形,达到形与神俱、长生久视、延缓衰老的目的。《内经》中精辟的经旨,揭示了传统中医学抗衰延寿之道,奠定了抗老防衰的理论基础,垂范至今泽被后世。

二、传统医学的衰老学说

1. 肾虚与衰老

祖国传统医学认为,人之衰老先自肾精开始,肾精不足则肾阴肾阳亦虚,无以化生肾气,肾气虚衰则五脏六腑生理功能减退,出现一系列衰老的表现。同时,肾主骨生髓,肾精不足则髓海空虚,致脑转耳鸣,步态不稳。因此,肾虚是衰老的主因。现代神经、内分泌、免疫学等多学科的研究也证实,肾虚在人体衰老中起着重要作用。传统中医学认为,肾藏精,为先天之本,肾气的盛衰与人体的生长、发育、生殖、衰老有密切的关系。《素问·上古天真论》说:"丈夫八岁,肾气实,发长齿更。二八肾气盛,天癸至,精气溢泻,阴阳和,故能有子,……八八天癸竭,精少,肾脏衰,形体皆极,则齿发去。"指出肾气充足,则人体生长壮盛,机体机能正常发挥。若机体肾元不足,则人体可向衰老转化。传统中医学认为,衰老是与肾中精气盛衰密切相关的客观过程,肾虚不仅指精气在量上的不足,而且也指其在质上的不足,即精气在质上有优劣之分。衰老是体内精气变化至一定阶段时出现的必然现象,肾中精气的盛衰决定着衰老的速度。肾精是构成人体生命的原始物质,也是肾气化生的源泉。肾气在维持人体生命活动中起着主导作用,肾中精气直接主宰着人体的生长壮老,关系着人体的寿夭否泰。肾为先天之本,五脏生成之源，对机体生长发育起着重要作用，肾与各脏腑之间相互协调、制约，形成统一的有机整体。肾虚是虚证病理的深重阶段，反映着虚证的病位、程度和层次。

传统中医学认为，肾虚是人体衰老的根本原因，生命从肾（精）而来，由肾虚结束。在众多学说中当以肾虚致衰之说最被广泛接受。肾虚致衰是肾元之阳气和肾藏之精气亏损、虚少，五脏气血津液生化无源导致的诸多衰老病态和衰老过程。肾藏精，为先天之本，生命之源，人体以肾为主宰而主持、维系一切生理功能，使其统一平衡而又能自调自稳地正常活动，从而抵御疾病。肾气亏虚则五脏之气血津液生化乏源，各种衰老病症便日益显露出来。现代医学研究表明，中医学的肾虚导致衰老理论具有整体性和综合性的特点，其直接影响着机体神经、内分泌、免疫功能等诸方面，从而导致衰老。

2. 脾胃虚弱与衰老

祖国传统医学认为，脾胃为后天之本，气血生化之源，若脾胃虚衰会导致气血生化不足，脏腑组织失去濡养，代谢失常，最终致使机体衰老。李东垣的《脾胃论》云："元气之充足，皆由脾胃之气无所伤，而后能滋养元气。若胃气之本弱，饮食自倍，则脾胃之气既伤，而元气亦不能充，而诸病之所由生也。"提出"内伤脾胃，百病由生"的观点，认为脾胃虚弱是导致疾病和衰老发生的主要原因。

脾虚致衰论认为，阳明脉衰，脾运不健，气血不足，气化失常是导致衰老的原因，指出脾虚致衰是由于脾胃的运化功能失常导致的代谢功能下降、免疫功能紊乱、枢机不利，从而导致自由基及其损伤作用增强。经实验研究发现，脾虚时自由基氧化反应增强，机体清除自由基能力减弱，与衰老变化相类似；脾虚患者的脂质过氧化物含量明显高于无虚证者，血清超氧化物歧化酶含量及其活性却明显低于无虚证者，因此认为脾胃的代谢能力随着增龄而减弱。

3. 阴阳失调与衰老

传统医学认为，人体是一个统一的完整的有机体，人体和大自然也同样处在平衡统一的状态之中，全身脏腑、气血津液、经络等功能充分发挥正常，保持机体内部阴阳的平衡，在"天人合一"的情况下，人才能达到健康长寿的目的。衰老是机体对保持体内环境衡定能力逐渐低下的表现，由体内的阴阳失衡变化所决定的。正常情况下，体内的阴阳两个方面保持着相对的平衡，一旦这种平衡遭到破坏，任何一方的偏盛或偏衰，人体的生理机能就会产生紊乱，导致疾病的发生。所以说，体内阴阳平衡能力的减弱和低下，是促使衰老发生发展的一个重要原因。中医理论认为，人体的衰老是因为阴阳平衡失调，协调阴阳是延缓衰老的有效方法。机体衰老的过程是阴阳逐渐失去平衡，若进一步发展，阴阳不能相互为用而分离，人的生命活动也就停止了。如能"法于阴阳"，补其不足，纠其偏性，则可达到"阴平阳秘"、我体长春的目的。

4. 正虚邪实与衰老

传统医学认为，衰老不是一个独立的病或证，衰老是全身性退行性变化，其生理病理变化几乎涉及所有脏腑功能。人到一定的年龄，正气逐渐衰退，邪气日益加重，而且正气的衰退和邪气的加重都是不断的发展过程，从而引起不可逆转的衰老过程。中医理论认为，衰老是全身缓慢渐进的退化过程，表现为五脏虚损，以肾虚和脾虚为主，同时伴有瘀血痰浊等实邪结滞。虚是衰老的本质，实是衰老的征象。

5. 血瘀与衰老

传统医学认为，血运行于脉中，周流全身，循环不休，为全身各脏腑组织的功能活动提供营养，是构成人体和维持人体生命活动的基本物质。人到中年以后，随着年龄不断增长，气血阴阳、五脏六腑开始处于衰退失调的状态。随着气血不断衰减，气血虚衰和滞缓又易引起血脉瘀滞。瘀血内阻，气血运行不畅，使脏腑得不到正常濡养，人体正常生理功能就要发生障碍，从而加速人体衰老进程。血脉一旦瘀阻，不仅不能供给脏腑组织器官营养，而且会导致机体发生新的病理变化，从而加速机体的老化。人体随着年龄的增长，气血流通受阻，血瘀加重，逐渐出现衰老的征象。另外，导致病理性衰老的主要原因是疾病，而血瘀又是导致老年疾病发生的重要因素。

6. 肾虚血瘀与衰老

传统医学认为，肾为先天之本，为生命之物质基础，内寓元阴、元阳，为一身阴阳之本。中医理论认为，肾虚血瘀能较全面地概括衰老的起因、机理变化和机体表现，肾虚与血瘀有较大的涵容性和整体性。先后天因素均可致肾虚，肾虚是衰老的主要原因和机理，肾虚可促进血瘀的发生发展，血瘀又加重肾虚，血瘀是衰老的重要变化征象。在衰老过程中，肾虚为本，血瘀为标，本虚标实，互为影响，互为因果。老年人肾功能逐渐减退，同时出现血瘀的表现，瘀血停留体内，引起神经、内分泌、免疫和代谢功能障碍，出现衰老征象。肾虚与血瘀的发生率与年龄呈正相关。老年人常见的疾病也大都与肾虚血瘀有关。

7. 气虚血瘀与衰老

衰老气虚已为公认的事实，在衰老进程中常出现血瘀标实。有研究报道，全血黏度、血浆比黏度、红细胞电泳时间、紫舌程度与年龄增长有明显的相关性。随着衰老的进程，血液表观黏度、红细胞聚集性增大的潜在因素在发展，这意味着在血液循环上产生了某种障碍，血液流变性可作衰老的指标之一。有学者依《丹溪心法》中"气血和，一疾不生"及"气血不和，百病乃变化而生"之论述，结合临床与实验研究，提出了气虚血瘀致衰理论，益气化瘀法为延缓衰老的可靠途径。人体进入老年，逐渐出现气血失调，流通受阻，瘀血内停，造成气血失衡，脏腑得不到正常濡养，出现脏腑虚衰，气的生化作用减退，从而产生虚实夹杂，气虚血瘀的恶性循环，最后导致衰老，直至死亡。气旺血充，气血流畅是生命活动的生理基础。气血流畅是人体健康的必要条件，但随着老龄的加剧，脏腑气血逐渐消耗，气机升降出入失常而瘀滞，从而导致机体衰老，由此出现了"虚—瘀—衰老"的模式。通过对动物的实验研究表明，用血液流变学指标检测老龄大鼠，发现随着增龄而血液流变性呈粘、浓、凝、聚之血瘀样改变，说明衰老时机体表现为气阴两虚挟瘀样改变。传统医学认为，气血为构成人体及维持正常生命活动的物质基础。人体在中年以后逐渐衰老，脏腑功能逐渐低下，导致脏腑气衰，血运不畅而致经脉瘀滞。气虚血瘀在人体衰老的机制中占有重要的地位。

8. 气阴两虚与衰老

传统医学认为，气和阴是构成人体及维持人体生命的基本物质，与人的生长、发育、衰老密切相关。气生阴，阴载气，气阴生理上相互化生、相互依存。气虚则无力行血、行津，津停、血瘀又可致气滞，气阴病理上也相互影响。两者相辅相成，共盛同衰，密不可分。气阴两虚会引起精、血、津液生成的不足，从而五脏失养而衰老，同时气阴两虚会导致瘀血、痰浊等病理产物的生成，加剧衰老进程。气阴两虚会引发多种老年性疾病的发生，而疾病发生之后又会损伤老年人体质，导致人体正气不足、功能衰退，加速衰老而形成恶性循环。

9. 气虚痰阻与衰老

传统医学认为，衰老是一个缓慢渐进的退化过程，主要表现在五脏虚损而气虚，气虚失运，体内津液代谢失调，而致痰浊内生。五脏之气尤其是肾气虚衰，是衰老的重要原因。同时，痰浊阻滞于体内，可阻滞气机，影响血行，干扰相关脏腑的功能，从而出现相应脏腑的功能障碍，痰浊产生之后，停滞于脏腑、经络、血脉、器官、组织之中，会引起多种疾病，加速机体的衰老。

10. 肾虚痰瘀与衰老

传统医学认为，在人体生命过程的各个阶段，其生理状态的不同取决于肾中精气盛衰的变化。肾中精气充足，五脏六腑得其所养，人体才能维持正常的生命活动，肾中精气一旦衰减，则引起衰老。痰瘀是疾病过程中产生的病理产物，其形成后，不仅影响脏腑组织器官的营养供给，而且会导致机体发生新的病理变化，加速机体的衰老。在衰老的进程中，肾虚为本，痰瘀为标，本虚标实，互为影响，互为因果，共同影响着衰老的进程。

11. 痰浊与衰老

传统医学认为，痰浊是脏腑功能失调、气血失和、水谷津液运化失常所致。人体衰老过程中，脏腑俱虚，功能衰退，更易生成痰浊，进而加速衰老进程，并促成多种老年性疾病的发生发展。痰浊既是衰老过程的产物，又是致衰生病的重要成因。通过对《黄帝内经》中有关痰浊衰老相关资料的整理研究认为，痰浊是衰老的病理产物，痰浊生成的病理基础在于老年气血亏虚，脏腑功能失常，从而导致水谷津液不能正常输布，聚而成痰浊。痰浊既是脏腑虚衰的病理产物，又是导致脏腑功能进一步减退的因素，是致衰的重要因子。衰老的根本原因是脏腑功能虚衰，气血阴阳失调，从而引起津液水湿代谢障碍而生痰浊。痰浊既生，留于体内，随气升降，无处不到，反过来又加重脏腑、气血病变，从而加快衰老过程。

12. 津液不足与衰老

《素问·阴阳应象大论》提出"年四十，阴气自半，起居衰矣"之理论，其中阴气包括津液，体内津液是随着增龄而逐步减少的，津液不足是病理产物，而老年期津液不足则属衰老所致的生理改变。津液不足对人体的脏腑功能、气血运行、阴阳平衡等产生不良影响加速衰老，蕴生百病，所以老年养生须重视津液的培护。有研究指出，体内的水液失去平衡是导致机体衰老的主要原因。随着年龄的增长，体内固有水分逐渐减少，进入老年期，会降至60%以下，容易出现生理性失水现象，而且老年人大脑感觉中枢神经逐渐变得迟钝，又易产生耐渴，导致一些老年性慢性疾病的发生，老年人体内水分不足，不仅会使血液的总容量减少，而且会使血液黏性增大，凝聚性提高，血液浓缩，血流缓慢，以及消化液分泌减少，发生心脑血管性疾病、老年性便秘，甚至诱发大肠癌。人要长寿，就应该使体内的水液保持平衡，推迟或延缓体内的失水过程，维持新陈代谢和人体的免疫功能。

13. 肝郁与衰老

传统中医理论认为，衰老的本质虽在于人身精血的变化，但其变化的过程却与肝郁密切相关，其机理在于肝郁致精血阻滞而终致衰耗。此外肝郁气滞也可导致气机不畅，气郁日久，则由气及血而致血疲，从而加速衰老。肝郁还可罹害五脏，导致疾病丛生，也会加速衰老。

14. 精神内伤与衰老

《黄帝内经》中即有情志过激内伤的论述，精神内伤可耗伤人体正气，导致气血耗散，精血衰竭，形体毁坏，从而导致和加速人体衰老。中医理论认为，精神内伤使人阴阳失调，气血运行受限，影响脏腑的生理功能，损伤心神，导致心理性疾病，引起早衰。因此，加强精神心理调适是延缓衰老的重要途径，并提出了防治精神内伤的方法。

综上所述，传统医学认为衰老是一个原因多重、机理复杂的过程。在考虑如何认识衰老的问题时，不仅要以肮脏器官为主，还应从多角度去探索，采取综合措施，才能使延缓衰老取得成效。

参考文献

[1] 石作荣．关于衰老与抗衰老的中医理论探析 [J]．时珍国医国药，2009，20（12）：3173-3175.

[2] 周剑涛．国内对抗自由基作用中药的研究 [J]．中国药学杂志，1992，27（9）：563-565.

[3] 曹诗运．论衰老发生的机理 [J]．衡阳医学院学报，1992，20（4）：365-372.

[4] 崔正言．免疫与衰老 [J]．山东医药，1982（6）：31-34.

[5] 王锋青等．生物衰老机理研究进展 [J]．生物学教学，2004，29（2）：4-7.

[6] 吕秋军，唐仲雄．衰老的免疫机理研究进展 [J]．国外医学（老年医学分册），1993，14（5）：193-196.

[7] 梅慧生．人体衰老与延缓衰老研究进展——衰老的原因与机理 [J]．解放军保健医学杂志，2003，5（2）：120-122.

[8] 徐敏．人体自由基与衰老的关系 [J]．临床和实验医学杂志，2006，5（3）：289-290.

[9] 陈瑾等．衰老的自由基机制 [J]．中国老年学杂志，2004，24（7）：677-679.

[10] 刘焕兰，郑先贞．衰老机理的五脏相关性探讨 [J]．新中医，2010，42（3）：6-8.

［11］张茂林．中医学衰老理论探讨［J］．湖北中医杂志，2001，23（9）：9-11．

［12］胡宏锋等．试论祖国传统医学抗衰老的理论依据［J］．《全国李时珍王清任学术思想研讨会论文集》，2002．

［13］郑志坚．《黄帝内经》养生保健观初探［J］．安徽中医学院学报，2002，21（3）：5-7．

［14］郭教礼等．《黄帝内经》养生保健学理念初探（上）［J］．光明中医，2013，28（10）：2003-2004．

［15］郭蕾等．中医学天人相应论在养生保健中的运用［J］．中医药学报，2003，31（4）：17-18．

第三章 抗衰老机制与方法研究进展

第一节 现代抗衰老的含义与研究内容

一、现代抗衰老的含义

衰老是生命的基本特征之一，它是生物个体的生命周期中必然发生的难以逆转的退行性变化，是老人的特征，但并非老年期才发生。衰老是个体发育成熟后，随着年龄的增长，体内器官、组织和细胞的形态结构开始逐渐退化，生理功能相应减弱，整体的适应能力和抵抗力随之下降等的综合表现。衰老是多因素协同引起的生命渐趋弱化的过程，并非单因素所致的现象。衰老的发生具有普遍性、渐进性、累积性、退行性、内生性和危害性等特征。衰老的危害性在于衰老导致体内有害的变化，使机体的生理功能进一步衰退甚至衰竭，越易感染疾病，导致死亡发生。虽然衰老不是病态，疾病亦不是衰老直接引起的，但是疾病影响衰老的速度和程度，故有生理性衰老、病理性衰老之别和心理性衰老之区分。往往衰老与疾病交织起来，难以区分出生理性衰老和病理性衰老，临床上大多都是病理性衰老的死亡，生理性衰老的死亡很少。从衰老与死亡的程序来说，衰老是死亡的前夜。当我们的青春消逝后，就面临着死亡前夜的到来，这段时间比较长。如果按美国衰老生物学家 Hayflick 推算的人类最高寿命为 120 岁，那么从 30 岁开始到 120 岁，有

90 年；按 1989 年我国人口的平均寿命为 71.4 岁，则有 40 多年。这就是说，随着青春的流逝，体内某些分子和细胞不断损伤和消失，有些变化累积超过临界值，致使衰老加速加重。因此，必须探索抗衰老的途径和方法。探索抗衰老的途径及其效果，是令人鼓舞的，因为其预示着衰老过程的延缓成为可能。探索出高效、安全可靠的抗衰老方法，这就是衰老生物学和老年医学研究的重要领域。

二、现代抗衰老的途径和方法

衰老是生命过程的必然规律，是不可避免的，但是延缓衰老却是可能的。古今中外，人们一直在努力寻找各种延年益寿的方法和抗衰老药物，以期能在遗传学上所界定的寿限内延迟衰老或提高生命质量，提出了许多抗衰老的理论，并研究和积累了一些抗衰老和延年益寿的方法和实践。一些现代研究发现，许多治疗其他疾病的天然产物和合成药物具有抗衰老作用，也为促进人类健康和延缓衰老提供了建议和思索。随着科学技术突飞猛进的发展，抗衰老研究也相应地有了很大发展。现代抗衰老实践内容丰富，包括多种途径和方法，主要体现在营养抗衰老、药物抗衰老、心理抗衰老和运动抗衰老等几个方面。

1. 营养抗衰老

营养物质是人体生长发育和生命活动所必需的物质基础，营养物质的缺乏、营养过剩和营养物的比例失调都会导致衰老。许多衰老研究表明，由衰老引起的生理生化变化是机体功能减弱和疾病的信号，是可以延缓的，通过调控摄入适量的营养物质就能实现，关键在于摄入营养物的数量和质量。

自 20 世纪 30 年代中期开始的一些研究表明，通过限制饮食可以有效地延缓衰老延长寿命。对哺乳动物的实验研究结果证实，限食抗衰老最为有效，许多动物的平均和最高存活时间均可因限食而延长。Mckay 等（1935 年）和 Ross 等（1969 年、1971 年）的研究发现，大鼠的寿命可通过生长期开始限制热量摄入而得到显著的延长，从与年龄有关的生化和病理改变来判断，以实验动物的生存状况、晚期疾病及生物学年龄等指标评定其效果，证明限食能延缓衰老。限食延长寿命的机理包括：通过限食可以减少下丘脑垂体分泌衰老激素，降低代谢率，延缓T细胞随年龄的增长而减少的过程，延缓了免疫系统的衰老等方面。

（1）糖类和热量的摄入

糖类是人体热量的主要来源，占总热量的65%左右。为了延缓衰老，需要限制热量摄入量。我国民间有"要活九十九，每餐留一口"的谚语。1935年美国学者Mckay做了世界闻名的限食实验，证实限食（主要限制糖类）能延长实验大鼠的寿命。摄入过多热量，会加速体内自由基代谢，损伤细胞而致衰老。1985年Maillard提出衰老的非酶糖基化学说认为，摄入过多的糖可与蛋白质生成晚期糖化终末产物，该产物沉积在细胞内使细胞变性，并促使低密度脂蛋白氧化，从而导致动脉硬化而加速衰老。1972年联合国粮农组织（FAO）和世界卫生组织（WHO）推荐中老年人热量摄入标准，可作为抗衰老饮食中热量摄入的依据，摄入热量每天为32~36千卡/千克，成年人的主食（主要指糖类）摄入量以300~350克/天为宜，老年人250~300克/天。摄入糖的种类与衰老有关，应以淀粉为主，老年人最好少吃或不吃精制糖，如葡萄糖、蔗糖和果糖等制品。

（2）蛋白质的摄入

对蛋白质的摄入量尚有争议，有人主张增加蛋白质摄入量，认为其有利于细胞的修复和提高酶的活性，有人提出随着年龄的增长，应适量减少蛋白质的摄入。1977年Uauy提出老年人蛋白质摄入量每天1.0克/千克，成为国际公认标准，鱼、肉、蛋、奶等优质蛋白质对老年人十分重要。氨基酸的组成与衰老有关，老年人要注意补充蛋氨酸、色氨酸、酪氨酸和赖氨酸等人体必需氨基酸。

（3）脂类的摄入

脂类是脂肪、脂肪酸和胆固醇的总称，也是重要的营养物质。预防疾病和延缓衰老也需要摄入一定量的脂类。成年人每天需摄入脂肪0.8~1.0克/千克，其中不饱和脂肪酸和饱和脂肪酸比值（P/S）应为1∶1.5。这一比值具有预防动脉硬化和抗衰老的作用，因此，宜选用植物油和鱼油，适量增加单不饱和脂肪酸摄入量。血液中胆固醇含量升高，是老年多发性动脉粥状硬化和心脑血管疾病的危险因素，胆固醇的重要生理作用是构成细胞膜和神经髓鞘，又是类固醇激素和前列腺素的前体，因而适量胆固醇也发挥重要的防病抗衰作用。WHO 推荐，成年人每天摄入胆固醇不宜超过 300 毫克，日常膳食中应控制动物内脏和蛋类的摄入，以防血脂过高。

（4）微量元素的摄入

微量元素与衰老过程有密切关系。如钙具有维护骨骼、心血管系统及神经系统功能等重要作用，是防止骨质疏松症和抗衰老的重要元素。目前我国人群的食物中普遍缺钙，只达需要量的 43%，成年人钙摄入量应为 1.0 克/天；而钠的摄入普遍偏高，高钠摄入会导致动脉粥状硬化和高血压等心血管系统病变，其后果是加速心血管和整体的衰老。WHO 推荐的钠摄入量每天应为 4~6 克，高血压患者不宜超过 4 克。目前已知人体内含有 41 种微量元素，其中人体必需的微量元素有 14 种，广泛涉及人体生长发育、新陈代谢各个方面。微量元素平衡对于维持机体健康和抗衰保健具有重要的作用，补充足量的微量元素，必须增加鱼类、瘦肉、海产品、豆类、蔬菜和粗粮的摄入，同时应注重多种元素协同作用的效果，注意全面均衡地补充。近年来，国内外长寿调查研究发现，长寿地区的外环境和多种粮食作物中都富含锰、硒、钙、镁等元素。

已知与延缓衰老有关的微量元素有锌、镁、锰、钙、铜、铁、硒、氟、铬、碘、钴、铝、镍等。锌可以阻止细胞膜过氧化，稳定细胞膜，使细胞不受损伤，促进机体免疫功能，提高抗病能力。镁可以阻止心血管组织对有害元素如铝等的吸收，保护心血管不受损害。锰可以提高人体内激素合成的能力，使下丘脑、垂体等保持良好的生理功能，保护细胞中线粒体的完整，保证中枢神经系统处于良好状态，还能改善老年人的脂质代谢。硒能保护各种生物膜不受损伤，增强免疫系统功能，消除体内突变或恶变的细胞，能通过增强人体免疫机能，提高机体的抗病能力。以保健抗衰为目的可服用一些微量元素制剂及其复合剂，但补充微量元素应遵照平衡需求原则，以防引起积蓄性中毒。

（5）维生素的摄入

许多种维生素具有明确的抗衰老作用。目前应用于延缓衰老的维生素主要有 VitE、VitC、VitA 及 β-胡萝卜素等。维生素 E 本身极易被氧化，具有强大的抗自由基作用，能捕捉体内脂质自由基、超氧自由基和类脂质自由基，发挥抗氧化作用，防止脂褐素形成和沉积；能保护膜磷脂中的不饱和脂肪酸，稳定生物膜结构，维持膜正常功能；是防止低密度脂蛋白（LDL）胆固醇氧化反应最有效的抗氧化物，每天至少摄入360 毫克，能显著地预防 LDL 胆固醇被氧化，从而预防氧化的胆固醇沉积到动脉壁上导致动脉硬化及动脉栓塞。动物实验表明，维生素 E 处理能明显改善 D-半乳糖诱导致衰老小鼠学习记忆障碍，抑制脑组织 NOS 活性，降低 NO 含量，提高 GSH-Px 和 SDH 活性，降低 $[Ca^{2+}]$ i 水平，并防止 mtDNA 缺失突变的发生，表明维生素 E 具有提高衰老小鼠脑抗氧化能力和调节 $[Ca^{2+}]$ i 稳态的作用，并抑制氧化应激引起的 mtDNA 损伤，从而改善衰老动物学习记忆障碍。临床实验证明，补充维生素 E 能改善随年龄增长而致的免疫功能下降，能明显减少冠心病的危险性。维生素 C 是强还原剂，为强效水溶性抗氧化剂，在体内能参与氧化还原反应，维持结缔组织的正常代谢，促进人体各种支持组织的生长发育，增强人体抵抗力，促进细胞间质中胶原的形成，维持牙齿、骨骼、血管和肌肉的正常功能，增强肝脏的解毒能力，调节胆固醇的代谢，能消除或减少细胞产生的自由基及其他有害物质，起到抗衰老作用，并且能分解皮肤中的黑色素，预防色素沉着，防治黄褐斑和雀斑，使皮肤保持洁白细嫩。实验研究表明，维生素 C 可以减轻 D-半乳糖诱导亚急性衰老动物模型的氧化损伤，保护 mtDNA 和增强线粒体氧化呼吸酶活性。每天摄入 250～1000 毫克维生素 C 可以延缓衰老，预防与衰老有关的疾病。维生素 A 是一类强抗氧化剂，具有保护细胞膜、血管、心脏、皮肤、眼睛、肝脏及乳房等组织免受自由基伤害的能力。β-胡萝卜素是维生素 A 的前体，与膜脂双层分子结合能保护细胞，免受细胞内外自由基损伤，能防治动脉粥样硬化、冠心病、中风等老年多发性疾病。维生素 B_6、B_{12} 和叶酸等 B 族维生素能激活降解同型半胱氨酸的酶，同型半胱氨酸也被称为衰老毒素、血管毒素或神经毒素，体内同型半胱氨酸含量升高会加重机体损伤加速人体衰老，体内 B 族维生素具有良好的抑制其含量升高作用，从而发挥保健抗衰功能。

（6）其他营养物质的摄入

纤维素和水对人体健康和抗衰老都有重要意义。纤维素能增强肠道蠕动，预防便秘和结肠癌，降低胆固醇，预防动脉粥样硬化，高纤维素膳食可预防糖尿病发生。水也是抗衰老的重要物质，人每天应饮水1500~2000毫升。蔬菜和水果含有多种抗自由基物质，如胡萝卜素、芦丁、白藜芦醇、番茄红素、槲皮素等。人每天至少应摄入 500~800 克蔬菜和水果。茶中的茶色素、茶多酚等具有降低胆固醇、抑制亚硝胺、抑制癌变等作用，饮茶有利于防病抗衰。

2. 药物抗衰老

药物抗衰老是指通过应用各类药物以延长平均寿命及提高生命质量为指标，其基本特点为具有整体多系统、多层次和多阶段的调整作用，以改善或调整物质和能量代谢为主要手段的一类措施和方法。目前经各类研究证实确实可以提高机体生命效率用以抗衰老的药物有如下类别：抗氧化剂，如维生素 E、维生素 C、谷胱甘肽过氧化酶、超氧化物歧化酶等，可通过清除人体内自由基延缓其对机体的损伤破坏达到抗衰延寿作用；单胺氧化酶抑制剂，维生素 H 等，可抑制体内单胺氧化酶活性，促进新陈代谢，调节神经系统功能，增强记忆功能；免疫调节剂，如干扰素诱导剂等，可通过提高和调节免疫功能，延缓免疫老化，提高人体抗病能力和免疫能力；微量元素制剂，通过长期摄入各类微量元素，保证机体内微量元素的需要和平衡，维护机体的正常生长发育、新陈代谢、免疫、内分泌活性与神经系统功能；生长促进剂，如生长激素，可促进蛋白质合成及脂肪分解，增强心肌收缩力，提高心排出量及血流量等；大脑功能增进剂，可改善脑血流量和神经细胞营养，提高大脑功能；核酸制剂，可增强衰老损伤细胞的修复力；膜稳定剂，可通过稳定机体内溶酶体膜，减少组织和细胞损伤，起到抗衰延寿作用。抗衰老药物的研究受困于两个主要因素，至今还没有充分依据认定确有抗衰老效应的药物。一是衰老的机制问题，尚无公认的统一理论，因而抗衰老药物的设计缺乏科学依据；二是抗衰老的指标，怎样才算有抗衰效应。能提高动物最高寿命的药物，并不能直接适用于人类。近几十年来，在抗衰老药物的研究开发方面取得了显著的成就，开发了品类丰富的抗氧化与自由基清除剂、免疫调节剂、膜稳定剂、微生态制剂、核酸制剂、微量元素、维生素制剂、生长激素、褪黑激素以及生物酶制剂等现代抗衰老药物和延年益寿之品。值得注意的是，采用药物抗衰老要慎重。

4. 心理抗衰老

社会心理因素是影响人体健康和衰老过程的重要原因。国内外学者对长寿老人的调查研究结果表明，有益于长寿的共同条件包括饮食、生活环境、生活方式和体力活动等，其中最重要的是心理卫生或称心理保健。我国曾调查研究 3765 名百岁以上老人，发现在有益长寿的五个共同因素（心理性格、饮食营养、环境、劳动、微量元素）中，心理性格因素居首位。研究发现，长寿者都具有性格豁达、开朗乐观、待人谦和、对生活充满信心的心理性格特点。现代死亡谱占前 3 位的疾病（癌症、心血管病和脑血管病）都与情绪活动密切关系。研究表明，A 型行为模式是冠心病的一种独立致病因素，其特征是因时间紧张感和强烈的竞争意识（可发展为泛化的敌对情绪）而显示出易激怒、暴躁、气愤和缺乏耐心。矫正 A 型行为防治冠心病，比搭桥手术和应用药物等预防冠心病效果均好。癌症病人具有被动、压抑情感等 C 型人格的特征，而积极的心理行为有助于癌症患者治疗与康复的案例不胜枚举。不良心理因素致病与致衰老有其神经生理和病理生理的基础，心因性刺激影响大脑皮层的高级整合功能，可通过大脑边缘系统-下丘脑-垂体-内分泌腺轴以自主性神经系统（交感与副交感神经系统）广泛影响心血管系统和内脏生理功能，这些系统的活动又反馈影响大脑的高级功能。因此心理抗衰老具有重要意义。

4. 运动抗衰老

运动抗衰老是古今中外公认的观念，通过肌肉运动而消耗能量的任何形式的活动都有助于抗衰延寿。有研究对哈佛大学的 16939 名年龄在 35～74 岁的男性校友进行了 12～14 年的问卷调查和跟踪观察，结果表明，通过体力活动使热量消耗到 3500 千卡/周，死亡率可明显降低，消耗 3000～3499 千卡/周的组，其死亡率只有不活动者的 46%，热量消耗大于 2000 千卡/周的人比消耗小于 500 千卡/周的人平均多活约 2 年。该调查结果表明，不论是哪个年龄，也不管运动开始得早或晚，只要从事积极的体力活动都会大有收获，也提供了一个量效关系，即在合理范围内体力活动量越大，获益越多。其他一些关于体力活动可以延寿的研究也表明，体力活动能有效降低死亡率和提高寿命。如步行是一项男女皆宜的健康运动，近十年来，美、日等发达国家兴起了一种步行热，称之为健康步行运动，被认为是中老年人和体弱者最适宜的健身养生和抗衰延寿方法，在国外已成为增强心血管功能和心肌梗塞症康复医学的重要手段。健身跑对提高人的身体素质和基本活动能力都有良好作用。慢跑被称为"有氧代谢运动之王"，慢跑有益于健康，其有别于中长跑，是一种随意的轻松自如不至于过度疲劳的跑步。运动抗衰老要量力而行，贵在持之以恒。

第二节　传统医学抗衰老的方法与应用

传统医学对人体衰老和延缓衰老的研究由来已久，不仅在理论上有深刻的阐述，而且提出了许多极有价值的延缓衰老的原则和方法。我国早在《尚书·洪范》中提出："一曰寿，百二十岁也。"《黄帝内经》中提出人的寿命应为 100 岁，如《素问·上古天真论》中说："上古之人，春秋皆度百岁，而动作不衰。"都说明人的正常寿命应是 100～120 岁。《内经》对衰老的原因、不能"尽终天年"的因素和延缓衰老的方法进行了较系统的论述，并成为指导中医学研究延缓衰老的主要理论基础。历代医家从不同的角度，采用不同的方法，对衰老的原因和延缓衰老的途径与方法进行了深入的探索，其理论和方法内容极为丰富，有效地指导着 2000 多年来中华民族的养生保健和延年益寿的实践，是中华民族传统医药文化中的极其珍贵的瑰宝，值得认真研究、继承和发扬。

一、生活方式与延缓衰老

生活方式包括饮食、起居、劳逸、嗜好、行为等，内容甚多，合理则寿，不合理则夭。"起居有常，不妄作劳"是《内经》中重要的养生思想，指导人们应根据四季气候规律而制定适宜的作息时间，按时作息，有针对地锻炼与休息，按时进餐睡觉等，并长期执行，能有助于抗衰延寿。不合理的生活方式直接或间接地耗散精气，损伤元神，造成"半百而衰"。不良的嗜好与恶习，如饮食不节、吸烟酗酒、吸毒、赌博等，也是许多疾病发生的原因。正如《备急千金要方》指出"善摄生者，卧起四时之早晚，兴居有至和之常制"；《寿亲养老新书》亦指出"行住坐卧，宴除起居，皆须巧立制度"。所以，现代兴起的"行为医学"，专门研究人类不同职业、年龄、地域及其合理生活方式对健康的影响等内容。许多医学家和学者认为，当前医学与其说是面临一大批慢性疾病的挑战，不如说是面临不良的生活方式和行为的挑战。而这些慢性疾病作为损寿的重要原因，多由不良生活方式引起。

传统医学对延缓衰老的方法并不局限在用药物或灸治等治疗手段，而是更重视在日常生活中进行调摄，其中包括了体育锻炼、修身养性、饮食有节、起居有常、节制房事、改善环境等生活方式的各个方面。这在《内经》中有突出的体现。如《素问·上古天真论》中说："上古之人，其知道者，法于阴阳，和于术数，食饮有节，起居有常，不妄作劳，故能形与神俱，而尽终其天年"，表明要延年益寿要在日常生活中注意一些养生的方法。其中明确指出：调养摄生的方法"虚邪贼风，避之有时，恬淡虚无，真气从之，精神内守，病安从来。是以志闲而少欲，心安而不惧，形劳而不倦，气从以顺，各从其欲，皆得所愿。故美其食，任其服，乐其俗，高下不相慕，其民故曰朴。是以嗜欲不能劳其目，淫邪不能惑其心，愚智贤不肖不惧于物，故合于道，所以能年皆度百岁而动作不衰者，以其德全不危故也"。

1. 饮食有节

饮食有节包含了丰富的内容，如饮食的种类、进食量、进食时间等。随着生活水平的提高，我国人群，特别是青少年一代的饮食习惯较之传统有了很大的改变。其中有的是进步的，如增加了动物性的饮食，例如牛奶、鸡蛋、肉食等，改善了营养状况。但也有些负面的影响，如相应减少了素食，特别是蔬菜和一些含粗纤维的食物。一些洋快餐的传入，一些在国外被称为"垃圾食品"的食物充斥了大街小巷，尤其对少年儿童的健康发育造成了不良的影响。传统医学对过分进食油脂多的食品是持否定意见的，如《素问·生气通天论》中提出"高粱之变，足生大丁"。已发现经常食用膏脂较多的食物与某些疾病（如糖尿病、高脂血症等）有内在的关系。较多的进食脂肪类食物，或嗜食甜品，或喜食过咸之食品等，均会诱发一些疾病的发生，影响健康加速衰老。在食物的选择方面，传统中医学提出了根据不同季节对食品种类进行适当选择的原则与方法，如《千金要方》中提出："春七十二日，省酸略甘，以养脾气；夏七十二日，省苦增辛，以养肺气；秋七十二日，省酸增甘，以养肝气；冬七十二日，省咸增苦，以养肾气。"在不同季节选择食用不同性质和营养特点的食物，这对延缓衰老是有助益的。

饮食有节还要做到饮食饥饱适当，不暴饮暴食，要克服不按时进食的不良习惯。有节制的进食是《内经》中反复提出的一种延缓衰老的方法。如《素问·痹论》告诫说："饮食自倍，肠胃乃伤。"特别对老年人来说，每次的进食量不宜太多。进食过多不仅可以导致体内营养过剩而发生肥胖，进而造成活动量的减少，不利于脏腑正常功能的发挥，而且会导致一些疾病，特别是一些老年病的发生。《千金要方》中明确提出过量进食的害处："饮食当令节俭，若贪味伤多"，并提出："人凡常不饥不饱，不寒不热。"进食过多对身体是不利的，这些思想和方法对将进入老年行列，或已是老年者来说，更有指导意义。但饮食的节制也是要适度的，过度地减食如引起了严重的营养不良，同样会促使衰老的发生。如《养老奉亲书》中说："高年之人真气耗竭，五脏衰弱，全仰饮食以资气血。"同时，还要注意饮食不能偏食，过于偏食会导致营养不全面，甚至因五味的偏颇还会引发一些疾病。

在饮食有节方面，还要注意避免一些不良的嗜好，如抽烟、酗酒等，应养成一些进食的好习惯。除了以上所述之外，清代石天基在《长生秘诀》中提出的饮食六宜对老年人甚有参考价值："食宜早些，食宜暖些，食宜少些，食宜淡些，食宜慢些，食宜软些。"也就是注意可以早些进食，不能过晚；饮食应寒温适度，不可过烫或过冷；进食要适当少一些，不能大吃大喝；饮食的品种应多一些，以清淡为主，不能嗜食脂膏油腻；进食要从容，细嚼慢咽，不可狼吞虎咽；饮食以松软易消化为宜，特别是古人强调老年人多食粥对延缓衰老有益，不可多食煎炸之物。当然，提倡饮食有节并不是吃得越少越好，特别是老年人，保持充足的营养对于延缓衰老是非常必要的。对高龄老人的调查也表明，他们往往都有很好的胃口，进食量较大，但多数是以素食为主，且多食杂粮。我国古代有"辟谷"之法，特别是道家多提倡此法。尽管对其作用目前尚不完全清楚，但在一定时间内大幅度减少进食，可能对调整体内脏腑的机能活动，促进体内废物的清除是一个有效的方法。在具体做法上，对减少进食的量和时间应有适度，不宜走极端，否则也是违背了《内经》所说的"食饮有节"原则，极度的营养缺乏必然会对人体造成不良的结果，更达不到延缓衰老的目的。

传统医学对酒的药用作用早有认识，认为饮酒量的多少直接与人体的害益有关，适量饮用一些酒品对抗衰延寿有一定的助益作用。元代忽思慧《饮膳正要》中记载："（酒）通血脉，消忧愁，少饮为佳，多饮伤神损寿。"现代医学研究报道，适量乙醇可以抑制动脉粥样硬化斑块的形成，少量饮酒有利于健康长寿，而酗酒则有百害而无一利。近年来采取药食兼用之原则，结合老年人生理病理特点研制出了种类多样的低度药酒，具备调整脏腑功能，平衡体内阴阳的调养摄生作用。一些实验研究证实，这类保健酒品有不同程度的降低血脂、增强免疫、提高应激能力、改善血氧利用率、提高皮肤中羟脯氨酸含量和血液超氧化物歧化酶活性等药理作用。

茶是我国人民的传统饮料，历史悠久，《神农本草经》称之为"久服安心益气，轻身耐老"，《本草纲目》云："（茶）最能降火，火清则上清。"大量的现代研究证实，茶叶含多种药理活性成分，可改善中枢神经系统功能，有强心、利尿、和胃、解毒等药理作用，还具有显著的抗癌作用及清除自由基作用，常饮茶品具有轻身健体抗衰延年之功效。各种茶饮中均富含茶多酚类成分，是茶叶中多酚类物质的统称，是构成茶品色香味的主要成分之一，同时也是茶叶具有保健功能的主要成分，其主要功能为具有强大的清除自由基和抗氧化作用，其抗氧化活性远高于维生素 E 和维生素 C，数倍于各类蔬菜水果，在机体内能够发挥清除自由基损伤作用。此外茶叶中还含有多种营养成分，如茶氨酸、维生素、微量元素等，共同发挥抗氧化延缓衰老的作用。

食养是一种以膳食的疗法达到延缓衰老与防预疾病的目的，包括狭义的食疗和药膳。即用饮食调理达到养生治病作用，药膳是指食物与药物配用形成膳食达到养生和防治疾病的作用。药食同源是我国传统医学的重要观点，我国传统药物大都来自天然动植物。研究证实，天然动植物用于药物和食物种类繁多，成分复杂，除含有各自特有成分外，还含有许多共性成分，如枣、山楂、大蒜、生姜、核桃、刺梨、猕猴桃等许多食品均可增高机体 SOD 水平，降低 LPO 水平，许多食物富含多种维生素和微量元素。食物养生无副作用，其中有些成分甚至具有多种药理功效，所以合理膳食对老年人养生防病极为重要。近些年来，应用药膳养生保健、延年益寿已成为热门的养生领域，采取药食结合，合理搭配，辨证施膳，具有调整阴阳、气血、脏腑、津液、精气等治疗作用，同时也兼有食物的营养作用。药膳养生已受到国内外医药和饮食界人士的重视，对老年人的营养健康和抗衰延寿都起到重要的作用。

2. 起居有常

保持生活的规律性是维护脏腑功能的重要方法，也是人体与自然界的节律变化保持同步的重要措施。中老年人应在日常生活中重视保持睡眠的定时和充分，这对于延缓衰老有重要的作用。一般认为，老年人的睡眠时间一天以 7~9 小时为宜。《老老恒言》提出："少寐乃老年大患"，睡眠过少会促使衰老的发生。但也不是睡得越多越好，睡眠过多，往往属气虚痰湿之体，其衰老的进程就会较快，也影响寿命。所以老年人的睡眠应保持在一个适当的范围。起居有常还包括定时排便。古人很强调及时排便对延缓衰老的重要意义。如汉代《论衡》中就明确提出："欲得长生，肠中常清；欲得不死，肠中无滓。"应养成定时排便的习惯，否则粪便在肠内停留时间较长，不仅会造成大便干结而排便困难，而且肠道也会吸收粪便中的有害物质，从而加速衰老。另外，老年人排便艰难还会耗气，严重者还可能引起心绞痛、中风等意外。正如《老老恒言》所说："忍愈久，便愈难，便时必至努力，反足伤气。"故老年人应注意平时饮食的多样化，适当多食一些富含纤维的食品，适当增加一些运动量。对大便干结难解者，应及时治疗，通过适当的药物、理疗或腹部按摩等方法来帮助定时排便。

3. 不妄作劳

《内经》中提出了"不妄作劳"的思想，即注意避免体力的过分消耗，体力劳动要注意时间不能太长，劳动强度要适当，注意劳逸结合也包括要注意脑力劳动方面也不能过度消耗，过分劳神。所谓"不妄作劳"应理解为正确处理好"动"与"静"的关系。古人一方面强调要重视静养之法，但又重视进行适当的运动。《千金要方》中把静养精神之法誉为"不死之法"，精神不能静养就会"荣卫失度，气血妄行"，同时又提出适度的运动比营养、休息更加重要，指出："流水不腐，户枢不蠹，以其运动故也。"同时在运动方面又提出要量力而行，不能操之过急，明确指出："养生之道，常欲小劳，但莫大疲，及强所不能堪耳。"

在老年人的养生抗衰方面，古代医家主张适度的劳作与锻炼，并发明了许多体育锻炼的方法，如气功、武术、八段锦、太极拳等。这些方法在强身健体的同时，也有延缓衰老的作用。我国许多群众有晨练的习惯，许多中老年人体会到长期坚持适度锻炼，对强身健体、延缓衰老有很大的帮助。所以有"药疗不如食疗，食疗不如体疗"之说。如老年人较适合的散步运动，虽只是腿部的锻炼，但"脚是人体之根本"，根据中医学的观点，人身的许多经络和穴位分布在腿足部，走路时可以不断地刺激这些反射区，从而起到调整脏腑功能的作用，有利于延缓衰老。现代研究也表明，适当的体育锻炼可以促进人身各系统的新陈代谢，改善体内血液循环，增强体质，预防疾病和延缓衰老。根据老年人体力衰退的特点，在进行体育活动时应注意掌握合适的强度，量力而行，也就是《内经》中所说的"形劳而不倦"。《三元延寿参赞书》中提出，老年人在日常生活中可以做一些简易的健身活动，即"十要"："面要常擦、目要常揩、耳要常弹、齿要常叩、背要常暖、胸要常护、腹要常摩、足要常搓、津要常咽、睡要常曲"。"不妄作劳"中还包括了要避免房劳，即注意性生活要适度，杜绝纵欲，中医学对于节制房事较为强调，特别是对老年人来说尤为重要。《千金翼方·养生禁忌》中提出："服药百裹，不如独卧"，主要就是针对老年人和多病体虚者而说的。

4. 防避外邪

外邪侵袭人体而致病后，必然会导致人体功能的失常和脏腑组织的实质损害，从而加速衰老的进程。所以要尽可能地避免感受外邪。《内经》中提出："虚邪贼风，避之有时。"人在进入中老年期后，正气相对较虚，随着脏腑组织的老化，其功能也日渐衰退，此时不仅易于感受外邪，而且发病后病情往往较重。如在流行性感冒大流行时，老年人不但感染率高，而且发生并发症的比例也高，占了由此而引起死亡的多数。所以在传染病流行时期，老年人更应注意避免接触传染源，少到公共场所，或外出时要戴口罩，注意个人卫生等，以避免外邪的入侵而引发疾病。

5. 调摄情志

人的情志活动不但是脏腑功能的外在表现，而且也对脏腑的活动起重要的调控作用。中医学把"七情"作为内伤杂病发生的一个重要内因，认为情绪的不正常也是促使衰老的一个重要因素。对许多长寿老人的调查结果表明，有一点是共同的，即长寿老人普遍具有豁达的性格，情绪开朗，心情乐观，即使遇到重大的挫折也能坦然处之，对人宽容，乐于助人。《千金要方》中指出："道德日全，不祈善而有福，不求寿而自延，此养生之大旨。"明确指出了修身养性、培养高尚的道德情操对于延缓衰老的重要作用。现代研究表明，人的情绪对机体的各种功能活动有重大的影响，不仅许多一般的内科杂病发生与情志的改变有关，而且构成对人类健康和生命最大威胁的心脑血管疾病、恶性肿瘤、抑郁症等，更与情志因素有密切的关系。在免疫功能方面，良好的情绪可以有助于免疫功能的调整，而不良的情绪则可导致免疫功能的紊乱。所以有的人在遭受重大打击后往往会发生一些难以治疗的疾病，如肿瘤、心血管病等，或发生明显的衰老征象，都与体内免疫功能的失调有关。对于情志的调摄，中医学比较强调要做到心境的平静，如《素问·上古天真论》中提出："恬淡虚无，真气从之，精神内守，病安从来。是以志闲而少欲，心安而不惧……"这与中国传统的道家思想是一致的，但不能理解为提倡对任何外界的事情、对周围的人都漠不关心。因为一个人生活在社会环境里，必然与周围的人与事有千丝万缕的联系，也在与这些人和事的接触过程会得到许多乐趣，特别是多做一些有益于他人、有益于社会的事，或与儿孙们在一起享受天伦之乐，也是有助于延年益寿的一个重要的影响因素。

二、应用药物与延缓衰老

要达到延缓衰老、保持老而不衰的健康生活目的，应用药物是其中的重要途径之一。传统中医学对防衰延寿有独特的理论，并在长期实践中积累了大量临床经验，具有补肾、健脾、益气活血等各类功能的传统中药在抗衰延寿的实践中发挥着重要的作用。

传统中药保健历史悠久，几千年来，不仅提出了各种各样的保健药物，而且创造出不少行之有效的延年益寿方药，积累了丰富的经验，为人们的健康长寿做出了很大的贡献。健康长寿的基本条件，在于先天禀赋强盛，后天营养充足。肾为人体的先天之本，生命之根，人的生殖能力和生长发育过程，主要是由肾的精气所决定的。肾气充盛，机体代谢能力强，则衰老的速度也相应缓慢。脾胃为后天之本，气血生化之源。机体生命活动的营养，都需要脾胃供给，从而滋养五脏六腑、肌肉筋骨、皮肤毛发。肾与脾，是相互依赖、相互配合、相互促进的。脾健肾壮，气血才能渊源无穷，五脏得其充养，神气乃生，身体康健，延年益寿。所以传统中医用药物进行保健，一般多以脾肾调养为重点。中年之后，脏腑功能活动渐趋衰虚，正气易伤而难复。所以遣方用药，不要妄用汗、吐、下法，以免诛伐太过。偏性较大的大辛、大热、大苦、大寒之品，亦非所宜。同时还要防止滥施补涩壅滞之剂，而应选用相对平和之剂，缓补平调，使正气得扶培而渐复，邪气因调理而自去，此乃平调中和之理。

汉代著名医学家张仲景在《伤寒杂病论》里面记述了黄芪建中汤、薯蓣丸、金匮肾气丸等著名的补养抗衰老方剂。尤其是肾气丸，时至今日仍在国内外沿用。唐代医家孙思邈继承和发展了服用药物以延缓衰老的思想，他在《千金方》中记载了不少延寿方，如地黄方、乌麻散、熟地膏、枸根方、孔圣枕中丹等。宋金元时期，《圣济总录》《太平圣惠方》等为代表的许多部著名的医药方剂学著作，收集了许多延寿方药，如巴乾丸、神仙服鹿角法、二精丸、益寿地仙丸、枸杞子丸等，为后世抗衰老方药的研究留下了宝贵遗产。医药学家李时珍，在其巨著《本草纲目》中，选录延寿方剂89则。清代时期热衷于服用长生不老方药，故此类医方亦甚多，如益寿膏、补益资生丸、菊花延龄膏、百龄丸、松龄太平春酒等。

老年人慢性病较多，病情复杂，康复须假以时日，其服药时间较长，肠胃吸收比青壮年慢。多选用丸散剂比较适宜，便于长期服用，而且丸散剂药轻力缓，不易产生毒副作用。总之，中老年人应用中药养生，药宜平和，滋补适当，药量宜小，多以丸剂、散剂、膏剂，因势利导，如此才能收到补偏救弊，防病延年之效果。例如由天冬、远志、山药、巴戟天、牛膝、杜仲、肉从蓉、菟丝子、赤石脂、车前子、葛蒲、柏子仁、泽泻、川椒、生地黄、熟地黄、枸杞子、获苕、覆盆子、当归、人参、五味子、地骨皮组成的延寿丹，适用于脏腑虚弱所致的眩晕、乏力、短气、失眠健忘、腰膝无力、阳痿尿频等症；由山药、牛膝、茯苓、山茱萸、远志、五味子、巴戟天、肉苁蓉、小茴香、杜仲、枸杞子、枳实、续断、熟地组成的还少丹，适用于虚损劳伤、心肾不足所致的未老先衰，也可用于腰膝酸软、失眠健忘、眩晕倦怠、小便混浊、遗精阳痿等症；由山药、杜仲、菟丝子、五味子、肉苁蓉、茯苓、巴戟天、牛膝、山茱萸、干地黄、泽泻、赤石脂组成的薯蓣丸，适用于脾胃不足所致的五劳七伤、头晕目眩、瘦弱无力、腰脊酸痛等症状，有良好的调养作用；由苍术、葫芦巴、补骨脂、覆盆子、茴香、川楝子、木香、山药、枸杞子、穿山甲、地龙、茯苓、牛膝组成的草还丹，适用于脾肾虚弱所致的食欲不振、肮闷不舒、形体消瘦、精神疲惫、胃寒肢冷、腰膝酸痛、须发早白、牙齿松动、耳鸣目糊等症；由苍术、何首乌、地骨皮、生地黄、桑葚组成的不老丹，适用于老年人脾胃虚弱，肝肾不足所致的头晕、耳鸣、目眩、须发早白、面色苍白或萎黄、形体消瘦、筋骨酸楚、关节不利等症；由嫩桑叶、黑芝麻、白蜜组成的桑麻丸，适用于肝肾不足所致的风湿痹痛、羸弱眩晕、须发早白等症，常服能除风湿、驻颜、乌发、明目、却病延年；由干菊花、枸杞子、肉苁蓉、巴戟天组成的益寿地仙丹，适用于治肝肾不足、眼目昏暗、瞻视漠漠、常见黑花等症；由肉桂、补骨脂、肉苁蓉、巴戟天、覆盆子、菟丝子、楮实子、天雄、生地黄、枸杞子、牛膝、山药、胡桃仁、黑芝麻、酸枣仁、柏子仁、茯苓、人参、菊花、五味子组成的延龄丹，适用于肾阳不足所致的形体畏寒、腰膝酸软、倦怠乏力、眩晕心悸、失眠健忘、阳痿遗精等症；由鹿角胶、鹿角霜、柏子仁、菟丝子、熟地黄、茯苓、补骨脂组成的斑龙丸，具有补肾益精、益气养血、延年益寿之功效；由柏子仁、蛇床子、菟丝子、覆盆子、石斛、巴戟天、杜仲、天冬、远志、天雄（炮，去皮）、续断、桂心、菖蒲、泽泻、山药、人参、干地黄、山茱萸、五味子、钟乳（炼）、肉苁蓉组成的彭祖丸，具有延年益寿、通腑脏、安神魂、宁心意、固荣卫、开益智慧、寒暑风湿气不能伤之功效；由生地黄、人参末、白茯苓、蜂蜜、麦冬、地骨皮组成的益寿养真膏，适用于慢性消耗性疾病、气阴不足等症；由熟地黄、生地黄、人参、枸杞子、山药、五味子、天冬、麦冬组成的长生固本方，具有促进新陈代谢、增强免疫，以及改善早衰现象的作用；由熟地黄、山茱萸、山药、泽泻、牡丹皮、茯苓组成的六味地黄丸，能提高脑、肝、肺组织超氧化物歧化酶的活力，对抗脂质过氧化操作，从而起到延缓衰老的作用。还有七宝美髯丹、三才汤、长生不老丹、长青益寿丹、延龄广嗣丹、葆真丸、延龄固本丹、复方参茋片、补肾通络防衰方等传统方药，都具有延缓衰老的功效。

三、应用穴位疗法延缓衰老

人体经络和穴位应用于防病治病是中医学的一大贡献。在延缓衰老方面，应用灸穴疗法是一个重要的方法。传统中医学认为，灸治穴位具有温散寒邪、温通经络、活血逐痹、消瘀散结、强身保健等多方面作用。历代许多医家指出，灸穴位之法不仅可以延年益寿，而且可以无病先防、有病早治。早在《医学帛书》中就提出："灸则强食产肉"，认为通过灸治可以增加食欲、强壮身体。在《扁鹊心书》中明确提出："保命之法，灼灸第一，人于无病时常灸关元、气海、命门、中院，虽未得长生，亦可保百余年寿矣。"《外台秘要》中提出灸足三里穴的重要性，"三里养先后天之气，灸三里可使元气不衰，故称长寿之灸"。《类经图翼》中提出灸神阙穴的重要性，"神阙行隔盐灸，艾灸至三五百壮，不惟疾愈，亦且延年"。这些论述表明了古代医家都重视应用灸穴疗法来延缓衰老。中医针灸在抗衰延年保健方面有悠久的历史，经过几千年的临床实践积累，已具备其独特的理论基础和丰富的实践经验，在抗老益寿实践中发挥着神奇的效应。中医认为针灸的作用机理是通过补益脏腑精气与通畅气血经脉两方面完成的，针灸有补肺气、固肌表、抵御外邪等作用，对脾胃运化失调所致的便秘、便溏、纳呆、胃脘痛等常见老年性病症具有良好的调节和治疗作用。

灸疗法的保健作用主要体现在两个方面，一是预防疾病，二是延缓衰老。现代研究对灸疗法养生保健的机理进行了大量的临床观察和实验研究，结果表明，灸疗法具有调整脏腑功能，促进机体新陈代谢，增加白细胞、红细胞的数量和吞噬细胞的吞噬功能，灸疗法还可使白细胞计数增加，尤其是中性多核白细胞增加明显，可增强网状内皮系统的吞噬能力，促进抗体形成，调整和提高机体的免疫功能，增强机体的抗病能力，延缓衰老，这些现代研究结果阐释了灸疗法可靠疗效的科学理论基础。从现代医学文献资料报道可知灸法可用于预防多系统疾病，从而在一定意义上起到了强身健体、延缓衰老的作用。另一方面，灸法养生保健，很重要的一点体现在可以改善或调整与衰老密切相关的多项生理生化指标方面，如免疫指标、糖、脂肪、蛋白质的代谢、微量元素含量的变化等，通过灸疗皆可使之有不同程度的改善。临床与实验研究文献报道，灸法可以改善老年人及老年小鼠免疫功能，表现为可部分地延缓胸腺萎缩过程，提高胸腺/体重比值，提高淋巴细胞体外存活率，调整 T细胞免疫。灸法还可以推迟老年大鼠的血液流变学增龄性改变，并推迟细胞膜结构与功能的增龄性变化，从而改善微循环。灸疗可显著提高老年大鼠 SOD 水平和降低 LPO 水平，提高老年大鼠血浆皮质醇含量、睾酮和雌二醇水平，说明其具有延缓内分泌系统某些增龄性改变的作用。临床实验研究还报道，灸法对免疫球蛋白 IgA、IgG、IgM 有双向调整作用，使 E-花环形成率和淋巴细胞转化率升高。β-END（β-内啡肽）是被公认具有广泛作用的免疫调节剂，有研究表明，直接灸关元穴不但可以促进β-END 的合成和分泌，提高血浆β-END 水平，而且对免疫细胞β-END 受体也有正向调节作用。灸法养生的作用机理研究充分表明，其通过调整细胞免疫、体液免疫以及免疫抑制作用使机体的紊乱状态改善而达到延缓衰老的效应。

四、应用气功疗法延缓衰老

气功运动是传统的运动疗养方法之一。气功功法甚多，但总体可分为两大类，即内气功与外气功，由于气功是一个长期的自我锻炼过程，所以气功一般以内功为主体。气功的延年益寿作用是通过对身心两方面进行自我锻炼来达到改善人体的整体功能的作用。气功运动有调身、调心和调息三个环节，通过站、坐、卧、行四种不同姿势调身，可促进呼吸自然，意念集中，达到调身的显著效果，排除杂念，达到静以调心，在自然呼吸前提下，逐步把呼吸练得柔和、细缓、均匀和揉长以调息。文献报道，长期练气功的老人的许多老化征如毛发、皮肤、牙齿、听力、视力的老化都显著地优于普通不练功老人，还可以明显改善老年人的许多衰老症状，如睡眠、食欲、气短、疲乏等。气功抗衰老的作用是整体性的、全方位的，其理论是建立在传统文化"气"的思想之上，根本就在于对人体精气神的锻炼，从而使元气充沛，阴阳平衡，生命力活跃旺盛。

五、其他延缓衰老的方法

1. 罐法

古称"角法"，又称拔火罐，是以罐子为工具，用火燃烧排出罐内空气，造成相对负压，使罐子附于体表施术部位，产生温热刺激及局部皮肤充血、瘀血，以达到治疗疾病和抗衰延寿目的的一种疗法。

2. 推拿

推拿是在调整意念和呼吸的同时，在意识的支配下，用手掌、手指的技巧以及各种器械通过在一定穴位和部位上推、按、点、拿、拍、搓、捏、揉等动作进行操作，达到调脏腑，扶正气，通经络，和气血，强身健体，祛病益寿目的的一种延缓衰老方法。推拿是最古老的抗衰老方法之一。

3. 刮痧

刮痧是以中医理论为基础，用器具（牛角、玉石、火罐等）刮拭经络穴位。使之充血，改善局部微循环，起到祛除邪气、疏通经络、舒筋理气、祛风散寒、清热除湿、活血化瘀、消肿止痛、充分发挥营卫之气的作用，以增强机体自身潜在的抗病能力和免疫机能，从而达到扶正祛邪、防病治病和抗衰延寿的目的。现代科学证明，刮痧可以扩张毛细血管，增加汗腺分泌，促进血液循环。经常刮痧，可起到调整经气、解除疲劳、增强免疫功能的作用。

4. 太极拳

太极拳是我国的国粹之一，太极拳融合了阴阳学说和中医基本理论的经络学说，将意识、呼吸、动作三者结合在一起。在太极拳中，表现为动静、刚柔、虚实、开合等对立统一的状态。从中医学来看，太极拳能调和阴阳，疏导气血，通畅经络，充实内脏，从而使"阴平阳秘"，"精神内守""正气存内"。从现代运动医学的视角来看，太极拳可以锻炼和提高人的大脑神经、腹部内脏、关节肌肉三个部分的机能。太极拳运动是防治各类老年慢性疾病的有效良方，是延缓衰老的极佳途径。

5. 五禽戏

五禽戏是模仿虎、鹿、熊、猿、鹤五种动物的动作和神态来进行健身的一种体育运动，为汉末医学家华佗所创。五禽戏模仿虎之威猛、鹿之安详、熊之沉稳、猿之灵巧、鹤之轻捷以锻炼身体，可增强体力、行气活血、舒筋活络，也可用于慢性病的康复治疗。虎戏可醒脑提神、强壮筋骨；鹿戏可明目聪耳、舒筋活络、滑利关节；熊戏可健腰膝、消胀满；猿戏可提高人体对外界反应的灵敏度，还可防治腰脊痛；鹤戏可增强呼吸机能，提高人体平衡能力。五禽戏运动可有效防治各类老年慢性疾病，发挥抗衰延寿的作用。

第三节　抗衰老实验研究方法概论

抗衰老实验研究方法是一项复杂的系统工程，因为衰老的发生涉及机体的各个系统，甚至于人类的遗传基因，了解机体的衰老与抗衰老必须研究衰老发生的机理，但无论怎样研究最终都是寻求能延缓机体衰老的药物或方法，来预防或治疗在机体发生衰老的生物学现象。随着现代科学的发展，有关衰老学说与机制、抗衰老研究理论和方法、抗衰老药物研究的动态等方面不断取得新的研究进展。目前，在抗衰老实验研究方法学方面有了长足的进步，并进入现代细胞生物学和分子生物学研究水平。

一、抗衰老经典实验研究方法

有关衰老和抗衰老的理论有多种学说和科学假说，抗衰老药物实验研究方法的建立取决于研究思路和对作用机制的认识。目前有效的抗衰老药物的作用方式和作用机制各不相同，实际应用的抗衰老药物的筛选方法亦多种多样。目前经典的研究类型大致可分为两种。

1. 整体试验法

抗衰老实验研究的最终目标是人的健康长寿，所有延缓衰老的措施都是尽可能地提高生命质量，延长寿命，因此在整体试验水平有明显的延缓衰老药理作用可直接反映抗衰老情况，寿命试验方法就是这一类型的整体实验研究方法。寿命试验通常以哺乳动物为研究对象，常用的有大鼠、小鼠、豚鼠和猴等。但由于哺乳动物的寿命较长，一般为 2~3 年，所以有时亦选用一些寿命更短的昆虫类作为实验研究对象以缩短研究周期，例如果蝇、家蝇、线虫、家蚕等。

2. 体外试验法

美国学者弗利克（Hayflik）首先将体外培养的人体正常成纤维细胞作为研究细胞衰老和寿命试验的模型，并证明这种细胞的生命过程可分为三相，即细胞株适应体外的人工培养条件为 I 相（原代培养）；进入活跃繁殖阶段为 II 相（活跃繁殖期）；至衰老期为 III 相（衰老期）。其中细胞株的寿命长短取决于 II 相，II 相可在细胞水平反映衰老的表现。二倍体细胞株作为老年学研究的体外模型受到广泛的重视。尤其是近年来已应用人胚肺二倍体细胞作为衰老研究的体外模型，得到了国内外研究工作者的肯定。这种方法的优点是：①具有有限生命期；②整个衰老过程有足够的观察时间；③生物学性状稳定，有良好的重现性；④本身的生存条件可标准化；⑤有准确的客观检测指标。该模型广泛应用于体外筛选实验，研究衰老的机制以及寻找和发现具有良好延缓衰老活性的药物。

二、抗衰老现代实验研究方法

近年来，随着对衰老基础理论研究的深入，人类对衰老发生的原因及机制有了较为深刻的认识，尤其是对衰老免疫学和衰老生物学领域研究所取得的重大发展，使抗衰老的实验方法技术发生了重大飞跃，将细胞和分子水平的一些生物学技术应用到了抗衰老药物的筛选研究中，主要包括以下两个方面。

1. 衰老免疫学

在衰老过程中，免疫器官功能的下降是一个重要的方面。伴随衰老，免疫功能的特点是对外源性抗原免疫应答降低，而对自身抗原免疫应答增强。因此近年来，很多学者已注意到免疫与衰老的关系，但仅从对器官水平及整体水平的研究不能从根本上解决问题，由此研究者试图从分子和基因水平上弄清衰老免疫学的机理，于是进行了衰老免疫实验方法及其基因调控的研究，并将其应用于对具有抗衰老调节作用药物的探讨，包括检测衰老与 T 细胞因子的表达、衰老与细胞因子的关系、抗衰老药物与细胞因子产生的检测、抗衰老药物与免疫基因调控等内容。这些现代细胞和分子水平的实验技术在抗衰老实验研究中的广泛应用将推动衰老基础理论的发展。

2. 衰老的分子生物学与分子遗传学

目前分子生物学与分子遗传学技术已成为研究延缓衰老药物的重要工具。物种的寿命主要取决于遗传物质。衰老过程可能与分化、发育过程相似，系由早已安排好的遗传程序控制。研究发现，衰老过程生物大分子，特别是基因及其转录活性亦会出现某些退行性变化。衰老时基因调控能力减退，染色质转录活性下降，活性基因减少，氧自由基可引起 DNA 损伤，生物衰老时修复 DNA 损伤的能力下降，致使损伤的 DNA 累积，进而引起基因及其表达异常。应用现代分子生物学和分子遗传学研究技术筛选抗衰老药物已进入到了一个崭新的阶段。目前主要研究方法有：①对细胞培养、细胞核与染色质的分离鉴定（如对鼠骨髓瘤细胞悬液制备细胞株传代培养、细胞核的制备、染色质的制备）；②核酸合成速度测定及核酸的提纯与电泳法（如 DNA 合成速率的测定、转录活性的测定、DNA 的提取与电泳法、RNA 的提取与电泳法）；③基因探针的制备与标记（如基因探针的制备、基因探针的标记）；④核酸分子杂交技术（如 Southern 分子杂交技术、Northern 分子杂交术、RNA 斑点杂交术）；⑤链聚酶反应术（如 PCR 扩增法、抑癌基因 P_{53} 测定、反向 PCR 法检测微量 mRNA）；⑥DNA 拓扑异构酶活性的测定等。

三、21 世纪脑老化的研究

脑老化（Aging of neurology）是近年提出的新兴学科，专门从神经生物学及其他有关学科分支出来，脑老化科学专门研究脑老化过程，通过对大脑老化生理学、影响因素等的研究与分析，深入探讨延缓脑老化过程，预防和治疗脑老化相关疾病的策略和措施等内容。在 21 世纪，脑老化科学将成为人们更为重视的学科，如同基因工程等前沿学科一样，其迅速发展将对生命过程、生命本质有更深刻的阐明，为人类的"健脑养生"奠定研究基础。在 21 世纪，人类面临人口老龄化的巨大挑战，世界各国陆续进入人口老龄化时代，中国人口老龄化速度要更快些。加强脑老化科学的研究是时代的迫切要求。

近年来较多的脑老化研究集中于阿尔茨海默病（Alzheimer's disease，AD）的病因学与治疗药物研究领域。AD 是发生于老年前期以进行性痴呆为主要症状，同时伴有精神行为异常的神经退行性疾病，其显著特征是严重的记忆丧失和个性改变。20 世纪 80 年代中期，人们就注意到了 AD 的病因学研究，1987 年以来，A β的前体蛋白（β-amyloid priten，precuesor，APP）的基因及其在体内表达与调控逐渐成为 AD 病因研究中的热点领域。90 年代以来，APP 转基因逐渐成为 AD 模型研究中的一个新的焦点，体现了分子遗传学在病因研究中的应用。D-半乳糖衰老与脑老化模型的研究亦体现了衰老和脑老化的基本性质和病因，可视为病因模型。从形态学和生物化学方面可观察到 D-半乳糖化的小鼠和大鼠脑的退行性变化，为脑老化演变为痴呆模型积累了实验资料。胆碱能损伤性痴呆模型和多发梗死性模型也分别从其他侧面补充和丰富了脑老化科学研究。尽管有关 AD 的基础研究发展很快，但迄今尚无十分有效的治疗方法，目前应用较为有效的治疗策略是增加中枢胆碱能神经的功能，其中胆碱酯酶抑制剂（AChEIs）效果相对肯定。如自1993 年—2000 年 FDA 相继批准上市了 AChEI 塔克林、多奈哌齐、卡巴斯汀和加兰他敏等药物。其他如 M 胆碱受体激动剂、增强脑代谢药、神经生长因子等各种类型药物也在研究开发中，治疗 AD 病延缓脑老化治疗具有广阔的前景。

参考文献

[1] 桑琛等 . 衰老自由基学说和运动对抗自由基损伤的作用 [J]. 吉林体育学院学报，2007，23（1）：80-81.

[2] 风华 . 饮食对抗自由基 [J]. 健身科学，2006（11）：38.

[3] 靳建鸣 . 自由基——衰老、慢性病的元凶 [J]. 食品与健康，2008（10）：14-15.

[4] 陈瑗等 . 营养、衰老与自由基理论 [J]. 营养学报，2005，27（3）：177-180.

[5] 赵保路 . 自由基、营养、天然抗氧化剂与衰老 [J]. 生物物理学报，2010，26（1）：26-36.

[6] 贾秀月，高艳华，赵晓莲等 . 自由基与抗衰老的研究概况 [J]. 黑龙江医药科学，2007，30（2）：75-76.

[7] 李素云等 . 自由基与衰老的研究进展 [J]. 中国老年学杂志，2007，27（20）：2046-2048.

[8] 王春霖等 . 自由基与衰老 [J]. 河北医科大学学报，2005，26（4）：308-311.

[9] 陈瑾歆 . 自由基与衰老关系的研究进展 [J]. 川北医学院学报，2004，19（1）：207-209.

[10] 盛增秀 . 充分发挥民间养生保健方法在"治未病"方面的作用 [J]. 中国民间疗法，2008（8）：3-4.

[11] 徐玲等 . 传统中医学与土家族医学养生保健的比较 [J]. 云南中医中药杂志，2011，32（5）：88-90.

[12] 陈弘 . 体质辨证在养生保健中的指导作用 [J]. 中医杂志，2008，49（1）：91.

[13] 李玉梅. 中医"治未病"与养生保健 [J]. 中医药临床杂志, 2008 (3)：
220-221.

[14] 周庆茂等. 五论养生保健在"六要" [J]. 光明中医, 2013, 28 (4)：796
-800.

[15] 尤金枝等. 中华传统养生保健之导引与"治未病" [J]. 中医杂志, 2010, 51
(S1)：78.

[16] 杨文平. 中药在养生保健方面的现状及展望 [J]. 中国民间疗法, 2012, 20
(7)：75-76.

[17] 裴毓华等. 中医"治未病"与养生保健 [J]. 湖北中医药大学学报, 2013,
15 (5)：49-50.

[18] 王洪彬. 中医的养生保健机理探讨 [J]. 时珍国医国药, 2007, 18 (12)：
3139-3140.

[19] 朱惠等. 中医技术在养生保健中的运用 [J]. 光明中医, 2015, 30 (2)：
366-367.

[20] 阎琪等. 中医学养生保健观今析 [J]. 浙江中医药大学学报, 2009, 33 (6)：
749-750.

[21] 李海松. 中医药膳养生保健研究简况 [J]. 实用中医内科杂志, 2014, 28
(5)：184-185.

[22] 何茂松等. 中医药在养生保健中的作用 [J]. 中医临床研究, 2011, 3
(23)：120.

[23] 赵东. 中医与养生保健 [J]. 中国民族民间医药, 2008 (12)：38-39.

[24] 张健. 中医与养生保健 [J]. 求医问药 (下半月), 2012, 10 (6)：374-375.

[25] 张洪泉等. 中华抗衰老医药学 [M]. 北京：科学出版社, 2000.

第四章 抗衰老药物及功能品的研究进展

传统医学对抗衰延寿有独特的理论和丰富的临床经验，补肾、健脾、益气活血是延缓衰老的主要治疗法则，其中以补肾为主。现代医学对抗衰延寿主要从现代衰老理论和衰老机制着手，将重点放在药物对机体的免疫功能、神经内分泌功能、抗自由基作用、脂质代谢抗血小板聚集、血液流变学、DNA 修复等的作用上。随着老年医学的兴起与发展，人们越来越重视抗衰老药物及功能品的研究开发与应用。

第一节 传统抗衰老药物的研究进展

一、补肾、健脾与益气活血抗衰老药物

唐宋以前，中医学延缓衰老以补心肾为主，兼补五脏；金元至明代，以补肾为主；明清以后，以补肾、补脾并重；补肾健脾与益气活血是目前中医学延缓衰老的主要治疗思路与手段。

传统中医学认为，补肾的中药能增强人体免疫功能，促进淋巴细胞转化率，DNA 合成率与抗体、补体、干扰素、溶菌酶等免疫物质的产生，调整内分泌失调，调整血压，降脂，降血糖，抗肿瘤、改善机体物质代谢与肾上腺皮质能力，提高脾淋巴细胞糖皮质激素受体数量，增强机体内环境的稳定性，从而发挥抗衰延寿的作用。

　　具有补肾功能的单味中药有：山萸肉、覆盆子、鹿角胶或鹿茸、柏子仁、远志、淮山药、牛膝、仙茅、椒红、灵芝、刺五加、黄精、何首乌、五味子、枸杞子、茯苓、熟地黄、绞股蓝、女贞子、菟丝子、锁阳、五味子、淫羊藿、党参、红景天、穿山龙、天冬、补骨脂、巴戟天、杜仲、胡桃仁、白术、香附、砂仁、肉苁蓉、黑芝麻、蛤蚧、龟甲、狗肾、金樱子等。具有补肾功能的复方中药品种较多，传统中医学在千年的临床实践中积累了大量的具有补肾作用的有效方剂。如延年益寿中成药龟龄集，由鹿茸、人参、丁香、大青叶、砂仁、穿山甲、石燕子、天冬、雀脑、海马、淫羊藿、炙甘草、当归、菟丝子、枸杞子、杜仲、肉苁蓉、锁阳、牛膝、蚕蛾、补骨脂、茯苓、熟地、生地、菊花等30余种中药组成，具有温肾助阳、补益气血、增强体质的功能效。清宫寿桃丸由益智、胡桃肉、枸杞子、天冬、人参、西当归、大生地等组成，具有滋阴补肾、补益气血等作用，能改善肾虚衰老症状，降低血过氧化脂质，改善瞬时记忆与记忆广度。八珍膏（八仙糕）由莲子、芡实、薏米、扁豆、茯苓、藕粉等8种中药组成，具有健脾、养胃、益气和中的功效。抗脑衰老胶囊由人参、何首乌、茯苓、石菖蒲、地黄、枸杞子、山药、远志、龙骨、菊花、丹参等组成，具有补肾健脾功能，对神经衰弱、记忆力减退、脑血管疾病所致脑功能减退症状有一定疗效。寿而康由菟丝子、枸杞子、何首乌、黄精、黄芪、生地制成，具有补肾、健脾、益气活血等功能。此外，还有至宝三鞭丸、活力素、参茸口服液、固真方、春回胶囊、中国神方、补肾益寿片、抗老灵、强力抗衰液、复方西洋参口服液、寿命宝、琼玉膏、猕猴桃浸膏、延年液、八味子等可补益肾气；二至丸有强筋骨、生乌发作用；七宝美髯丹等补益肝肾、治须发早白；首乌延寿丹可治疗老年性头晕目花、耳鸣重听、须发早白；当归补血汤可消除老年人疲乏、出虚汗。

　　健脾益智药具有调节中枢神经系统功能，提高机体适应性和思维活动能力，能提高人体巨噬细胞、T细胞比值与体液免疫中IgG、IgA含量，兴奋胃肠平滑肌，促进消化，调节体内蛋白质合成，改善脂质代谢，抗血小板凝聚，抗动脉硬化与血栓形成等功效。具有健脾益智功效的中药物如：人参、刺五加、远志、川芎、丹参、茯苓、酸枣仁、胎盘、黄芪、枸杞、党参、阿胶、龟甲、蜂乳等。具有健脾作用的中药成方如归脾丸，由党参、黄芪、龙眼肉、当归等组成，有益气补血、健脾养心之功能。

二、补充人体所需微量元素的药物

研究资料表明，老年人最易发生低下或缺乏的微量元素，包括铁、锌、钙、铬、硒、锰、钴、锶、锗等元素，而长寿老人一般具有高锰、高锶、高钙、高钴、高硒和低镉、低铜等微量元素特征。因此，老人要适当补充一些上述必要的微量元素，并对有害元素镉、铜、铝等做适当控制。

传统延缓衰老药物中有含丰富的对延缓衰老有益的微量元素，如人参、白术、黄连、诃子、山药等含有丰富的锌，当归、肉桂、大黄、白术、山药等含有多量的铜，黄芪含有丰富的硒，鹿茸、地黄、细辛、人参、柴胡等含有丰富的铁，白术、泽泻、肉桂等含有丰富的锰，人参根、当归等含有对老年骨质疏松有保护作用的锡。上述药物中含有的微量元素，具有健身、防病、延寿之功效。补骨脂、杜仲、首乌、女贞子、人参、泽泻、五味子、白术、黄连、山药、诃子、羚羊角、麦冬、生地、云苓、牡蛎、牛黄等含锌丰富。当归、肉桂、白术、大黄、山药等含铜丰富。黄芪、人乳含硒丰富。鹿茸、地黄、柴胡、细辛、人参、当归含铁丰富。白术、泽泻、肉桂等含锰丰富。人参根、当归等含锶丰富。灵芝含锗丰富。

三、具有增强人体免疫功能的药物

人体免疫功能减退是导致衰老的病理机制之一。现代药理研究证实，具有调节与改善老年人机体免疫功能的药物可发挥延缓衰老作用。

香菇、百合、黄精、枸杞、棉籽等药物可提高外周血淋巴细胞数量。人参、黄芪、刺五加、白术、女贞子、旱莲草、桑葚、猕猴桃、蒲公英等可激活 T 淋巴细胞，提高外周血淋巴母细胞巨噬细胞与网状内皮细胞的吞噬能力。黄芪、山药、玉竹等可促进体内干扰素的形成。海参、大蒜、黄檗、沙苑矛、蒺藜、猪苓等能激活脾脏与胸腺等中枢免疫器官。当归、灵芝、地黄等可提高 T 淋巴细胞计数,促进淋巴细胞计数。仙灵脾、淫羊藿、党参、红景天、穿山甲、冬虫夏草等能增强细胞免疫功能。地黄能增强机体吞噬细胞的吞噬能力。参三七(昭参)、当归能使过高或过低的免疫反应恢复正常。杜仲能提高免疫功能。人参有调整内分泌功能,兴奋甲状腺功能,增强免疫功能与抗病能力,对中枢神经有兴奋与抑制双向调节作用,提高大脑功能,延缓大脑衰老。西洋参有良好的补气养阴之功,具有抗衰老、抗疲劳、抗缺氧、抗辐射与改善心血管和神经系统功能,提高免疫力等药理作用。大枣有健脾功能与抑制免疫应答的作用。

四、具有清除体内自由基功能的药物

人步入老龄后,机体抗氧化与清除自由基的能力减弱,加速机体的衰老。药理研究表明,一些中草药具有清除与对抗体内脂质过氧化物形成的功效,使自由基减少,起到延缓衰老作用。具有清除自由基功能的中药,如酸枣仁、党参、当归、黄精、漏芦、玉竹、人参根、薤白、山茱萸、棉子、肉桂、女贞子、淫羊藿、冬虫夏草、人参、麦冬、蟾蜍、川芎、茶叶、银耳、蜂王浆、蜂花、阿胶、鹿茸、玉米花粉、天麻、灵芝、生地、绞股蓝、仙鹤草、丹参、三七、枸杞子、防己、苦豆子、白首乌、红藤、黄芪等。由益智仁、生地、枸杞子、胡桃肉等制成的中成药清宫寿桃丸;由山药、首乌、党参、熟地等制成的寿星补汁;由玉米、油菜、葵花、蒲黄等制成的花粉液;由西洋参、淫羊藿、山楂等制成的复方西洋参,以及清宫长春丹、健脑补肾丸等,都是清除体内自由基效果良好的中成药。

五、具有抗 DNA 损伤功能的药物

DNA 损伤与细胞老化的关系特别密切,DNA 损伤是机体衰老的原发程序之一。实验研究表明,淫羊藿、枸杞子可减少老年大鼠的心、

脑、骨骼肌组织线粒体 DNA 损失，保护老年大鼠线粒体 DNA 免受氧化损伤。正常人口服枸杞子后，对紫外线引起的外周淋巴血细胞损伤有良好的修复作用。枸杞多糖还可降低氧化损伤，减少 DNA 损伤，继而使 D-半乳糖致衰老模型大鼠肝脏修复酶 8-羟基鸟嘌呤糖苷酶的表达下降而发挥抗衰老的作用，绞股蓝总皂苷可以减轻 D-半乳糖亚急性衰老模型大脑和肝脏组织细胞 DNA 损伤程度。芦荟可有效减轻臭氧衰老模型中小鼠肝、脾细胞 DNA 损伤程度。肉苁蓉总苷、地锦草、琉璃苣、番泻叶、西青果、阿里红的醇提取物，对羟自由基引发的 DNA 氧化损伤有保护作用。中等剂量的首乌乙醇浸膏可明显提高大鼠外周血淋巴细胞的 DNA 的损伤修复能力。从褐藻海带中提取制备的褐藻多塘对活性氧引起的淋巴细胞 DNA 损伤有保护作用。银杏叶提取物可抑制 DNA 的损伤并具有抗断裂效果。山茱萸醇提取液可抑制 D-半乳糖致衰老大鼠体内蛋白质非酶糖化和外周血淋巴细胞 DNA 损伤，具有一定的抗衰老作用。

六、具有延缓端粒缩减速度功能的药物

人体细胞端粒长度随年龄增加而缩短，端粒长度是人类细胞特异性地衰老生物学标志，而端粒结构是由端粒酶来维持的。激活端粒酶活性，延缓端粒缩短，是延缓细胞衰老的目标之一。实验研究表明，人参皂苷 Rg1 可明显减弱三丁基过氧化氢诱导细胞衰老的作用，减少三丁基过氧化氢引起的端粒长度缩短，同时可见细胞端粒酶活性的表达。马齿苋水提取液抑制 D-半乳糖性衰老模型小鼠脑组织 P53 基因表达，c-myc 基因的表达不受影响，激活端粒酶的活性，从而延缓衰老小鼠 DNA 端粒长度的缩短。黄精提取物治疗的衰老模型小鼠脑、性腺组织端粒酶活性明显升高，而其 MDA 含量无显著变化，MDA 含量与端粒酶活性无相关习，提示黄精延缓衰老作用与激活端粒酶活性有关。松花粉作用于人胚肺组织细胞后，能促进细胞群体倍增水平，衰老型成纤维细胞显著下降，端粒酶活性明显上升，且有一定的剂量依赖关系。含淫羊藿总黄酮的血清对人二倍体成纤维细胞 2BS 细胞株进行处理，能够延长 2BS 细胞的传代寿命，下调 2BS 细胞 p16 基因 mRNA 的表达，增加磷酸化 Rb

蛋白的含量,延缓衰老细胞端粒酶长短的缩短,但不激活细胞端粒酶活性。

七、具有改善机体代谢功能的药物

改善机体的新陈代谢能有效地调节机体的内环境,增强机体生理功能,从而发挥抗衰延寿作用。实验研究表明,黄精、漏芦、当归、玉竹等对机体内酶类有积极影响。冬虫夏草、参三七、人参、麦门冬等,有改善核酸代谢的作用。灵芝、参三七、仙茅、枸杞子等,能提高血浆和心肌 cAMP 含量,降低 cGMP 含量。生地黄、龟板、香附等,能降低血浆 cAMP 含量。人参芦、杜仲等,可使血浆中 cAMP 和 cGMP 含量均升高。这些药物各从一个侧面对腺苷酸环化酶系统起到调整作用。研究证明,有些药物对机体氧代谢有良好影响。灵芝、天麻、冬虫夏草、生地等,具有提高耐缺氧能力的效果,黄芪、参三七、当归、鹿茸、五味子、白术、薏苡仁、茶叶、牛黄、大黄等,具有改善因组织低氧与代谢障碍所引起的疲劳的效能。在传统的延缓衰老的药物中,有些药物对脂质、糖、蛋白质代谢有明显效果。女贞子、何首乌、金樱子、胡桃、大蒜、蒲黄、香附、泽泻等,有降脂作用。玉竹、麦门冬、石斛、天花粉、细辛等,有调节糖代谢作用。银耳、牛膝、黑木耳、冬虫夏草等,有促进蛋白质合成的作用。

八、提高内脏器官生理功能的药物

作用于脑的药物可以明显改善人脑的功能,使感觉、运动、思维、记忆、锥体外系功能得到明显提高。例如,人参、西洋参、参三七、刺五加等,可调节大脑皮质的兴奋抑制过程;苍术、石菖蒲、茯苓、灵芝、香附、冬虫夏草等,具有镇静作用。作用于心血管器官的药物,如丹参、赤芍、川芎、瓜蒌、薤白、人参、灵芝、山楂、麝香、生地等,有扩张冠状动脉、降低外周血管阻力、降低心肌耗氧量、增加心搏出量、抑制血小板聚集的显著作用。作用于泌尿系统的药物,如杜仲、猪苓、人参、车前子等,可有效地改善和调节肾脏功能。作用于内分泌系统的药物的作用表现在不同方面，增强垂体–性腺轴功能的药物，如枸杞子、人参果、淫羊藿、蜀椒、冬虫夏草等具有雄性激素样作用；仙茅、菟丝子、五味子、覆盆子、百合、香附、黑大豆、大黄等具有激素样作用；增加垂体–肾上腺皮质轴功能的药物，如西洋参、人参果、灵芝、猪苓、五味子、巴戟天等可改善肾上腺皮质激素的分泌；人参、参三七、杜仲、生地、刺五加等可改善垂体促肾上腺皮质激素的分泌。作用于呼吸系统的药物，如补骨脂、冬虫夏草、杏仁、茶叶、细辛、蟾酥、蜂蜜等防治老年慢性支气管炎和肺气肿等病有显著效果。作用于消化系统的药物，如白术、龙胆草、麝香、五味子、茵陈、山楂、柴胡等均有助于老人消化道和消化腺疾病的缓解和功能康复。作用于造血系统的药物，如鹿茸、阿胶、当归、熟地、龙眼肉等，有促进骨髓代谢、促进红细胞和血红蛋白增生、改善血凝状况的显著功效。

延缓衰老中药研究方兴未艾，从增强免疫、促进代谢、调整神经内分泌、改善内脏功能、增加微量元素、调节细胞传代及寿命试验等诸多方面，做了大量的研究工作，初步揭示了一些传统中药的延缓衰老机制。但研究的发展还不平衡，大多侧重名贵药材之研究，而对普通药物的研究还不够，很多药物需要进一步开发和深化研究。

第二节　现代抗衰老药物的研究进展

抗衰老药物是一类以提高生命效率（生存时间与生命活力的总和）为最终目的的药物，其从多系统、多层次和多阶段来发挥其调整功能。现代抗衰老药物学是在衰老学说与抗衰老理论的指导下，专门研究抗衰老药物与机体之间相互作用的科学，阐明药物的抗衰老作用及其机制、构效关系、临床用途、不良反应及用药注意事项等，可为抗衰老药物的研制和抗衰老药物的合理应用提供理论依据与指导。

现代抗衰老药物按照其理化属性一般分为以下几大类：抗氧化剂、维生素类、单胺氧化酶抑制剂、免疫调节剂、微量元素制剂、生长促进剂、大脑功能增进剂、核酸制剂、膜稳定剂等。本节简介其中一些抗衰老药物的情况。

一、抗氧化剂

1. 超氧化物歧化酶（SOD）

1938 年，Mann 和 Keilin 在进行牛血红蛋白分级离心时，发现一种淡蓝色的含铜蛋白质，称之为血球铜蛋白（Erythrocuprein）。至 1969 年，McCord 和 Fridovich 发现该蛋白能清除氧自由基，遂命名为超氧化物歧化酶（SOD）。现已知 $O \cdot_2^-$ 是机体内最早形成的活性氧/自由基（ROS/FR），其他 ROS/FR 均由 $O \cdot_2^-$ 衍生而来，并引发机体内各种生物分子的过氧化损伤。SOD 作为机体内清除 $O \cdot_2^-$ 的唯一金属酶类，是机体内抗过氧化损伤的第一道十分重要的屏障，故 SOD 可治疗与 $O \cdot_2^-$ 有关的许多疾病和延缓衰老。SOD 具有抗衰老的作用，实验证实机体内 SOD 活力随增龄而逐渐下降，老年人（60 岁以后）红细胞 SOD 活力显著低于中青年人。但目前 SOD 主要作为人局部抗衰老剂使用，已有含 SOD 成分的功能品上市，可以在一定程度上防止皮肤衰老，阻止脂褐质形成和防治炎症。

2. 过氧化氢酶（CAT）

1891 年，Thenard 首次发现动植物组织中的一种酶可分解 H_2O_2 产生 O_2，之后，Wolff 和 Stoecklin 以及其他学者相继提纯了这种酶。该酶能催化 H_2O_2 产生 O_2，命名为过氧化氢酶（Catalase，CAT）。CAT 主要分布在红细胞及某些细胞的微体（过氧化体）中，主要功能是清除体内过多的 H_2O_2，避免 H_2O_2 和 $O \cdot_2^-$ 作用形成毒性更强的羟自由基。如在红细胞内，CAT 和谷胱甘肽过氧化物酶共同保护血红蛋白和其他巯基蛋白（如膜蛋白、含巯基酶等）。CAT 通常与 SOD 一起协同作用，可形成 SOD-CAT 复合酶，彻底清除 ROS/FR，从而起延缓衰老和治疗疾病的作用。

此外，机体内还含有 GSH-PX、GST、细胞色素 C 过氧化物酶、

NADH 过氧化物酶、抗坏血酸过氧化物酶等，都具有清除 ROS/FR 的能力，属于辅助作用酶类。这些酶类虽与衰老关系密切，但作为抗衰老药物的报道很少，有待于人们更深入地研究和开发。

3. 氯酯醒

氯酯醒（Meclophenoxate，Centrophe-noxin）是一种人工合成的抗氧化剂，能使机体内许多氧化酶（琥珀酸脱氢酶、乳酸脱氢酶、单胺氧化酶、细胞色素 C 氧化酶、酸性磷酸酶和单脂酶等）的活力受到抑制，从而大大减少 ROS/FR 在机体内的生成。另外氯酯醒具有清除动物神经细胞中脂褐质的作用，从而改善和恢复学习和记忆力，可治疗老年性痴呆等其他老年疾病。研究表明，氯酯醒可降低神经细胞中 K^+ 而使 Na^+/K^+ 比值上升，因为神经细胞中 Na^+/K^+ 比值随增龄而下降。另有实验表明，氯酯醒可降低大脑和肝组织中水不溶蛋白的含量，这可能是氯酯醒具有抗氧化作用而抑制了水溶性蛋白发生交联，从而减少了水不溶蛋白的产生。氯酯醒可作为"膜稳定剂"，这也是其可延长生命的机制之一。目前普遍认为，生物膜的破坏，尤其是溶酶体膜的破裂，将使所含的水解酶大量释放，导致细胞组织坏死，加速机体老化。Hochschild 等认为氯酯醒中的二甲氨基乙醇是胆碱合成的原料，后者又可合成为乙酰胆碱和卵磷脂。因此，氯酯醒可增加胆碱的合成量而保护生物膜。氯酯醒的抗衰老和治疗老年性疾病的作用是多方面的，其中作为抗氧化剂、清除脂褐质的作用可能是十分重要的。氯酯醒临床主要用于抗衰老和治疗老年性疾病，适用于脑外伤性昏迷、老年性痴呆、酒精中毒等。

4. 茶多酚

茶叶作为传统饮料，其营养、保健和药用价值历史悠久。随着对茶叶有效成分的深入研究，其中尤以茶多酚（Green tea polyphenols，GTPs）为主，具有多方面的营养、保健和药理作用，受到广泛的关注。茶多酚具有抗氧化作用。研究报道采用电子自旋波谱仪法（ESR 法）、化学发光发（BCL 法）、分光光度法 3 种实验进行测定，结果证明 GTPs 消除活性氧自由基的效率达 92%～98%，明显优于维生素 C 和维生素

E。动物实验结果表明，采取灌胃或腹腔注射给药，GTPs能够提高小鼠全血GSH-Px活力（$P<0.01$）和肝中SOD活力（$P<0.05$），降低肝和血清中LPO的含量，延缓心肌LF的形成（$P<0.01$）。大鼠在^{60}Co-γ射线照射前后口喂GTPs，其全血中的GSH-Px、SOD均有提高（$P<0.01$）。等采用黄嘌呤（X）和黄嘌呤氧化酶（XO）后产生活性氧自由基的体外模型，运用ESR法和BCL法发现GTPs具有很强的清除活性氧自由基的能力，其中EGCG消除活性氧自由基的效率达98%，约为维生素C的4倍。在猪油的防氧化酸败研究中发现，EGCG与有机酸（如苹果酸、柠檬酸等）、维生素E、维生素C具有协同作用，且比维生素C和人工合成的BHT抗氧化作用更强，等摩尔浓度的抗氧化力强度依次为：EC<ECG<EGC<EGCG。有研究等报道，GTPs在体外碱性条件下能够产生氧自由基和多酚类半醌阴离子自由基，其中EGCG的产生能力强于茶多酚复合体，GTPs的这一特性可能是在高浓度时产生毒性反应的实质，是高浓度下清除自由基作用减弱的原因，提示GTPs不宜超剂量使用，以免清除自由基的能力下降和使毒副作用增强。在中国医药典籍中，已有记载茶的61种保健作用和20余种药用功能，并已得到现代科学的证实。应用天然食品或植物有效成分进行人类肿瘤的防治和养生保健等，已是国际性的重要研究课题。目前，已确认GTPs为一种天然的强效抗氧化剂，其中尤以EGCG、EGC等作用最强，具有酚类抗氧化剂的特性，具有抗氧化、抗衰老、抗突变、抗肿瘤、抗动脉粥样硬化等多种药理作用。

二、维生素制剂

1. 维生素E

维生素E作为一种天然的脂溶性抗氧化剂，属于非酶类抗氧化剂，具有抗衰老作用。维生素E在机体中具有如下药理作用：①增强细胞抗氧化作用，减少或阻止不饱和脂肪酸及维生素A的氧化；②抗脂质过氧化作用，保护含巯基的酶；③维持肌肉结构与功能，促进血红蛋白合成，降低胆固醇，抗凝血，抗血小板聚集和抗胶原酶；④抗不育；⑤抗衰老。临床用于延缓衰老与提高免疫能力，治疗老年性疾病，如动脉粥样硬化、冠心病、脑血管硬化等。已有研究报道表明，人随增龄各组织中维生素 E 含量进行性下降。维生素 E 和硒可共同维持机体内 GSH-Px 的活力。维生素 E 还能预防不饱和脂肪酸的氧化损伤作用使膜稳定，保护红细胞不被氧化而溶血。此外，维生素 E 还能防止胆固醇沉积，从而预防动脉粥样硬化、冠心病、脑血管硬化等多种老年性疾病。维生素 E 作为体液免疫和细胞免疫的刺激物，具有推迟机体免疫系统衰退的作用，从而延缓机体的衰老。富含维生素 E 食物可增加淋巴细胞增殖反应。缺乏维生素 E 可严重抑制脾脏淋巴细胞对 T 细胞分裂原 ConA、PHA 及对 B 细胞分裂原 LPS 的反应，维生素 E 是有效的免疫调节剂。维生素 E 还可通过促进 RNA 和蛋白质的生物合成而达到延缓衰老的作用。维生素 E 还能促进人体能量代谢，增强体质，促进血液循环，减轻疲劳，保护肝脏等。

2. 维生素 C

维生素 C 为水溶性维生素，人体本身并不能够合成而必须从食物中得到供给。维生素 C 在机体内具有如下药理作用：①参与机体还原性羟化反应，与胶原、细胞间质、神经递质、类固醇合成、红细胞发育成熟有关；②增加毛细血管致密性，加速血液凝固；③降低血脂和改善心肌代谢；④参与还原型谷胱甘肽的合成，与解毒作用、保持巯基酶活性有关；⑤促进抗体形成。临床主要用于延缓衰老和防治动脉粥样硬化、冠心病等。维生素 C 和 GSH 是体内重要的水溶性抗氧化剂，维生素 C 能使维生素 E 自由基转变为维生素 E，使维生素 E 重新发挥作用。所以，维生素 C 也是一种自由基修复剂，为一种天然的水溶性抗氧化剂，属于非酶类抗氧化剂，具有延缓衰老和防治动脉粥样硬化、冠心病等作用。

3. 维生素 A

维生素 A 为脂溶性维生素，口服后极易吸收，主要在肝脏中贮存，几乎全部在体内被代谢，β-胡萝卜素是维生素 A 的前体，在动物肠黏膜内可转化为活性维生素 A。β-胡萝卜素也是脂溶性抗氧化剂。

Facklman（1990 年）研究表明，β-胡萝卜素能防治阻塞性动脉粥样硬化、冠心病、中风等多种老年性疾病，β-胡萝卜素具有阻止 LDL 被氧化形成氧化型 LDL 的作用，氧化型 LDL 会导致血管上皮细胞的损伤，从而加速脂质在损伤部位的沉积形成斑块，以至阻塞血管，引发阻塞性动脉粥样硬化等疾病。维生素 A 制剂与用法：胶囊，5 000 IU，25 000 IU；鱼肝油：每 g 含维生素 A 1 500 IU、维生素 D 150 IU。口服维生素 A，成年 2.5 万 IU/次，3 次/d 或 2~10 mL/次，3 次/d。长期口服 β-胡萝卜素，50 mg/2 d，可防治一些老年性疾病。

4. 维生素 D

维生素 D 为脂溶性维生素，是一类抗佝偻病维素的总称，其中 O_2、D_3 最重要，经注射或口服后均可吸收，经肠内吸收时需要有胆汁的存在。主要贮于肝脏中，给予 1 次足量后可供机体数月之需。在肝、肾细胞中羟化，并具有活性。维生素 D 在机体内的生物活性包括调节机体钙、磷代谢，促进成骨作用等。

三、免疫调节剂

胸腺素为人类胸腺的上皮细胞分泌。胸腺也是生成淋巴细胞的重要器官。人或动物到性成熟期胸腺便开始退化，胸腺皮质减少，胸腺质量随之减轻，胸腺素水平也逐渐降低。胸腺素可增强细胞免疫，调节机体免疫功能，故胸腺素可用于治疗细胞免疫缺陷病和自身免疫疾病。胸腺素可使骨髓产生的 T 细胞转化为干淋巴细胞，增强细胞免疫功能。其药理作用机制是：①连续诱导 T 细胞分化发育的各阶段；②调节机体免疫平衡作用；③增强成熟 T 淋巴细胞对抗原或其他刺激的反应。当人体衰老时，胸腺呈现萎缩，T 淋巴细胞减少，细胞免疫功能下降，同时，胸腺素分泌减少，T 细胞随之加速衰老。故临床上试图用胸腺素提高机体 T 细胞的免疫功能，防止或推迟衰老的到来，延缓一些老年性疾病的发生和发展。胸腺素临床主要用于中老年患者因免疫功能低下或失调所引起的疾病，如病毒性肝炎、细胞免疫缺陷病和自身免疫疾病等，也具有一定的延缓衰老功效。

四、大脑功能增进剂

1. 脑活素

脑活素是用生物技术标准化的酶降解纯化的猪脑蛋白制成的一种肽制剂，为脑蛋白水解提取的游离氨基酸及低分子肽的混合注射液，1 mL脑活素相当于脑蛋白中含氮物质 1 g，为治疗脑功能紊乱的药物。脑活素的药理作用机制：①可透过血脑屏障，直接进入脑神经细胞中，从而改善脑内能量代谢；②可启动腺苷酸环化酶及催化其他激素系统，改善学习及记忆，提高应变反应能力。脑活素可加快小鸡大脑发育，对神经细胞的蛋白质合成及其呼吸链具有良好的作用，并同时刺激有关激素产生。实验表明，脑活素能有效地保护中枢神经系统免受有毒物质的侵害，可加快几日龄大鼠的大脑成熟，对成鼠在迷路试验时的识别能力亦增强，且大鼠的葡萄糖在血脑屏障中转运速度显著加快。在几个临床对照试验中，脑活素能改善记忆和认知能力，改善 Alzheimer 病和血管性痴呆患者的自我评价，在中风和颅脑损伤后用脑活素治疗可以加速恢复。对有治疗性低血糖昏迷的患者，脑活素有明显的催醒作用，脑电图也相应地恢复正常。脑活素亦可作为电休克治疗的辅助用药，可使患者更迅速地从健忘的困扰中恢复。脑活素临床主要用于注意力及记忆障碍的器质性脑性综合征、原发性迟行性痴呆（如早老性痴呆）、血管性痴呆（如多发梗死性痴呆）、混合型痴呆、中风、脑卒中、颅脑手术后脑功能障碍、脑挫伤或脑震荡后遗症、脑血管代偿功能障碍、神经衰弱及衰竭症状等病症。

2. 脑通

又称为尼麦角林、麦角溴烟酯等，是一种周围血管扩张剂，具有 α 受体阻滞作用及促进脑部新陈代谢作用。主要药理作用：①可减少脑血管阻力，增加动脉血流量和脑动脉血氧浓度及葡萄糖水平；②可减少肺血管阻力；③可增加肢体血流量，特别是对由于功能性血管病变引起的血液灌注不足症状的改善，效果显著。临床试验显示，脑通可非常有效地改善大脑循环系统及肢体血流量不足的症状。脑通临床主要用于急性或慢性脑血管障碍或脑血管代谢功能不良（如脑动脉硬化症、脑中风、脑血栓形成、脑栓塞、暂时性脑供血不足等），急性或慢性周围循环障碍（如肢体血管闭塞性疾病、雷诺综合征，其他末梢循环不良症状），慢性脑部功能不足症候群（如头痛、耳鸣、眩晕、疲倦、失眠、视觉障碍、感觉迟钝、注意力不集中、记忆力衰退、缺乏意念、忧郁、不安等精神障碍症状），也适用于行动不便、语言障碍等症候群。

3. 吡硫醇

又称为脑复新、Neuroxin 等，为维生素 B_6 的衍生物，能促进脑内葡萄糖及氨基酸代谢，并能增加颈动脉血流量，从而改善脑供血。吡硫醇临床主要用于脑震荡综合征、脑外伤后遗症、脑炎及脑膜炎后遗症等的头胀痛、头晕、失眠、记忆力减退等症状的改善，亦用于脑动脉硬化症、老年痴呆等。

4. 吡拉西坦

又称为脑复康、胺酰吡咯酮等，为 γ-氨基丁酸衍生物，能促进大脑对磷脂和氨基酸的利用，增加脑血流量，从而改善脑缺氧。吡拉西坦临床主要用于脑动脉硬化及脑血管意外所致的记忆和思维障碍，亦用于药物中毒、脑外伤所引起的脑损伤和一氧化碳中毒所致的记忆和思维障碍，可用于老年退行性脑功能不全综合征，如反应迟钝、意识障碍、眩晕等。

五、核酸制剂

核酸是遗传信息的载体。正常人一般从饮食中即可获得足够的核酸，并不需要额外加以补充。但是，在某些病理条件下，适量地加入或补充 RNA 和 DNA，可作为对某些老年相关疾病的辅助治疗。也有一些与其他成分配伍而成的复方制剂，但其是否具抗衰防老功效，有待于进一步证实。免疫核糖核酸（Immun RNA，iRNA）可分为异种免疫核糖核酸、同种异体免疫核糖核酸和纯系动物免疫核糖核酸等。临床上所用的 iRNA 是从正常人或肿瘤痊愈患者的淋巴结中抽取或从被自体瘤细胞或相同组织的同种异体瘤细胞特异性致敏动物的淋巴细胞中提取。临床主要用于某些老年相关疾病的辅助治疗。

六、激素类生长促进剂

1. 人类生长激素

人类生长激素是由垂体前叶提取的水溶性蛋白，为 191 个氨基酸组成的单链多肽。生长激素由垂体前叶产生，其分泌受到神经和体液的调控，包括下丘脑所分泌的生长激素释放素、生长激素释放抑制素等。促使生长激素分泌增加的因素有：睡眠、体力活动、精神激奋和低血糖等。生长激素可通过促进长骨的软骨生长进而使动物骨骼长度增加，对于代谢也有广泛作用，如促进蛋白质合成，拮抗胰岛素的效应，妨碍葡萄糖的摄取与代谢（致糖尿病作用），引起氮、磷、钠、钾等滞留。生长激素临床主要用于生长激素缺乏性侏儒症，也用于 60 岁以上老年人的抗衰老。

2. 脱氢表雄酮

为正常成人肾上腺皮质所分泌的甾体，是性激素的前体，并不具有雄激素的生物活性。在血浆中，本品以脱氢表雄酮硫酸酯（DS）形式存在，DS 是一个具有高度特异性的个体指标，具有增龄性减低的特点。其血浆浓度分别为：男性 20 岁为 3 490μg/L，70 岁为 670μg/L，女性分别为 2 470μg/L 和 450μg/L。口服小剂量 DS 可降低血脂水平及食欲，提高脑记忆功能及机体免疫功能等。临床主要用于老年人的抗衰防老。

七、单胺氧化酶抑制剂

单胺氧化酶抑制剂可抑制体内单胺氧化酶活性，促进新陈代谢，调节神经系统功能，增强记忆功能。

Gerovital 又称为 GH_3，为普鲁卡因制剂，临床上主要用于局部麻醉。1957 年，在德国国际治疗学术大会上，罗马尼亚巴洪老年病研究所所长阿斯兰教授发表有关 GH_3 研究结果，随后 50 多个临床医疗报告陆续得到报道，证实 GH_3 对老年人病症的预防和治疗确实具有特殊的功效。阿斯兰教授经长期研究，并对 5 000 名老年病患者治疗，均得到了良好的效果。世界各国医学专家对 GH_3 进行试验后，均证明其具有延年益寿之功效，以普鲁卡因为主要成分的抗衰老药便风靡欧美。自 20 世纪 50 年代初，人们发现普鲁卡因是单胺氧化酶（MAO）的抑制剂后，对他作为抗氧化剂及 MAO 抑制剂的研究也开始受到人们的日益关注。因为 MAO 广泛分布于人体各组织中，特别是肝、肾、脑等组织中含量较高，其作用是使机体内的胺类氧化形成醛类，同时产生 H_2O_2 和 NH_3。大量实验表明，人到 35 岁或 45 岁后机体内 MAO-B 活性显著上升，而使单胺类递质不足并产生大量 H_2O_2，进而产生毒性更大的 OH^-，使机体处于氧化应激状态。最终加速人体老化或患病。所以，普鲁卡因作为 MAO 的抑制剂可阻断氧化进程和 H_2O_2 的产生，从而起到延缓衰老和改善老年性疾病（如帕金森氏病）的作用。

八、其他类别的抗衰老剂

1. 辅酶 Q10

又称为 Coenzyme Q10、泛癸利酮、U-bidecarenone、Co-Q10 等，为细胞呼吸链中的一种质子移位元体及电子传递体，能促进氧化磷酸化反应，还具有保护和恢复生物膜结构完整性的作用，具有免疫增强作用。

2. 深海鱼油

为脂肪酸类制剂。多项研究发现，深海冷水鱼类含有丰富的二十二碳六烯酸（DHA）和二十碳五烯酸（EPA），两者均为人体必需的不饱和脂肪酸。在母乳中 DHA∶EPA 为 4∶1，能促进婴幼儿神经和智力发育，并有降血脂等功能。而且，这类不饱和脂肪酸也是 ROS/FR（自由基）容易攻击的成分，因此，外源性补充不饱和脂肪酸可能具有防老抗衰的作用。深海鱼油具有多种药理作用：①可增进神经系统功能，益智健脑，预防老年性痴呆。DHA 是人脑细胞的主要组成成分之一，约占脂肪的 10%，主要以磷脂形式存在于人脑细胞膜中。实验研究表明，缺乏 DHA，脑细胞膜的形成将会发生障碍，也会使脑细胞突触逐渐发生萎缩，使脑细胞之间的信息传递功能下降，还会使感观功能衰退。因此，补充外源性的 DHA，可加速神经细胞间信息传递，避免脑细胞退化、记忆力衰退，故有人称之为"脑黄金"。②可抑制血小板凝集，减少血栓形成，预防心肌梗死和脑梗死。③降血脂，预防和治疗动脉粥样硬化。动脉粥样硬化是老年人常见病，其致病的主要因素是血脂过高。实验显示，DHA 和 EPA 能显著地降低血脂，使血清三酰甘油、总胆固醇、低密度脂蛋白、极低密度脂蛋白水平下降，而使血清高密度脂蛋白水平升高。④抗 ROS/FR 作用，具有抗衰老、抗炎和抗肿瘤功能等。⑤DHA 在人眼视网膜脂质中含量高达 50%～60%，故补充足够的 DHA 对活化视网膜细胞、保护视力十分有益。深海鱼油制剂，临床主要用于益智健脑，预防老年性痴呆，预防和治疗动脉粥样硬化，抗衰老、抗炎、抗肿瘤及保护视力等。

3. 植物血凝素

又称为 Phytohemagglutinin、PHA，属于高分子糖蛋白，存在于一些豆类种子中，因对红细胞有凝集作用而得此名，能活化淋巴细胞，后者分裂增殖并释放出淋巴因子，进一步提高巨噬细胞的吞噬作用。而且，对病毒侵袭的细胞也有杀灭作用，并诱导产生干扰素。体外实验表明，PHA 能抑制多种癌细胞（如艾氏腹水癌）的生长。临床主要用于治疗因免疫功能受损伤引起的疾病，如急性肝炎等。可用于抗衰防老。

4. 溴隐亭

为多巴胺受体激动剂，溴隐亭具有多巴胺能活性，可激动多巴胺受体，使纹状体内的神经化学恢复平衡。在使用较高剂量时，能有效地治疗因黑质纹状体多巴胺缺乏引起的帕金森病，可改善震颤、僵直、活动迟缓和帕金森病任何阶段的多种症状。通常疗效可保持多年。与左旋多巴合用可加强抗帕金森病的作用，并可减少左旋多巴的用量。对长期使用左旋多巴发生疗效减退或产生不随意的异常运动（如舞蹈病样运动障碍和疼痛性张力障碍等），用药末期失效和出现"开关"现象的患者，溴隐亭均可获得满意疗效。溴隐亭可改善帕金森病患者常见的抑郁症，与其具有抗抑郁作用有关。

5. 褪黑激素

褪黑激素可调节其他激素在机体内每天昼夜节律性变化，其作用如细胞内信号转导的调节因子，能增强或抑制许多不同细胞对其他外来信号的反应性。褪黑激素也是一种（自由基）强有力的清除剂，能防止组织细胞免受自由基的氧化损伤。褪黑激素的增龄性下降及循环中褪黑激素的水平均可受到药理和生理活动的影响。现已明确，限食能提高褪黑激素的水平，并可防止其随着年龄的增加而下降。动物实验及细胞培养都表明，褪黑激素可明显影响老化的某些环节和老化的相关疾病。褪黑激素能改善大脑和免疫系统功能，临床主要用于改善大脑和免疫系统功能。临床实际应用期间，应当明确长期褪黑激素治疗可能产生的不良反应，尤其是对老年和相关疾病受试者。此外，应格外关注褪黑激素制剂的用量、纯度和是否部分降解等情况。

6. 核酸花粉合剂（RDNA-2000）

核酸花粉合剂为复合制剂，可防治高胆固醇症。当外源性核酸经人体分解代谢后，可产生大量的 ATP、UTP 等，并使电子传递链活性大为增加，代谢中间产物被大量转化为 iRNA，CoQ、CytC、维生素 A、多萜烯磷脂等多萜衍生物，从而减少胆固醇的生成。与此同时，外源性和新合成的胆固醇在体内与大量磷脂结合后，也可以减少胆固醇与 β-脂蛋白的结合。此外，该类复合制剂中含有维生素 C 等成分，能够降低肠道对胆固醇的吸收率，使血浆总胆固醇浓度下降 10% ~ 20%。该复合制剂主要是通过防治高胆固醇症来达到延年益寿的目的。

抗衰老药物的研究建立在对抗衰老机制不断认识的基础上，只有真正认识了衰老才能找到延缓衰老的特别方法。抗衰老药物研究将为药物研发打开一条新的通路，现在对抗衰老药物的研究还不够深入，大多局限于抗衰老保健品，抗衰老药物品种较少。最近新发现治疗其他疾病的合成药物也具有预防或延缓衰老作用，这些药物的抗衰老作用有待于更深入地进行研究。药物抗衰老只是抗衰老方法的一种，应该在采取综合性保健措施的基础上合理选用抗衰老药物，以期增强老年人的体质，延长人类的平均预期寿命。

第三节　抗衰老功能品概况

随着世界人口年龄老化趋势的日渐明显，如何加强老年保健、延缓衰老进程、防治各种老年常见病、达到健康长寿和提高生命质量，成为医学界正在大力研究的重要课题。延缓衰老和防治衰老发生的措施除了应用药物、营养治疗外等措施之外，当今世界各国都以特有的植物、矿物和动物资源为原料开发各类新型具有抗衰延寿功能的制品。

一、药食两用品与药膳

药补系指食用具有补益功效的药物或补益剂，调补人体阴阳气血不足，增强体质，防病抗衰老。食补系指通过吸收食物所含各类营养成分强壮体魄，达到维持与促进健康的目的，从延年益寿考虑，多以食补为主。其中药膳是在食物中加入药物烹制成的保健药物食品，防治疾病与强身功效兼而有之。

无论食补、药补均须因人而补，即视个人情况而定。所用的品种、剂量与时间也不相同。传统医学认为，三九严寒季节乃进补最佳时机，因为中药补品大多数为温热品，严冬进补可以增加抵御外寒侵袭的热量，夏季炎热，可选用性微凉，具有益气生津、健脾胃的滋补药，诸如太子参、党参、山药、白木耳、大枣等。秋季干燥，可选用天冬、麦冬、生地、沙参、党参、蜂蜜、核桃润燥生津的滋补药。

药膳并非食物与中药的简单相加，而是在中医辨证配膳理论指导下，由药物、食物和调料三者调配精制而成。中药与食物相配，能做到药借食味，食助药性，兼具营养保健、强身益寿、防病治病的多重功效。药膳既不同于单纯的中药方剂，又区别于普通食品。其取药物之性和食物之味，具有特殊的性味作用。药借食力循经入脏，调补功能明显增强；食助药威，病人喜食善用。治疾而不损正气，服药无妨胃气。药物与食物两者相辅相成，相得益彰。

药膳具有延年益寿、治病防病等功效，在应用时应遵循一定的原则。药物是用来祛病救疾的，见效快，重在治病；药膳多用于养身防病，见效慢，重在养与防。药膳在保健、养生、康复中占据很重要的地位，但不能代替药物治疗。药膳与药物各有所长，各有不足，应视病人病情选择合适之法，不可滥用。药膳的应用原则如下：①因证用膳。中医讲究辨证施治，制作药膳时也应在辨证的基础上选料配伍，如血虚的病人多选用补血的食物，如大枣、花生等；阴虚的病人多使用枸杞子、百合、麦冬等。只有因证用料，才能发挥药膳的保健作用。②因时而异。中医认为，人体脏腑气血的运行和自然界的气候变化密切相关。"用寒远寒，用热远热"是指在采用性质寒凉的食物时，应避开寒冷的冬天；采用性质温热的药物时，应避开炎热的夏天。这一观点同样适用于药膳。③因人用膳。人的体质与年龄各有不同，使用药膳时也应有所差异。小儿体质娇嫩，选择原料不宜大寒大热；老年人多肝肾不足，用药不宜温燥；孕妇恐动胎气，不宜用活血滑利之品。这都是在制作药膳时应注意的。④因地而异。在不同的地区，气候条件、生活习惯都会有一定的差异，人体的生理活动和病理变化也有所不同。有的地区气候潮湿，饮食多温燥辛辣；有的地区气候寒冷，饮食多热而滋腻；有的地区气候炎热，饮食多清凉甘淡。在制作药膳时，也是同样的道理。⑤适量有节制。饮食有节是中医重要的养生保健原则，药膳食疗同样应适量而有节制。短期内不宜进食过多，不可急于求成。应根据自身状况，经常小量服食，持之以恒，久之定能收效。

药膳配方要求各种原料在寒热性质上要一致，五味取舍要合理，归经选药要准确，功效主治要协同，使成品的整体作用远优于每一种原料作用的总和，以取其最佳疗效。若搭配不当，轻则药力尽消，甚则伤害机体。药膳所选药物多为平和温缓之品，经过特殊炮制，既保持其有效成分和功能，又去除大部分异味，再加上精湛的烹制技艺，使每一种药膳都成为独具特色的美味佳肴。药膳取材广泛，在日常生活中容易普及，人们在家中就可以自行烹制。按药膳原料分为汁、饮、药茶、汤、药粥、药酒、药饼、药糕、菜肴等类；按药膳的制作方法分为炖类、焖类、煨类、蒸类、煮类、熬类、炒类、熘类、卤类、烧类和炸类；按药膳的作用分为滋补强身药膳（十全大补汤、人参汤圆、豆蔻馒头、茯苓包子）、保健益寿药膳（人参防风粥、参麦团鱼、虫草鸭子、杜仲腰花、乌鸡白凤汤、小儿八珍糕、芡实粥）、治疗疾病药膳等类别。

二、天然功能制品

1. 功能性茶饮类

（1）香菇饮料（日本）：以残碎菇柄等，经烘干、磨碎，使用时热开水冲饮。

（2）芦荟保健茶（日本）：以芦荟提取物及其主要有效成分芦荟素为主要原料，配上茶与糖制成。芦荟素具有消炎、抗肿瘤、抗白血病、抗溃疡等作用，具有改善体质与强壮作用。开水冲服，食用方便。

（3）灵芝保健茶（日本）：用热水抽取得到的 20%～40% 灵芝提取物，加入糊精等喷雾干燥成粉末，再与 60%～90% 的绿茶末混合物和糖类配合，制成味香的灵芝茶。

（4）减肥果皮饮料（德国）：用豆蔻、香草、柠檬皮、玫瑰花、橘皮等 10 余种天然原材料制成果皮饮料，具有降脂、健脾等保健作用。

（5）中药美容茶（日本）：以薏仁为主，配上鱼腥草、陈皮、柠檬汁与蜂蜜，混合均匀，经干燥、加工制成颗粒状，开水冲饮。上述诸物质具有营养皮肤、防老化、滋养、健胃、补血、利尿、治便秘、强身、健体等作用。

（6）灵芝精咖啡（日本）：灵芝提取制成浸膏，经干燥制成粉末，加入 0.2% ~ 10% 咖啡，混合制成灵芝速溶咖啡，可治疗肾结石、膀胱结石、风湿性关节炎、黄疸等，对高血压、心脏病、脑卒中等有一定的预防作用。

2. 功能性食品类

（1）生成营养食品（日本）：燕麦、昆布、枸杞子叶、人参、大蒜、贝壳等混合均匀后，其干燥物制成直径大小 0.1 ~ 0.5mm 的粉末。此粉末含多种营养素，易被机体吸收，具有提高胃肠消化与肝脏解毒能力，促进机体新陈代谢与细胞再生等作用。

（2）生发食品：为了促进头发生长，国外医学营养工作者反复研制，制成以海带与中药枸杞为主要原料的生发中药保健食品，功效显著。欧洲学者研究将萝卜叶与莴笋叶加工制成消除疲劳、促进毛发生长的保健食品，特别是对脱发者具有使脱发停止，再生新发的作用。

（3）美容食品（日本）：薏苡仁与小麦或薏苡仁与荞麦加工制成粉，加入适量盐和糖，混合均匀，具有美容、滋养皮肤作用。

（4）全营养固体食品（日本）：脱皮膨化大豆、大豆粉、豆腐渣，经脱水处理蛤仔、沙蚬肉、海虾或小鱼等，加入调味后，混合均匀，用明太鱼糜作黏接剂，在成型模内加压黏结成型，蒸煮、干燥、冷却、固化、切成丁块或方形，放入调味液中煮熟，调味，热干燥成为营养丰富固体食品。

（5）蛇粉多营养食品（日本）：蝮蛇粉与小麦胚芽经油炼后混合均匀，包以明胶膜，再加入蛋白质、脂肪、矿物质与维生素等，制成多营养的保健食品。

（6）芦荟荞麦面条（日本）：荞麦粉与小麦粉混合均匀，加入新鲜芦荟叶榨汁，加入鸡蛋与适量水。搅拌后压制成面条，晒干后呈浅绿色，有独特苦味。

（7）降脂肪、治疗高血压食品（日本）：大豆为主，配有带皮萝卜、柠檬、苹果等混合制成食品，可降低脂肪、预防糖尿病，对高血压病有良好的作用。

（8）利尿降压食品（日本）：蚯蚓粉加入食品中，再加入大豆、昆布、燕麦等，加工制成食品，具有利尿、降压、镇痛、防胆固醇积蓄等作用。

（9）抗感冒食品（日本）：由五味子提取的有效成分，干燥成粉末，再与维生素混合制成颗粒剂，具有抗病毒、抗感冒、抗过敏性疾病的作用。

（10）眼保健食品（日本）：茅根 10 份，石决明 6~8 份，菊花 2.5~4.5 份，芹菜 4~6 份，混合干燥和粉碎，过 50 目筛，粉末状混合物掺在食品中食用，可明显改善双眼疲劳、压迫感及眼出血、视物模糊等症状。

（11）戒烟食品（日本）：黑砂糖、松叶浸膏与维生素 C 三者混合，加工制成。可促进烟碱从体内排出。

（12）蚕豆减肥美容食品（日本）：蚕豆所含的维生素 A 为大豆的 10 倍，加工制成颗粒状食品，为老年人预防便秘与调整血压食品。

（13）防止便秘食品（欧美）：将麦糠、海带、木耳、芝麻及各种水果皮混合加工制成防便秘纤维食品，深受消费者欢迎。加工制成的蚯蚓保健食品，可防治便秘、预防高血压、神经痛等疾病。

（14）防治心血管病食品（欧美）：在红花油中添加红花精、卵磷脂等，加工成防治动脉硬化的保健食品，或以黄豆、玉米、大蒜、菠菜、芹菜和山药等为主要原料，加工制成具有降低血压、血脂和胆固醇的保健食品。

（15）龟鳖丸（龟鳖养生胶囊）：龟与鳖均为重要的滋阴药物。龟的药用部位有龟肉、龟血、龟板、龟板胶、龟胆汁等，功能为滋阴潜阳、补肾健骨，既能滋补肝肾之阴，又善镇潜上越之浮阳，使阴足阳潜，标本兼顾，功效最宏。凡一切阴虚血虚之证，并皆治之。鳖的药用部位有鳖肉、鳖甲、鳖甲胶、鳖头、鳖卵、鳖血、鳖胆、鳖脂等，功能为益阳潜阳，润肺止血，软坚散结。可治一切阴虚之证。

（16）银杏叶制剂：以银杏叶提取物为原料制成的药剂，主要药用成分为银杏总黄酮甙和银杏内酯。经临床应用表明，该制剂对各种心脑血管疾病如心绞痛、胸闷、胸部不适、气短有显著的疗效。临床观察还表明，该制剂对老年性脑功能紊乱（慢性脑功能不全）如认知、记忆功能减退，情感障碍等症具有较好的治疗作用。

三、抗衰老功能的化妆品

1. 对皮肤衰老具有预防和延缓作用的功能品

皮肤的老化是一种不可避免的持续性的渐变生理过程，皮肤衰老是机体衰老的一部分，随着年龄增大，皱纹增多、皮肤的纹理变粗、松弛、色素沉着斑增多等特征越见明显。目前，已经有许多具有预防和延缓皮肤衰老功能的天然活性成分作为抗衰老化妆品广泛使用。

（1）超氧化歧化酶（SOD）

大量分布于人体、植物、动物、真菌、细菌的超氧化歧化酶（SOD），经研究可以通过体内过氧化物自由基歧化作用而被消除，经动物实验及部分临床实验可证明其可以达到抗衰老的作用，目前 SOD 已广泛应用于化妆品的研发及生产中。由于 SOD 是一种酶，属于大分子的蛋白质，因而在整个生产、保存及使用过程中，极易因外部环境影响而失活变性；因而目前的研究倾向于将其与其他天然活性成分结合，以提高其活性或激活人体自身的 SOD 活性。在刺梨、凤梨、猕猴桃、山楂、香蕉及大蒜等果皮中的 SOD 活性明显高于果肉，且水果 SOD 活性在储藏期内均呈下降趋势。其他食品有菌、鸡肉、扇贝等也含有 SOD，常见食用菌中猴头菇 SOD 活性较强，达 3120U/g。灵芝菌活性也很高，现在已经有 SOD 胶囊剂、片剂、口服液、颗粒剂等形式的 SOD 保健食品。

（2）多糖

研究发现，多糖结构中的还原性部分可以通过减少脂质过氧化链反应长度的方式来阻止脂质过氧化的过程，从而起到抗氧化、抗衰老的作用。目前研究发现的植物类多糖及动物类多糖中，均有抗氧化活性的种类。其功能如：桑葚多糖具有清除 DPPH 自由基、羟自由基和超氧负离子自由基的能力；灵芝多糖具有清除氧自由基，延长体外传代细胞分裂代谢的能力；增加体内抗氧化酶的活性；红参多糖具有清除 DPPH 自由基、羟自由基及高还原力；生姜多糖可清除自由基；枸杞多糖可作用于细胞凋亡诱导机制、基因表达调控机制和抗氧化机制；牡蛎多糖具有较高的抗氧化活性；珠蚌多糖可降低 AST 和 ALT 水平及 MDA 含量；甲壳素可清除羟自由基，去除起催化作用的金属离子，升高机体的 pH 值；鲍鱼性腺多糖可提高 SOD 活性、CAT 活力及 T-AOC 能力等。

（3）维生素 E

维生素 E 的抗衰老作用在于其可以催化 ROO-，将其转变为化学性质不活泼的 ROOH，同时 VE 转变为 VE 自由基，再转变为 α-生育醌，中断脂质类过氧化的链式反应。VE 在抗衰老化妆品领域的应用比较早，不仅因皮肤对其的吸收度较好，其良好的抗氧化性可以有效地阻止皮肤细胞膜外对皮肤有侵害的污染物，并可以减缓因年龄增加而导致的色素不均匀增加。VE 虽在抗衰老抗皱方面有活性，然而使用量不当有可能导致内分泌紊乱的问题，因而在研发生产中，需谨慎考虑这个问题，在包装说明中也应该明确标出适用人群。

（4）α-羟基酸

α-羟基酸因其广泛存在于各类水果中，又被称为果酸，如苹果中的苹果酸、葡萄中的酒石酸、柠檬中的柠檬酸等；果酸在渗透进入皮肤角质层后，可以减弱老化角质层中细胞间的键合力，以加速细胞更新速度，促进死亡细胞脱离，使皮肤状态达到改善。经研究发现，α-羟基酸不仅可以改善因光老化造成的色斑、皱纹，还可以通过增加真皮厚度指导胶原蛋白的合成，改善皮肤弹性。

（5）维生素 A 酸类

维生素 A 酸类是天然维生素 A 的氧化产物，维生素 A 存在于蛋黄、肝脏、绿色或黄色蔬菜中，其氧化产物现可人工合成。维生素 A 酸常用于抗皮肤衰老。1986 年 Kligman 首次报道其用于治疗皮肤光损害获得疗效，临床表现为皮肤皱纹减少、平滑皮肤纹理、皮肤红润、减少黑点粉刺。组织学上呈现表皮再生，颗粒层增厚，降低黑色素细胞活性；在真皮层血管生成增加，胶原合成增加。体外培养证明，维生素 A 酸可促使角朊细胞的 DNA 和蛋白质合成，提示细胞的增殖活力增加。

2. 含天然抗衰老活性成分的化妆品评价

（1）纹理皱纹观察法

皮肤的皱纹及纹理是人体皮肤表面所能观察到的主要结构。测定皮肤纹理与皱纹是皮肤抗衰领域突破研究的一个重要方法，同时也是目前抗衰抗皱类化妆品最主要的效能评估方法之一。①直接观察测定法。根据统一制定好的皮肤皱纹的轻重程度评分标准，对涂抹产品前后的使用部位的皱纹或皱纹照片进行等级评分。此方法需要对评分标准熟悉，容易操作，具有重复性，但不能精准评价功效。②间接观察测量法。常采用硅胶复膜，结合轮廓仪与用计算机图像分析系统进行测量。将涂抹实验样品化妆品的皮肤硅胶模型在 CCD 摄像机下摄取图像，而后利用计算机对图像进行处理，得到与皮肤皱纹有关的参数，以此实现皱纹的定量研究。

（2）清除自由基能力的测定

过量的自由基是导致皮肤衰老与光老化的重要原因，因而抗衰老化妆品中是否具有清除自由基的功效也成为衡量评价其抗衰老的重要指标之一。目前清除自由基能力实验主要包括清除 DPPH 自由基试验、清除羟自由基试验、氧自由基吸附能力试验等、清除超氧阴离子自由基试验等。此评价方法操作简单，对于抗衰老活性成分的前期研究具有较大意义；但因其在实际实验中，不能完全模拟人体系统内自由基的清除能力及抗氧化的能力，故最好在研究实验中能够与其他评价方法结合。

（3）成纤维细胞体外增殖能力检测

成纤维细胞体外增殖能力检测是在皮肤老化研究领域中的重要检测方法，主要利用人皮肤供者的年龄与成纤维细胞的复制寿限呈负相关（即供者年龄每增加一岁，细胞的体外复制寿限降低 0.2 代）来检测皮肤老化的程度。具体可以通过 MTT 法对成纤维细胞的体外增殖能力进行检测。

（4）动物试验方法

动物试验方法主要是通过外部刺激（如注射 D-半乳糖或紫外线照射等）使特定鼠种皮肤老化产生皱纹，然后在产生皱纹的小鼠皮肤上使用一定量的抗皱物质并定时观察，用细胞方法或者皮肤观察法进行定量分析。

参考文献

［1］来吉祥等．皮肤衰老机理及延缓衰老化妆品的研究进展［J］．中国美容医学，2009，18（8）：1208-1212．

［2］郭岚．《内经》长寿理论与培元固本治法延缓衰老作用的研究［D］．湖北中医药大学，2013（49）59．

［3］陈霞．衰老机制的中西医研究进展及延缓衰老的途径［D］．南京中医药大学，2011：17-24．

［4］陈雄．衰老与长寿的理论研究概要［D］．湖南师范大学，2006：69-76．

［5］吴立蓉．益寿丸延衰益智作用的机理研究［D］．广州中医药大学，2010：4-15．

［6］吴振武．中西医学抗衰老领域之机理及治法对比研究［D］．广州中医药大学，2005：4-13+18-23．

［7］楼中亮．中医药延缓衰老的研究［D］．南京中医药大学，2005：3-7+13-14．

［8］吴莉．中医"治未病"理论及其对衰老进程干预的研究［D］．广州中医药大学，2009：8-9+27-34．

［9］郑先贞．中医衰老机理的五脏相关性研究［D］．广州中医药大学，2010：3-10．

［10］许金德．朱熹思想与中医养生文化研究［D］．福建中医药大学，2012：14-16．

［11］卞如濂．龟鳖丸的抗衰药理研究［J］．实用老年医学（抗衰老特集），1997（11）：17-18．

［12］黄亦琦．论中草药在天然 hzp 开发中的应用［J］．中医药信息，1994（3）：14-15．

［13］吴立明等．补肾抗衰中药研究现状和开发［J］．中国中华医药信息杂志，1997，4（5）：17-19．

［14］蒋松柏．长生露基础及临床研究［J］．实用老年医学（抗衰老特集），1997（11）：107-109．

［15］詹正嵩．新药研究开发与应用［M］．北京：人民军医出版社，1998．

［16］周海钧．近十年来新药研究开发成果及其前景［J］．中国药学杂志，1995（5），259-262．

［17］周文泉等．中西医结合延缓衰老的研究近况及展望［J］．中国中医药信息杂

志，1997，4（8）：8-10.

[18] 张洪泉等．中华抗衰老医药学．北京：科学出版社，2000.

[19] Turnheim K. When drug therapy gets old: pharmacokinetics and pharmacodynamics in the elderly [J]. Exp Gerontology, 2003, 38（8）：843-853.

[20] Lopez-Otin C, et al. The hallmarks of aging [J]. Cell, 2013, 153（6）：1194-1217.

[21] Ayyadevara S, et al. Aspirin inhibits oxidantstress, reduces age-associated functional declines, and extends lifespan of caenorhabditis elegans [J]. Antioxid Redox Signal, 2013, 18（5）：481-490.

[22] Le Bourg E. Using Drosophila melanogaster to study the positive effects of mild stress on aging [J]. Exp Gerontol, 2011, 46（5）：345-348.

[23] Edward JM, et al. Handbook of the Biology of Aging（Seventh Edition）[M]. Elsevier, 2012-11.

[24] 许士凯. 现代抗衰老化学药物研究进展（之一）[J]. 现代中西医结合杂志，2004, 14（16）：2083-2085.

[25] 许士凯等. 现代抗衰老化学药物研究进展（之二）[J]. 现代中西医结合杂志，2004, 14（17）：2221-2225.

[26] 许士凯等. 现代抗衰老化学药物研究进展（之三）[J]. 现代中西医结合杂志，2004, 14（18）：2359-2362.

[27] 宋朝春等. 衰老及抗衰老药物的研究进展. 中国生化药物杂志 [J]. 2015, 35（1）：163-170.

中 篇

抗衰老民族医药研究

第五章　抗衰老藏族医药研究

第一节　概　　述

藏医药学是祖国传统医药学宝库的重要组成部分，是生活在雪域高原的藏族人民在生活和生产以及与自然界和疾病做斗争的过程中，不断积累和完善的医药经验，同时在发展中博采众长，借鉴和吸收了中医学以及天竺（印度）医学、波斯（阿拉伯）医学等的部分内容，并受佛教理论影响，通过长期实践逐步发展完善形成的具有鲜明的民族特色、地域特色的完整的传统医药学体系。藏医药学历史悠久影响广泛，学科内涵丰富，规模庞大典籍浩瀚，医学体系成熟，疗效确切，特色鲜明，包含极为丰富且独具特色的抗衰老和健康延寿理论与实践，几千年来为西藏高原及周边地区人民的健康和繁衍昌盛做出了重要贡献。藏医学抗衰延寿内容是伴随藏医药学的发展而逐渐丰富与完善的。千百年来，历代藏族人民在生产生活以及与疾病斗争的过程中积累了丰富的"无病健康"与"无病延寿"知识和经验，在藏医学五源学说、三因学说等理论基础上，逐步发展形成了系统丰富的藏医学抗衰老与健康延寿的思想、理论与实践，在藏医学"四施"（即药物施治、起居施治、饮食施治、外治）治疗体系中包含了大量的健康延寿思想和实践内容，尤其是在起居调理、饮食疗法、精神治疗和特色疗法等方面的理论和实践具有鲜明的民族特色和地域特点，形成了独特的藏医学抗衰延寿体系，具有深厚的文化渊源和实践积累。

资料记载表明，早在公元 5 世纪，藏族已经有了原始的医药学。藏族社会进入到畜牧业、农业生产时期，人们开始酿酒、制作酥油等，同时也开始利用这些物品来治疗疾病，形成了一些简单的疗法，如用酥油涂抹伤口、用酒糟治疗外伤，了解各种饮食的利弊和调养方法等。民间一些助益健康的饮食、用药和外治疗法已经成为人们防病疗疾的主要方式。藏族民间故事中就有许多记载，如"医学四之早"之说，即人间最早的疾病为消化不良，最早的药为开水，最早的病人为"西布"，最早的医生为"仓巴"。藏王二十八代拉拓拓日聂赞时代，藏族人已懂得瘟疫晦气会引起各种传染性疾病，并将患有传染性疾病的病人移至室外，以改变居住条件，并对病人采取饮食控制等措施。这时候的藏医很注意积累民间健康长寿的经验，从此时开始每个国王都有一位"拉曼"（相当于现代保健医生）的惯例。生活在雪域高原上的藏族先民们在衣、食、住、行等方面很早就了解和使用多种助益健康的措施，不仅积累了相当丰富的医疗卫生经验，也为形成系统的藏医药学体系奠定了坚实的基础。

公元 7 世纪之后，藏族地区与周边地区和国家频繁交流，藏医学迅速蓬勃发展，广泛学习和吸收汉族中医学以及印度医学和阿拉伯医学等丰富的理论知识与医疗经验，大大丰富了藏医药学的内容，形成完整的传统医学体系，《月王药诊》《四部医典》等多部重要藏医药学经典相继问世。《四部医典》藏名为《据悉》，其意为四部分经续所组成的书，全书共分四部分，一百七十七章，涵盖医学科学的各个方面，包括疾病的分类和人体生理、病理、诊断、治疗、药物配方等内容，既有医学理论，也有具体医疗方法，其中大量内容涉及藏医学抗衰老与健康延寿的理论与实践。《四部医典》系统全面地总结了藏医学基础理论和临床经验，不仅是一部系统性的藏医药学集大成巨著，标志着藏医学发展成为一门完整系统的独立医学学科，而且也是藏医学中延缓衰老与健康益寿内容的集大成巨著，书中很多章节系统讲述了藏医学抗衰延寿方面的内容，包含日常起居、饮食调养、运动健身等多方面的理论与实践。《四部医典》第二部"论述医典"中有关于预防保健的独立章节中提到

"应注意防病与延年益寿这两个方面"，分门别类地从日常起居、季节时令、饮食等方面深入细致地阐述保持身体各个因素趋于平衡、协调状态等内容；第四部分"后续医典"中详细描述了日常行为、时令之行、延寿、滋补、饮食、药物性能等多个篇幅。从这些记述中可以看出藏医学健康益寿内容之丰富、范围之广泛，如强调要做到"三点两会"，即生活起居点、维命饮食点、调养方法点和养老延年会、滋补强壮会等；提出要勤于运动，可使"皮肤光泽四肢硬"，并将体育运动和健身益寿结合在一起，认为通过体育运动可以增强体质，延年益寿，在运动锻炼时，不仅要注意适度，且要持之以恒，因时、因地、因人制宜，方能达到健身防病之效，等等。

　　传统藏医药学中拥有极为丰富的健康延寿有关内容，在历代诸多藏医药典籍中多有记述。随着人类对预防保健意识的日益增强，藏医学传统理论和实践也成为现代预防、保健、抗衰老的重要手段和特色。

第二节　藏医学"无病健康"与
"无病延寿"理论

　　藏医学对抗衰老与健康延寿有其独特的见解和理论，提出了"无病健康"和"无病延寿"的医学思想，在诸多藏医学典籍中收载了丰富、完整的延缓衰老与健康益寿理论和实践指导体系。藏医学在临床实践中不单一注重治疗，同时强调疾病预防、强身健体、延年益寿的理念。藏医学经典《四部医典》开首记载："谁要想无病健在，谁要想治病救人，就请学习医学秘诀"，明确提出了"医学的目的为无病延寿、有病治疗"，即医学的目的和任务包括两个方面，对健康者保持健康和延年益寿，对病人诊治疾病和治病救人。从中可以看出至少在公元 7 世纪时藏医学已经将抗衰保健放在突出重要的位置。《四部医典》之"论述医典"中记载："为了六道众生中占首位的人身无病、延年、安乐"，藏医学认为，无病健康需放在首位加以阐述，是达到延年、安乐、正果、财富的最佳方法，这个健康延寿的观念在《四部医典》及其注释本中有非常清楚地阐释。如《四部医典》之"使之无病安居"中记载："生机无变正常健康体，无病安居逍遥长寿之。第一先讲若要常无病，诸病由因再到缘生起。无缘之凶何以能结果，是故应将诸病缘抛弃""年岁老迈体质身已衰，晚年养老防病宜延年，摄精功效依止方法四，功效长寿风华正可茂，体泽生力五官亦清明。净寂居处喜悦道无碍，依止身躯并非太老迈，抛欲勤奋吉日依入归"。其中提到的首先是如何保持无病健康，其次谈到如何保持健康并延年益寿。

藏医学"无病健康"和"无病延寿"的理论体系是以藏医学五源学说、三因学说和整体观为理论基础，辩证地来阐释人体的整体性及其生理功能、人体生命活动与外界环境的相互关系（如天地人和、身心平衡等），论述健康与疾病的本质与规律，总结如何增进健康、延长寿命的措施与方法（如四方外缘因素的影响与调节，主要包括起居、饮食、情志、药物等方面的内容），发展和总结了大量的防疾保健、益寿延年的医学理论和行之有效的方法与实践，从而实现防疾治病、健康长寿之目的，逐步形成了具有鲜明民族特色和地域特点的藏医学"无病健康"与"无病延寿"体系。

一、五源学说与三因学说

1. 五源学说

五源学说是藏族古代朴素的唯物主义哲学思想，认为万物之生机来于五源，土、水、火、风（气）、空是器世（物质世界）与情世（人和一切生物）产生的五大根源，故称五源，即宇宙间一切事物都由土、水、火、风、空五种物质所源生（简称五源），事物的形成存灭、发展变化，都是这五种物质不断运动和相互作用的结果。五源学说将构成世界的基础物质土、水、火、风、空等五元，相互滋生、演变、发展的关系，进行抽象推演、释疑、归类，用以解释事物的结构和运动形式，是一种系统的逻辑思维方式，很早用于佛教哲学，藏医学在发展过程中吸取其理论精华并拓展运用于藏医药学理论中，主要以五源的分类属性来阐述人体的三因素、七精华等生理、病理、诊断、治疗、药物性味等诸多方面。《四部医典》之"后续部"记载，人体形成由五源，疾病产生以五源，治疗药物亦由五源生，身病药等与五源有关系。五源学说是藏医药学理论体系的纲要之一。

藏医学认为五源各具属性。土的属性为重、稳、钝、绵、腻、干，有坚固和聚拢机体、促进身体生长等功能；水的属性为湿、润、柔、重、钝、稀、寒，有滋养、湿润、下沉和聚拢机体的功能；火的属性为热、锐、干、糙、轻、动，具有增加体温、促进成熟的功能；风的属性为轻、动、干、糙、寒、涩，具有促使机体运动、输送血液和精华的功能；空的属性为空、虚，具有对机体的存在、增长、运动提供空间的功能。

藏医学认为，五源与机体各部分的生理、病理以及疾病的治疗等均有密切关系。藏医学将五源分为"内五源"（生命体内生成物）与"外五源"（自然界生成物）两类，其中内五源是人体发育、生长、衰老、死亡的主要因素。藏医学认为，内五源是构成人体的基本物质，其先天源于父精母血，在胚胎发育阶段得母体营养而作用于胎儿的发育和成型增生。在人体发育成型过程中，内五源中任何一源的缺乏，则导致胎儿的先天性疾病或死亡，是故内五源是人体发育、成长的基础，是保持健康的基本因素。如果缺乏土元，虽有其他四元，因缺乏坚而凝的功能，精血不能互相混合、凝固；缺乏水元，则缺乏聚拢的功能，精血只能变成软而凝的血肉团；缺乏火元，胚胎不能成熟，因为促进成熟是火元的功能；缺乏风元，胚胎不能生长，因为增长是风元的功能；缺乏空元，胚胎没有生长发育的空间，因为虚、空是空元的功能。《四部医典》中记载内五源的生理功能时指出：土生肉、骨、鼻及嗅觉；水生血、液体、舌及味觉；火生体温、光泽、眼及视觉；风生呼吸、皮肤及触觉；空生管腔、耳及听觉。藏医学认为，五源与脏腑有密切关系。心、小肠是空元所依赖之脏腑，故心、小肠属空性；肺、大肠是风元依赖的脏腑，故肺、大肠属风性；肝、胆是火元所依赖之脏腑，故肝、胆属火性；脾、胃是土元所依赖之脏腑，故脾、胃属土性；肾、膀胱和精府为水元所依赖之脏腑，故肾、膀胱与精府属水性。五源与脉有密切的关系，藏医学认为，脉分为白脉（神经）和黑脉（即血脉，包括动脉和静脉），白脉属水、土性，是水元、土元流通的脉道；黑脉属火性，是火元流通的脉道。

藏医学重视人与自然界和谐统一的整体观思想，认为内五源是人体发育和成长的基础，是保持健康的基本因素。在正常情况下，内、外五源保持动态平衡，使身体远离疾病，生理性改变不会引起疾病的产生，但当外界环境破坏、饮食不均或心理失衡等因素，会破坏内五源的生理平衡，使疾病以隆、赤巴和培根的形式出现症状。因此藏医学提出，内、外五源的动态平衡是维持机体健康的主要因素，通过内、外五源的平衡进行调理，能保持人体的"无病健康"和"无病延寿"，提出和发展了丰富的顺应四季变化、调节饮食、调养情志、平衡脏腑机能的健康延寿原则与方法。

2. 三因学说

三因学说也是藏医学理论的核心内容之一，三因是隆、赤巴和培根三种因素的总称。藏医学认为，隆（气、风）、赤巴（胆、火）、培根（涎、黏液）三大因素是构成人体的物质基础，是生命活动不可缺少的物质和能量的基础，同时也是产生一切疾病的根本因素。藏医学认为，在正常生理状态下，三大因素在人体各有一定的容量和固定的居处，相互依存，相互制约，保持相互平衡和协调，共同维持人体正常的生理功能和生命活动；若机体处于各种内外因素的影响下，三大因素中的任何一个或几个因素出现偏盛偏衰，平衡和协调的状态被破坏，则出现病理性的隆、赤巴和培根，进而侵害人体的七精华（精微、血、肉、脂、骨、髓和精）和三秽物（粪便、尿和汗），人体则会出现各种健康问题或疾病。在治疗上就需要对三者进行调整，使其恢复到协调状态。

藏医学用隆、赤巴和培根三大因素的生成变化为理论依据来解释人体的正常生理功能、某些疾病的原因及病理机制，还用此来区分人的类型和特点，即隆型、赤巴型和培根型，不同类型人的体质特征和性格各具特点，大部分人的体质是两种因素的混合型。依据三因不同之体质、心理个性及生活习惯，藏医学在治疗、预防及保健方面各有不同的相应措施。在日常生活中，通过采用各种措施与方法，如饮食调节、起居调节、用药与外治等，有助于调整机体三大因素的平衡状态，维持人体的健康无病与延年益寿。

隆是推动人体生命机能的动力，与生命活动的各种机能密切相关。其意为风或气。隆的功能主呼吸、气血运行、肢体活动、五官感觉、大小便排泄、分解食物、输送饮食精微等，是维持身体活动的动力。隆的特性为糙、轻、寒、微、硬、动六种。隆的特性在机体的表现包括：①糙，性情急躁、舌苔厚而显著，肌肤粗糙；②轻，身轻动作灵敏，性情易变；③寒，喜爱就火向阳，避寒就温，食物喜热，喜饮温水热水；④微，处处可到、无孔不入之意；⑤硬，指易卷聚成形，如易生痞块、腹硬不易下泻等；⑥动，善行而数变、心情易激动。依据隆所在部位和功能不同，可分为维命隆、上行隆、遍行隆、下泄隆等火隆五种。隆型人的体质和性格特点如：身体略弯曲，较瘦削修长，面色偏浅灰或灰黄，个性开朗，喜谈笑，爱唱歌，爱与人争吵甚至打架斗殴，身体抵抗力较差，畏寒，易患感冒，关节里常出现响声；喜食带酸味、苦味的食物。

赤巴是负责人体内脏腑机能活动的因素，是生理活动所需要的火或热量。其意为胆或火，具有火、热的性质。赤巴的主要功能是产生热能、维持体温、增强胃的功能、长气色、壮胆量、生智慧等。赤巴的特性是热、轻、臭、泻、湿。赤巴的特性在机体的表现包括：①热，指人体喜冷而恶热，喜在凉处而怕热，饮水也爱凉饮；②轻，指身体轻盈；③臭，指人体分泌的汗液具有微臭，尿液具有明显的腥臭味等；④泻，指食物中难消化之成分排泄，发生腹泻；⑤湿，指人体保持较多的水液、痰湿，体表也较湿，还常使人泄泻。根据赤巴的部位和功能分为消化赤巴、容光赤巴、行动赤巴、视力赤巴和增色赤巴五种。赤巴型人的体质和性格特点有：身形适中，发色偏黄，面色多红润，个性倔强，人聪明，但常表现骄傲，容易感口渴、饥饿、多汗等。

培根与人体内津液、黏液及其他水液物质和机能保持密切的关系。其意为涎、水和土，具有水和土的性质。培根的功能是磨碎食物、增加胃液、使食物消化吸收、司味觉、供人体以营养、输送体液、保持水分、调节人体的瘦胖、使睡眠正常、性情温和等。培根的特性包括腻、凉、重、钝、稳、柔、黏七种。培根的特性在机体的表现包括：①腻，与赤巴的腻性相近，即带有油腻的性质，逢有舌苔时，也多黏腻，但这种黏腻多为白色，与赤巴的黏腻舌苔不同，后者多为黄色；其排泄物如粪便、汗液、尿液等也多黏腻；②凉，指身体多凉，喜欢待在温暖的地方，平时则喜热饮热食，不喜凉饮；③重，指身体多重坠，动作笨重不轻便，行动也懒慢，不喜活动，若患病一般也较重；④钝，一般是指人体患病时，病情发展较慢，变化不大，也不易转变成其他病；⑤稳。指人比较稳重，不易激动，病情也较稳，不易产生突然的变化；⑥柔，指其性质柔软，嫩薄，如表现在舌苔上，也较轻而薄，如有疼痛也较轻微；⑦黏，指分泌物多黏而厚，如吐泻出来的排泄物，常带多量黏液。根据培根存在的部位和功能不同，分为根基培根、研磨培根、尝味培根、餍足培根和黏合培根五种。培根型人的体质和性格特点有：身体肥胖，面色多灰白，身体常发凉，感到虚冷，嗜睡，喜欢酸食，个性温和，性情较开朗愉快，人较长寿。

藏医学三因学说是古代藏族人民认识事物的哲学观，藏医学以三因的属性、生理和病理功能及相互生克制约的关系解释人体生理活动、病理变化和疾病治疗机理，是藏医学解释人体生理机能及认识和治疗疾病的出发点，是藏医学基础理论的核心。

二、对人体生理的认识

藏医学对人体的生理构造和功能有较为具体和深入的了解，藏医学认为，人体的构成包括七大基础物质、三秽、五脏六腑、孔窍、骨骼和脉管，在人体内存在三大因素，简称七基质，七基质和三秽的平衡，三大因素支配着七基质及三秽的运动变化。

藏医学认为，人体由饮食精微、血、骨、肉、脂肪、髓和精七种基本物质所构成，七基质均可在赤巴产生的热能作用下，渐变成精华，散布全身，维持人体正常生理机能。七大基质在体内均保持一定的量，相互间协调平衡维持健康，任何基质的失衡都将引起人体产生疾病。七大物质基础中，以饮食精微最重要，其他六种物质均由其转变而成。血能维持生命，肉似围墙保护身体，骨为支架构成躯体，骨髓生精，精能繁衍生殖，脂肪容润肤色。人体三秽，即人体三种排泄物，为汗液、尿液和粪便，是人体正常生理活动的产物。藏医学认为，人体三秽各有固定的量，若其失调也可使人致病。藏医学认为，在正常人体内，三大因素、七大物质基础及三种排泄物之间保持相对平衡，由于内外因素发生变化，使其平衡失调，就会有损机体健康甚至导致疾病的发生。

藏医学脏腑理论认为，人体有五脏六腑，五脏指心、肝、脾、肺和肾，六腑指胃、大肠、小肠、膀胱、胆和三姆休。藏医学对于五脏六腑的具体功能论述比较笼统，其中较为明确的是指明三姆休是与生殖机能密切相关的内脏。对于五脏六腑的位置采用形象比喻法生动说明，心脏，如国王，居人体胸腔的正中；肺脏，犹如大臣和太子；肝脏和脾脏，似君王的王后和嫔妃，远处在君王的下端，且关系又很密切；三姆休，男性指精囊，女性指卵巢，犹如一国中的珍宝库；膀胱，在一个家庭中，好比一个贮水罐，用来盛装水等。

藏医学认为，人体有许多孔窍。其中大而明显的孔窍有 9 个，即鼻孔 2 个、耳窍 2 个、目窍 2 个、口窍 1 个、尿窍 1 个及肛窍 1 个。女性多 3 窍，即乳多 2 窍、性器官多 1 窍，共 12 窍。藏医学还认为，人体共有毛发 2.1 万根，毛孔 1,100 万个。藏医学对于人体骨骼有深入的研究，对骨骼数目的描述详细具体，认为人体共有骨骼三百六十块（古代藏医统计方法与现代不同，如指甲、牙齿也列入骨骼中）。

三、影响人体健康与寿命的因素

藏医学认为，人体的健康与疾病的发生发展与五源、三因、七基质和三秽的变化密切相关。藏医学五源学说和三因学说的均认为，构成人体的基本物质之间如果保持平衡和协调状态，则人体就是健康的，若其中任何一个或几个因素出现偏盛或偏衰，这种平衡协调受到破坏，则人体健康就会受到影响甚至发生疾病。

《四部医典》中记载:"生机无变正常健康体,无病安居逍遥长寿之。第一先讲若要常无病,诸病由因再到缘生起。无缘之凶何以能结果,是故应将诸病缘抛弃。""论述医典"中叙述,"身体的性相分为受害物、作害物两方面""受害物没发生变化时,为无病健康,受害物发生变化时,则是疾病"。受害物为七大物质和三秽组成,是病邪侵犯的对象。作害物包括隆、赤巴、培根三因素,通常三因素在人体保持平衡,发挥着各种生理功能,一旦受外干扰时,隆、赤巴、培根与发病条件(如外缘时令、邪气、饮食、起居)相遇,其平衡便失调,功能发生偏盛或偏衰,此时三因则变成引发疾病的病邪而引起疾病,丧失延年、正果、财富、安乐的机遇,危及生命。"论述医典"中提出,各种疾病都是由外缘诱发内因而发病,没有外缘的诱发,不可能产生疾病;"根本医典"中叙述,一切疾病是由 3 种内因、4 种外缘引起,由 6 条入侵口侵入,简言其意是人们所住的环境、季节、邪气、饮食、起居行为等不当均会而引起疾病。因此,要随时注意防止诱发各种疾病的外缘发生,时令、饮食起居、药物性味等出现失调、不及、过甚、颠倒时引起疾病,所以饮食起居、应用药物要适当,是保持无病健康的主要因素。《四部医典》还指出,"贪嗔痴是心理疾病,隆赤巴培根是身体疾病""防止外缘才能无病健康,滋补强身使延年益寿"。藏医学认为,身体受干扰、平衡失调、功能发生偏盛或偏衰的隆、赤巴、培根为身体的作害物,贪、嗔、痴为心理的作害物。要想保持人体的正常状态而无病延年,合理饮食、起居调整、情志调节、药膳滋补等均是藏医学保健养生的主要措施与方法。

藏医学的疾病外缘学说认为,引起疾病的病因包括三个条件:生发、积蓄和外缘。生发,是对疾病的产生和蔓延而言;积蓄,是指疾病潜伏、发作的过程;外缘,是指诱发疾病的外因。藏医学认为,在时令、器官、起居行为等方面有不及、过盛、颠倒等情况,这些因素蓄积的结果诱发体内隆、赤巴和培根的失调,从而影响健康导致疾病的发生。

藏医学五源学说认为,五源的动态平衡是维持机体健康的主要因素。藏医学注重人与自然和谐的整体观思想，认为人体的生理、病理、生长发育和衰老都与自然界的变化密切相关，内、外五源保持动态平衡，才能使身体"无病延寿"。藏医学认为，人体与外部自然界有着十分默契的关系，人和环境、人与周围的动植物都是相互作用的，人体内五源是从自然界中获取能量来保证正常生理功能的，其最主要表现在食物方面，同时，人体内五源也受到外界外五源的影响而发生周期性变化。具体来说：食物是生命的物质基础，食物是自然界外五源所形成的产物，人体内五源从食物中吸收营养成分来完成生命过程。人体内五源要保证正常的生理功能必须依托于外五源所形成食物的相应元素，人体从饮食中摄取的五源，促进人体各器官及识蕴的发育和生长。例如，土元生成和发育肌肉、骨、鼻和嗅觉等；水元生成和发育血、舌及味觉和湿润；火元生成和发育眼睛，产生体温、肤色及视觉；风元产生和发育气息和皮肤的触觉；空元生成和发育耳窍、听觉等。人体要维持健康的体魄，必须保证供给内五源的相应能量，使其保持动态平衡的状态来发挥最佳的生理功能。人体内五源也受到外界外五源的影响而发生周期性变化，其具体表现如在四季变化和昼夜变化中的人体生理性改变。在正常情况下，内外五源保持动态平衡，使身体远离疾病，生理性改变不会引起疾病的产生。但当出现饮食不调或不能适应外界环境变化等因素，或心理不平衡等因素，则会导致内五源的生理失衡，影响人体的健康状况甚至产生疾病，疾病以隆、赤巴和培根的形式表现其症状。通过对失去平衡的内五源进行平衡调理，可帮助人体恢复健康状态，因此藏医学提出五源的动态平衡是维持机体健康的主要因素。

藏医学认为，人的生理寿命最低也在一百岁，但人们常常活不到自己的寿命，其主要因素就是因为破坏了内外五源的动态平衡而引发各种疾病，或内五源的生理功能不正常的退变。藏医学认为，内五源的功能减退，是机体衰老的开始和延续。内五源的功能减退会导致隆、赤巴和培根三大因素的相应功能减弱，人体七大物质无法进行正常代谢，使体质不断消退，逐渐衰老步入生命终端，此即人体生理或自然寿命期限。人体这一过程受到多方面的影响，与遗传、地理环境、气候、生活习惯、饮食营养、心理、医疗条件等许多因素密切相关。随着年龄增长，人体生理性退行性改变而开始衰老，各脏器和五官、体力和脑力等出现退化，从体形、声音、容貌、行动和举止等方面均有所表现。藏医学认为，内五源的功能生理性减退是生命过程中不可避免的趋势，通过提高卫生保健意识，对内五源采取预防功能减退或恢复功能的措施和办法，保持内、外五源的动态平衡可以达到"无病安居"和"无病延寿"的目的。

四、藏医学整体观

藏医学重视整体观念，认为人和自然界是自然的统一，人和环境、人和宇宙或人和周围的动植物都是相互影响和作用的，人应该顺应自然变化，调节脏腑机能，养精安神，益气补血，平衡阴阳，人体就无病延寿。

藏医学在发展过程中，逐渐了解自然，提出将人体比作一棵大树的观点，宇宙时刻养育着人体。在《四部医典》"病理病因"部分讲道："将人比作三根树，三根共生九树干。树枝四十又七条，树叶二百零四片。开花生出五异果，以树为喻根本典。"并系统地总结出关于人体形成、身体的比象、身体哲理、生理喻示、体业分析、疾病的内因与外因等理论。藏医把人体放入一个大系统中去考察，把人体整体的机能归结为隆、赤巴和培根三大因素，三者之间保持相互协调，达到相对平衡，维持人体正常的生理功能活动。同时也认为人体是一个以脏腑为核心，以经络相互联系的整体。人生是一个小天地（相当于一棵树），四肢百骨、五脏六腑形成上下贯通、左右联系、前后相应的有机整体，每一个局部都紧密地联系着整体，局部的状况影响或连接着整体状况。《四部医典》"生理喻示"中讲道"人有寿命脉络共三条，气血运行孔道内外全，连属身体发育并常安"。脉络各部是相关相连的，阐明气、血、经脉、脏腑形成整体机制，经络与脉道作为脏与腑、脏与脏、腑与腑之间的联系通道，如果某一局部发生异常将危及整体。藏医学认为，疾病是人体与自然相互作用，即内因与外因相互影响的具体表现，因此，藏医学十分重视整体的保健养生，主张促进整体的平衡与稳定，把人体与自然相互协调和防病保健放在首要的位置，同时注意人体各系统的局部保健，注重全身性的防病抗衰。藏医学保健养生理论认为人体各种疾病形成于生理失调，失调必失衡，失衡必有恙，欲衡则调之，欲调则养之，生生不息，以致久远。

第三节 藏医学"无病健康"与"无病延寿"的方法与实践

传统藏医学非常重视通过起居、饮食、情志等非药物疗法对人体进行调理，提出对病人先从起居、饮食等方面进行调治，若无效才用药物和器械治疗，尤为重视这些方法的"无病延年"作用。传统藏医学在抗衰延寿的实践中总结了许多行之有效的方法，创造和发展了起居调理、饮食调理、药物调理、情志调理等丰富的方法和措施。

《四部医典》之"总则本"第五章中记载："医治疾病的善方有饮食、起居、药物、外治共四种。""后序本"第二十六章中记载："调养治法虽然有一千零二种，然而概括起来，只有饮食、起居、药物、手术外治等四种。"藏医学认为，人的疾病都有其原因，需要调理、克服或避免这些原因才能避免疾病，从而健康延年。《四部医典》中记载："时令官能起居与嗜味，偏离反常超余皆致病。为此行之止食物药三项，正确依止无病可健在。"从适应季节变化、调整行为起居、调节饮食和用药等方面详细论述了保持人体"使之无病安居""无病延寿"的理论原则和实践方法，如：日常行为、时令之行、暂时之行、饮食知情、饮食禁忌、饮食性质与适量等。藏医学认为，身体健康的关键在于起居与饮食这两大外缘的合理与规律，《四部医典》中叙述，"禁忌饮食起居的素礼人体就不会有大病的出现"。同时藏医非常重视心理健康，藏医学认为，人的生理变化与心理变化有着非常密切的内在联系，并在《四部医典》等医著中论述了心理健康的重要作用以及如何保持心理健康的原则和方法。

一、起居调理

传统藏医学在起居调理方面发展了丰富的内容，具体又可分为季节起居、日常起居和临时性起居三个主要方面。

1. 季节起居

根据自然变化规律，藏医学提出了顺应季节变化，调节脏腑机能的养生观。藏医学认为，自然界是生命的源泉，人的机体的生理、病理、生长、发育、衰老都与自然界的变化密切相关，自然界的季节变化、寒暑燥湿的气候转变直接影响着人的生长发育与健康，人体内五源、三因也受到自然界的影响而发生周期性变化，在不同的季节和气候，体内的五源和三因也随之变化，要达到健康长寿目的必须顺应自然界的变化规律，根据季节气候的变化合理调节饮食与起居行为是保持人体五源和三因平衡的重要途径。

由于高原独特的地理环境和气候条件，藏历中将一年划分为六个季节，以两个月为一季。即：初冬、隆冬、春季、盛夏、季夏和秋季。

藏医学认为，随着季节的变迁，人体内的隆、赤巴和培根三大因素也会发生相应变化，引起三因失调。藏医学认为，隆病多发生在夏天，赤巴病多发生在秋天，培根病多发生在春天。藏医学认为，从冬到夏之时，是太阳向北运行的时期，在五源当中锐、热、粗的本性增长，再加上隆与太阳之力，太阴和土的功效大大耗损，而辛、涩、苦的效能却增长，使人的精力衰退。反之，太阳向南运行的时候，太阴之力增加，太阳之力减弱，雨和风湿润了大地，热能逐渐消弱，酸、甘的效能大大增强。由于外部环境的影响，体内也产生相应的细微变化。在冬季外部环境属于轻、粗糙，隆病只能积蓄而不能发作；到了夏季随着风雨的增多，寒冷势力增强，与体内隆病属性相会就发作起来；秋季由于温热滋润之相克，隆病随之渐愈。夏季万物茂盛外部环境湿润、清凉，赤巴潜伏而不能发作；到了秋季湿润温热之故，赤巴属性猛增且发作；冬季寒冷，外部环境的相克下体内赤巴病渐愈。季冬寒冷、湿润、沉重之故，培根病潜伏而不能发作，形成团状；到了春季，气候逐渐变暖，培根内外属性相遇就发病；到了夏季，气候轻浮粗粝，培根的油性随之消除。

《四部医典》之"时令之行"总结了人的饮食、起居、衣着和行为等方面都应顺应季节的变化而进行有规律的调整，才能有利于"无病安居延寿"。

初冬季节是指藏历的十月和十一月。《四部医典》之"时令之行"中叙述："初冬严寒使得毛孔闭，少食必将导致体质减。"饮食方面应"是故当进辣涩苦三味，芝麻油擦肉汤油食添"。起居方面应注意"常着皮衣皮鞋避风寒，取暖烤火日晒亦酌量"。此季天气寒冷，毛孔闭合，人体内部的热量消耗，需要进食大量的食物以补充能量，如果食物摄入量不足的话，就会导致体质减弱，适宜采取以下措施：尽量选择含有甘、苦、涩三味较多的食物来食用。常喝肉汤，多吃酥油、乳制品等油脂含量较高的食品，经常用芝麻油涂抹全身。注意御寒，穿保暖的衣服，多晒太阳，多烤火，多热敷，选择阳光充足的房屋居住。藏医学还重视冬季进补，认为冬天进补有营养的食品，具有补助阳气、防御严寒等作用。

隆冬季节是指藏历的十二月和一月。此季天气更加寒冷，要依照初冬季节的起居、饮食等调养方法，更加小心地保养，可以适当增加滋补油腻食物，多在体内积蓄培根。

春季是指藏历的二月和三月。《四部医典》之"时令之行"中叙述："冬季易将培根积体内，春季日光渐暖体热衰。"饮食方面宜"陈年青稞旱地肉蜂蜜，开水姜汤饮而粗食餐"。起居方面可以"勤竞行走搓身祛培根，常坐芳香园林荫凉中"。此季阳光温和，天气转暖，人体肌肉表层逐渐舒展疏松，毛孔开始张开，体内的热能逐渐散失，阴退阳藏，寒去热来，是百病丛生的季节，人体消化之火逐渐变弱，因此培根病容易发生，要注意防寒保暖，抵御各种传染病对肌体的侵袭，多吃苦、辛、涩三味较多的食物，如陈年的青稞面、旱地鸟禽的肉、蜂蜜、开水、姜汤等辛温发散粗糙的饮食；多擦身来祛除培根病，多到户外空气清新的环境中活动。

盛夏季节是指藏历的四月和五月。《四部医典》之"时令之行"中叙述:"季夏娇阳之光渐炎热,只为耗力宜进甜凉食,忌食咸辣酸物忌曝光,凉水浴身酒水掺而尝,身着薄衣宜住清香房。"此季阳光日渐强烈,人体所积聚的能量开始散失,体力逐渐被削弱,因此宜吃甘甜、清凉的饮食,忌食含有咸、辣、酸味的食品,忌在阳光下久晒,多用凉水冲身,饮酒要与凉水混合,穿衣宜薄,宜在清凉、芬芳的环境中居住。

季夏是指藏历的六月和七月。此季雨水丰富、空气潮湿,河流浑浊泛滥。在这种情况下,胃中的阳气容易受到损伤,因此适宜进食热性的食物,尤其是辣涩苦味以及油腻的食物,多喝旱谷所酿的酒,尽量居住在楼上,这样可以达到防避湿气的目的。

秋季是指藏历的八月和九月。《四部医典》之"时令之行"中叙述:"雨期体内赤巴秋天发",饮食方面"秋季可进甜苦涩三味"。此季气候趋于凉爽,天气始收,腠理闭塞,皮肤引急,秋刺筋骨,气内散,中气虚,易发生赤巴病,因此宜食甜、苦、涩味的食物,多用冰片、檀香、马兰花等香草熏衣和喷洒居室,可以起到颐神养性的作用。

2. 日常起居

藏医学认为,只有在日常生活中也养成良好的生活习惯,才能增强人体自身的抵抗力,在一定程度上远离疾病,应注重一些日常生活中的起居习惯,如睡眠、呼吸、性活动等。

睡眠充足与否直接影响人体健康。藏医学认为,睡眠不足对人体的危害是极大的,熬夜会大大地耗损体力,增加隆病的发生概率。藏医一般认为,若前一夜里不得已熬夜过晚,就要在第二天清晨禁食闭斋,并且还要在白天补充不足的睡眠,这样才能逐渐恢复耗损的体力,避免隆病的发生。需要强调的是,夏季昼长夜短,人也容易感到体虚乏力,发生隆病。因此,对于那些体弱多病、劳累过度、年老力衰、多语、醉酒或者受到惊吓的人,更需要在夏季里养成午睡的好习惯,以补充体力,预防隆病。相反地,睡眠过多对于人体也是有害的。如果睡眠过多,可以采取催吐的方法,以减少使人嗜睡的培根。藏医还建议失眠或者睡眠质量差的人,可以适当地饮用一些牛奶、淡酒、肉汤等饮料,也可以用芝麻油来涂抹面部，可以有效地促进安眠。

性活动合理与否也会对人体健康产生很大影响。藏医学认为，适当合理的性生活可以对保健养生产生很大的助益，性生活应该依据季节的变化来进行调整。从季节的角度来看，冬季是培根积蓄的时期，培根在春季发散，容易导致培根病，因此，在冬季性生活可以削弱培根；相反，夏季是隆病的高发季节，过多的性生活会导致隆的兴盛，增加隆病的发生概率，因此，在夏季应加以控制，不可纵欲过度耗散太多。

在日常起居方面，藏医学认为，维持人体健康还要注意动静结合，因为人体的动静关系着精、气、神的旺衰存亡。关于静，《四部医典》中提出需安静自然，可延年益寿，要"驻地洁净寂静心神怡，水草丰美修习不间断"。在水草丰美、洁净寂静的环境求安静自然，再加上修行作用，可以加强内气的运行，从而祛病延年。另一方面，藏医学又主张以动养生，《四部医典》提出："勤竞行走搓身去培根，身坚耐劳可出正常力。"要夜卧早起，广步于庭，多运动，常擦身，能增强体质。藏医学提倡动静结合，适度运动，可把人体的精神、形体、气息三者能动地结合起来，对机体施加整体性的影响，从而改善人体各系统的功能。《四部医典》之"使之无病安居"叙述，"年岁老迈体质身已衰，晚年养老防病宜延年，摄精功效依止方法四，功效长寿风华正可茂，体泽生力五官亦清明。净寂居处喜悦道无碍，依止身躯并非太老迈，抛欲勤奋吉日依入归"。积极地进行体育锻炼，适当地参加一些文体活动，可以通利关节，调和气血，增强体质，而且还可以陶冶情操娱乐精神。体质虚损之人，可通过坚持不懈的锻炼，循序渐进，起到助益健康、延年益寿的作用。

3. 临时性的起居行为

藏医学认为，对于临时性的起居行为应该因势利导，适当处理，不得随意遏止，若是遏制这些临时行为就会对健康产生不利的影响。藏医学将临时性的起居行为分为十四种，分别为：口渴、饥饿、哈欠、呕吐、呼吸、喷嚏、瞌睡、吐痰、唾沫、流眼泪、大便、小便、放屁、射精。藏医学认为，对于临时性起居行为加以遏止则会引起隆的紊乱而对健康产生不利的影响。

口渴时，如果不能及时补充水分，身体就会因为缺水而出现口干、头晕、心慌等症状。忍渴的危害是极大的。

饥饿时，如果长时间不能进食，会导致身体虚弱亏损、胃口丧失，出现头晕眼花等症状，对身体造成危害。另一方面，如果饥饿后突然进食，又会产生食欲不振、吞咽困难等现象。此时可先食用一些口感清淡、轻而滋润、容易消化的面糊、米粥等温热性食物，待到胃口慢慢恢复，再增加一些油脂的食物，比如肉汤等，以使体力逐渐恢复。

喷嚏和哈欠不能强力抑制，否则将导致视物模糊、头痛、颈项僵硬、口角歪斜、面瘫、咀嚼困难等症状。处理由抑制喷嚏哈欠而引起的病症，可用檀香、沉香等药物焚烧的烟熏口鼻，或者用肉豆蔻、阿魏与白酥油配制药剂滴鼻，或者也可以令患者略微抬头看太阳等方法来消除。

抑制吐痰将导致痰多、呼吸不畅、呃逆、食欲减退，并可诱发心脏病，治疗时可内服用生姜、荜拨、红糖等配制的药糊。

呼吸不畅会造成昏迷、晕倒，诱发痞块症、心脏病、癫痫等，对此类情况宜静养，并服用祛风的食物或药物加以调整。

当感到恶心欲呕吐时，如果抑制呕吐会造成食欲不振、食物堵塞、呼吸不畅，并诱发哮喘、浮肿、丹毒、皮炎、瘟病等。此时须先禁食，再用檀香、沉香、云木香、川木香等香料药物焚烧的烟熏口鼻，或煎成汁液漱口或口服。

瞌睡时加以抑制会发生哈欠增多、身体困倦、头脑沉重、眼睛疲劳、视物模糊、食物不消等症状，可采用饮酒、喝肉汤、按摩、熟睡等方法来调整。

若抑止唾液，则会发生心痛、头痛、流鼻涕、头晕、胃口受阻等症状。对此须用饮酒、睡觉、与知心朋友谈心等方法来治疗。

矢气、大便和小便是人们排除体内糟粕的必要途径，抑制矢气将造成大便秘结，诱发脏腑胀痛、痞块肿瘤、视物模糊、消化不良、心脏病等；抑制大便将引发口中异味、头痛、抽筋、感冒等；抑制小便易引发结石病、尿道炎及生殖器疾病等。可用药锭疏通和按摩等方法来治疗。

若精液被阻，则精液滴漏，引起阴茎疼痛、小便不通、结石、阳痿等疾病，可采用热敷法等方法来治疗。

在起居中，需遵循十四种临时性起居行为的自然规律，以避免疾病的发生。藏医学认为，因势利导，不违本性，才能够使身体在自然的状态下得到颐养。

二、饮食调理

藏医学认为，对于健康与长寿来说，正确的饮食、摄食营养丰富的食物、良好的饮食习惯和适当的药物是重要的，藏医学将这些规则称为"厝林"，即藏医饮食补养疗法，是在藏医药理论指导下，应用食物来调节五源缺乏导致的体质虚弱、消瘦等健康状况的方法。《四部医典》之"论述医典"第十六章"饮食知情"中论述，"治病调养身体有良方，欲学活命饮食点为纲。食物饮料善用保性命，低剩病变时常把命伤"。直接阐述了饮食得当与否直接关系到人的健康，饮食得当就会增进健康，延长寿命，反之，就会百病俱生，寿命缩短。藏医学对饮食与身体健康及疾病的关系非常重视，且有较为明确的规定。"饮食知情食饮分二类，食物谷、肉、油、烹、调五种"等。书中细致论述了藏族人民日常生活中各类谷类、豆类、肉类、饮料（奶、酒、饮水）和蔬菜类的性味和用途。藏医饮食补养疗法主要从饮食种类和性质、禁忌饮食类、定量饮食法三个方面进行了详细的论述。

1. 饮食种类和性质

藏族传统观念依据本民族饮食习俗将各品种饮食性味功能进行阐述和归类，其中食类大致以谷类、豆类、肉类、油类、菜蔬类、调料为分类，饮类主要分为水、牛奶、酒以及果汁类，并阐述了食和饮两个主要类别中常用代表性饮食的性质功能。

谷芒类和豆荚类为主要食物。谷芒类食物主要是各种谷物，包括青稞、小麦、稻、黍、荞麦、大米、小米等。一般味甘，增体，治隆，藏医学认为，谷物可"强筋祛风增力培根生"，是摄食养生的主要食物。

一般来说，新鲜的谷食类比较沉重和湿润，不好消化，且容易诱发培根病；干燥的或成熟陈旧者大多性质温而轻，容易吸收。煮熟的粮食比生的粮食更加性轻，配以辅料后，更利于身体健康。豆荚类主要包括各种豆类，一般味涩甘，性凉轻，可增加体内的血、赤巴和脂肪，用于治疗培根病、热症、止泻等。

肉类主要包括水牛肉、牦牛肉、绵羊肉、鸡肉、鱼肉等，藏医学认为，动物肉类是日常营养的重要来源，可分为栖于干燥、栖于潮湿和干湿兼栖三类。《四部医典》认为，"水牛之肉增肌可入睡，牦牛肉温多油可祛寒，还能生血亦可增赤巴""绵羊肉温增力健体质，能除隆与培根味口开"。藏医学一般认为，栖于旱地之肉食，性温、轻、粗，治隆、培根等；栖于湿地之肉食，性油、沉、凉，可治疗胃病、肾病等；旱湿兼栖之肉食，其性亦同样兼而有之。

《四部医典》中对油脂也有论述："人们日常饮食靠油类，体内供热内脏可洁净，体质即补气力容颜添，五官坚固长寿到百年。"乳品油脂其味甘，具有滋润、纯、细、软、湿等效能，对身体有补养作用，对于年老、幼童、体弱、极度消瘦、耗损精血过度、下泻、劳神忧思过度及因隆病而造成伤害者，均有裨益。新鲜酥油性凉，能强壮筋骨，生长体力，消除因赤巴病所生之热；陈酥油能使人发狂、健忘、体力衰微；焙炼过的酥油能增进智力、增长体温和体力，具有多种功用，延年益寿，堪称油脂中之最上品。

藏医学认为各种菜蔬各有效用，如"鲜嫩萝卜轻温增体温，冬苋菜能生热又止泻，西红柿可治除三病失，生姜之热头疾解"。一般旱地生产的蔬菜性温而轻，湿地生产的性寒而沉，分别可用于治疗寒症和热症。

藏医学对奶、水、酒等饮品也有精辟论述，总的来说，这些饮品性轻疏，适量饮用均有益处，而过量饮用则有危害。一般来说，藏医学认为，各种奶有助于治疗隆病，各种水有助于治疗赤巴病，酒类则有助于治疗寒性培根病，若过量又会导致各种疾病。藏医学认为，牛奶味甘，含油脂，性油腻沉重，可增强体质，使人活力增加，面色红润，皮肤有光泽，增加黏液，治疗胆汁和气类疾病。牛奶还可以消除人的疲劳，治疗眩晕、中毒、过度口渴、饥饿等。藏医学认为，酒类味甘酸苦，性锐温粗细，微泻，可旺火、壮胆、催眠，适量饮酒对患睡眠少的疾病和治疗隆病、赤巴病是有益的。若饮用过量则对人体有害，不利于养生，还会出现酒后胡言乱语、情绪不能控制等各种弊端。

2. 饮食节制

藏医学还强调饮食宜有节制，食物摄取适量恰当，合理正确的饮食习惯有益人体健康，过饱及不规律的饮食，对人体都是有害的。藏医学认为，摄取食物应该适量，可加强消化之火，并使身体强壮，抵抗疾病。反之，若摄取过量的食物，将使消化系统功能受损，并产生许多慢性疾病。

《四部医典》中"食物维持与适量"章节论述："无论何时食物皆适量，食物轻重分而审度赏，轻者食饱沉重吃半饱，美味易消只道过量防，此是养生火热滋为良。假若食量不足常少餐，体力色泽不增风症显。食之过量不消涕液多，阻滞等火风道气不通。胃内火衰各种疾病生，是故食物当与胃火连。若将腹内所需作七分，食二饮一余四气占先。食后饮水当足腹胃遍，食物碎消补身体可健。音哑肺穿感冒与痰涎，皆因食之过量生疾患。火热小者食肉饮酒浆，不消腹胀食后饮沸汤。羸瘦转胖令其常饮酒，胖者转瘦常将蜜汁赏。食酪饮酒中毒蜂蜜解，再饮凉水立效验之良。"藏医学认为，饮食的类别性质非常重要，适量的饮食取决于食物性质的轻或重，性质轻的要吃饱，性质重的只能吃半饱，即使味美的食物，为了能顺利消化，仍应预防过量进食，这是养生之道。胃火消化食物，产生能量滋养身体。若进食太少则不能增长体力，容颜衰败，易产生隆病。若进食过量，导致消化不良，胃酸增多，会阻塞伴火运行的管道，使胃火衰败，产生各种疾病。食物的消化与调整其容纳物，通常食物占二分，饮料占一分，气占四分，保留适度的空间，才能做好消化工作。进食后，适量的饮水有助糜烂消化、增长气力、补身健体。若进食过量，消化系统紊乱，则容易产生痰涎增多、感冒、声哑等疾病。随着身体不同的症状，需调整饮食方式。胃火弱者食肉后可适量少饮酒；若有消化不良腹胀的情形，应适量喝点热汤。身体瘦弱想增胖者，可于食后适量饮酒；肥胖者希望变瘦，则进食后可喝点蜂蜜水。若不慎同时食用奶酪及酒导致中毒，则可以蜂蜜解毒，再喝点凉水，立即得到效验。

3. 饮食宜忌

藏医学还注重许多饮食禁忌，包括饮食搭配禁忌和毒物禁忌，避免由此而使得人体三大因素发生紊乱，甚至造成中毒。

针对部分饮食性质相生相克不能混食的特性，阐明食物相克、轻者降低营养成分、重者食物中毒的危害性，引导人们在日常生活中，在注重食物口感的同时，更重要的是注意食物的健康。藏医学中饮食搭配禁忌有：未成熟的酸奶不能与新鲜的青稞酒同喝；鱼类和酸奶不能同食；牛奶与水果不能同食；鸡蛋与鱼肉不能同食；熟豌豆与红糖和酸奶不能同食；鸡肉与酸奶不能同食；用菜籽油煎蘑菇会产生毒素；蜂蜜与菜籽油不能同食；新鲜酥油不能放在铜制容器中十天以上；不可用三颗针柴烤肉；兔肉、野鸡肉和狮肉不能同食；内服寒水石后不要吃蘑菇和荞麦饼；融化的酥油不能与冷水共食；鲜肉、酸奶和酥油不能共放在一个容器内；煮肉时，不要在热气还没散开时加盖；牛奶与酸奶不能同食等。

藏医学中有几种辨别有毒食物的方法，如：有毒的动物肉颜色会比正常情况下红，并且略显肿胀，用铁制器具烧灼时不会粘铁，将酒洒在上面会产生刺目的蒸汽。有毒食物在火上烘烤时，会呈现翠兰的颜色，火苗盘旋，并伴有爆响声等。

4. 保养胃火

藏医学认为，保养胃火是保持健康防止疾病的重要手段之一。《四部医典》特别强调："胃如生长众生灵之大地，必须时刻注重温养"，指出想要一个强壮的身体，首先要拥有一个旺盛的胃火，《四部医典》中叙述，"身体好似炼出的钢，胃火就像炼钢的火"。

藏族医生很早就知道保养胃火的重要性，并提出了依据季节时令变化保养胃火的原则和方法。由于太阳南北运行的缘故，人们在冬季精力旺盛，暑季与夏季精力较差，春季与秋季精力处于中等。冬季气候严寒毛孔闭塞热能堆积在体内无法向外释放，这时若饮食减少，元气将要耗损，因此要足量地吃具有甘、酸、咸三味的饮食。在此期间，夜晚较长，容易饥饿，因而身体的元气就会耗损，所以要吃一些肉汤和油性的食物。春季因大地变暖加上太阳南移之故，体内毛孔开启，胃火减弱，培根随之升起，因此为了消脂减油，宜适量服用一些苦、辛、涩三味的食物，吃点陈旧性的青稞面、产于高而干燥地方的动物肉、蜂蜜、开水、生姜汤，主要服用粗糙食物，消除培根病及培根病的诱因。暑季阳光非常炽热，体能消耗大，为了补充营养要适当地进一点甜味食物，宜吃轻、油、凉性效能强的食物，要放弃辛、酸性食物。夏季体内的胃火特别弱小，加上外面太阳的炽热，使蓄积起来的赤巴在秋季上升起来，为减少赤巴在体内的堆积，须服用甘、苦、涩三味的食物。《四部医典》之"时令之行"中总结，"总之饮食冬夏热食餐，春进粗食季夏秋宜凉。冬夏宜食辣涩苦三味，春食酸咸甜食初夏甜。秋季可进甜苦涩三味"。提出人的饮食必须随着季节的变化而进行有规律的调节，才能有利于保养胃火，保持人体健康长寿。

5. 藏医食疗

藏医学还注重依据年龄不同采用适宜的食疗方法，在人的孩童、少年、青壮年及老年时期，各有相应的适宜的食疗补养方法。

孩童食养方法，一般孩子出世后，首要用母乳或牛奶喂养，待长到四五个月后，必需加喂辅食，为了婴儿的体质和发育，常常在食物中加入煮得熟烂的绵羊肉或牦牛肉和蔬菜，有的也加入白蔗糖、白蜜、融酥等。孩童时期是长身体的时期，宜进食富含钙、铁、磷、维生素等养分丰厚易消化的食物，如进食一些骨头汤、蔬菜、水果等。

少年食养方法，少年时期通常指 12 ~ 18 岁，是人生第二成长加快期。在此期间，各种生理机能也都逐步成熟起来，对蛋白质、钙、维生素等的需求量通常比孩童期高。故此，除了进食适当的主食外，还必须多吃些富含优质蛋白质及微量元素的食物，如奶类、蛋类、骨汤、肉类、豆制品、蔬菜、果品等，还要多吃一些富含粗纤维的食物，如芹菜、白菜、豆芽、苜宿等。要少吃甜食，不宜饮浓茶，禁止喝酒抽烟。

青壮年食养方法，人在18~40岁时，身体健旺，精力旺盛，生理机能健壮，消化吸收能力强，只需常规饮食可提供充分的营养，不用过于考究食养。到了40~59岁的中年期，是人体由盛而衰的转折点，免疫功能日趋下降，易于患病，有一些患有慢性疾病的人更易过早地衰老，在此时期需要注重食养，长于养护，使其少生疾病，减慢衰老速度。应当依据中年人的生理状况，在饮食方面作相应的调整，相应的饮食包含两类：一类为维护生理功能的饮食，这类饮食维持体内各种物质平衡，维持人体新陈代谢和各项生理功能正常，另一类为抗衰老的健康饮食，这类食物有推动细胞代谢、影响和改进各种机体功能等作用，如蜂乳、蜂蜜、花粉、大豆、香菇、各种蘑菇、木耳、银耳、芝麻、核桃、松子仁、鱼类等，以达到增进健康、延缓衰老的目的。

老年人食养方法，人体进入晚年时期，机体的各种生理功能日趋不同程度下降，消化吸收能力减弱，内分泌机能虚弱，新陈代谢过程减慢，机体抵抗力下降。藏医学对老年人食养非常注重，在饮食方面常用滋养法，多食柏子仁、蜂蜜、白酥油、热糌粑，少食生冷食物和盐。用药方面，多选用各种滋养方，多食小杜鹃、茵陈、红糖、寒水石、五灵脂等补药，如用诃子、毛诃子、余甘子制成药油，能够增强膂力，使五官活络，将酸果、马钱子、干姜与蜂蜜配服，具有延缓衰老的功用。此外，老年人还需要注重保暖，常晒太阳，防止负重和过劳，防止用心过度，常常沐浴等，可延年益寿。

三、情志调养

藏医学深刻认识情绪与健康的关系，特别强调情志调养，认为良好的情志心态和道德善行有利于健康和延寿。《四部医典》中有很多内容从情志、心身关系等方面论述了情绪变化和情志调养对身体健康的影响。在治疗方面，藏医学在对病人进行药物治疗的同时，也注重调整病人的精神心理，把情志调养和心身保健作为防治疾病和"无病延寿"的重要手段。

1. 在情志心态方面

藏医学认为，人的七情内伤是患病和早衰的原因，人的情绪过于激动、敏感、忧虑、兴奋、愤怒等，这些不良情绪会直接影响人体健康，导致疾病。《四部医典》之"疾病的病因、症状归类"中提出，人的情绪变化有"贪、嗔（愤）、痴、悲、忧虑、寡言、惊恐、心情不快"等，是人对外在环境各种刺激所引起的反应，属于生理现象，通常不会引起疾病，但若过于强烈或持久，或过于敏感，如过于伤哀、不安、愤怒、忧虑等，可以导致人体七情内伤致病早衰，精神耗损造成早逝，这些都是影响人体健康、导致疾病的根源。藏医学认为，影响人体健康导致一切疾病的发生都有外因和内因两个方面，外因是指风、寒、暑、湿、燥、火等，内因是指七情六欲、三因失调，平衡遭到破坏。《四部医典》提出，"贪嗔痴是心理疾病，隆赤巴培根是身体疾病"，指出心理疾病是由贪、嗔、痴引起，并且是所有疾病的远因，隆、赤巴、培根是所有疾病的近因。所以调节情志、心态良好是预防疾病、保持身体健康的重要方法之一。

《四部医典》之"日常行为"中指出："人体之业身语意共三，善与不善自行非予言。"在对日常行为的要求中讲到："治病调养身体有良方，第一先讲人生之行为，只为长寿保命求安然，且把灵丹妙药密咒炼。常把起病二缘思且抛，身语意内弃恶要就善，舌等感官受磨非安乐。"指出养生延寿要有良好的心态和情志，对人的身、语、意，即身体的活动、语言和思想情操有所节制，人的一举一动和善恶言行都会影响到身体健康。《四部医典》中还有很多内容从心身关系方面论述了情绪对人体的影响，"身体哲理"中说"情志赤巴住于心脏间，心广自豪做事按意愿"；"病之哲理"中说"忧心生悲使得容颜衰"；"身之恶兆"中讲到"无故豁达丰美呈焕发，与此相反则死期到"；其他还有"常显憔悴不安心烦躁""悲伤又使忧心语叨叨""情欲蒙昧嗔怒俱反常，以往优劣秉性大变样，此人只道速去见阎王"等论述，告诫人们要注重精神因素的调养，涵养精神，防止操心劳累，在生活中要学会调节情绪，"克制慎怒本质秉性良"，人应该有良好的情志和精神状态，有利于身体健康。

2. 在道德行为方面

《四部医典》提出，在日常行为中要注重德行的修养，在为人处事中应"坏止仍防好隐争发微，详察在先事后可为善。千言无凭善为作体察，万语先虑自我径要严。莫听妇道之言重子嗣，对于慈善之人可直言。慢者深沉快者需平稳，敌者不纵长调服焉。疼爱随从施恩放眼量，尊敬师长、父辈需勇为，交往乡亲彼此要同心，战胜非义胜则有分寸，博学谦逊富则要知足。对下不欺对上不嫉妒，不仗恶人不仇僧与笨，不沾人财遵誓图报应。悔不烦细不为恶灌顶，心力正而义广胸怀。十恶需从身语意中抛，常怀慈悲贤良菩提心。此等皆为贤哲行为则"。提倡人们举止言行要谨慎，一切要从细微做起，一毫之恶与人莫做，一毫之善与人方便，为人处事心地善良、光明浩然、正气常存于心中，通过注意自身行为和道德方面的调养，有助于人体健康延寿。

藏族《佛说养生经》之"精神卫生"中论述了人的道德修养、语意、行为、信仰、人与人之间的关系等内容，其中明确地提出了"养生先养德"在减少疾病、保持长寿中的重要作用。在道德方面，《养生经》提出，一个人想要长寿，就应做有利于他人的事，要尊敬别人，尤其是师长、老人、僧尼、父母，不要骂人，不讲脏话，不要议论别人的短长，不要欺诈，要保护好环境，劝告人们不要砍大树。在行为方面，要求人们不要犯罪，万一犯了罪，要立即悔改。要切实按"十吉祥"去做，即不偷、不打人、要诚实、有礼貌、不占别人的钱财、不食言，不诅咒别人、不杀生等。提出修德要做到行宽心和，动静有礼，不取非分，心无狡诈，怜孤恤寡，敬爱卑微，逢侵不鄙，受辱能忍，见贤内省，崇尚胜己，推功行善，不好阴谋，怀诚报信，得失不形，仁慈谦让，内修孝悌等，反映了藏医对修养道德的重视，说明健康的德行、良好的习性是"无病健康延寿"的基础。还提出在众人面前遇打哈欠、打喷嚏时，要捂住口鼻等，这种对个人行为的规劝是十分可贵的。欲延年须先养德，养德贵在实践，贵在持之以恒，贵在平时点滴丝缕地积累。藏医学体系发展成熟的时期正是西藏佛教十分繁荣昌盛的时期，当时的社会背景下佛法深入人心，医典理论极具宗教色彩，藏医学的内容深受佛教影响，将有利于身心的道德规范采用了佛教的概念和释义，通过道德及宗教来管理或约束个人行为，以情志调养和道德修养来达到身心健康，从本质上说，对疾病的治疗和保健延寿有非常积极的意义。

四、药物调理

《四部医典》之"后序本"中记载："调养治法虽然有一千零二种，但概括起来，只有饮食、起居、药物、手术外治四种。"根据人体具体情况应用药物进行调理也是藏医学抗衰延寿的重要方法之一，如药物补养疗法、藏药浴、艾灸疗法、足浴等。

1. 藏药浴

藏药浴又称五味甘露浴，最早记载于藏医药经典著作《四部医典》，至今已有 1300 年历史，是藏医外治法中常用疗法之一。藏族人民信仰，每年藏历 8 月，天上将会升起药神化身的噶玛堆巴星，由噶玛堆巴星照耀过的水皆能变成甘露，人们只要在此甘露中沐浴过，就能祛除所有的疾病和罪孽。藏药浴是指在藏医学理论指导下进行的药浴，在五味甘露汤的基础上，根据人体差异和疾病的不同加入不同的藏药进行药浴治疗疾病或保健养生。藏药浴所用药材来自藏区道地藏药材，将人体全身或局部浸泡于藏药液中，在药液的热能和药物的药力作用下，刺激人体局部或全身的皮肤、毛孔等，使体表温度升高、毛孔开放、血管扩张、血液循环加速、经络通畅，使药物通过皮肤毛孔透皮渗入，被吸收进体内，从而起到祛除病邪、扶持正气、强身健体、保健益寿等作用。藏药浴借用泽被万物的灵性之水和天然藏药之力，能明显改善人体肌肉脉络气血循环，增强机体新陈代谢，能消除疾病，增强人的生命活力，延年益寿。千百年来，藏药浴因其简、便、灵、验的治疗优势，深深根植于传统藏医的医疗实践之中，并因地制宜，结合生活习惯及健康需求，积累了丰富多样的临床经验，形成了特色鲜明的传统藏医学的药浴疗法体系。

藏药浴疗法是以五味甘露汤为主方进行加减使用的，将藏药中的秀巴、巴鲁、才敦木、堪加、温布（即阴、阳、水、土、草五种甘露），即取自物种不同生境下的药材，按照药性和药物功能进行配制，经水浸泡煎煮后，洗浴、浸泡局部或全身，以达到治疗疾病、强身健体的目的。具体应用方法，其中常用的药材为圆柏叶、黄花杜鹃叶各一份，水柏枝、麻黄、丛生亚菊各二份，以上五味为主药，每份之量以500克以上为佳。将上列药物入锅，加满清水煎煮，药烧至半锅时，滤出药汁，药渣锅中再加满清水，重复煎煮，待烧至三分之二时，再次滤出药汁，复加满清水煎煮，待干去十分之七，剩余三分时，用筛滤去药渣，将三次药汁合并，即可应用。洗浴时先将药水加热，至适当温度，入水浸浴，稍凉时频加热的药水补充，调节水温始终保持凉温适度。如患部在头部等处，可用药水进行浇淋。在药浴过程中，每天需再添煮少量的五味甘露汤，以补充药力。藏药浴一般以1~3周为一疗程，每天入浴，治疗季节以春秋为宜。藏药浴治疗时还可根据病人的具体病情，酌加选配不同药物，以加强药效。

应用藏药浴还有一些注意事项：①药浴的时间。要选择适当的时间，空腹、过饱、酒后、暴怒、月经期、妊娠期等时间均不宜施行药浴疗法。空腹浸浴容易引发低血糖，使人感到周身无力、头晕、恶心、心慌等，由于沐浴过程中身体消耗很多热量，尤其中老年人糖原储量较青年人少，容易因血糖过低发生低血糖性休克；饭后或过饱情况下浸浴，会因温度升高和热刺激，使皮肤血管扩张，消化器官中的血液相对减少，从而妨碍食物的消化和吸收，易引起消化功能障碍，又增加心脏负担；酒后不宜立即进行药浴，饮酒后人的身体微微发热，如果立即进行药浴，如水温过热，会加快心跳和血液循环，容易导致心脑血管病发作，可引起心绞痛、心肌梗塞、中风甚至危及生命；药浴时间不宜过长。人体在药液中长时间浸泡，使毛细血管扩张，容易引起大脑暂时性供血不足，严重时可晕倒。患有高血压、动脉硬化的老年人，在热水中久泡，有诱发中风的危险性。②药浴时不要过度搓擦皮肤。因为老年人的皮脂腺有不同程度的萎缩，如果用力搓擦，会损伤皮肤的自然保护功能，导致细菌从皮肤的微小破损处侵入人体内，引起炎症。③对于局部症状严重而全身症状较轻可采用先熏后浴法，以先解决局部症状为主；对于全身症状较重，而局部症状较轻者，可采用先浴后熏，以先解决全身症状为主。对于疼痛症状较为明显的患者，可采用先按摩止痛，后沐浴的方法；对于疼痛症状较轻的患者可先沐浴后按摩。对于一些体内热毒较为严重的患者，洗浴时可采用离心方向揉擦以排毒外出；对于一些虚弱症状明显的患者，可采用向心方向揉擦沐浴方法以补元气。④应注意洗浴后身体的反应和护理。浴中如果出现头晕、恶心、心慌等现象，应缓慢出浴，静卧片刻。若出现浴后反应重，持续时间长，是不适合沐浴的表现，应及时停止药浴疗法。浴后出汗多，应先喝些果汁、糖盐水等饮料，不要马上喝开水，或吸烟、饮酒。药浴结束后要卧床休息，不要直接吹风。

藏药浴除了上述方法之外，还有蒸气浴、缚浴等其他一些药浴方法。蒸汽药浴是将上述五味甘露汤药液放入浴盆，盆中置小木凳，上盖棉布，患者坐凳上，或不用小凳而直接坐盆中也可。缚浴法是将配制或经烧煮后之药物装入布袋中，包扎或放置于病患部位，从而起到治疗作用的疗法。缚浴分祛寒、清热两种。清热所用药物有芝麻油调粮食作物粉面，或各种植物清香鲜花也可；祛寒药则多用动物粪如鼠粪、鸽粪或酒煎动物骨均可。各种藏药浴虽功效各有侧重，都是藏医疗疾治病、保健养生的特色方法与实践。

2. 艾灸疗法

藏医学艾灸疗法历史悠久，运用广泛，藏医学认为，采用灸疗法在身体某些特定穴位上施灸，能够达到通经络、和气血、益寿延年的目的。藏医学艾灸疗法不仅可以用来治疗一些寒性病，如消化不良、胃火衰败、浮肿、水肿、寒性胆病、健忘症、脉病等，其中对黄水病和脉病疗效尤佳，而且可以用于防病保健，运用灸法能够活跃脏腑功能，旺盛新陈代谢，增强机体免疫力，长期施行保健灸法，能使人身心舒畅，精力充沛，祛病延年。所有的热性胆病、血病、五官疾病、男女生育脉道病等，均禁忌艾灸疗法。

藏医制作灸的材料主要是艾叶。一般在秋天择吉日采集艾叶，待干后将其打碎，再揉其成团。艾绒团的大小依据所灸的部位不同而有差别。一般做成下宽上尖的圆锥体，便于点燃。如果灸治四肢大关节部位，则艾团大如拇指；用于灸治头部及四肢者，则艾团小如小指节；如用于躯体一般穴位，则艾团应做成羊粪大小。此外，还可做成豌豆大小、诃子般大小，也有做成艾绒条者。

藏医学艾灸取穴分为两类，一类是依据病人自诉症状部位定穴，也称为阿是穴，一类是医生根据脏腑经络选穴。阿是穴：患病的穴位按之则疼痛而且舒适，按后肌肉恢复原状，疾病在何处即在何处施灸。医生选定穴位：主要有背部穴位、前身诸穴、头部诸穴、四肢诸穴等。藏医灸法主要有煮法、烧法、烤法、拟法四种。①煮法，是以艾柱在选定之穴位上，连灸二十壮。适用于慢性顽症，如瘰疬、痞块、痛疖等。②烧法，如上法灸十五壮。适用于心风病、黄水病等。③烤法，如前法灸五至七壮。适用于隆病、虫症、大小便秘闭不通者。④拟法，艾团用白豌豆大者一枚施灸，惊痛时即可移去，一般多用于儿童。艾绒点燃后，务须均匀燃烧，不要摆弄艾灰。如果中途熄灭时，用针头杆子将艾灰除去，一个艾绒燃烧三分之二后，再燃另一支，保持热力不断，其底部周围产生小泡而无疼痛。前灸后痛、后灸前痛、欲呕吐者，说明灸透。艾灸后，要用手指揉穴位，让患者活动一下。当晚禁忌饮水，饮水会熄灭胃火。进食后，不能艾灸施治。对于产后、泻后、脉断复续以后，以及体质虚弱患者，灸之不可过度，否则将引起重大弊害。

3. 补养疗法

藏医学补养疗法是在藏医药理论指导下，应用食物、药物、行为调节、外治疗法来治疗疾病或者调节五源缺乏导致的体质虚弱、消瘦等人体健康状况的方法。分为四大类补养疗法，包括饮食补养疗法、药物补养疗法、起居行为调节补养疗法和外治补养疗法。每一类补养治疗方法各有其运用原则、体质辩证、疾病分类等具体应用。

藏医注重应用药物补养疗法在疾病治疗和抗衰延寿中的作用。《四部医典》之"论述医典"中提到，人老了，体质逐渐衰弱，寿命也随之会逐渐缩短，要用滋补法保持健康，延年益寿。藏医根据具体体质等情况可配制延年益寿、抗衰老的药物，如藏大蒜酥油丸、五灵芝补王、三果圣丸等。藏医补养疗法不仅运用在保健强身方面，在疾病的预防、治疗、康复中均起到积极的治疗和辅助作用。

参考文献

[1] 金巴才旺. 四部医典详解［M］. 西宁：西宁青海民族出版社，2000.

[2] 登巴达吉. 藏医季节时令与养生保健［J］. 中国藏学，2007（3）：129-134.

[3] 多杰. 藏医五源学说概述［J］. 中国民族医药杂志，1998，4（1）：3-4.

[4] 李永刚. 浅谈藏医养生保健［J］. 医学信息，2015，28（13）：282.

[5] 贡却坚赞等. 探讨藏医养生学理论内涵［J］. 中国民族医药杂志，2013，19（8）：74-76.

[6] 格桑曲珍. 浅谈藏医治未病［J］. 中国民族医药杂志，2014，20（2）：74-76.

[7] 冰琼等. 浅谈藏医保健学［J］. 中国民族医药杂志，2012，18（5）：69-71.

[8] 张春风. 从藏医看养生［J］. 中国民族医药杂志，2014，20（7）：75-77.

[9] 严政. 关于常见藏医养生方式的解析［J］. 医学信息，2015，28（30）：372-373.

第六章 抗衰老蒙古族医药研究

第一节 概 述

　　蒙古族先民自古生活在冰冽北地逐草而居的环境中，在长期适应蒙古高原"其地高陵居，风寒冰冽"的自然环境和游牧生产生活方式的过程中，与疾病做斗争中积累和发展起来丰富的传统蒙医药学体系。蒙古族人民从祈求上天诸神恩赐健康、消除病痛，逐步发展到依靠摄养生息达到健康长寿的目的，在这一过程中，创造和发展了极其丰富的抗衰养生思想、方法和内容，在蒙医学的"四施"（即药物施治、起居施治、饮食施治、外治）治疗方法中包含了大量的预防保健与抗衰延寿思想和实践内容，在饮食、起居、药物与"蒙医五疗术"外治等方面的知识和实践具有鲜明的民族特色，是蒙古族医药文化的宝贵财富，在蒙古地区盛名流传千百年，为蒙古民族繁衍生息昌盛做出了巨大贡献。

　　蒙古族先民崇拜萨满教信奉诸天神，依靠萨满教祭祀和崇拜祈求上天和诸位神灵赐予健康和消除病痛，在众神中最高为"长生天"，蒙语称为"霍尔穆斯达"，意为"天可汗""众神之祖"，即健康之神。在生产和生活中，就地取材和因地制宜地发现和创造了丰富的防疾治病、抗衰延寿的方法和实践，如蒙古"策格"（即酸马奶）、蒙古灸焫、蒙古罨敷等，积累和形成了蒙医学保健养生学的早期成果。自蒙元和明清以降，藏医学、中医学以及印度医学和阿拉伯医学的内容先后传入蒙古地区，对传统蒙医药学的发展产生了很大的影响，尤其是藏医学巨著《四部医典》中的"无病延寿"思想、理论和内容，对蒙医学抗衰延寿思想的形成和具体实践产生了极大的促进作用。蒙元天历三年（1330年），元代著名医学家蒙古族饮膳太医忽思慧编撰的《饮膳正要》问世，这是中国历史上第一部营养学专著。《饮膳正要》既是元代以前中华各民族医药饮食疗法经验之集大成，也标志着蒙医营养学在蒙元帝国时期的发展成果，是蒙古族医学家研究蒙医学预防保健与抗衰延寿思想和实践，尤其是蒙古饮食补养内容的一部奠基著作。明万历年间，藏传佛教再传蒙古地区，随之藏传佛寺兴立，藏医兴传，极大地丰富和发展了蒙医学理论体系和内容。由于西藏地区及藏区住民与蒙古高原及聚居民族有着类似的地理环境、社会经济生活背景和一脉相承的宗教信仰，所以藏医巨著《四部医典》中的"无病健康"与"无病延寿"思想和实践对蒙医学抗衰延寿的发展产生了极大的影响。

历代蒙医学家在长期生产生活和与疾病斗争的过程中积累了各种抗衰养生知识和经验，又受到入传蒙古地区的汉族中医学、藏医学和印度医学等丰富内容的影响，逐步将藏、汉、印度和阿拉伯医学中的知识吸纳、融汇到蒙医学医疗保健体系中，以蒙医学阴阳、五元、三根、寒热等学说为基础形成了蒙医学预防保健与抗衰延寿思想，提出阴阳统协、五元为纲、三根共济的原则，发展了时序与起居、饮食与运动、药辅与外治施疗等多种方法与实践，并以蒙医药学基本理论阐释其本质和规律，逐步发展和形成了具有鲜明民族特色和地域特点的蒙医学预防保健与抗衰延寿的理论与实践体系。

第二节 蒙医学基础理论

蒙医学基本理论是以蒙医药学五元、三根、阴阳、寒热等学说为基础，吸纳融汇藏、汉、印、阿医学的丰富内容，发展和形成的传统医药学体系，其中包含了丰富的预防疾病与抗衰延寿的思想和理论，如阴阳统协学说、五元总纲认识、三根共济与七素均衡学说等，用来阐释蒙医维持人体健康和抗衰延寿的本质和规律。

一、阴阳统协、五元为纲

蒙医学把人体看作是一个对立统一的有机整体，从宏观角度来阐述人体各种内在动态联系，从而阐释生命运动的规律。阴阳统协、五元总纲的认识是蒙医学理论的重要基础。

阴阳概念是蒙医学用以解释自然界一切事物相互对立又统一联系的辩证思想。古代蒙古人称苍穹为"父天"，称地球为"母地"，传统蒙医学阴阳学说认为，世界是物质性的整体，世界本身是阴阳对立统一的结果，宇宙间的任何事物都包含着阴阳相互对立的两个方面。阴阳两个方面既是对立的，又是相互依存的，任何一方都不能脱离另一方面而单独存在。同时，阴阳之间存在相互对立、依存、消长、转化的关系，阴阳每一方都以另一方为存在条件，二者在一定条件下也可以互相转化。当阴阳两者不断地变化，发展到一定阶段时，阴可以转化为阳，阳可以转化为阴。传统蒙医学理论认为，人体阴阳消长过程中，对立双方总是保持协调统一的动态相对平衡，使机体整体维持一种内环境的相对平衡及其与外部环境的相对平衡，从而保持生命活动的正常状态。

五元总纲思想是古代蒙古族朴素的唯物论思想，认为五元是世间万物包括人的物质基础。14世纪初，五元学说经西藏传播到蒙古地区，五元学说是蒙医学理论体系的纲要，把事物按照不同的性质、作用与形态，分别归属于土、水、火、气、空五元，蒙医学以五元为纲来认识和解释世界上一切事物萌生、演化、发展、消殒和终结的规律。在蒙医学理论中，对构成人体的"三根""七素"和生理、病理、诊断、治疗原则、四施（药物、外治、饮食、起居）等的解释，都以五元学说为理论指导。传统蒙医学认为，人体是一个统一的有机整体，其各个部分之间都有密切联系，这种相互联系和构成均和五大元素密切相关。构成人体的基本元素如果维持协调平衡的状态，人体则健康；如果其中的任何一个或几个呈现出偏盛或偏衰，则人体平衡协调遭到破坏，会出现各种疾病状态。

二、三根共济、七素均衡

三根共济、七素均衡是蒙医学理论的重要内容。传统蒙医学理论认为，人体由三根和七素所构成，将维持人体生理功能的赫依、协日和巴达干称为三根。将构成人体的食物精微、血、肉、脂、骨、髓和精液几种基本物质称为七素。

蒙医学认为，人体三根是维持人体生命活动和生理功能的三种能量和基本物质。三根在人体内是以对立统一的规律共存的。其中，协日和巴达干两者为相互对立的两面，互相制约、相对平衡，赫依作为调节的因素，三者相互依赖、相互促进，相辅相成地完成生命活动和生理功能，并对七素的生理活动起着能源供给和支配作用。

赫依为中性，五元属气，正常情况下主要发挥着动力和支配生理的功能，对协日和巴达干起着调节作用。赫依主要依居髋，居身体的下部和心脏与大肠。以依存脉（主脉）为基地，普行于全身，主要行于心脏、大肠、骨骼、耳、皮肤。赫依的功能是主呼吸、血液循环、肢体活动及机能反射、五官感觉、大小便排泄、分解食物、输送饮食精华与糟粕，是维持人体生理活动的动力。赫依有轻、糙、凉、细、硬、动六种秉性，以轻、糙的秉性为主。赫依的六种秉性及表现如下：人的活动轻快，神志不定等是轻扬秉性的表现；皮肤舌苔粗糙、心情暴躁、病情急骤等是糙秉性的表现；睡眠不实，记忆力不牢，心神不定，爱活动等是动的特征；喜晒太阳、烤火，喜热饮食等是凉的特征；无孔不入是细微的特征；皮肤较硬，肿块坚硬，不易化脓，一般泻药不能下泻等是硬的特征。根据赫依的普行性、依据部位及其功能的不同，可分为司命赫依、上行赫依、普行赫依、调火赫依和下清赫依五种。

协日为阳性，属火，是生命活动的热能，其正常的生理功能主要是维持人体的火温。协日主要依居身体的中部，由心至脐和肝、胆。协日的功能是作为热能消化食物，增加食欲，生化七素，调节体温，焕发精神，敏锐智慧，是进行人体正常生理活动的热能。协日具备热、锐、轻、臭、泻、湿、腻七种秉性，以热、锐的秉性为主。协日的七种秉性及表现如下：口渴、消化快、身体耐寒是热的特征；智慧敏锐、脾气傲慢是锐的特征；皮肤腻润等是腻的特征；热易上攻和性情易激动是轻的特征；排泄物有特殊气味是臭的特征；胃肠柔弱易泻是泻的特征；多汗、易泄是湿的特征。其中热、锐、腻是协日的本质性秉性，而轻、臭、泻、湿是功能性秉性。根据协日的普行性、依据部位及其功能的不同，可分为消化协日、变色协日、能成协日、能视协日和明色协日五种。

巴达干为阴性，属土、水，其正常生理功能起着调节水分，与协日保持相对平衡的作用。巴达干依脑居身体上部，即心脏以上部位及胃。巴达干的功能是调节身体、语言，思维活动稳重，消化食物，运输体液，调节水分，滋养元气，嗜睡，增寿，增加耐性，加强关节。巴达干有重、寒、腻、钝、柔、固、黏七种秉性，以重、寒的秉性为主。巴达干的七种秉性及表现如下：体重大，身体、语言、思维活动缓慢，嗜睡等是重、钝的特征；身体火温弱是寒的特征；身体较肥胖、皮肤白嫩是腻的特征；皮肤柔软、性格老实稳重是柔的特征；沉着端庄、思维明确是固的特征；黏指黏液，巴达干是一种黏液性物质。根据巴达干的所在部位和功能，可分为主靠巴达干、腐熟巴达干、司味巴达干、供养巴达干和连接巴达干五种。

三根对七素的生理活动起着能源和支配作用。三根共济使机体维持正常的生理功能，若平衡被打破，则会成为导致机体罹患病变的重要内在因素，如赫依在正常情况下对协日和巴达干起着不使其太过或不及的调节作用，而在病变情况下赫依却起着煽动和扰乱的作用，成为导致和加重疾病的内在毒弊。三根和七素在体内彼此依赖和影响，互相促进和辅成，在机体内协调平衡共同负担和维持机体复杂的生理功能和生命活动。

第三节　蒙医学抗衰老的方法与实践

　　蒙医学以阴阳统协、五元总纲、三根共济、七素均衡等思想与理论为指导，在实践中总结了许多行之有效的强健身体、抗衰延寿的措施和方法，在时序起居调理、饮膳择时有度、药辅与外治施疗、运动竞技健娱等方面，发展和积累了内容丰富的具有鲜明民族特色和地域特点的助益健康和抗衰延寿的方法与实践。这些起居、饮食、药辅和运动等方面的医疗保健实践方法重在调整人体阴阳统协、五元平衡和三根共济，因势利导，兴利除弊，使机体三根七素既不盈盛亦不亏缺，内外协调平衡，从而实现防疾治病、健康长寿之目的。

一、调理时序起居

　　蒙古民族"逐水草而居"的生存环境和生产生活方式，使蒙古族先民对"调顺四时"和"调理起居"有着深刻的认识。元代之前蒙古社会医疗保健状况文字记录较少，从简略的记述中了解，古代蒙古牧民为了较好的生产和生活，随着四季气候的变化顺逐水草，依靠主动地与大自然保持一致来求得人寿和年丰。通过适时调理起居，顺应春生、夏长、秋收、冬藏的时序更替，将人们自身的保健活动、生活的自我调节管理，都与四季时光流转、气候变化的规律相适应，使机体与外部环境尽量保持相对的协调统一，达到健康长寿的目的。

　　蒙医药学发展中，蒙古族著名医学家忽思慧最早提出了时序养生思想，在《饮膳正要》卷二《四时所宜》中论述了时序调养的内容。主要按春夏秋冬四季的次序，分别介绍了各个季节的气候特征、养生保健应该遵循的原则和适宜采取的作息起居方法和措施，并对该季节常见、多发疾病的预防与治疗提出了许多建议。提出了时序调养的同时还需因时制宜、因人而异，注重日常生活起居中衣食住行各个环节，才能达到防微杜渐、循序渐进的抗衰延寿效果。

蒙元时期一些时序调养方法和活动渐渐成为习俗，有的流传至今，如春季围绕二月二龙抬头和清明祭扫等传统节日，增加一些顺应春季时序特征的户外活动；把五月初五端午节这一天当作防治夏季多发病、流行病的卫生突击日；在六月可进食瓜果冷饮以防暑降温；至秋季，很多活动都围绕秋季肃杀干燥特征进行，九月登高是一项顺应时序非常有益身体健康的秋季保健活动，既可以通过跋山涉水全面运动人体的四肢、筋骨、躯干，又可以通过游历所见，让人身心放松，对健康起到很好的促进作用。

二、饮膳择时有度

古代蒙古族先民的饮食大多来自狩猎和采集，其饮食结构和习惯具有游牧生活方式的特点，以肉食和乳制品为主，粮食和蔬菜的比例相对较少，12 世纪之前，大多蒙古人基本为一日两餐的饮食习惯，直到蒙元帝国建立之后，随着政治中心的南移，蒙古人更多地了解和接触了游牧经济之外的社会形式，在饮食结构、饮食方式和习惯等方面有了较大的发展和变化，饮食种类大大丰富，很多饮食习惯进行了调整，同时保留和发展了北方游牧民族传统特色饮食。

蒙古先民很早就认识了饮食与疾病和医药的关系，蒙古族民间流传着这样的民间谚语："病之始，始于食不消；药之源，源于百煎水"，蒙医学认为，胃为人体后天之根本，故饮食对于人体健康和疾病的影响甚大，合理膳食是维持身体健康的基本保证，饮食营养可以使机体健壮，精神愉悦，也是疾病时驱除病痛首选的性质平和的药物，诸如肉食、奶酒、骨汤之类，只要食用适当，都可以起到滋补、强身、防病和治病的作用。若不知饮食应适度、适量和适时，则不可能长保身体的健康安宁。蒙医学在治疗各类疾病时非常注重饮食疗法，将饮食起居作为一个重要的辅助治疗贯穿治疗过程，在长期的生活和医疗实践中发展和总结出来极具特色的饮食保健和饮食疗法。

蒙元时期著名医学家忽思慧编撰出版的《饮膳正要》是一部蒙古饮食营养保健内容和元代以前中华各民族医药饮食疗法经验集大成之著

作，尤其突出体现了蒙古族人民别具一格的医药饮食文化，记载药膳方和食疗方非常丰富，特别注重阐述各种饮馔的性味与滋补作用，是我国历史上第一部营养保健学专著。《饮膳正要》全书共分三卷。卷一记述养生、妊娠、乳母、饮酒诸般禁忌，标目"聚珍异馔"，分述汤、粉、羹、面、粥、馒头、烧饼等饭食，以及用蒸、炒、滑、炙、攒、盐、熬等方法制成的菜肴。每种菜肴都说明其食疗效用、材料、调味品、烹调技术。卷二记述诸般汤煎、四时所宜、五味偏走、食物利害、相反和中毒等食养基础理论。主要记述用于保健医疗的宫廷饮食谱153种与食疗方61种，以及所谓神仙服饵方法24则，阐述其配料及制作方法，寓补养治病于日常饮食。卷三记述食物本草，计括米谷品、兽品、禽品、鱼品、果菜品和料物等共230余种，并附本草图谱168幅，对加工成品简述其制法及疗效。该书在阐述各种饮馔的烹调方法时，更加注重阐述其性味与补益作用，从其著论中可见作者在书中深刻地论述了营养保健之道，特别是饮食与健康的辩证关系。如其论述："心为一身之主宰，万事之根本，故身安则心能应万变，主宰万事，非保养何以能安其身。保养之法，莫若守中，守中则无过与不及之病。调顺四时，节慎饮食，起居不妄，使以五味调和五藏，五藏和平则血气资荣，精神健爽，心志安定，诸邪自不能入，寒暑不能袭，人乃怡安。夫上古圣人治未病不治已病，故重食轻货，盖有所取也。故云：食不厌精，脍不厌细。鱼馁肉败者，色恶者，臭恶者，失饪不时者，皆不可食。然虽食饮，非圣人口腹之欲哉。盖以养气养体不以有伤也，若食气相恶则伤精，若食味不调则损形。形受五味以成体，是以圣人先用食禁以存性，后制药以防命。盖以药性有大毒。有大毒者治病，十去其六，常毒治病，十去其七，小毒治病，十去其八，无毒治病，十去其九。然后谷肉果菜，十养一尽之，无使过之，是以伤其正。虽饮食百味，要其精粹，审其有补益助养之宜，新陈之异，温凉寒热之性，五味偏走之病。若滋味偏嗜，新陈不择，制造失度，俱皆致疾。可者行之，不可者忌之。如妊妇不慎行，乳母不忌口，则子受患。若贪爽口而忘避忌，则疾病潜生而中，不悟百年之身，而忘于一时之味，其可惜哉。孙思邈曰：谓其医者，先晓病源，知其所犯，先以食疗，不瘥，然后命药，十去其九。故善养生者，谨先行之，摄生之法，岂不为有裕矣。"

蒙医学饮食补养注重度时有择，注重科学合理地安排进食时间、数量和合理搭配。一方面表现为饮食有节，适合时宜。蒙医学认为，若不知饮食应适度、适量和适时，则不可能长保身体的健康安宁，不仅强调进食数量要有所节制，而且饮食也要与四季流转和气候变化规律相适应，如《饮膳正要》卷二"四时所宜"中记载，"春气温，宜食麦，以凉之，不可一於温也，禁温饮食""夏气热，宜食菽，以寒之，不可一於热也，禁温饮食，饱食""秋气燥，宜食麻，以润其燥，禁寒饮食""冬气寒，宜食黍，以热性制其寒，禁热饮食"。在其记载中可见，当时医者既赞同汉族中医学"春夏养阳，秋冬养阴"的基本饮食摄养原则，却并不一味求同强调一致，有其独特和变通的思想和见解，故有春"禁温饮食"和冬"禁热饮食"等理解和应用。另一方面表现为饮食有择，不过偏嗜。其内容涵盖如下几个方面：①饮食应当选择营养丰富、符合机体需要的膳食。蒙医学认为，不同的食物味道各异，如酸、苦、辛、咸、甘等各种味道，不同的食物也具有各自不同的营养价值和摄养作用，不宜过量偏嗜无论哪一种食物。《饮膳正要》卷二"五味偏走"中明确记述："酸涩以收，多食则膀胱不利，为癃闭。苦燥以坚，多食则三焦闭塞，为呕吐。辛味熏蒸，多食则上走於肺，荣卫不时而心洞。咸味涌泄，多食则外注於脉，胃竭，咽燥而病渴。甘味弱劣，多食则胃柔缓而虫过，故中满而心闷。"②饮食应当注重食物搭配与烹调方式。多种饮食合理搭配，"五谷为食，五果为助，五肉为益，五菜为充，气味合和而食"，才能滋养身体有助健康。③还要注意饮食有择，避免营养作用相互抵触，尤其有些饮食一同食用时会出现相反或有害的作用。《饮膳正要》卷二"食物相反"中记述"马肉不可与苍耳、姜同食""柿梨不可与蟹同食""羊肝不可与椒同食""黄鱼不可与荞麦同食"等。著述中论及"盖食不欲杂，杂则或有所犯，知者分而避之"。④饮食应当注意食品安全，慎防饮食中毒。其所指并非所有的饮食都是安全可食的，应注意分辨那些有毒有害的饮食。《饮膳正要》卷二"食物利害"中记述"麦有秽气，不可食。生料色臭，不可食。浆老而饭馊，不可食。煮肉不变色，不可食""猪羊疫死者，不可食""诸果虫伤者，不可食"等。

自蒙元时期以来，蒙古饮食结构中，羊肉、乳制品、酒、野味和茶等都占有十分重要的地位。

蒙医学认为，羊为动物人参，全身是宝，较其他食物蕴含更为丰富的营养，羊之全身各部位均为良药。《饮膳正要》记载："羊肉，味甘，大热，无毒。主暖中，头风，大风，汗出，虚劳，寒冷，补中益气""羊头，凉，治骨蒸，闹热，头眩，瘦病""羊心，主治忧恚，膈气""羊肝，性冷，疗肝气虚热，目赤暗""羊血，治女人中风，血虚，产后血晕，闷欲绝者""羊骨，热，治虚劳，寒中，羸瘦""羊髓，味甘，温，主治男女伤中，阴气不足，利血脉，益经气"。"全羊筵"和"诈马宴"是蒙元时期最负盛名的大筵，据资料统计《饮膳正要》卷一"聚珍异馔"中收载95例元代宫廷常备食谱，其中以羊肉为主料者多达74例。

酒在蒙医药学的发展中有着十分重要的意义，马奶酒是蒙古族饮用最早、最为酷爱的一种饮品，蒙古人民创造了这一极具民族特色的饮品，并发现其医疗价值，发展了极具民族特色的酸马奶疗法，并将其应用于日常保健，疾病的预防、诊断、治疗和康复各阶段。《饮膳正要》中还详细收录了元代社会流行的14中饮宴用酒（除马奶酒之外），包括虎骨酒、枸杞酒、地黄酒、松节酒、茯苓酒、松根酒、羊羔酒、五加皮酒、揾肭脐酒、小黄米酒、葡萄酒、阿剌吉酒、速儿麻酒和醍醐酒。这些酒都各具不同的预防和治疗疾病或保健的作用。酸马奶疗法是蒙医学"四施"中饮膳施治的典型代表。酸马奶也称为马奶酒，是蒙古族人民在游牧生活中创造的将马奶发酵后酿造的美味饮品，也是蒙医学饮膳疗法中声名最显著、传扬最广远的一项保健和治疗方法。《黑鞑事略》中对酸马奶有简洁的记述："马之初乳，日则叫其驹食之，夜则聚以涕，贮以革囊，倾洞数，味微酸，始可饮，谓之马奶子。"其意思是将白天马驹未吃尽的马乳收集起来，贮存在皮革制成的囊筒中，经过多次搅动或驮在马背上任其自然颠簸，有了酸味以后的马乳就得到酸马奶。酸马奶经过进一步加工得到马奶酒。蒙医学认为，马奶酒性轻柔而温和，味道甘中有酸，微涩，具有增强胃火，帮助消化，调理体质，柔软皮肤，活血化瘀，改善睡眠，解毒，补血等功效。现代研究表明酸马奶对高血压、冠心病、瘫痪、肺结核、慢性胃炎、十二指肠溃疡、胃神经官能症、结肠炎、肠结核、糖尿病等疾病的预防和治疗作用非常明显。

元代是我国饮茶方式从"点茶"为主向"煎茶"为主转变的一个过渡时期。蒙古族喝茶不仅讲究茶仪礼节，更加注重和利用饮茶能消食、除腻、提神和"攻肉食之膳腻"等实际医疗功能。《饮膳正要》中收录了19种元代宫廷茶饮及其简单熬制方法，包括枸杞茶、玉磨茶、金字茶、范殿帅茶、紫笋雀舌茶、女须儿、西番茶、川茶、藤茶、夸茶、尾茶、孩儿茶、温桑茶、清茶、炒茶、簵膏、酥签、建汤和香茶。

蒙古饮膳疗法讲究饮食营养，滋补身体，在蒙医学"四施"治疗体系中占有非常重要的地位。食疗虽然不如药物治疗力猛效快，但是基本没有毒副作用，常常作为疾病康复阶段的辅助治疗，维持食疗一段时期，直到患者完全康复。有些饮食疗法既可作为治疗的主药，本身就具有滋养调理等药效，对疾病起到治疗作用，又可作为康复阶段的辅助维持疗法，起到治疗和康复的双重作用。《饮膳正要》卷二"食疗诸病"收载了61个食疗处方，均为蒙元时期宫廷常用食疗方，多具有治疗和辅助康复的双重作用。包括：（1）羊肉羹（2）羊骨粥（3）羊脏羹（4）羊脊骨粥（5）羊蜜膏（6）白羊肾羹（7）枸杞羊肾粥（8）羊肚羹（9）羊头脍（10）鹿角酒（11）鹿肾羹（12）鹿蹄汤（13）熊肉羹（14）野猪臛（15）獭肝羹（16）狐肉羹（17）狐肉汤（18）獾（猪獾）肉羹（19）黑牛髓煎（20）牛肉脯（21）乌驴皮汤（22）驴头羹（23）驴肉汤（24）猪肾粥（25）鸀鸪粥（26）野鸡羹（27）黄雌鸡（28）炙黄鸡（29）乌鸡酒（30）乌鸡汤（31）鸡头粉羹（32）鸡头粥（33）生地黄鸡（34）鸡子黄（35）青鸭羹（36）鲤鱼汤

（37）鲫鱼羹（38）鲫鱼汤（39）生地黄粥（40）地黄粥（41）山药
饦（42）山药粥（43）荆芥粥（44）麻子粥（45）恶实菜（46）桃仁
粥（47）牛奶子煎荜拨（48）荜拨粥（49）良姜粥（50）吴茱萸粥
（51）莲子粥（52）酸枣粥（53）葵菜粥（54）马齿苋粥（55）萝卜
粥（56）葛粉羹（57）椒面羹（58）炒黄面（59）乳饼面（60）小麦
粥（61）醍醐酒。在以上61个食疗方中，除莲子、吴茱萸等少数几个
主料或主药产于中原或南方地区，90%以上食疗方中主料或主药产于北
部草原区域。蒙医学饮膳疗法不仅应用于日常保健，而且扩展和贯穿应
用于疾病的预防、治疗和康复各个阶段，逐步发展成为中华民族传统医
药宝库中一朵灿烂的奇葩。

三、药辅疗法

蒙医学也应用药物辅助之力，达到维持身体健康强壮和抗衰延寿的
目的，《饮膳正要》所载61个蒙医食疗方中有18个处方中主料为地黄、
山药、荆芥、良姜、吴茱萸等药物，这些药物大多是就地取材的北方道
地药材。这些食疗方既可单独应用以膳食调节来治病和辅助康复，也可
以与药物治疗交替或同时使用。

四、外治疗法

蒙古族在长期的劳动生产及实践中创造出与社会、经济、习俗以及
地区自然特点相适应的独特的外治疗法，并有意识地将这些治疗技术运
用于医疗实践中，不断地继承、整理和提高其理论和技术方法。"蒙医
五疗术"是对蒙医多种外治疗法的统称，主要包括灸疗法、放血疗法、
罨敷疗法、浸浴疗法、油擦涂法、针刺术（包括温针、火针、干针、温
灸针等）和正骨疗法等多种疗法。这些传统疗法是与蒙古民族生活、生
产方式相适应的独特的治疗技术，不仅具有独立治疗体系，并且可与药
物治疗等医疗方法相结合发挥综合治疗作用。蒙医学传统疗法的适用性
很强，在临床各科得到广泛应用，既可用来治疗疾病，也可以用于疾病
的预防和强身健体。本节仅简介蒙医学灸疗法和浸浴疗法及其应用。

1. 灸疗法

蒙医学灸疗法是以蒙医学寒热理论为指导，用灸草柱或灸草条在体表一定的穴位上烧灼、熏熨的一种外治疗法，在人体体表相关的固定穴位或不定穴位上通过"灼热"或"温热"刺激而达到温通经脉、调节气血、增强体质、防治疾病和保健的目的。我国秦汉时期成书的中医学经典《黄帝内经》素问·异法方宜论篇中记载："北方者，天地所闭藏之域也，其地高陵居，风寒冰冽。其民乐野处而乳食，藏寒生满病，其治宜灸焫。故灸焫者，亦从北方来。"说明了灸疗法的源头及当时灸疗法的作用。18 世纪，伊希巴拉珠尔在其所著的《甘露之泉》中专章阐述了灸疗法，对操作用品、适应症、禁忌症、灸疗穴位等方面做了详细的论述，在其著作《甘露汇集》中也专章论述了灸疗法的丰富内容。19 世纪的《蒙古医药选编》一书中设有"关于灸疗"一章，分为灸用白山蓟绒、适应症、禁忌症、烤灸穴位、烤灸程度、灸法效果等七个方面的内容，在"烤灸穴位"一节中对一百三十多种穴位的取穴、主治等方面进行了详细的阐述。著名藏医学经典《四部医典》中也详细记载了"蒙古灸法"的内容。

蒙医学灸疗法顺应了北方地区的地理、气候条件和狩猎游牧为主的生产生活方式等特点，具有见效快、疗效卓著、经济方便等特点。蒙医学认为，灸疗能够封闭脉道之要隘，使病邪不致流窜于脉道，可止疼痛呻吟，镇治扩散之赫依，促进消食，破痞瘤，除去疔痈及老疮腐肉，消肿，引燥黄水，守护脏腑之门，补温，清明神智。可用于多种临床常见病症的治疗，对于赫依偏盛的风症、巴达干偏盛的寒症、协日偏盛的湿症等疗效尤为显著。蒙医学认为灸疗法适用于一切巴达干、赫依引起的寒症、脉管病及黄水病，包括：凡属消化不良，胃温衰退，浮肿和水肿，痞瘤病，寒性协日病，头面及大关节黄水病，疔痈，炭疽，虚热，疯狂，健忘症，新旧癣疮及疖肿，妇女气，血郁，搏症，赫依引起的骶椎变形，黄水扩散至肌层骨骼而浮肿，一切脉疾，热病后期的转寒等。而凡属热性协日症、血症、各孔窍（九窍）及男女标脉等均禁忌灸疗。

灸疗法施用的部位可分为不定和固定两类，不定部位是指依据病人自诉症状的部位，施术者用拇指按压时，病人略感舒适处（即阿是穴），此类穴位可有无数个；固定部位是指蒙医经总结长期医疗经验固定施用灸疗的穴位，此类常用固定穴位有 70 余口，主要有：赫依穴、协日穴、巴达干穴、命脉穴、心穴、母肺穴、子肺穴、膈穴、肝穴和胆穴等。蒙医一般依据疾病性质将灸疗的程度设为四个层次，①灸熟。一次灸 20 壮以上，适用于疔痈、痞瘤等症。②灸烧。一次灸 15 壮左右，适用于巴达干病、黄水病和心赫依病等症。③灸烤。一次灸 5~7 壮，适用于赫依病、虫病、脉管病、尿闭、水肿等症。④灸惊。用小指头大小蓟绒炷只灸一壮，仅适用于儿童患者。灸疗之后需加以注意调理饮食起居，灸毕可活动数步，当晚不得饮凉水，忌过冷或过热环境条件与食物，不可入浴。

蒙医学灸疗法的灸材和灸器丰富，灸材主要用广泛生长于蒙古各地的白山蓟草专门加工精制成白山蓟绒，在长期的临床实践中还发明了多种灸法，根据灸材和方法的不同，可归纳为火灸法、油灸法、金属灸法和药物灸法四类。①火灸法，主要是借助火的灼热刺激达到疗治疾病的目的。蓟绒灸：将秋季采集的白山蓟放阴凉处晾干后，置于木板上用木棒捣成棉絮状，再经碱水和砖茶水湿透晾干为白山蓟绒，视灸疗需要，制成大小不等四种规格的圆锥形绒炷。此法最为常用。木心灸：是取多年干枯榆树中的软心，代替白山蓟绒作为施灸的材料。火炬灸：也称火把，用细小棍一头缠以棉花制成大小不等的火炬形棍，大者如拇指，小者如小指或更小，将棉花头蘸少许植物油（以不滴油为佳）点燃后，以火苗迅速按灸病灶施灸，此法适用于炭疽或乳腺癌等病症。艾灸：用艾条代替白山蓟绒作为灸材。②油灸法，主要有茴香油灸和"苏海"灸两种。茴香油灸是将小茴香研细末与黄油拌匀，涂于干净的羊毛毡子上加温后敷灸穴位或局部。或将一小块干净的羊毛毡子浸泡入黄油中煎煮后取出置于施灸的部位进行敷灸。主要适用于赫衣偏盛型（近似风寒）病或年迈体弱患者。"苏海"灸是用柽柳条作为灸具的一种灸法，将柽柳条加工制成粉笔状的细棍（一头略粗一头略细，两头平，长约10~20cm），将其一头放入植物油里煎热，在施灸穴位上垫敷 3~7 层疏薄黄纸，用煎热的柽柳条进行灸疗，一般灸 3~7 壮。此法主要适用于治疗消化不良、胃脘胀满、食道癌等病症。③金属灸，是指用金属制成的灸器进行灸疗的方法。金属灸器由灸器头和灸器座两个部分构成，材质主要有金灸器和铜灸器等。金灸器是金制灸器或在灸器头上镀一层金制成。使用时先将灸器头加热，把灸器座圆孔对准穴位施灸处，再以加热的金灸器灸之。该法适用于治疗毒性肿物、痞块、陈旧性疮疡等病症。铜灸器是利用铜类金属制成灸器，加温后温灸局部病灶。适用于治疗、癣症、金钱癣、口角炎等病症。④药物灸，是利用某些药物，对局部或穴位施以刺激或使其起泡，以达到灸疗目的。常用主要有斑蝥灸、蒜泥灸和铁线莲灸等。斑蝥灸是将斑蝥全虫浸泡于食醋中，取醋涂于局部，适用于治疗癣等皮肤病。蒜泥灸是将独头蒜切成一分许薄片，用针穿出若干小孔，作施灸垫；或将蒜捣成泥状，涂于穴位或局部使其发泡。适用于治疗赫衣盛型（近似风寒）痞瘤等。铁线莲灸是将夏季采集的新鲜铁线莲捣成泥状，涂于局部，对某些黄水型瘙痒等皮肤病有效。有小毒须慎用。

2. 浸浴疗法

浸浴疗法是利用水和药物的作用通过浸渍人体以达到防病治病目的的一种外治疗法，蒙医称其为阿日善疗法。

阿日善疗法作为蒙医学的一种独特的传统外治疗法，具有悠久的历史，在蒙医传统疗法中广泛应用。其起源于古人最基本的洗浴习惯，并逐渐和药物外治疗法相结合，经过千百年临床实践而发展为药浴疗法的分支，具有简便廉验、适用范围广泛等特点。蒙医学认为浸浴疗法其原理是逐体内热邪和病气于黄水中，再使黄水自毛孔中排出，从而改善赫依和血的运行，具有增强胃火和五官功能，使人的皮肤柔润、容光焕发等作用。蒙医学认为，由于气候寒凉、潮湿和不当的生活起居方式，均可诱发或加重中老年人关节病变，常出现关节疼痛、浮肿、屈伸不利及骨酸肌痛等症状，蒙医称上述病症为关节黄水病，亦称关节"希日乌素病"，即风湿性关节炎。蒙医学认为，该病可分为寒性和热性。寒性关节黄水病是由于长期过食未成熟之水果、腐败变质或不易消化等食物，饮食不规律或长时间在寒湿环境中生活，气候过于寒凉，阴雨连绵，治疗热症时过多或过早使用凉性药物及误治等原因，促使巴达干和赫依增盛等导致的寒性黄水之邪滞留于关节，使关节肿痛并发生运动障碍的病症。反之，则可导致热性关节黄水病。蒙医浸浴疗法治疗寒性黄水病疗效较佳，蒙医浸浴疗法主要是通过汗毛孔使药物直接到达有病之处，从而通经活络，调节全身的赫依、协日和巴达干的正常运行功能。浸浴疗法是将全身或局部肢体浸泡于药水中，之后卧热炕发汗，使滞留于肌肤关节的邪气随汗水驱逐出体外。将5种蒙药即圆柏叶、黄花杜鹃叶、水柏枝、麻黄和丛生亚菊（青蒿），作为药浴的主要配方，每份至少用500克，将5种药配制加工后用纱布包好放入锅中，加满水煎煮至水剩半，再将药水倒入浴盆中。药浴前再往药水中加入1克左右麝香和250毫升纯粮白酒，药水温度一般在40℃左右。药浴时视病人实际情况，可进行全身浸泡，也可只进行患病关节局部浸浴，以全身药浴效果更佳。时间一般掌握在10~15分钟，随着病人逐渐适应来逐步调整浸浴时间，药浴7~10天为1个疗程。

五、运动竞技健娱

蒙古族人民在长期的游牧射猎的草原生活方式和世代征战的社会环境中形成了尚武精神，发展和形成了种类丰富多样特色的传统体育活动。蒙古族注重的这些种类多样的运动体育项目在客观上也发挥了使人们强健体魄、抗衰延寿的作用。在蒙古族的体育活动中，代表性的传统项目主要有射箭、摔跤、布木格、赛马、马术、套马、赛骆驼、打布鲁、沙塔拉（蒙古象棋）和鹿棋等。为增强体能和生存能力，激励男子的竞争意识，蒙古族自古以来就制定了专门展示这些技艺的节日——那达慕盛会。随着时代发展，那达慕大会的内容越来越丰富，除了传统的"男儿三艺"外，还增加了田径、球类、马术、射击、武术和各种棋类等运动项目，并且还在体育活动之外，增加了许多文艺表演活动，如今已经成为各地区蒙古族民间盛大的节日，成为跨民族、跨地区的盛大聚会。

参考文献

[1] 奇玲等. 中国少数民族传统医药大系 [M]. 赤峰：内蒙古科学技术出版社，2000.

[2] 白长明等. 关于蒙医药学的形成发展与展望 [J]. 中国民族医药杂志，2004，11（4）：43-44.

[3] 胡斯力等. 蒙医志略 [M]. 呼和浩特：远方出版社，2007.

[4] 崔箭等. 中国少数民族传统医学概论 [M]. 北京：中央民族大学出版社，2007.

[5] 乌日图那顺. 展望蒙医养生学科的发展前景 [J]. 中国民族医药杂志，2014，20（6）：75-76.

[6] 文梅等. 蒙医灸疗法抗衰老思路及其优势 [J]. 中国民族医药杂志，2009，15（3）：76-79.

[7] 冯美玲等. 蒙医灸疗抗衰老作用机理研究进展 [J]. 中国民族医药杂志，2009，15（3）：74-76.

第七章　抗衰老维吾尔族医药研究

第一节　概　　述

　　维吾尔族人民历代生活于西域地区，在长期的游牧和农耕生产生活和与各种疾病做斗争的过程中创造和积累了丰富的医疗卫生和保健知识，在发展过程中同时吸收东西方不同地区的医药文化内容，又受到伊斯兰宗教文化的影响，逐渐形成了体系较为完整且独具特色的维吾尔族传统医学体系，其中卫生保健和抗衰延寿也是维吾尔族医学中的重要内容。维吾尔族人民千百年来积累了丰富的预防保健与抗衰延寿知识和实践，为维吾尔族人民繁衍生息昌盛做出了巨大贡献，是中华民族传统医学宝库的重要组成部分。据 2013 年中国老年学会发布的最新统计数据显示，在新疆 2200 多万人口中，80 岁以上的老人已超过 20 万人，其中，百岁老人 1400 余人，百岁老人以少数民族居多，男女比例相当，主要分布在南疆地区，地处塔克拉玛干沙漠边缘的喀什、阿克苏、和田三地区百岁老人超过了 1300 多位，占新疆百岁老人总量的 90% 以上。新疆地区由于其独特的气候生态环境、维吾尔人的生活习俗及传统医疗保健方法，高寿老人辈出，被国际医学会列为世界长寿区之一。

　　生活在天山南北的古代维吾尔族祖先早已懂得利用一些自然条件和物产来处理简单的病症和防御疾病，如用黏土、蒜汁和香草涂于肢体来预防害虫，用温泉浴、灼热的细沙埋身体、披兽皮等疗法来解除关节疼痛，用放血疗法减轻沙漠干热性头痛，割破耳后静脉医治骑马性关节疼痛等。迄今为止，从丰富的考古发掘及汉文史料中均可以管窥古代维吾尔医药学的丰富内容。公元前4世纪，维吾尔先民将朴素的唯物观引入医学领域，用这些朴素的认识来解释生命和疾病的理论，逐步形成了"四大物质学说"等早期的维吾尔医药学理论基础。隋唐时代，古代维吾尔医药学曾经兴盛一时远传各地。维吾尔著名医学家法拉比编著了十几部有关医学的著作，如《论人体学》《论神经学》《器官功能》《论自然物的热、寒、湿、干性》等，以四大物质学说论证了自然界和人体生理、病理的变化关系，其医学理论和内容对于推动维吾尔医药学的发展产生了重要作用。10世纪喀拉汗王朝时期的政治、经济、文化繁荣发展，维吾尔医药学及抗衰保健等内容得以大大发展和丰富，如在长诗《福乐智慧》中以医学思想阐述了人的生、老、病、死与自然界四要素（火、气、水、土）及人体气质、体液（胆液质、血液质、黏液质、黑胆质）的平衡有着密切的关系，同时介绍了治疗总则和20多种药物剂型的名称等内容。14世纪至19世纪，相继问世多部维吾尔医药学著作，如《医学之目的》《舒心药方》《医疗经验精华》《益用医源》《奇效秘方》《医学大全》《治疗方法》《奇效心方》《如意疗法》《依合提亚拉提·拜地依》等。维吾尔医专著《阿克萨依》于1899年在印度勒克瑙城正式出版，同时作为印度首都德里的伊斯兰医学院正式教材用到1929年。该书内容包括维吾尔医学基础理论、各科疾病及其治疗、药物及方剂等，是一部在国内外享有很高声誉的维吾尔医药专著。新中国成立以来，新疆地区整理出版的维吾尔医学古籍已有三十余部，如《阿克萨拉依》（白色宫殿）、《依合提亚热提·拜迪依》（拜地依药书）、《姆帕日库路普》（如意治疗法）、《身心之康复》、《哈拉孜穆沙赫》等。维吾尔医学抗衰延寿的思想在诸多医药典籍中均有记载，如在维吾尔医体液学说、健康学说等医学理论中对医疗保健等内容进行了系统的论述，并在实践中积累了丰富的特色鲜明的维吾尔医学预防保健与抗衰延寿方法和实践。

维吾尔医学体系内容丰富独具特色，在其医学理论和实践中包含了大量的抗衰保健知识，在维吾尔医学理论的各种学说中，如四大物质学说、气质学说、体液学说、器官学说、力学说、素质学说，形与神学说、健康学说、疾病学说等，均包含了丰富的抗衰保健内容，千百年来，为了适应西北地域恶劣多变的气候生活环境，维持民族繁衍生息，不断地发展和形成了本民族独特的医疗保健方式，具有深厚的文化渊源和实践积累。

第二节　维吾尔医学基础理论

维吾尔医学是基于维吾尔族对人与自然的朴素的唯物认识，吸纳融汇东西方传统医学的内容，同时受到伊斯兰宗教文化的影响，以四大物质学说、气质学说、体液学说、素质学说、健康学说等理论为基础，在长期生产生活和与疾病斗争过程中逐步积累的各种医疗保健知识和经验，其中包含了具有鲜明民族特色和地域特点的维吾尔医学抗衰保健思想和理论。

一、四大物质学说

四大物质学说是维吾尔医学的基本理论之一，维吾尔医称为"艾尔康"学说。"艾尔康"是指自然界的火（太阳）、气（空气，风）、水、土四种基本物质，又称四大物质、四大要素、四大元素等。古代维吾尔人民在长期的生活实践中，通过对自然界各种事物和现象的观察和体验，认识到自然界的火、气、水、土四大基本物质，世界上万物的生、长、盛、衰均受四大物质的影响和作用，维吾尔医学用这一朴素的唯物自然观和哲学理论作为阐释人体的正常生理、疾病的治疗与预防保健等的基础。维吾尔医学认为，火指太阳，也指一般的火，位在高处，量比水轻，以升为特点，能量发热；在一年四季中、一日昼夜中调节天地寒热、湿干程度；能给万物热量，使其分解、成长、成熟，甚至能熔化和改变坚硬物质；能制约水、土之寒，有使万物成长、成色的作用；火的性质为又干又热。气指一般空气，位在空间，量比火轻，量为最轻，以动为特点；能缓和太阳过多热量对水和地面的影响，填补空间，无孔不入；能营养万物，促进物质代谢，在万物生存和生长过程中起重要的作用；因其位在火之下，浮在水之上，性质为又湿又热。水指一般的水，位于土之上，量比气重，以流为特点；在所有生物的整个生命活动中，能运输和溶解其所需要的营养物质，防止营养物质在过多热量的影响下出现不良的分解性腐败，并且通过各种渠道能流通、排出万物在物质代谢中产生的各种废物；因其在气之下、土之上，性质为又湿又寒。土指一般的土，位置最低，量比其他物质绝对沉重，以静为特点；常受到太阳的热化和干化作用，也常受到水的溶解和结合作用；其在能保持万物形状的同时，也能调节水对它们的过湿和火对它们的过热现象，能为生命保存它们所需要的各种营养物质，还对有些物质有分解和加工的作用；性质为又干又寒。维吾尔医学将事物属性以四大物质归类，并将其属性拓展应用于医疗保健领域，把气质、体液、内脏、器官、组织、生理、病理现象等，按照其形态、特点、作用、性质分别归属为火、气、水、土，借以阐述说明人体生理、病理复杂关系和人体与外界环境之间的相互作用，从而进行辨证论治，达到防治疾病的目的。

二、气质学说与体液学说

气质学说是维吾尔医学基本理论之一，是说明气质的由来、划分类型及其应用的学说，维吾尔医称为"密杂吉"学说。气质，是指火、气、水、土四大物质最小分段属性的相互影响下产生的新的属性。所谓的某一种气质，由某一种四大物质的属性偏盛所决定，其不但指人的生理、心理等的特征属性，而且也指世上万物（植物、动物和矿物）的特点属性。维吾尔医学认为，气质分为寒、热、湿、干性四大单纯类，干热、湿热、湿寒、干寒性四大复杂类，根据其偏盛或偏衰分为正常和异常两种类型。对人体来讲，以正常气质来说明人的生理状态，以异常气质来说明病理变化。气质失调，是维吾尔医学的辨证大纲。维吾尔医学认为，人体不同气质具有不同的特征，正常气质分为八种，即平和的热性、寒性、湿性、干性及干热性、湿热性、湿寒性和干寒性。异常气质也分为八种，即非平和的热性、寒性、湿性、干性及干热性、湿热性、湿寒性和干寒性。

体液学说也是维吾尔医学基本理论之一，是说明人体四种体液的由来、种类及其应用的学说，维吾尔医称为"合力提"学说。体液是指在自然界火、气、水、土四大物质和人体气质的影响下，以各种营养物质为原料，通过肝脏的正常功能产生的四种体液，即胆液质、血液质、黏液质和黑胆质。维吾尔医学据此将人从外在特征和内在状况直至神经和精神特征分为四类体液状态进行解释。维吾尔医学认为，四大体液在人体的整个生命活动中不断地消耗和补充，持续代谢、更新和循环，保持一定比例的平衡状态，从而维持身体的正常状况。四种体液在各自的数量和质量上保持一定的平衡，表明人体处于正常的生理状态，反之平衡状态一旦被破坏，就会导致疾病，特别是会成为内科疾病的病根。体液分为正常体液和异常体液两大类。正常体液是指保持自然正常状态及功能，对人体生命活动给予活力，并与该人气质相应的体液。正常人体体液根据其位置或分布、色、味、属性及功能等分为正常胆液质、正常血液质、正常黏液质和正常黑胆质四种。①正常胆液质，位于胆囊，色黄味苦，性烈，性属干热，具有热身、分解脂肪、帮助消化、增强肠道蠕动、促进排出粪便以及解毒防毒的功能。其渗入血液的部分，以本身的热性和烈性促进血液中同行的其他三种体液的活动，并将其推送到全身的各个细小部位，从而保持人体精力和体力的旺盛，其属性作用与火相似，故被认为是火在人体的象征物。②正常血液质，位于肝脏，色红，味微甜，性属为湿热，依靠心脏的推动，通过血管循环于全身，具有营养全身、补充消耗、通过肺及肾进行新陈代谢的功能。其以本身的热，温热全身，以本身的湿，调节全身的湿度和热度，从而对保持全身正常和有秩序的活动起重要作用。其属性和作用与空气相似，故被认为是气在人体的象征物。③正常黏液质，位于全身，色白，味淡，性属湿寒，其除了具有以本身的湿及成分中的营养物质，在其作用范围内营养全身，以本身的寒防止过多的胆液质破坏其他体液正常功能的作用之外，还有湿润和柔软全身的作用，当人体营养不足或大量失血和脱水时，可渗入血液中起补充作用。故古代维吾尔医学认为，其是未成熟、而必要时能变成血液的体液。还有将与自己同行的其他体液输送到细小部位以营养全身，并将产生的废物籍本身的流动排出体外的作用。其属性和作用与水相似，故被认为是水在人体的象征物。④正常黑胆质，位于脾脏，色黑，味酸，性属于寒，具有保持各个器官形状和质量，控制血液质及制约胆液质热性和黏液质湿性的偏盛，防止体液失调浸延，储存营养物质，为干寒性器官及部位提供相应营养物质的作用。其还参与思维、感觉和记忆活动，并以本身的刺激和兴奋作用增强感觉器官功能，提高人体的敏感性。由于其对脾胃功能有一定的影响，故被认为也有增强胃肠吸收力的作用。其属性和作用与土相似，故被认为是土在人体的象征物。异常体液是指超出肝脏产生的正常状态，并且在数量和质量上有了变化，对人体无益或有害的体液。根据其变化的程度、所起的反作用及产生的症状、导致的疾病类型，将其分为异常胆液质、异常血液质、异常黏液质和异常黑胆质四种。

三、健康学说

健康学说是维吾尔医学基本理论之一，是说明健康的定义、保健必备的条件及其在健康、长寿中所起作用的学说，维吾尔医称为"赛艾提"学说。维吾尔医学认为，人类是世界上最文明的生命物，在生存的同时也为健康长寿而奋斗。人们通过摄取按质、按量的食物，过着有规律的生活，保持舒畅的心情等，达到长寿的目的。维吾尔医将与人类在生活中必不可少的，而且对健康和疾病有直接主要影响的各种条件归纳为几个方面，在维吾尔医学古籍中称其为保健所必需的条件，包括：空气（新鲜空气）、饮食（按质、按量的饮食）、起居（适当的睡与醒，合理的动与静，正常的积与泄）、安宁（保持良好的精神状态）、卫生（保持身体及环境的清洁卫生，避免不良的习惯）、适当的工作和休息、适当的性生活、妇幼保健、老年保健等。

新鲜空气直接关乎人的生存，人如果离开了空气就不能生存，空气的新鲜和洁净对生命尤为必要，因此，需要经常保持环境空气新鲜，防止空气污染。

饮食与人的健康和疾病有直接的关系。古代的维吾尔医学者已认识到"病从口入"的道理，强调要重视食物和饮水的卫生。人的物质代谢是不断进行的，如果不能正常地摄取营养，则人体物质代谢所消耗的营养便得不到补充。为了保证需要的营养运送到身体各部以维持身体健康，需要注意饮食的质量、数量、洁净及饮食时间。

动与静是保持健康所必需的条件之一。经常从事体育活动的人，身体器官得到锻炼，肌肉和筋骨强健敏捷，精神振作，可避免懒惰、软弱、肥胖、四肢无力、嗜睡等毛病。心、脑、肝等内脏的功能，血液循环，体内物质代谢等均能保持良好状态，食欲较好，入睡较快，精神健旺，体力充沛。不从事体育活动的人则身体软弱松散，内脏功能不佳，面色枯黄，懒散无神，易患瘫痪、风湿热、痔疮、高血压、肥胖、水肿及贫血等疾病。

合理的动与静也是很有必要的，在进行活动之后，应注意适当的休息，尤其是从事较强的体力或脑力劳动以后，应当休息一段时间。

合理的睡与醒可保持人体正常的起居作息规律，适当的睡眠对人的脑力和体力活动是有益的。人睡眠时，除了心脏和肺以外，其他器官得到休息，心脏和肺的负荷也有所减轻，疲劳会消除，体力会更新，物质代谢会得到改善。古代维吾尔医学家认为睡眠时间一昼夜 6~8 小时为佳，婴儿一般要睡 16~18 小时，青年人睡 7~8 小时，老年人睡 7 小时皆为正常睡眠，睡多睡少一般取决于习惯。如果睡与醒的时间不正常则会引起各种疾病或加重病情。

合理的积与泄对于维持人体健康非常重要。人体一方面从外界吸收营养物质、空气、水和其他物质，另一方面也要排出废物，这对机体的正常生理功能是十分重要的，维吾尔医学古籍中称为物质交换。正常的吸收和排泄对身体健康有益。如果吸收多于排出会导致疾病，而排出多于吸收也是有害健康的。

安宁的精神状态与人的身心健康直接相关，忧愁、悲伤、恼怒、恐惧、高兴、爱恋等精神状态以及精神刺激与人体健康有很大关系。长期焦虑担心、忧愁不安、或精神受到打击等会使食欲减退、身体消瘦、甚至引起神经衰弱等病症。同样，过度的高兴有时也可能影响身心健康。所以，应当尽量避免不良情绪，不要感情用事，保持耐心和稳重，用冷静的态度处理事情，有利于保持健康。

清洁和卫生是维吾尔医学强调的保持健康的首要条件，包括个人卫生、衣着卫生、住所卫生、环境卫生和饮食卫生等几个方面。孩子一出生就洗净，勤洗澡，经常理发、剪指甲、清除阴毛、割包皮、漱鼻孔等都曾被定为卫生法则。

避免不良习惯也是保持健康的重要条件，要避免饮酒、吸烟、吸毒以及服用其他麻醉品、催眠剂、兴奋剂等。要避免淫乱、虚假的感情、庸俗的欲念等。一些不良习惯对人的智力、体力以及道德、健康等都有很坏的影响。维吾尔医提倡采取各种措施来避免这些不良习惯。维吾尔医学认为，过分地追求性生活是有害的，房事过多会使人早衰。

维吾尔医学重视老年健康保健，维吾尔医学认为，人的自然寿命不低于 120 岁，除因意外死亡外，活不到 120 岁者多因病夭亡。还认为消灭了疾病之灾，人都可享寿百岁以上。年龄超过 60 岁以上者可以称作老人。人进入老年时期，体力、智力开始退化，因此要经常检查老年人的气质、血液、消化系统和呼吸系统的情况。

第四节　维吾尔医学抗衰老的方法与实践

维吾尔医学在医疗保健与抗衰延寿方面积累了丰富的理论和实践，发展了一些特色鲜明的传统医疗保健方法，如埋沙疗法、饮食摄养疗法等均在新疆地区广为应用。

一、饮食摄养

维吾尔族医疗保健养生中一直非常重视食疗，维吾尔医学的药膳食疗理论和实践渊源已久，优良的传统风俗，健康的生活习惯，科学的饮食调配，是维吾尔人健康长寿的重要因素，为维吾尔族的繁衍生息做出了重要贡献。在长期的历史发展进程中，维吾尔族人民群众逐渐深入地认识了解了自己赖以生存的自然环境，并且根据西北地域的气候与环境特点，创造了以农业为主兼营牧业和园林业的三重生产生活方式，利用广泛存在的绿洲从事农业生产，还根据山川谷地的草场发展畜牧业，同时也开发出具有很高水平的园林业，并结合西北地域气候特点及人体生理的饮食需求，在此基础上孕育了极具特点的饮食文化和饮食疗法。

1. 饮食保健思想与方法

在漫长的生活实践中，维吾尔族人积累了大量关于饮食及其功能的知识和经验，形成了丰富的饮食保健思想观念与方法。

维吾尔医疗保健中将食物按照性质、质量和功效分为几类，其中，依据食物的性质将其分为湿凉性、干凉性、湿热性和干热性四种，此外，还主张在质量、数量、需要、时间、方法、方式以及习惯等六种条件下，合理地接受食物。基于以上原则，维吾尔族禁忌食用性质和质量不符合自身气质和体液类型的食物。如：多血质的（气质湿热的）人忌多吃湿热性的食物，黏液质的（气质湿凉的）人忌多吃湿凉性的食物，忧郁质的（气质干凉的）人忌多吃干凉性的食物，胆汁质的（气质干热的）人忌多吃干热性的食物。

在饮食方面，注重以下方面：①珍惜食物，提倡节约反对浪费，并由此产生了一系列有关饮食的禁忌，如忌用脚踩踏任何食物，忌往地下扔食物，忌讳从食物上面跨过等。②讲究饮食卫生，注重健康饮食。《古兰经》是穆斯林一切行为的准则，维吾尔族饮食文化中的饮食习惯与规则也概莫能外。《古兰经》中关于食物的阐述，以清洁卫生、防病保健为总原则，提倡食用合法、佳美、有益于身心健康的动物和植物等食品。一些饮食禁忌也体现出健康饮食和注重饮食卫生的思想观念，如禁止吃自死物、血液、野兽吃剩的动物等。维吾尔族讲究卫生，一定要在饭前洗手。吃抓饭，指甲不得过长，故食前须修剪指甲。③合理搭配饮食。由于气候环境和物产等原因，维吾尔族人巧妙地搭配各种瓜果以改善膳食结构。春吃桑杏，夏食桃瓜，秋吃苹果、葡萄、核桃、无花果、秋瓜，冬用干果、果酱。这种瓜果饮食文化极大地丰富了维吾尔族菜蔬果品的种类，使其饮食结构合理丰富。在很大程度上，维吾尔族老人长寿的原因之一应归之于其合理多样的饮食结构。④注重一些饮食禁忌，如：年龄方面，年轻人忌少吃、老年人忌多吃。性别方面，男人忌少吃、女人忌多吃。季节方面，在冬天人们忌多吃凉性食物，在夏天则忌多吃热性太强的食物。在时间方面，忌乱吃、不讲时间吃等，俗语有"饿前吃，饱前停"的说法。此外，维吾尔族非常忌讳多吃食物，并认为多吃食物导致疾病、懒惰、黑心肠和痴态等。维吾尔族还根据食物的本性，忌同时吃性质相反的食物，如忌同时吃喝太热和太凉的食物，忌吃喝两种热性的食物，在吃过一种食物之后忌吃使之难以消化的食物等。饮食过程中不能喧哗，嘴里不可发出响声，饭后不得在人面前剔牙等。

2. 饮食种类

维吾尔族饮食结构主要包括主食、副食、饮品及调料等。主食以面食为主，副食主要有肉类和水果，饮料以红茶和奶茶为最，调料也是其饮食中的重要组成部分。

维吾尔族主食类别多样，大米、小麦、玉米、高粱均可调制，但以面食为主，大米则使用较少，主要用来制作抓饭。常见主食品类有馕、颇罗（抓饭，有甜咸荤素等种类）、帕尔木丁（烤包子）、派提塔曼（薄皮包子）、曲曲（馄饨）、炮仗子（辣椒丝炒面节）、塔儿精（高达尺余的白糖面馍）、玉古勒（鸡蛋盐水擀制的银丝面）、哈勒瓦（羊油面粉甜搅团）、曲连（杏干面粉糊）、黄面（面粉与硼灰水制的抻面）、米肠（羊大肠中填实米和羊肉等煮成）、面肺（羊肺中挤入调好味的淀粉浆煮成）、托克逊炒面、凉拌面、汤面、玉米糊等。

副食以牛羊肉小吃为常餐，多为羊、牛、鸡肉。主要名菜有烤全羊、卡瓦甫（烤肉，包括整烤、串烤、锅烤、馅饼烤等）、羊肉丸子、羊肉汤、羊肉桃仁、手抓羊肉、羊杂碎汤、大盘鸡等。维吾尔人钟爱水果，葡萄、苹果、西瓜、杏、无花果等均为常食之物，而且还做成干果食用，创造了独特的干果文化。食用的蔬菜品种有洋葱、胡萝卜、白菜、土豆、青椒等。

饮料以熬煮的奶茶、红茶为主，自家制作的酸奶也是家庭常备之物。奶茶是新疆地区人民在日常生活中不可缺少的饮料。维吾尔族人常言道"无茶则病"，又说"宁可一日无食，不可一日无茶"。维吾尔族人酷爱喝奶茶是有原因的，因为生活的地域和饮食结构，肉食多，蔬菜少，需要奶茶来帮助消化，冬季寒冷，夏季干热，冬季饮奶茶可以驱寒，夏季可以驱暑解渴。奶茶具有温中暖肾、芳香开窍、理气养血、益智安神、解油腻、利于食物消化等功能。

调料习用胡椒、辣椒面、孜然（野茴香）、洋葱、胡萝卜配制，辅以黄油、蜂蜜、果酱、果汁、酸奶、马奶等，以加味增香提高食欲。冬季则常用胡萝卜酱、无花果酱、草果酱等为佐食之物。

此外，维吾尔族人注重饮食疗法，日常常饮各类药茶、药酒等。药茶是维吾尔族特有的传统保健茶，以肉桂、丁香、孜然、胡椒、干姜等多种天然植物经加工精制而成，具有健脾、健胃、化食、散寒、祛风、通经、醒脑等功效。南疆，尤其是在和田、喀什等地，维吾尔族人都喜欢饮用此茶。药酒则以南疆"穆塞莱斯"酒最为著名，该药酒以优质红葡萄做原料，配以鹿茸或鸽子、藏红花、小豆蔻、丁香等加工制成，含有微量的酒精，味道酸甜，气味芳香，富含人体所需的氨基酸、多种维生素、葡萄糖、铁等多种营养成分和微量元素，具有舒筋活血的功能，药用价值极高。

二、埋沙疗法

埋沙疗法是一种具有鲜明地域特点的维吾尔医学医疗保健方法，将人身体的部分或全部埋入沙中，利用天然沙粒的温热作用、矿物质渗透作用、磁性作用以及沙粒的天然按摩作用，集日光疗、热疗和按摩为一体，多种效应组合成综合性物理治疗方法，以达到健身治病效果。维吾尔医学埋沙疗法历史悠久，是历代吐鲁番劳动人民充分利用独特自然条件疗疾保健的一种传统疗法，具有鲜明的地域特色和民族特色。沙疗主要在新疆吐鲁番地区特定气候、特定环境、强日光照射下的热沙中进行，该地区是世界上最好的沙疗资源，是我国唯一的沙疗圣地。唐代医学著作中就有"西域埋沙热，除祛风寒诸疾"的记载，之后的历代名人游记中多有"火州埋沙疗疾祛病"的描述。埋热沙这一特色鲜明的传统维吾尔医学疗法，在天山南北广为流传。

吐鲁番盆地古称火洲，气候干燥炎热，沙漠地带更是奇热无比，阳光灼人，在夏季气温达40℃左右，沙漠表层温度可达80℃左右，此地天然磁性沙子中矿物质成分含量高。埋沙疗法是利用沙子天然热力，将病体部位埋入沙中，发挥阳光、干热、压力、磁力和摩擦等综合作用，综合日光疗、热疗、磁疗和按摩为一体的自然疗法。埋沙疗法有较强的季节性，一般在每年6月初至8月中下旬是沙疗的最佳时间（2个月），具有阳光充足、日照时间长的自然特点。白天气温高达38℃~42℃，沙堆表面温度可达70℃~82℃，沙埋下10厘米处温度可达60℃以上，沙温均匀，沙堆温度仍然很高。按照沙疗方法，先挖一个深10~20厘米、长1~1.5米、宽70~80厘米的沙坑，沙疗医师将患者的患病部位埋入沙坑中覆盖10厘米左右的沙子，胸部不可覆盖沙子，一般30分钟调换1个沙坑，调换之间需稍事休息，待全身汗水干后再进行埋沙疗法。一般每天进行2小时，10~15天为一个疗程。由于沙温高于气温，身体大量失水，可适量饮淡盐水以保持体液平衡。埋沙疗法分为全身疗法和局部疗法。全身疗法是将人体大部分部位用热沙覆盖，仅露出头面和颈部。局部疗法一般是沙疗者为坐位，用热沙覆埋腰部以下部位。沙疗后要用温水沐浴，不能用冷水沐浴。化脓性皮肤病、皮肤有伤口者不宜用沙埋疗法。

维吾尔医学应用埋沙疗法来达到祛除机体异常黏液质、活血和消炎等作用，对风湿性关节炎、类风湿性关节炎、慢性腰腿痛、坐骨神经痛、腰腿痛、慢性肠胃炎、瘫痪、肌肉萎缩、肌肉僵硬、肢体麻木、白癜风等疾病以及高血压等心血管疾病有良好的效果，尤其对风湿性关节炎、偏瘫等疾病的疗效更为显著。通过现代研究发现，吐鲁番盆地日照时间长，太阳辐射强，红外线充足，沙度适于沙中微量元素磷、铁、铜、锌、钾等的释放，加之埋沙后所产生的机械压力与热气刺激，患者全身末梢血管扩张，血流加快，汗腺开泄，能促进全身血液循环和新陈代谢，激活神经系统，有利于微量元素的吸收而达到治疗目的。目前这一传统疗法越来越受到重视。

参考文献

［1］崔箭等．中国少数民族传统医学概论［M］.中央民族大学出版社，2007.

［2］哈木拉提·吾甫尔等．维吾尔族医基础理论［M］.乌鲁木齐：新疆人民卫生出版社，2011.

［3］艾沙·那思尔．《福尔智慧》与维吾尔医药学［J］.中国民族医药杂志，1999，5（2）：29-31.

［4］阿吉·阿布都热合曼等．维吾尔医食疗和药膳在临床治疗中的应用［J］.中国民族医药杂志，2014，20（11）：67-69.

［5］依巴代提·阿布都古力等．维医埋沙疗法简述［J］.中国民族医药杂志，2014，20（1）：71-72.

第八章　抗衰老傣族医药研究

第一节　概　　述

　　傣族人民世代生活于我国云南省的南部和西部，主要居住于云南南部西双版纳傣族自治州的景洪、勐海、勐腊三县，云南西部德宏傣族景颇族自治州的潞西、瑞丽、盈江、畹町等县镇。傣族医药学的形成和发展与傣族文化和佛教文化密切联系，在发展过程中也吸收了汉族中医药学和古印度医药学的内容，形成了特色鲜明的少数民族传统医学体系。早在公元前 1 世纪，汉文史籍已有关于傣族的记载。傣医学理论独特并且内容丰富，其医学理论和实践中包含了大量的医疗保健与抗衰延寿知识，发展和形成了很多具有民族特色和地域特色的抗衰延寿方法与实践，为傣族人民的繁衍生息做出了贡献。

第二节　傣医学基础理论

　　傣医学是傣族人民在长期与疾病斗争的实践中积累的丰富的传统医药经验，并且吸收了中医学及古印度医学的部分内容，同时受到佛教文化的影响，形成的独具一格的传统医学体系。傣医学理论体系的形成受到古代唯物论、朴素辩证法思想和南传上座部佛教哲学思想的深刻影响，逐渐形成了以"塔都档细"（四塔：土、水、火、风）、"夯塔档哈"（五蕴：心蕴、形体蕴、知觉蕴、受觉蕴、组织蕴）、雅解理论、三盘学说和风病论为核心内容的医学理论体系。傣医学在发展过程中，逐步发展和积累了大量的预防疾病与抗衰保健的思想与方法，通过对傣族聚居地区的气候、环境、人的体质、民俗文化及药物应用等知识的积累，总结了丰富的防疾保健和抗衰延寿的医学理论和行之有效的方法与实践，在季节时令、起居习惯、饮食调理、体质调养、药物保健、自然疗法和民俗文化等方面形成了具有鲜明民族特色和地域特点的傣医抗衰保健内容体系，是傣医学的重要组成部分。

一、四塔

四塔即"塔都档细"，傣医学四塔是指风、土、水、火四种基本元素。傣医学认为，四塔是构成自然界和人体的物质元素，万物生长和人的生命健康都离不开四塔。自然界中四塔平衡，万物才能正常生长、发育和成熟。人体也由四塔组成，四者平衡则人体生理正常，四者失衡人则生病。风、土、水、火四者相互联系，平衡协调，共同完成人体的生理活动。

傣医学应用四塔来说明人体的组织结构、生理功能和病理变化。傣医学认为，四塔先天禀受于父母，在人体内保持相对平衡状态，从而维持人体正常的生命活动。四塔各有其相应生理功能和病理变化。①风，即"佤约塔"，风性善动，易游动游走，无处不到，可以带来也可以带走，相当于中医学中之气。从广义讲，主要指生命活动在外的表现；从狭义上讲，在生理上泛指各脏器的功能活动，机体内起着输导作用的皆属风所主，包括了人体内流动着的富有营养的各种精微物质和机体的生理机能活动能力。如食物在肠胃内的输导，大便、小便的排出，以及正常的生理反射活动（如打喷嚏等），都需要有正常的风才能顺利进行。一旦风失调，就会产生与风有关的各种病症。②水，即"阿波塔"，代表着机体内的物质储藏，由胆液、口痰、唾液、体液、血液、汗、尿液、脂肪、脓液等12类物质成分所组成。傣医学认为，水为有形之物，是一种流体组织，遍布全身各处，是人体重要的物质本源。傣医学明确指出"没有水就没有生命"，傣医学认为，水以湿性，能溶万物，水是体内各种物质的溶解剂，在体内起着滋养脏腑、保护组织器官的作用。水血二者在生理上相互补偿，互为因果，与机体内维持生命存续的其他物质要素结合，保持各组织器官的正常机能活动。水在正常情况下，有保护身体各器官的功能，如正常排出的小便、排出的口痰和鼻涕，散热出的汗液，帮助消化之唾液，皮肤损伤后的保护性渗出液，以及血液的循环等。人体的水气不足，则见贫血、皮肤干燥无华、瘙痒、发热、口干咽燥、精神萎靡、便秘少尿等；若体内水过盛则多见水肿、腹泻、泻泄尿频、头身重着、心悸气短、身体困倦、形寒肢冷、咳喘痰鸣、皮肤苍白发亮等多种病症。③火，即"爹卓塔"，代表着体内的阳气。傣医学认为，火与生俱来，禀受于父母，随人体的生命存在而存在，随生命的结束而消亡。傣医学认为，正常之火是人体生理活动的动力，人吃进的食物有火才能消化吸收。火气充足，人体才能长得强壮有力，人才能正常的生殖产育后代，一旦火气失调，将导致各种疾病。④土，即"巴他维塔"，具有消化食物、化生精微、营养机体的作用，主管人的情志和行为的变化。与土相联系的机体组织器官和物质有心、心脏瓣膜、脾、肺、肾、大肠、小肠、脑和骨髓、舌、颅骨、头发、牙齿、皮肤、肌肉、筋、手足指（趾）甲、吃进的饮食及排泄的废物等。傣医学认为，土是四塔之本，是人类生命发育生长延续的基础。傣医学认为，土犹如世间大地，以野为性，能载万物。土在正常情况下，维持身体各器官的活动，使各脏腑自有所主，如骨骼、肌肉的生长发育，心、脾、肺、肾等脏腑的正常功能，小肠与大肠的吸收、排泄功能等。病理状态下，体内土气不足，人体各脏腑的机能失调，就会发生纳食少、心慌心悸、消化不良、肌肉消瘦、筋骨无力、听力减退、视力减弱、大小便失调等症状；若体内土气偏盛，又会出现人体全身或局部僵硬、冰冷，或温觉消失、恶心呕吐、烦躁不安、腹痛便秘和失眠等。

傣医学认为，人体内的风、火、水、土和自然界的风、火、水、土有着密切的联系，人体顺应自然界的客观规律，保持人体内以及人体和自然界之间的四塔动态平衡，人体才能正常生长发育，不会生病。反之，则各种疾病随着四塔的失调而发生。人体四塔之偏盛与不足，均可导致各种疾病的发生，同时人体适应外界环境的变化，保持四塔平衡的本能是有一定限度的，若自然界中的四塔变化过于急剧，超过了人体的适应能力，或者由于人体的四塔调节机能失常，不能对自然界四塔做出相应的适应性反应时，就有产生疾病的可能。故人体健康生长发育、预防疾病、增强体质并延年益寿的关键在于维持机体四塔平衡及人体与自然界四塔的平衡，采用适宜的治疗、保健的方法或使用药物之特性使其维持或恢复平衡关系，可达到防治疾病、抗衰延寿的目的。

二、五蕴

五蕴即"夯塔档哈"，傣医学五蕴是指心蕴、形体蕴、知觉蕴、受觉蕴和组织蕴。五蕴为来源于小乘佛经的佛教概念，是梵文 skandha 的意译，蕴有积聚、覆盖之意。佛教传入傣族社会后，其五蕴理论和内容为傣医学所吸收应用，借鉴佛教五蕴（色蕴、识蕴、受蕴、想蕴、行蕴）的概念，结合傣医长期的医疗实践经验，将其发展为医学概念范畴。傣医学用人体五蕴来阐述人体的物质基础、生理活动、心理活动和情志疾病等内容。傣医学五蕴学说认为，五蕴的产生和存在既是生理现象，又是精神现象，五者同时而生，不存在先后，不分属脏腑，不区分主次，相互间具有因果联系。

傣医学五蕴的内涵包括：①心蕴指人对事物的识别能力和判断能力。傣医学认为，心是一切精神活动的主体，具有主宰、统领支配其他四蕴的作用，有知晓一切事物的生理功能，通过心蕴的特殊功能，使眼识、耳识等五识成为统一的整体。②形体蕴指人的形体和变化。世上万物都有一定的形态，人亦如此，人的一生从生长、发育、成熟到死亡都处于不断变化的过程中，人的形体和脏腑器官各有其形态，形体蕴是指正常人完整的各种组织器官所构成的机体外表和脏腑的形状和生理功能。③知觉蕴指人的认识的直接反应，即思想和想象的思维过程。④受觉蕴指人体对喜怒忧苦的感受力。是人体对客观外界事物的不同反应，属人体正常的精神活动范围。⑤组织蕴指人自胎儿开始发育成长、衰老死亡过程中的一切精神现象和物质现象的变化活动。包括全身组织的各种部分，是人类一切精神现象和物质现象生起、聚合、发动、组合而成的复合物。

三、雅解

雅解理论和解药的应用是傣医学重要的组成部分，傣医学雅解理论不仅用于临床治疗方面，在防疾保健方面也发挥了很大的作用，其包含的"未病先解""先解后治"等理论和实践，体现了未病先防的预防医学思想，构成了傣医学医疗保健体系的重要内容。

傣医学雅解意为解药，是傣医对一类解毒药的统称。雅解理论以四塔、五蕴为指导，运用各种解药，通过调节人体脏腑生理功能，解除人体的各种毒素，保持体内四塔、五蕴功能的平衡和协调。雅解学说认为，凡能解除体内毒素，平调四塔功能的傣药均属于雅解（解药）的范畴，包括解除食物毒性、解除动物叮咬中毒、解除热毒、解除药物毒性和解除药物作用等方面，其内容包括"未病先解""先解后治""先治后解"和雅解方药的运用等。雅解学说在傣医学中占有重要地位，相应内容在大量的傣医药经书和文献中均散在记述。解药在傣族地区应用十分广泛，有"傣族医生人人能配制解药，个个会用解药"之说，在傣族地区具有深厚的实践基础。

"未病先解"是指在疾病尚未发生之前，通过采取雅解的预防治疗措施，调节人体生理功能，解除人体的各种毒素，以保持体内四塔五蕴功能的平衡和协调，以防止疾病的发生。傣医学保健养生观点认为，人常服解药和解毒食品，可达到未病先解的目的。傣医学雅解理论认为，在生活和治疗疾病的过程中，各种内外致病因素，均可导致四塔、五蕴的失衡和生理功能失常，四塔不合则产生各种毒素。正常情况下体内四塔平衡，可以不断地排出少量毒素，但是如果机体的排毒功能下降，或是体内的各种毒素蓄积太多、太快，超出了机体的排毒能力，体内的各种毒素蓄积到一定程度，便会导致疾病。因此，傣医学保健养生思想提倡平时就应服用雅解（解药）以解除人体产生的各种毒素，随时保持体内四塔、五蕴功能的平衡和协调，从而防止或减少发病，达到预防疾病、保健抗衰的目的。

"先解后治"是指在进行治疗之前，应先服解药，以解除致病之因，解除蓄积在体内的各种毒素，然后再进行药物治疗。主要包括两个方面的内容，一是人体发病后先服用雅解，以解除导致人体发病的各种因素；二是患病日久或久治不愈者，应服用雅解以解除失治、误治或用药不当所造成的毒副作用，在此基础上再进行辨症给药，才能起到良好的治疗效果。

傣医雅解所解之毒其内涵非常宽泛，既包括毒性物质、机体代谢产物、过剩的营养物质、食物中的有害物质、酒精、烟草、药物等的毒性或毒副作用，也包含了有害物质（毒虫、毒素等）所引起的疾病或临床症候群。雅解的应用根据用药特点及适应症可分为五类：解热毒、除湿解毒、散寒解毒、祛风解毒和扶正解毒。雅解的类型有单味药或复方应用等形式。

四、傣医学对人体与生命的认识

傣族医著《嘎牙山哈雅》（意为"人体解说"）是一部傣医学综合性医著，主要论述了傣医学对生命起源、胎儿生长发育、人体的基本组织结构及脏腑功能等的认识，系统总结了傣医学的医疗经验，确立了傣医学的理论体系。全书共分为5册，其中1~2册是医学知识，论述的医学内容主要包括：傣医学对人体生理组织结构与脏腑功能、人体受精与胚胎的形成生长和发育的认识；"塔都档细"（即四塔）与"夯塔档哈"（即五蕴）的性质、生理功能及其相互关系；人与自然的相互关系，即人与气候、居住环境与疾病发生的关系；人的一生三个不同年龄阶段生理变化，提出了常见疾病及预防、抗衰防老药物；人体肤色与血液性味与选择用药之关系；人体内暖的特点等。

傣医学对人体健康与体质方面的认识和论述独具特色。傣医学认为，影响人体体质与健康的因素主要包括先天因素和各种自然因素，无论何种因素其根本在于影响人体四塔功能的强弱，来影响个体的体质与健康。傣医学认为，在个体生命活动中，由于先天遗传和后天自然因素的影响，使个体在形态结构、生理功能和心理状态等方面的表现各不相同，在健康、疾病、预防、诊疗、养生等方面各有相应的措施和方法。

傣医学认为，"嘎麻"（即先天因素）是影响人体体质和健康的重要原因，后天各种自然因素也对人体的体质和健康产生直接影响。这些因素，主要包括先天四塔、出生月日、年龄、肤色、血性、胆性、底沙档三（地域环境）、饮食因素等方面。

傣医学认为，人体的体质与父母的四塔、五蕴功能密切相关，其形成首先在于秉承父母之四塔，尤其是火塔的功能。《嘎牙山哈雅》中叙述：父母之四塔五蕴功能正常，"喃安宰"（精子）和"喃安英"（卵子）的生命力强，才能形成健康的胎儿，"几拿给"（生命之火，火塔的一种）强盛，则胎儿生命力强，出生后也较为健康，生长发育良好，抵抗力强，体质健壮，以后虽高龄而形体不衰，精神较佳，寿命长久甚达百岁；若此火低下，则胎儿时期发育缓慢，出生后形瘦体弱，抵抗力低下，或易夭折，及至长成易未老先衰，毛发早白等。

傣医学认为，出生日期与人体的先天体质健康密切相关。傣医学认为，一个人因出生月日的不同而具有不同的皮肉和血骨，月份决定皮肉，日期决定血骨。一年有十二个月份，就有十二种皮肉与血骨，包括：一月黄牛皮，二月拉扎细（傣语，认为是一种比大象还庞大的动物，认为该月出生者具有最好的皮肉），三月老虎皮，四月兔子皮，五月龙皮，六月蛇皮，七月马皮，八月羊皮，九月猴皮，十月鸡皮，十一月狗皮，十二月大象皮。血与骨也如此。十二种不同的动物皮肉血骨不停轮转。傣医诊病还会详细询问患者的皮肉和血骨，用以综合判断加以诊治用药。

傣医学认为，人体不同年龄阶段各有特点，人体体质健康与机体生长发育有着同步性。傣医著《嘎牙山哈雅》中提出"稳牙档三"，即年龄三阶段论，将人的一生分为三个阶段，其中 1～20 岁称为"巴他麻外"，此年龄段气血仍未充盈，形体尚未健全，生长发育快，生机旺盛，体内黏性物质多，应多食味甜咸之品；20～40 岁称为"麻息麻外"，此年龄段形体壮实，气血旺盛，发育盛熟，精力充沛，喜食百味，其体质偏热，风（气）偏盛，应多食酸、苦之味来调节体质；40 岁以上称为"巴西麻外"，此年龄段形体渐弱，火塔渐衰，气血水湿运行渐不畅，易停储体内形成水湿不化之疾，人体四塔、五蕴功能渐衰，生理机能减退，宜用补火、补土、补气之甜、温、咸之品以提高机体免疫力，维持健康体质。

傣医学认为，人体不同的形态特点有着相应不同的体质，通过人体肤色、血性、胆汁等方面的不同，将人体体质进行了分类。在傣医著《嘎比迪沙迪巴尼》（即医药经典）中将人体肤色分为白、白黄相兼、黑、黑红相兼四种，把人体血性分为酸、淡、苦、咸四类，将胆汁的性质分为苦、苦微甜两种。傣医学认为，肤色白者，血性淡，胆性苦，其体质差，应选用苦、辣之品调之；肤色白黄相兼者，血性淡，胆性苦微甜，其体质较差，应用咸味之品调之；肤色黑者，血性和胆性均苦，其体质壮实，不易生病，若患病应用酸、甜之品调之；肤色黑红者，血性咸，胆性苦，其体质较好，一般选用淡味之品调之。

傣医学认为，四时季节与地域环境等自然因素也对人体的体质与健康产生直接的影响。傣医学认为万物生长、繁殖、延续和进化都必须适应自然变化的规律。如一年之间有冷、热、雨季之分，各个季节的气候变化都各有其自然规律，风调雨顺则可见自然界万物生长茂盛，人畜健康发育成长。反之，自然界万物就会生长障碍，人也就产生疾病。人类的生命活动、生理变化必须遵循自然规律和适应自然的不断变化，才能抵御自然界邪气的侵袭，保证机体内各物质的正常运转，使生命得以生长存续。这就是人体生命活动及生理变化随自然界季节、气候、环境变化的天人合一整体思想的时空特性。

傣医学认为，人与自然界密不可分，人体的四塔、五蕴等生理功能及生命活动应随着自然界时间的推移、季节的改变而相应变化，以随时保持相对的动态平衡，维持正常的生命活动及机体健康。傣族主要居住在亚热带雨林地区，气候炎热，雨量充沛，空气湿度大，年平均温度在21℃左右。《戛牙桑哈雅》中提出腊鲁挡三，即季节三分论，根据傣族聚居地区的气候特征，把一年分为冷季、热季和雨季三个季节。傣医学认为，人的生命活动必须适应季节气候变化的特点和规律，生理变化随季节而变动，生命运动因月份而异，人体方能保持健康。其中冷季（腊鲁闹）为每年傣历的1月至4月，相当于公历的11月至次年的2月，气候变冷、干燥，风（气）内行，水（血）趋于内，应减少出汗以保持体温和水分，多余水液则变为尿液排出体外；热季（腊鲁皇）为傣历5月至8月，相当于公历的3月至6月，气温升高，风（气）外行发泄，水（血）趋于肌肤增加排汗以泄热，以调节人体的体温；雨季（腊鲁芬）为傣历9月至12月，相当于公历的9月至10月，雨水多、湿度大，体内就会出现水湿过盛，难以以汗的形式排出，而出现汗少尿多。

傣医学认为，地域环境因素也对人体健康产生直接影响，人体的生理活动及体质健康因地理环境的不同也应加以相应调整，以趋利避害保持健康。傣医学提出底沙档三，即居处三分论，依据傣族聚居地区的地理环境特征将居处分为三类，分别为居于山区丛林之中、居于靠山沟水边、居于平坝之地。傣医学认为，人居住生活在一定范围的地域之内，与当地的气候、食物、水和能量利用等长期相互适应形成动态平衡，人体内的四塔变化因环境因素就会出现各种偏盛、偏衰的改变，表现为体质和健康方面的差异，就需要通过各种方法加以调节来维持体内的四塔与自然界四塔的平衡，以保证正常的生命活动，否则就会发生疾病。傣医学认为，居于山区丛林之中、当风之地者，因天气寒冷，人体风塔偏盛，人体对风邪易感，易患"帕雅拢"（风病）；居于靠山沟水边、当湿之地者，与水接触较多，体内水塔偏盛，易感自然界的"帕雅拢嘎"（冷风寒湿邪），人体需通过调节火塔的功能来制约水的过盛，故在饮食上喜食酸辣之物，来调节正常的生理功能，同时，在病理上多表现于伤及火塔，而出现肢体困重，形寒肢冷等症状；居于平坝之地者，因环境高温、湿润、静风，人体火塔偏盛，易出现湿雾瘴气，人体易感受热邪而患"帕稚拢皇"（热风症）及热性传染病。傣医学还认为，不同环境下人体体质不同对某些致病因素的易感性也各不相同，不同的体质在感受相同的致病因素后，会出现不同的病情程度和表现症状。如同样感受风邪之后，居于凹地或靠山沟水边，其体质偏湿，多表现为冷性风湿病；而居住于平坝之地，其体质偏热，多为热性风湿病。这是由于风邪进入人体后分别与机体内的湿、热相互作用所致，在医疗实践中常常根据环境不同及人体体质不同有针对性地进行选方用药和预防调养。

傣医学认为，饮食因素也对人体体质健康产生影响，包括饮食结构与饮食习惯等方面。傣族地区日常以稻米和清淡食物为主，傣医学认为，必须注重饮食结构合理，补充富含蛋白质、脂肪等营养物质，有助于身体健康。若饮食结构不合理缺乏营养，则会出现体质较差，体型偏小偏瘦，影响健康，容易衰老。不同的饮食习惯会引起人体四塔不同程度的偏盛或不足，影响人体体质的不同。如喜食辛辣、肥甘之品者，易致人体火塔偏盛，损失水塔，其体质偏热；喜食寒凉之品者，其体质偏寒，火塔不足，易患帕雅嘎（寒病）等。

傣医学生命观认为，人与自然界是统一的整体，影响人体体质健康的主要因素有先天因素、地域环境、气候条件、年龄、肤色、血性、胆性、饮食等，其根本在于影响人体四塔功能的强弱，人体的生命活动、四塔变化与自然界四时气候、地理环境之间保持动态平衡，人体才能保障正常的生理功能和生命活动，否则就会产生病理变化。傣医学这种天人合一的整体观认识的产生与傣族特殊的地理环境和民族文化密切相关。

第三节　傣医学抗衰老的方法与实践

傣族人民非常重视生命健康，在长期的生活经验和医疗实践中，对聚居地区的气候、环境、人的体质、民俗文化及药物应用等各方面的具体情况进行调整适应，发展了一些特色鲜明的传统医疗保健方法，在季节时令、起居习惯、饮食调理、药物保健、自然疗法和民俗文化等方面积累了丰富的预防疾病与抗衰延寿的方法与实践。

一、时令季节与自然环境方面

傣医学对人与气候时令及自然环境的关系是极为重视的，认为自然界是人类赖以生存的主要条件，其运动变化直接或间接影响着人体，而人体受自然界的影响也必然相应地发生生理或病理上的反映，人产生疾病或健康与否与自然环境中四塔的变化密切相关，因此治病与抗衰保健也要根据时令季节、自然环境等的不同而因时、因地制宜。傣医学保健养生观认为，四塔是构成自然界和人体的物质元素，五蕴是构成人体的精神因素。人体要想正常生长发育，健康无病，就必须保持人体内以及人体与自然界四塔五蕴的相对平衡关系，在此四塔五蕴理论基础上，依据傣族聚居地区各个季节的自然条件及人体发病特点，顺应自然，注重季节调养，提出了相应的预防保健与调理适应的具体方法。

傣族世代生活在热带、亚热带地区，《戛牙桑哈雅》书中根据傣族聚居地区的气候和地理环境特征，把一年分为三个季节，冷季、热季和雨季，在这三个季节里均有不同的疾病容易发生。如热季气候炎热，病邪旺盛，易感受热邪，此季多选用苦味、性凉，具有清热、解毒、凉血等作用的药物或雅解来预防疾病，如用雅买永醒（香椿）、管底（蔓荆子）、贺荒（大蒜）等制成粉剂开水冲服。在季节相交的时段也有不同的疾病发病率较高，每到冷、热之交，泻痢最多，热、雨之交，疟疾发病提高，冷、雨之交，伤风感冒较多。因此，要求人们在不同季节和交季期间要顺应天时变化，做好自身调节，也依据季节不同及疾病差异选用适宜的药物，来保持四塔、五蕴之平衡协调，达到治疗疾病和预防保健的目的。

傣族居住地区多为雨林山林、江岸河边、平坝原野等环境，气候炎热多湿，自然环境复杂多样，存在多种不利健康的因素，如山岚雾露结聚，林茂木盛湿热不易疏散，湿热交蒸多瘴疫之气，兽禽为邻虫毒滋生等。傣医学认为不同的地理环境条件均易诱发不同的疾病，会对健康产生很大的危害。如居处于山区丛林、当风之地者，因天气寒冷，塔拢（风）盛，易感风邪；居处于凹地或靠河岸水边、阴潮之地者，因水湿过盛，易感受自然界的"帕雅拢嘎"（冷风寒湿邪气）；居处于平坝之地者，因高温、湿润、静风而易出现湿雾瘴气，易患"帕稚拢皇"（即热风症）及热性传染病。傣族人民依据这些地理环境及气候条件，发明了丰富多样的措施和方法来预防疾病、免受虫兽伤害。如使用具有辣味、热性、有散寒、消肿止痛作用的药物及多种雅解进行调治，建造干栏式建筑居住等。干栏式建筑是以竹子为主要建材，分上、下两层的楼式建筑，上层距地面若干米，用于居住，下层用于储放农具器物及圈养牛、猪等牲畜。这种建筑不仅通风、采光、照明功能良好，而且还可有效地防避瘴气，抵御野兽虫蛇袭击，减少风湿病的发生，在傣族地区极具实用性，对于地区多发疾病的预防和保持身体健康具有重要的作用。

二、体质、年龄及特殊人群方面

傣医学提出了体质相异理论，并依据体质相异观在治病防病与抗衰保健过程中酌情选用适宜的食物和药物，并与人的年龄阶段、季节气候变化相联系。所谓体质相异，是指人与人之间存在体质差异，是傣医根据生活环境对人体生理机能的影响而进行的人体体质分类的认识。这种差异不仅表现在形态类型上，而且还表现在心理和生理诸方面，主要包括肤色与血性、年龄三阶段论（稳牙档三）、胆汁论等内容。傣学医认为，人的血味、年龄不同，其体质会有差异，多发病则也不同，根据不同体质、不同年龄阶段、不同季节气候的生理变化特点，选择相应的食物或药物加以摄养或调治，可以达到治病防病抗衰延寿的目的。

傣医学主要依据人体的肤色判断人的血味和体质，将人体的血味和胆汁加以分类，借以说明人体体质的情况。傣医学认为，肤色红者，血酸涩胆苦，体质较好，热季宜用甜味之品，雨季宜用苦味之品，冷季宜用咸味之品；肤色白者，血苦胆酸体质差，常感头目昏花不欲食，热季宜用甜味之品，雨季用苦味之品，冷季用咸味之品；皮肤黑者，血酸胆苦体质壮实不宜生病，热季用苦味之品，雨季用涩味之品，冷季用辣味之品；肤色白红相兼者，易患过敏性痒疹，热季用辣味之品，雨季用热性之品，冷季用涩味之品。

在《嘎牙山哈雅》《嘎比迪沙迪巴尼》等傣医学经籍中将人的一生分为三个年龄阶段，即稳牙档三。傣医学认为，人在 20 岁时，应多食味甜咸之品；20~40 岁时，风气偏盛，宜以偏酸苦之味以制风；40~60 岁以上时，气血水湿运行渐不畅，易停储体内形成水湿不化之疾，宜用补火、补土、补气之甜、温、咸味之品。

三、药物应用方面

傣医学雅解学说及其未病先解、先解后治等应用原则是傣医学预防保健体系的重要内容。傣医学雅解学说认为，风毒邪气，无处不生，无孔不入，人体先天具有排毒功能，正常情况，对于外感或内生的毒素可以通过自身的排毒功能将之排出，但是毒素过多，超过了人体的排毒功能，轻则出现失眠躁烦、黑斑疮疹，重则出现恶变、突变甚或死亡。因此提出了未病先解、先解后治等应用原则，常服解药以助排毒等解毒防病理论。在雅解理论指导下，创造和应用了种类丰富的解药。通过服用解药，来达到调节人体生理功能、解除人体毒素、提高人体免疫功能、保持人体健康之目的。雅解理论、未病先解和先解后治等应用原则和多种雅解（解药）在傣医学的疾病防治和抗衰保健中发挥了重要的作用。据统计，傣医常用的雅解（解药）有 200 多种，可分为雅解方和解药两大类。常用的雅解方如雅解沙把（百解丸），是傣医最具特色的解百毒方药，其他还有雅解匹勒（月子病解药）、雅解嘎罕（解毒养颜丸）、雅鲁图（解毒小丸药）、雅叫哈顿（五宝药散）等。一些常用的单味解药如雅解先打（傣百解）、文尚海（百样解）、雅解勐远（勐远大解药）和解龙勐腊（勐腊大解药）等。

傣族人民很重视日常用药保健，选择一些具有调整人体生理机能和药用功效的药用植物为原料制作饮品，形成了独具民族特色和地方特色的保健茶品，成为一种有效的医疗辅助调养方法。傣族保健茶和药茶品种丰富，一些雅解药既有治疗作用，还可根据情况选用其中的某种药物或某几味药物泡水或煎汤当茶饮，如傣百解、文尚海等，体现了傣医学药茶两用的特色。一些药茶和保健茶中常用的药物有兵蒿（白花臭牡丹根）、兵亮（红花臭牡丹根）、麻盖贺罕（缅茄）、沙腊比罕（台乌）、巴闷烘（苦冬瓜）、勐远（长柱山丹）、吻母（苦藤）、嘿盖贯（倒心盾翅藤）、哈帕弯（甜菜）、哈嘿别（葛根）、叫哈蒿（弯管花）等。如夏季炎热，痢疾、肠炎、腹泻等疾病多发，常用具有清热消炎、抗菌、止血、收涩作用的傣药泡水饮服来预防这类疾病，如沙短（鹧鸪花）、叫哈蒿（弯管花）各适量，泡水饮服，一日数次。妇女产后体质虚弱、食欲不振、缺乳等症，傣医称为"拢匹勒"（月子病），常用具有清热解毒、活血化瘀、理气补血、疏风散寒、通下乳汁的药物泡水当茶饮，如勐远（长柱山丹）、嘿盖贯（倒心盾翅藤）等。

在药物应用方面，除了常用的煎汤、泡茶等内服药物用法之外，傣医还应用一些特色的外用药物疗法，用于疾病的治疗、预防和康复保健调理，如烘雅（熏蒸疗法）、暖雅（睡药疗法）、阿雅（洗药疗法）、达雅（擦药疗法）、果雅（包药疗法）、囊雅（坐药疗法）、闭抱等。

烘雅（熏蒸疗法）是傣族民间普遍使用且疗效比较显著的一种外用药物疗法，根据人的具体情况配取药物（多用鲜品），将药物切碎，置于容器内加水煎煮，使药物产生蒸气，并使药物蒸气熏蒸躯体，达到发汗开腠理、疏经脉活气血、祛风毒除湿毒、止痹通、增强身体机能和预防疾病的目的。烘雅疗法主要适用于日常保健或防疾抗衰，通过这种疗法加快身体的新陈代谢，具有很好的强身健体的功效，也适用于治疗风寒感冒、风寒痹症、中风偏瘫后遗症、肥胖症、皮疹及酒后迅速排酒毒等情况。烘雅疗法常用的药物通常以三丫苦、长序岩豆树、小叶臭黄皮等药物为基础药物，再根据个人的具体情况加入一些辅助的药物，如治疗"拢嘎兰"（偏虚的风湿痹症）时，在基础药上再加圣诞树叶、白花臭牡丹、野姜叶、小木通、五叶山小橘等；治疗"拢梅"（风寒痹症）时，在基础药上再加接骨丹、两面针等；治疗"拢莫"（风湿热痹症）时，在基础药上再加冰片叶等。

暖雅（睡药疗法）是根据患者病情配取适当的药物（鲜品或干品），先将药物切碎加水或酒炒热，至散发出药香；将热药放在睡药床的油布上，加傣药酒搅拌均匀，铺平；根据个人所能耐受的温度，让患者着内衣裤睡于药上，裹紧油布，盖上被褥，使药物之余热遍透周身，以达到发开汗孔、通血脉活气血、除风湿止痹痛的功效。

阿雅（洗药疗法）是用煮好或配好的药水洗浴身体或洗肢体某些部位以达到治疗目的的一种疗法。达雅（擦药疗法）是用药汁或药液涂擦患部，边擦边揉掐的一种方法，常用于治疗跌打损伤、腰背疼痛和风湿疼痛等病症。果雅（包药疗法）是用捣烂配制的药物包裹于患部，用于治疗外伤、骨折、跌打损伤与毒虫叮咬之伤等。沙雅（刺药疗法）是用药擦于患部，边擦药边用针刺，常用于治疗肢体肌肉麻木酸痛或痉挛剧痛等病症。囊雅（坐药疗法）是让患者坐于加热的傣药上，常用于治疗脱肛、脱宫等病症。闭抱即推拿按摩、捶、踩、口功吹气疗法，用于治疗跌打损伤、腰肌疼痛等病症。

四、民俗文化方面

傣族人民在积年累月的生活劳作和长期与疾病斗争的过程中逐渐形成了一些本民族约定俗成的村规民约和风俗习惯，是傣族人民积久而成历代传承的行为方式，并通过言传身教和文献记载流传下来，具有鲜明的地方特色和民族特色。傣族民俗内容丰富，其中傣族水文化、饮食习俗、歌舞体育等社会习俗的内容在客观上都对防治疾病和抗衰延寿起到了非常重要的作用。

1. 傣族水文化

傣族是一个与水密切联系有着不解之缘的民族。根据傣族传说《创世神话》，地球从水中浮起，人类从水中诞生，傣族的创世神王以及地球、人类都起源于水。傣族人民对水有一种天然的神圣感和崇敬感，人们爱水、敬水，并将水与土地、森林、粮食、生命等联系起来，形成了对水的重要性的特殊认识和丰富的水文化。傣族之崇尚水，在思想观念、农业生产、卫生健康、日常生活、价值观念、宗教、社会习俗等傣族社会生活的方方面面都与水有着紧密的联系，也在一定程度指导和规范着人们的行为，是傣族文化中的重要组成部分。由于傣族和水这种特殊的关系，通常被其他民族生动地称为"水傣"。许多日常生活和习俗中的水文化行为直接影响着傣族人民的卫生保健及疾病预防。

傣族多聚居低海拔之河谷平坝，气候多炎热，人们多傍水而居，傣族不住土墙地房而以楼居，以避频繁的水患。傣族从事水稻农业，稻米种植农业体系数千年来一直依赖于高效的水利灌溉系统。通常人们每天劳作结束后，会到河堤边洗澡，一般每天都会洗一次澡，有些人甚至一天洗上两到三次。傣族谚语有"没有源头的死水不能洗澡"，多源之水象征了生命力的强大。傣族不分男女均习水性，也有文身之俗，腿部文鱼鳞，"为蛟龙之状，以避蛟龙之害"，腰部文莲花瓣，"如莲花浮于水面，防溺水之害"。傣族日常生活中非常重视饮用水的洁净，傣族虽靠近江河，但在日常生活中，人们只把江河之水用于沐浴和洗涤，饮用水多用井水。傣族人民珍爱水源，对饮用水严格保护，以保证饮用水的卫生，预防传染病的发生。夏季炎热，傣医还将傣药（如贯众）投入水井，以解水毒，可预防腹痛、痢疾等流行病。在家中也将饮水和用水严格分开，饮水往往摆在屋内较高的地方，用于做饭、煮汤，其他用水多摆在露天的阳台上。傣族婴儿呱呱坠地，就以水浴身，接受水的洗礼，洗澡的水中放有草药，用以清除热毒和强身健体，祝福婴儿健康成长。傣族在端午节时，用草果配以各种气味芳香具有清热解毒等功效的草药（傣药称为吉利草），煮水洗浴，特别是虚弱多病者更要浴洗，具有洗去病菌、强身健体等作用。

2. 饮食习俗

傣族人民在长期的生活实践和与自然及疾病抗争的过程中，充分利用当地品种丰富的生物资源及其营养与保健功效，逐渐积累了丰富的具有民族特点和地域特色的民间饮食文化和食疗方法。

傣族的饮食种类与饮食结构受到其居住的环境及资源所影响，主要包括主食、菜蔬、肉食等，其他品类还包括品种多样的副食品类，在口味上多为酸、辣、苦（凉）的特点，是因为傣族居住地区气候环境炎热，以上三味皆可助开胃化食，具有消暑解毒杀菌之功效。

傣族以稻米为主食，聚居地区以产米著称，稻米通常现舂现吃，傣族人民认为，粳米和糯米只有现吃现舂，才能保持其原有的色泽和香味，才有营养有助健康，因而不食或很少食用隔夜米。食品以糯米制作的种类很多，如"竹筒饭"，是将糯米放在竹节里，加水浸泡若干小时，用芭蕉叶或甘蔗叶将筒口塞住，在火灰中焐熟，劈开后食用，其味柔软香甜，融糯米香与青竹香于一体，是极具民族特色的色香味俱佳的风味食品。其他还有"毫栋贵"（用芭蕉叶包的粽子）、"毫崩"（拌红糖、蛋黄、芝麻做成粑粑）等多种以糯米为主的特色食品。

傣族副食品类包含各类菜蔬和肉食，各类佐餐菜肴及小吃多以酸味为主，如酸笋、酸豌豆粉、酸肉、干酸菜、野生酸果等，傣族认为常食酸味之品有助于消化，尤其有助于不易消化的糯米类食品。菜蔬类以各种庭园种植类菜蔬为主，其中苦瓜是食用最多的日常蔬菜，此外比较有特色的还有一种苦笋。傣族风味中还有苦的风味，较有代表性的苦味菜肴是用牛胆汁等配料烹制的牛撒皮凉菜拼盘。傣族认为苦味之品有助于燥湿醒脾、有开胃消化之功效。肉食类通常包括猪、牛、鸡、鸭等，擅长烹制烤鸡、烧鸡等，不食或少食羊肉，喜爱鱼、虾、蟹、螺蛳等水产品，常见菜肴有酸鱼、烤香茅草鱼、鱼剁糁（即用鱼烤后捶成泥，与大芜荽等调成）、鱼冻、火烧鱼、白汁黄鳝等。傣族聚居地区潮湿炎热，昆虫种类繁多，用昆虫为原料制作的风味菜肴和小吃，也是傣族食物构成的一个部分。常食用的昆虫有蝉蛹、花蜘蛛、竹蛆、沙蛆、田鳖、蚂蚁蛋等。

傣族饮品种类丰富，如各种酒、茶等。饮酒是傣族的风俗，傣族男子皆擅酿酒，全用谷米酿制，一般度数不高，味香甜，品种多样，如糯米酒、堆花酒、竹筒酒、木瓜酒等。如竹筒酒，以傣族聚居地区特产的紫米、糯玉米为主要原料，经土坛发酵、小锅蒸馏等民间传统工艺，用山泉水精酿而成，以生长于原始森林中的金竹制作竹筒容器灌装，酒的香味与竹筒内竹衣和竹膜自然混合，使酒味更加清奇浓郁，酒色逐渐变为琥珀色。金竹具有很高的药用价值，具有清热解毒、润肺益气、化痰凉血、止痛活血、治烦热呕吐等功效，竹筒酒之酒借竹效、竹助酒性，增加了竹筒酒的保健防疾功效，傣族人长期饮用以强身健体抗衰延寿。傣族人饮酒是普遍嗜好，除餐时饮酒外，凡跳舞、唱歌、游乐等活动，必皆以酒随身，边饮边歌舞。茶也是傣族地区的特产之一，傣族人皆有喝茶的嗜好，家家的火塘上常煨有一罐浓茶，可随时饮用和招待客人。傣族人所喝之茶皆是自采自制，这种自制茶叶特具风味，只摘大叶，不摘嫩尖，晾干后不加香料，只在锅上加火略炒至焦，冲泡而饮，略带烟味，但茶固有的香味很浓，可浸泡冲饮多次，其制法和饮用都别具风味。

嚼食槟榔也是傣族人最为普遍的嗜好。中年以上男女嚼食槟榔最为普遍，也是用以敬客的普遍之物。傣族民间流传，槟榔与傣族一起诞生，有傣族村寨的地方必有槟榔树。傣族地区有一种称为"金齿"的染齿习俗（槟榔用蒌叶石灰搅拌合食），无论男女，一旦进入青春期，便开始染齿。从药用价值来看，槟榔具有辟秽除瘴、行气利水、杀虫消积等功效，傣族人民以嚼食槟榔来防治瘴气、蛀牙等，作为一种保健习俗一直保留下来。

3. 歌舞体育习俗

傣族是一个崇尚歌舞和体育的民族，其形式和种类丰富多样的体育和歌舞活动与傣族生活的地理和自然环境有着密切的关系。傣族生活的地区气候炎热、雨量充沛、物产丰富，秀丽的风景与淳朴的民俗民风，造就了与其地理环境相融的多种形式的舞蹈和体育活动。体育活动种类如跳竹竿、象脚鼓、打藤球、击抬鼓、赛龙舟、丢包和堆沙等。傣族舞蹈大多模仿动物的动作，如孔雀舞、白象舞、蝴蝶舞、鱼舞、鸳鸯舞、鹿舞、猴舞等，傣族孔雀舞是傣族民间舞中最负盛名的传统表演性舞蹈，其代表性使其成为傣族最有文化认同感的舞蹈。2006 年 5 月 20 日，傣族孔雀舞经国务院批准列入第一批国家级非物质文化遗产名录。

其他还有依拉贺舞、斗笠舞、腊条舞、鸡舞、十二马舞、戛喃燕等。这些舞蹈和体育活动与古代五禽戏有相似的功能，在客观上既能够使人怡陶性情，又可达到锻炼身体、增强抗病能力和抗衰延寿的目的。

参考文献

[1] 张超. 傣医基础理论 [M]. 中国中医药出版社，2007.

[2] 李倩. 傣医诊断观、治疗观的初步研究 [D]. 云南中医学院，2011.

[3] 林艳芳等. 傣医治则与治法研究 [J]. 中国民族医药杂志，2008，28（10）：28-34.

[4] 李朝斌. 傣医基本理论简述 [J]. 中国民族医药杂志，1996，2（3）：8-9.

[5] 秦竹等. 傣族传统饮食习惯的食疗保健特点与药用价值初探 [A]. 2005 国际傣医药学术会议论文集 [C]. 2005.

[6] 聂曲等. 第三届民族传统医学与现代医学国际学术大会暨第十三次全国中西医结合防治呼吸系统疾病学术研讨会 [A]. 2014：60-66.

第九章　抗衰老朝鲜族医药研究

第一节　概　　述

朝鲜族医药学是在朝鲜族文化思想和传统医学的基础上，吸收中医药学的理论，结合本民族的防病治病经验，逐步形成和发展起来的以"天、人、性、命"整体观为理论指导，以"四维之四象"和辨象论治为主要内容的传统医学体系。其中，预防保健与抗衰延寿理论与实践在朝鲜医药学中占有重要的地位，尤其是以朝医学四象人体质为基础发展的医疗保健学内容独具特色，历代朝医学家在长期生产生活和与疾病斗争过程中积累了丰富的抗衰保健知识和经验，逐步形成了具有鲜明民族特色的朝医学预防保健体系，是我国传统医药文化的宝贵财富。朝医学籍著《东医寿世保元》由朝鲜医学家李济马完成于1894年，1901年由其门徒整理遗稿刊行于世。该著提出了较为完整的"四象医学"理论。其中论述和收载医学理论4卷和方药等，记载论述625条，方剂153个，阐述了包括"天、人、性、命"整体观、阴阳学说、四象人论、四象脏腑论、四象病因病理学、四象诊断学和方剂学等内容，还论述了预防保健学说，强调人的精神心理修养、生活习惯和劳动等因素对健康长寿的影响，以及卫生宣传教育的重要性。该医著开创了朝医"四象医学"理论体系，根据人的不同体质分为太阳、少阳、太阴、少阴四象人，提出"辨象论治"的思想，较完整地阐释了相应的诊疗方法，确立了医疗保健思想和方法在朝医学中的重要地位，对后世朝医药学的发展产生了深远的影响。

第二节　朝医学基础理论

朝医学是以"天、人、性、命"整体观和阴阳论为基础，以四维之四象理论结构为重要的逻辑基础来认识和阐释人体的生理、病因与病理、疾病治疗和预防保健等内容。朝医学在长期与疾病斗争的医疗实践过程逐步积累各种医疗保健知识和经验，发展和确立了预防保健学说等重要内容，形成了具有鲜明民族特色的朝医学预防保健体系。

一、"天、人、性、命"整体观

朝医学"天、人、性、命"整体观是阐述人与自然、社会之间关系的学说，是关于人体自身的完整性以及与外环境之间的统一性和联系性的认识，朝医学用以来阐明人与自然、社会之间的相互依存、相互影响的关系，并且提出人的机体如何适应自然、社会等外在条件，保持生存条件等问题。"天、人、性、命"整体观贯穿于朝医学的生理、病理、辨象、辨证、诊断、治疗、预防、保健、养生、药物和方剂等各个方面，是朝医学理论和临床实践的指导思想和基础。

朝医学"天、人、性、命"整体观对医疗实践和抗衰延寿具有重要意义：①揭示了病因学基本理论，由自然因素引起的脾胃水谷、风寒暑湿等均可为病，由社会心理因素引起的如"心之爱恶所欲，喜怒哀乐偏着"等也可致病；②指导诊疗，如以社会因素所引起的喜怒哀乐的性情变化规律，指导辨象论治的诊疗过程；③指导预防保健和抗衰延寿，朝医学指出"简约得寿，勤干得寿，警戒得寿，闻见得寿""懒怠减寿，娇奢减寿，贪欲减寿""好贤乐善，天下之大药也"等，明确提出了预防保健和抗衰延寿的基本途径和方法。

朝医学以"天机"概括了有机体是在自然环境和社会结构里生存并与之矛盾又统一的整体概念，认为自然和社会都是有机体赖以生存的

"天"，是人赖以生存的条件，自然的和社会的变化必然会直接或间接地影响着人体，出现与之相应的人体的机能性、器质性或心理性反应，会影响人体健康和疾病的发生发展。《东医寿世保元》中阐述："天机有四：一曰地方，二曰人伦，三曰世会，四曰天时。"朝医学认为，"天"包括自然因素的"天时""地方"和社会因素的"人伦""世会"。

朝医学认为，所谓"人事"包括自然和社会因素对人的影响，主要有四个方面，"居处"即衣食住，受自然因素的影响，"党与"即与社会其他成员结成组织，"交遇"即与社会其他成员的往来关系，"事务"即在社会生活上承担的务工（劳动、工作、地位），通过"交遇""党与""事务"受社会因素的影响。人的生命活动受到自然因素与社会因素的影响和制约，需要通过对这些因素的调节以提高自身的适应性。"人事"高度地概括了有机体在社会生活中矛盾统一的整体观念。《东医寿世保元》之"性命论"中阐述："人事有四：一曰居处，二曰党与，三曰交遇，四曰事务""事物克修也，交遇克成也，党与克整也，居处克治也"。朝医学认为，人需要通过克修、克成、克整、克治以对"居处""党与""交遇"和"事务"进行整治和适应来保障自身的生存繁衍和健康长寿的条件。

对"性、命"的认识方面，朝医学认为，人的生存需与自然和社会相适应，如何整治和适应环境条件和社会因素，需要依靠人对客观世界的认识能力和改造能力，即"性以慧觉"（对客观世界的认识）和"命以资业"（改造客观世界的能力）。《东医寿世保元》中阐述："天生万民，性以慧觉，万民之生也。有慧觉则生，无慧觉则死""天生万民，命以资业，万民之生也。有资业则生，无资业则死"。提出人要生存，必须要有认识世界和改造世界的能力，认识客观世界"有慧觉则生"，改造客观世界"有资业则生"，使人适应自然和社会的变化而生存繁衍和健康长寿。

朝医学认为，"天、人、性、命"是整体统一的，个体的人面对自然规律和社会因素的运动变化，要发挥人的能动作用，不断地适应和改造自然和社会，方能保障个体健康。"大同者天也，各立者人也；博通者性也，独行者命也""天时大同也，事务各立也；世会大同也，交遇各立也；人伦大同也，党与各立也；地方大同也，居处各立也"。同时，朝医学认为，"天机""人事"同人的机体情志、脏腑之间均有密切的关系。自然的和社会的各种因素，通过人的感觉器官的作用反映到体内，产生喜怒哀乐性情变化，引起人体有形脏器的变化，成为各种疾病的内在因素，所以要想防治疾病，首先要调整好人的情志，才能改造自然，治理好社会因素。"肺达事务，脾合交遇，肝立党与，肾定居处""若迁怒于党与则无益于党与而肝伤也""若迁喜于交遇则无益于交遇而脾伤也""若迁乐于事务则无益于事务而肺伤也"等，强调了"存其心，养其性，修其身，立其命"是维护人体健康长寿的重要措施。

二、阴阳学说与四象人论

阴阳学说是朝鲜族古代哲学思想之一，也是朝医学四象人论的哲学依据。《天机大要》说："太极生两仪""太极动而生阳，静而生阴，分阴分阳，两仪立焉""阳变阴合四象生焉"。朝医学把这一哲学思想应用于医学，用以解释宇宙一切事物的变化，认为人是既对立又统一的有机整体，来说明人的生理、病理及指导临床实践。

朝医学认为，阴阳是宇宙一切事物产生、发展和消亡的法则，也是朝医学辨象论治的根本原则。朝医学根据阴阳学说，以心身统一及与脏理和心性互为相关的观点，提出不同个体阴阳多寡的天禀相对稳定的理论，把人分为四类，即太阳人、太阴人、少阳人和少阴人，用四象人论以解释说明人的生理、病理、疾病及预防保健的本质，来指导医疗和保健的实践。

朝医学四象人论自《东医寿世保元》提出，记述："太少阴阳之短长变化，一同之中有四偏""人禀脏理有四不同：肺大而肝小者名曰太阳人；肝大而肺小者名曰太阴人；脾大而肾小者名曰少阳人；肾大而脾小者名曰少阴人"。指出人的脏局出现四偏，"太少阴阳之脏局短长，天赋之已定故无可论，天赋已定之外又有短长，而不全其天赋者则人事之修不修"。指出人根据脏腑大小分为四种先天体质，其蕴义包涵：①四象体质是先天的，人的太少阴阳脏局长短由阴阳变化而来，是天生注定的，其体质终生不变；②每个人都归属于此四种体质中的一种，无一例外；③除天理注定的体质之外，人的喜怒哀乐性情对于脏局的形成产生很大的影响；④人有脏腑大小之偏差，表明人的不完全性，也就是每个人都有长处和短处，应了解其长短处并加以调整完善。

《东医寿世保元》从心身统一及与脏理和心性互为相关的观点，提出四象人的脏局之所以出现四偏，除天理之变化外，更重要的是喜怒哀乐性情有盛有削，对于脏局的形成起着决定作用，具体描述了四象人的气质情气，说明其因脏局特点所形成的性格特点、先天能力与智慧及各类体质病理特点等。

四象人学说认为，①太阳人脏腑肺大肝小，"太阳人哀性远散而怒情促急，哀性远散则气注肺而肺益盛，怒情促急则气激肝而肝益削，太阳之脏局所以形成于肺大肝小也"。其容貌方圆，两目有神，声音清而圆，表情端雅；性情有暴怒深哀，欲进而不欲退；性质长于疏通，才干能于交遇，具有果断性，恒有急迫之心；龙之性，其性便便然；喜欢生冷淡薄饮食；外感腰脊病，内触小肠病。②少阳人脏腑脾大肾小，"少阳人怒性宏抱而哀情促急，怒性宏抱则气注脾而脾益盛，哀情促急则气激肾而肾益削，少阳之脏局所以形成于脾大肾小也"。其形貌唇颌浅薄，眼睛大而明朗，声音高而疾；性情暴哀深怒，欲举而不欲措；性质长于刚武，才干能于事务，才气明敏，恒有惧心；马之性，其性恢恢然；喜欢生冷杂食；脾受寒表寒病，胃受热里热病。③太阴人脏腑肝大肺小，"太阴人喜性扩张而乐情促急，喜性扩张则气注肝而肝益盛，乐情促急则气激肺而肺益削，太阴之脏局所以形成于肝大肺小也"。其形貌上宽下窄，头面方圆或梯形，眉平目大，声音浊而方，肌肉坚实，沉默言寡，气象俨然；性情有浪乐深喜，欲静而不欲动；性质长于成就，才干能于居处，骄心、侈心、贪欲心大，恒有怯心；牛之性，其性卓卓然；喜欢厚味，饮食均衡；胃脘受寒表寒病，肝受热里热病。④少阴人脏腑肾大脾小，"少阴人乐性深确而喜情促急，乐性深确则气注肾而肾益盛，喜情促急则气激脾而脾益削，少阴之脏局所以形成于肾大脾小也"。其形貌卵圆形或椭圆形，上眼睑外眦下垂，目小，鼻小，声音缓而平，肌肉浮软致密，简易小巧；性清有浪喜深乐，欲处而不欲出；性质长于端重，才干能于党与，偷逸心、虚荣心、掠夺心大；驴之性，其性坦坦然；喜欢温热饮食；肾受热表热病，胃受寒里寒病。

朝医学以四象人论来解释说明人的生理、病理、疾病及预防保健的本质，以四象人的脏局、性情及性情对脏局促成的四偏、四象人病理特点等作为辨象诊断的依据，形成了四象人辨象纲要，用以指导医疗和抗衰保健的实践。其辨象施治的主要原则包括：①根据四象人脏局大小不同"大者泻之""小者补之"。②依据脏器天禀，"阴阳盛，泻阴阳；阴阳虚，补阴阳""涩则通利，郁则清泻"。③四象人治则，太阳人应泻肺补肝，泻阳补阴；少阳人应泻脾补肾，泻阳补阴；太阴人应泻肝补肺，通利化浊；少阴人应补脾补阳，补益气血。④依据异病同象者其发病机理基本相同，同病异象者其发病机理不同的观点，确立了朝医学特有的辨象施治原则，即"异病同象同治""同病异象异治"的治疗原则。如腹痛同病异象异治，少阴人加附子、益智仁皮等药物，少阳人加苦参、滑石、黄连等药物，太阴人加杏仁、元肉等药物。⑤"养其性""修其身"的预防保健原则，太阳人、少阳人恒戒怒心、哀心，太阴人、少阴人恒戒喜心、乐心。

三、预防保健学说

朝医学对预防保健极为重视，在"天、人、性、命"整体观、阴阳论和四维之四象理论基础上，对影响四象人体质及导致各类疾病的原因进行总结，明确提出了预防保健的思想。《东医寿世保元》中强调"救病千万，以两言决之，曰：莫如预防二字"，在医疗实践中明确提出了具体的预防疾病与抗衰延寿的原则与方法。

1. 加强精神心理修养的重要性

朝医学将影响人体健康和导致疾病的各种精神心理因素归纳为"四情""四心"及"四邪恶"，强调加强精神心理修养对于疾病的预防和抗衰延寿具有重要的作用。同时，依据四象人的脏局及性情特点，提出了相应的原则和措施。

朝医学将喜、怒、哀、乐合称为四情。《东医寿世保元》记述："心之爱恶所欲，喜怒哀乐偏着者为病""太阳人哀心深着则伤表气，怒心暴发则伤里气""少阳人怒性伤口、膀胱气，哀情伤胃和大肠气""少阴人乐性伤目、脊气，喜情伤脾、胃气""太阴人喜情伤耳、脑颈气，乐情伤脾、胃脘气"。同时指出，"天下之受病都出于妒贤嫉能，天下之救病都出于好乐善"，故曰："妒贤嫉能，天下之多病也；好贤乐善，天下之大药也"。认为人的脏局出现四偏，"天赋已定之外又有短长，而不全其天赋者则人事之修不修"。人心的清浊、心欲的窄阔不是天禀所决定的，而是随修不修人事而决定的，提出了加强心理教育与品德修养对疾病预防与抗衰延寿的重要性。

朝医学非常重视家庭教育和道德修养，"幼年七八岁前，闻见未及而喜怒哀乐胶着则成病也，慈母宜保护之也；少年二十四五岁前，勇猛未及而喜怒哀乐胶着则成病也，智父能兄宜保护之也；壮年三十八九岁前，则贤弟良朋可以助之也；老年五十六七岁前，孝子孝孙可以扶之也"。指出了人在不同的年龄段，四情对人健康的影响及调节喜怒哀乐的途径。提出"善人之家善人必聚，恶人之家恶人必聚，善人多聚，则善人之脏气活动，恶人多聚，则恶人之心气强旺，酒色财权之家，恶人多聚，故其家孝男孝妇受病""人家，凡事不成，疾病连绵，善恶相持，其家必将败之地，惟明哲之慈父孝子处之有术也"。明确指出"天下喜怒哀乐之暴动浪动者，都出于行身不诚而知人不明也""人事之修不修而命之倾也""警戒而闻见则长寿"等。

朝医学将怕心、恐心、不安定心和急迫心合称为四心，认为这都是致病因素。《东医寿世保元》记述："太阴人恒有怯心，若怯心至于怕心则大病作""少阳人恒有惧心，若惧心至于恐心则大病作""少阴人恒有不安定心，则伤脾气""太阳人恒有急迫心，则肝血不和"。有针对性地提出四象人通过加强精神心理修养来达到预防保健、抗衰长寿目的的措施与方法，包括："太阴人察于外而恒宁静怯心，少阳人察于内而恒宁静惧心，太阳人退一步而恒宁静急迫之心，少阴人进一步而恒宁静不安定之心。如此则必无不寿""太阳人恒戒怒心，少阳人恒戒哀心怒心，太阴人恒戒乐心喜心，少阴人恒戒喜心乐心，如此则必无不寿"等健康长寿之道。

朝医学认为，四邪恶是指娇奢、赖怠、偏急、贪欲。《东医寿世保元》记述："爱恶所欲偏着者为病。"明确提出了"娇奢减寿，懒怠减寿，偏急减寿，贪欲减寿"等抗衰长寿之道。

2. 生活习惯对健康长寿的影响

朝医学认为，劳逸得当和有规律的饮食起居等良好的生活习惯对于预防疾病和抗衰长寿均产生重要影响。朝医学将影响人体健康和导致疾病的饮食、劳作等生活习惯等因素归纳为"四毒"和"四伤"，朝医学将饮食伤、劳役伤、打仆伤、虫兽伤合称为四伤，将酒、色、毒、虫称为四毒，其中四伤中的饮食伤和劳役伤，四毒中的酒、色等因素均与人的生活习惯直接相关。朝医学强调良好的生活和劳作习惯对于疾病的预防和保健长寿也具有重要的作用，并提出了相应的预防保健措施。

关于饮食起居对健康的影响，《东医四象诊疗医典》记载了饮食伤，"人为饮食所生，饮食为脾胃所左右，因而不时的饥饱伤胃气""如伤一次胃气，则水谷之精气不能化为阴阳行营卫滋养身而百病生"。《东医寿世保元》指出："酒色杀人者""酒毒枯肠""色劳竭精""膏粱虽则助味，常食则损味；羊裘虽御寒，常着则摄寒，故膏粱、羊裘犹不可以常食常着""衣服以能耐寒而不贪温""酒色财权，自古所戒，谓之四堵墙而比之牢狱，非但一身寿夭，一家祸福之所系也"。《东医四象诊疗医典》记述："酒伤即饮酒过度，如渗入经络则成为酒癖""色伤肾则精室空虚，相火无制""酒色伤则气血不足，精神萎惫"。提出了酒色及娇奢生活对健康长寿的危害。《东医寿世保元》还提出"饥者之肠，急于得失则肠气荡矣""饥而安饥则肠气有守，故饮食以能忍饥而不贪饱""人可日再食，而不四五食也，又不可即食后添食，如此则必无不寿"等，指出了饮食适量和节制对于健康长寿的必要性。此外，朝医学认为，应用适合的食物防病治病也是健康长寿有效手段之一，朝医学根据四象学说，不仅把人和药物划分为四象，也依据食物的性属特点将其划分为四象，将食物之偏性广泛应用于治疗与保健等医疗实践中，发展了辨象施食的食疗保健方法。

关于劳动及锻炼对健康的弊益，《东医四象诊疗医典》记载了劳役伤，"筋与脾为一党，劳役伤则伤脾气""劳倦伤则脾生热，一身百症便生也"。《东医寿世保元》中提出："怠慢则必夭，谨勤则必寿""懒怠减寿""勤干得寿""养生之术，每欲小劳，但莫大疲"，强调了劳动对健康和长寿的重要性。

3. 强调适当用药对健康长寿的影响

在用药方面，《东医寿世保元》记述："有病者，可以服药，无病者，不可以服药；重病可以重药，轻病不可以重药；若轻病好用重药，无病者好服药，脏器脆弱，益招病矣""常服药之有害，则反为百倍于全不服药之无利也""有病者，明知其证则必不可不服药；无病者，虽明知其证，必不可服药，历观于世之服山参、鹿茸者，屡服则无不促寿者"，明确地阐释了用药的科学道理以及乱用药物对健康的危害。

4. 强调医学知识的普及对预防保健的重要作用

《东医寿世保元》记述："万室之邑，一人陶则器不足也；百家之村，一人医则活人不足也。必广明医学，家家知医，人人知病，然后可以寿世保元。"明确指出，通过普及学习医学知识，懂得引起疾病和保持健康的各种因素，人才能得以保元健康延年寿世。

第三节　朝医学抗衰老的方法与实践

传统朝医学在抗衰老与预防保健的实践中总结了许多行之有效的方法，依据四象人的不同体质具有不同的个体特征，其心理状态和生理活动亦有不同程度的差异，提出了在性情、知行、年龄、地域、饮食等方面加以调整，达到防病治病、抗衰益寿的目的。

一、依据四象人性情加以调理

朝医学强调性情之中庸调节方法，认为性情失中是导致脏腑失调而致病的主要原因之一。四象医学认为，"太阳之性气恒欲进而不欲退；少阳之性气恒欲举而不欲措；太阴之性气恒欲静而不欲动；少阴之性气恒欲处而不欲出""太阳之情气，恒欲为雄而不欲为雌；少阴之情气，恒欲为雌而不欲为雄；少阳之情气，恒欲外腾而不欲内守；太阴之情气，恒欲内守而不欲外腾"。在养生抗衰方面，尽可能地减少太少阴阳人的先天性情之偏差，使人之性情达到不偏不倚，无太过、无不及的平衡状态。《东医寿世保元》根据四象人的性气与情气，针对性地提出了"太阳人恒戒怒心，少阳人恒戒怒心哀心，太阴人恒戒乐心喜心，少阴人恒戒喜心乐心，如此则必无不寿"的健康长寿之道。提出"太阳人恒戒暴怒深哀，少阳人恒戒暴哀深怒，太阴人恒戒浪乐深喜，少阴人恒戒浪喜深乐"的性情调养方法。

二、依据四象人知行加以调理

朝医学认为知行的失中是百病的根源，调节四象人的知行也是抗衰养生的重要方法之一。四象医学认为，"太阴之颔戒骄心，太阴之臀戒窥心""少阴之臆戒矜心，少阴之头戒夺""少阳之腹戒夸心，少阳之腰戒懒心""太阳之脐戒伐心，太阳之臀戒窥心"。其意为太阴人宜警戒知之骄心和行之侈心，少阴人宜警戒知之矜心和行之夺心，少阳人宜警戒知之夸心和行之懒心，太阳人宜警戒知之伐心和行之窥心。依据知行的抗衰养生方法，明确提出"颔有筹策，臆有经纶，脐有行检，腹有度量。筹策不可骄也，经纶不可矜也，行检不可伐也，度量不可夸也""颔臆脐腹，行其知也，兴肩腰臀，行其行也"。即是警戒四象人颔臆脐腹和头肩腰臀中之邪心与懒心。朝医学认为，调理四象人的知行乃是克服四象人体质偏颇从而健康长寿的最佳方法。

三、依据四象人年龄加以调理

朝医学认为，人生之幼、少、壮、老四个不同时期与四时季节的生、长、敛、藏的特点相当。幼年时期好闻见，少年时期好勇猛，壮年时期好交结，老年时期好计策。若有不及，则会使喜怒哀乐胶着而发病。因此，幼年需慈母的呵护，少年需智父能兄的关怀，壮年需贤弟良朋的帮助，老年需子孙的孝道。说明不同年龄人的身心健康调养的方法亦有所不同。

四、依据居所环境加以调理

按人所生活的居所、条件和环境，可将人分为市井之人、乡野之人、山谷之人、士林之人四大类。市井之人简约，乡野之人勤干，山谷之人宜闻见，士林之人警戒，则福寿，否则祸夭。指出了生活条件和居处环境不同之人应遵循的调养方法和健康长寿之道。

五、依据四象人体质的饮食调养

朝医学认为，在寿世保元与疾病的预防中，食物与药物具有同样重要的作用。朝医学认为，针对不同体质合理地摄取饮食，就可以调节不同体质的脏器机能，使过大的脏器（形大气强）机能得以抑制，过小的脏器（形小气虚）机能得以补充，从而达到恢复脏器平衡的目的。朝医学以四维之四象理论为指导，在应用实践中，不仅把人和药物划分为四象，也将食物的性属特点划分为四象，将食物之偏性与体质性情、疾病等相联系，用于四象人的饮食调理。在摄取饮食时，偏阳之人宜食用阴性食物以降气，偏阴之人则用阳性食物以升气，从而达到气与味的协调平衡。根据四象人的不同体质合理食养，能够有效地改善体质的偏颇，起到防病治病、抗衰延寿的目的。朝医学依据四象人的体质进行饮食调养也分为如下四类。

1. 太阳人的饮食调养

太阳人肺大肝小，过偏于阳。小肠收气液阴凉之气不足，则胃脘呼气液阳温之气盛。胃脘阳温之气太盛，则胃脘血液干枯，其势固然也，故食物不吸入而还呼出。所以，太阳人易患病症有噎膈、反胃之病。饮食宜食清淡生冷及补肝生阴食物，适宜的食物包括荞麦、小米、海参、鱿鱼、章鱼、樱、猕猴桃、菘、桃、葡萄等。忌辛热及肥甘厚腻食物。

2. 少阳人的饮食调养

少阳人脾大肾小，脾为阳脏中之热脏，而肾为阳脏之寒脏，故少阳人为四象人中最热胜人。"脾象火""火气郁"，故易感受暑邪，多表现为热象，如胸膈似火，大便干燥，喜食寒凉生冷之品，因此，少阳人应食用清热滋阴的食物，如蔬菜、海鲜类及清凉食物，少食或禁食滋阳的食物。适宜的食物包括小米、大麦、红小豆、绿豆、猪肉、蟹、海参、青鱼、鳢鱼、黄瓜、香瓜、白菜、覆盆子、枸杞、南瓜等。忌温性食物及刺激性强的食物，若少阳人多食温性食物，如鸡肉、羊肉、狗肉等，热量超过常度，过热损阴，助火伤阴，而致伤肾。

3. 太阴人的饮食调养

太阴人肝大肺小，肺为温脏，肝为凉脏，故太阴人素体肝实肺虚之象，为过偏于阴的人，素体肝实肺虚之象，寒凉之邪易从皮毛而入，损伤肺脏引起肺炎或咳嗽，易患高血压等心血管疾病。适宜的食物包括糯米、大豆、小麦、茄子、栗子、花生、豆腐、鲭鱼、海带、胡萝卜、豆芽、蕨菜、梨、苹果、桔、薏仁、白糖、蕨等。若多食凉性食物则湿痰凝滞，痰多咳嗽症状加重。忌食刺激性强、高脂肪以及辛热食物。

4. 少阴人的饮食调养

少阴人脾小肾大，肾为阴脏中之寒脏，而脾为阳脏中之热脏，故少阴人为寒过胜人，因其脾胃功能虚弱，寒过胜，易患消化道疾病，如脾胃寒证泻泄等。因此，少阴人应食用补脾胃的温性食物及清淡易消化之物，适宜的食物包括玉米、小黄米、葱、蒜、胡椒、芹菜、辣椒、土豆、姜、饴、枣、狗肉、鸡肉、雉肉、羊肉、兔肉、蜂蜜、盐、明太鱼、刀鱼等。少阴人易患消化道疾病，忌食重厚油腻不易消化之物及生冷食物。如少阴人过食香瓜、苹果、梨等，寒湿过盛，脾胃对水谷停蓄作用减弱，从而引起腹泻、腹痛等。

同时，朝医学认为，饮食有节也十分必要。《东医寿世保元》明确指出了"简约得寿""娇奢减寿""贪欲减寿"的健康长寿之道，提出"饥者之肠，急于得食则肠气荡矣""饥而安饥则肠气有守""故饮食以能忍饥而不贪饱""人可日再食，而不四五食也，又不可即食后添食，如此则必无不寿"等，强调了节制饮食的必要性。朝医学认为，脾胃为养生之本，饮食会伤胃气，若此根本伤则不能水谷之精化阴阳、行营卫、养一身，而生百病也。根据四象人的不同体质合理食养与节制饮食，能够有效地改善体质的偏颇，起到防病治病和抗衰延寿的目的。

参考文献

[1] 崔箭等. 中国少数民族传统医学概论 [M]. 中央民族大学出版社，2007.

[2] 崔正植等. 论朝医整体观 [J]. 中国民族医药杂志，2011，17（1）：8-11.

[3] 金明玉. 试论朝医学对预防保健学的贡献 [J]. 中国民族医药杂志，2009，15（9）：5-8.

[4] 朴仁范. 浅析朝医太少阴阳体质的疾病预防与养生保健 [J]. 中国民族民间医药，2009，18（15）：134-135.

[5] 金明玉. 浅析朝医体质学与养生观 [J]. 中国民族医药杂志，2010，16（8）：9-10.

[6] 金明玉. 研究朝医体质学的优势 [J]. 中国民族医药杂志，2010，16（9）.

[7] 崔正植. 论朝医体质学说理论 [A]. 中华中医药学会中医体质研讨会暨中医健康状态认知与体质辨识研究论坛 [D]. 2010：272-280.

[8] 王天虹等.《东医宝鉴》养生观指导下食物功效与体质类型对应关系的探讨 [J]. 世界科学技术-中医药现代化，2014（1）：116-122.

第十章　抗衰老壮族医药研究

第一节　概　　述

　　壮族是我国南方历史悠久的土著民族，是珠江流域文明的开创者，主要居住在广西地区，是目前我国人口数最多的少数民族。壮族医药具有悠久的历史、古朴的理论、丰富多彩的诊疗技法和数以万计的灵验药方，是我国少数民族传统医学的一个重要组成部分。壮医学中包含了丰富的抗衰老与预防的理论和实践，壮族人民在长期的生活实践和医疗活动中积累和形成了独特的医疗保健方式和方法。尽管历史上壮族长期居住在桂西北山区较为恶劣的环境中，但在壮民中有着许多健康长寿的群族，如闻名世界的广西巴马长寿之乡，就有一大批年逾百岁高龄的长寿老人。千百年来，历代壮族人民以壮医学"阴阳为本""三气同步""三道二路""解毒补虚"等医学理论为指导，在生产生活和与疾病斗争的过程中积累了丰富的抗衰老与预防保健知识和经验，采用饮食调理、药物调理、手法治疗等丰富多样的方式方法，通过对人体谷道-水道-气道及龙路-火路的协调制化，来达到天地人三气同步的健康境界，形成了具有鲜明民族特色和地域特色的抗衰保健理论与实践方法，为壮族人民的繁衍生息和健康做出了贡献，具有深厚的文化价值和实践意义。

第二节　壮医学基础理论

　　壮医学是以壮族"阴阳为本""三气同步""三道二路""解毒补虚"等医学理论为基础，来阐释人与自然界的整体性及相互关系、人体的生理与病理等本质与规律。壮医学在发展过中积累和总结了大量防治疾病和抗衰延寿的理论和行之有效的方法，以达到防病治病、养身健体、延年益寿的作用。

一、阴阳为本、三气同步的天人自然观

　　壮医学认为，天地万物皆可分阴阳，万变皆由阴阳起，此即阴阳为本。本即本源、根本之意。壮医学阴阳为本理论的核心是强调阴阳的均衡性，即在阴阳动态过程中保持一种均衡即为正常状态，并以此为根本来对事物和人体进行归类和概括。壮医学以阴阳为本理论来解释天地万物之间、人体生理病理之间种种复杂关系，事物的各种变化都是阴阳对立、阴阳互根、阴阳消长、阴阳平衡、阴阳转化的反映和结果。在自然界，万物的阴阳运动变化，或彼此消长，或相互转化，从而形成缤纷世界；在人体内部，阴阳运动，或彼此消长，或相互转化，于是有了人的生老病死。

　　壮医学三气同步的整体观认为，天、地、人三气协调平衡运行，是人体最佳生命状态的保证。壮医学的三气同步理论指出，人是天地自然的产物，也是天地自然的组成部分，人与天地自然是一个整体，不可分割。天气主降，地气主升，人气主和，才能生生不息。就人体内部而言，其上中下三部，亦即天人地三部，需保持协调平衡，人体才健康无病。壮医学三气同步理论强调天地人的动态，天地人都处于变化之中，强调人要适应大自然的变化，人必须处在一种"动"的状态中，通过"动"来适应天地的变化，从而达到与天地的同步。人体三部之气也是同步运行，形体功能一致，制约化生，升降适宜，中和涵养，则气血调

和，阴阳平衡，脏腑自安，并能适应大宇宙的变化。人体的结构与功能，先天之气与后天之气，共同形成了人体的适应与防卫能力，从而达到天地人三气同步的健康境界。壮医学认为，人只有主动地效法和顺应天地阴阳变化规律才能达到健康长寿的目的。

二、三道与二路

壮医学认为，天地人之间的同步运行及人体内部天气人各部分之间的同步协调是通过"三道""二路"的调节来实现的，"三道"是指气道、谷道和水道，"二路"是指龙路和火路。壮医学运用三道二路理论来阐释人的生理和病理特征、指导疾病的诊断与治疗、指导预防保健的方法和实践。

壮医学认为，三道即谷道、气道和水道，是维持人体生命活动的重要通道。具体言之，谷道是食物消化吸收及精微输布之通道，气道是人体一身之气化生、输布、贮藏之处所，水道是人体水液的化生、贮藏、输布、运行的场所。壮医学认为，人体三道各司其职，分工合作，滋养全身，人体三道及其相关的枢纽脏腑的制化协调从而实现天地人三气同步。三道畅通，调节有度，人体之气能够与天地之气保持协调平衡，即健康状态；三道诸塞或失调，则三气不能同步而疾病生焉。

壮医学认为，二路即龙路和火路，是维持人体正常生理功能和反映疾病动态的两条极为重要的内封闭通路。龙路是人体内血液运行的通道（壮医又称之为血脉、龙脉），其功能主要是为内脏、骨肉、官窍输送营养物质，其以大小网络的形式遍布全身，内入脏腑，外至肌肤，无处不到，其中枢在咪心头（心脏）。火路是体内传感各种信息、维持人体内外环境之间的平衡协调以及调节体内生理平衡的通路，其中枢在巧坞（壮语对颅内容物的称谓）。壮医十分重视二路的通畅，通过劳动、体育锻炼、怡养性情等方法保持二路通畅，达到形神共养和健康长寿的目的。

三、解毒补虚

壮医学毒虚论认为"毒虚致百病"。壮医学认为，导致疾病的原因有多种，其中毒和虚是导致人体各种健康问题和疾病发生的主要原因。虚是疾病发生的内在因素，毒则是疾病发生的重要条件。壮医认为，人体感毒后是否发病，受毒力的大小与正气的强弱两方面因素的影响，逐步形成了"防毒补虚"的预防观，以保持三道二路的畅通，天地人三气的同步运行，从而达到健康长寿的目的。

壮医学所谓毒，广义是对一切致病因素的总称，毒的种类多样，具体以对人体构成伤害及伤害致病的程度为依据，将其分为痧毒、瘴毒、风毒、湿毒、热毒、寒毒、蛊毒等，有的为有形之毒，如蛇毒、虫毒、树毒、草毒等，有的为无形之毒，如火毒、风毒等。虚是指人体由于先天禀赋不足或后天失调、过劳或疾病耗损、运化有失或摄取不足等而引起人体正气不足，导致脏腑功能衰退而出现的各种症状，虚既是致病的原因，又是病态的反映。

壮医学认为，毒之进入人体后是否致病，取决于人体解毒能力和对毒的抵抗能力的强弱，即取决于人体内正气的强弱。一方面，毒与人体正气势不两立，正气可以祛除邪毒，邪毒也可以损伤正气，两者相搏，若正不胜邪，则影响三气同步而致病；另一方面，毒在人体内阻滞三道和二路的正常功能，使三气不能同步而致病。壮族聚居地区处于亚热带自然环境，举凡毒瘴、毒草、毒树、毒虫、毒蛇、毒水、毒矿等，无数中毒致病甚至死亡的事实和教训，使壮族先民总结和积累了许多解救和防治的方法和经验。在解毒方面，各家各户为了避秽驱瘴，常将自采或到药市购买的草药扎成药把挂于门旁或置于房中，令年幼者佩挂各种香药囊，以预防或减少瘴疫的发生。壮族地区一直存在赶药市和挂药、佩药等预防毒邪致病的习俗，端午时节，壮乡各村寨懂医懂药的村民自采各种药材运到圩镇药市出售，老百姓则去赶药市，买药、看药、闻药，饱吸百药之气预防疾病的发生。

在补虚方面，壮医学在长期的生产生活和医疗实践中积累了丰富的补虚经验，尤其是善用血肉有情之品来补虚，是壮医用药的特点之一。以虚为主的病症，多见于慢性病、老年病或邪毒祛除之后的恢复期，在治疗调养上首重补虚。壮医重视动物药和食疗，认为在补虚方面尤其适用。壮族人民还擅长制作各类药粥、药酒、药饭、药糕等药膳食品，种类丰富的用以健脾胃、益肾气、延年益寿的食疗之品，发挥着重要的药食同补的助益健康抗衰延寿的作用。

第三节　壮医学抗衰老的方法与实践

传统壮医学在"阴阳为本""三气同步""三道二路""解毒调气补虚"等医学理论的指导下，在长期与各类疾病斗争的实践中，结合壮族地区的自然环境和生活条件，从饮食、起居、时令、药物、疗法和社会习俗等多方面发展和总结了丰富的防病治病与抗衰保健方法与实践，在不同程度上均发挥着增强体质、预防疾病、抗衰益寿的作用。

一、饮食摄养

饮食摄养是壮医学重要的保健方法。壮医学十分重视肺、脾、肾三脏的调理，认为饮食不局限于充饥，其目的在于恢复精微物质的营养能力，脾胃为"水谷之海"，是水道、谷道的中枢，是吸取水谷之精的重要组织机构，因此调理脾胃是壮医学抗衰保健的关键途径之一。

壮族人民日常生活多以粗茶淡饭和素食粗食为主，壮族人民是我国最早种植水稻的民族之一，由于所处的自然环境和壮族人民勤劳智慧，谷物类、果类、蔬菜类饮食品种特别丰富，日常饮食基本以稻米、玉米为主食，红薯、豆类、菜蔬为辅食，同时辅以多种果类，这些食物大多具有低脂肪、低动物蛋白、低盐、低糖、低热量和高维生素、高纤维素的特点，如著名的长寿之乡巴马县出产的黄珍珠玉米，具有营养丰富和蛋白质含量较高等特点，烹饪菜肴所用的火麻仁油是目前唯一具有较好水溶性的植物油。壮族在饮食方面逐渐形成了以素淡之物为主、不喜厚重之味的有益于健康的饮食习惯。

壮族先民在寻找食物的过程中，发现有些食物不仅能充饥果腹，还有很好的保健治疗作用，兼可药食两用，例如稻、麦、玉米、番薯、栗、山薯、木薯、芋、大豆、饭豆、绿豆、扁豆等，不仅可作为主辅食，而且具有健脾胃、益肾气、延年益寿等功效，可加工成为药粥、药酒、药糕等药膳食用。如在壮族地区特别盛行的五色糯米饭，是以枫叶等植物枝叶煮水染色做成的糯米饭，民间认为具有消积、祛寒、补虚、助消化的作用；黑糯酿成的甜酒，具有补中益气而及肾的功效；刀鞘豆腌酸具有消暑解热的作用等。有些果蔬类食物也具有很好的功效，如罗汉果味甜润肺；火症，用煲猪肺食，颇有效；橄榄，生吃及煮饮，解酒毒；稔子，食之甜软，甚暖腹，并益肌肉；橙，能解鱼蟹毒，核炒研冲酒服，可治闪挫腰痛；黎檬，味极酸，其籽榨水和糖饮之，能解暑；苦麻菜，可解暑毒，并可治蛊；紫苏，食之不饥，可以释劳；枸杞菜，食之能清心明目，以之煮，配以猪肝，可平肝火等。

药膳补虚也是壮医学饮食摄养的一个特色，进补的原则大多遵循春升、夏淡、秋平、冬滋阴的原则，在选材上，多根据"扶正补虚，必配用血肉之品"的观点，习惯选用动物来源的药物和食材，将药物、食物和调料三类精制成为既有药物功效又富美味的药膳之品，用以防病治病、强身益寿。壮医学认为，人为万物之灵，同气相求，以血肉有情之品来进补最为有效。在民间，人们认为飞禽走兽常年行走于深山老林之中，穿行于江河湖海，吸取天地之精气，是上等的滋补佳品，年老体虚之人常以蛤蚧、乌龟、蛇、鸽子、麻雀等为原料，或炖汤或泡酒，常年服用以增进体力和精力，山羊肉、麻雀肉、鲜嫩益母草、黑豆互相配合治疗妇女花肠虚冷，猪肉或老母鸭、水鸭、鹧鸪肉煲莲藕治疗阴伤久咳，气血虚弱兼有风湿病者可进食蛇肉汤、穿山甲汤或饮乌猿酒、蛤蚧酒、三蛇酒等。

壮医药酒品种多样，根据不同的疾病，选择适当的药物制成药酒，经内服或外用可以起到防病疗疾、保健强身等作用。壮族民间药酒配方十分丰富，特别是擅长泡制颇具特色的动物药酒。如蛇酒，取活毒蛇几条，以针线缝合蛇口，加入白酒密封浸泡至酒色变黄即可饮用。常用药酒还有蛤蚧酒、麻雀酒、乌鸡酒、狗鞭酒、乌猿酒等。

凉茶的应用也是壮医学饮食摄养的重要方法之一。凉茶，是指将药性寒凉或能消解内热的草药煎水可做茶饮，以消除人体内的暑气，或治疗冬日干燥引起的喉咙疼痛等疾患。壮族聚居地处亚热带地区，气候炎热，空气潮湿，人们在与这种自然环境相适应的漫长过程中，逐渐学会利用当地丰富的野生草药资源，创造和发展了采用多种草本药材配制各种药茶，达到驱除热邪及瘴气的侵扰、春夏去暑湿、秋冬防肺燥等作用，形成了丰富多样的凉茶种类。壮族认为，"生命源于水，健康源于凉茶"。凉茶具有清热解毒、清肺润燥解暑的功效，此外，还具有生津止渴、提神醒脑、清火明目、散结消肿等作用，对某些疾病有"茶到病除"的作用，在夏季常作为清凉饮料饮用。壮家凉茶所用的草药原料，多为当地及周边地区常见的草药品种，如金银花、罗汉果、雷公根、淡竹叶、茅根、一点红、鱼腥草、鸡骨草、田基黄、荷叶、野菊花、地桃花、白纸扇、救必应（铁冬青）、南蛇簕等。凉茶配方有单方也有复方，以复方为主。复方配伍用草药种类及用量因凉茶的用法和功能而异。一些常用的凉茶种类如去痧茶、罗汉果茶、红针三泡茶等。

二、四时起居调养

壮医学认为，人应该顺应季节变换、地理环境等自然因素的变化规律进行适当的调整，才能保持身体的健康和长寿，壮族人民在长期生产与生活实践中，在同恶劣的自然环境和各类疾病的抗争中，总结出丰富多彩而又独具特色的四时起居调养经验。

在顺应时令方面，壮医学认为，人应该顺应自然，效法天地四时的变化。春夏秋冬四时对人体的阴阳、三道和二路等都产生影响，人只有遵循四时变化规律，采取相应的保健调养方法，人体自身才能保持三气同步的健康常度。壮族重视依据不同时令的保健调养方法，形成了一些依据时令的保健习俗。如三月三习俗、端午药市习俗、喝凉茶、洗药浴、"夏养三伏，冬补三九"等。每逢三月三，壮民常采香枫叶、黄姜等药物蒸五色糯米饭吃，以行气健胃、顺气润肺。农历五月，是仲夏疫病流行的季节，也是各类草药长势繁盛时期，新鲜艾叶散发出的强烈芳香中含有天然植物杀菌素，能有效起到驱虫杀菌的作用，可用于佩挂以祛疾避役，人们采集各种药草，或煎茶为饮，或煮水泡浴，均能达到清热解毒、强身健体的功效。壮族民俗认为，五月初五的草药药肥叶茂，药力宏大，疗效最好，这天去逛药市，饱吸百药之气，不仅可以预防疾病的发生，同时可以强身健体，使一年之中少生病或不生病，形成了颇具特色的端午药市习俗。壮医学认为，三伏是全年中阳气最盛、体内阳气相对充沛的时机，在此时机，可应用具有调节龙路火路、散寒毒、补阳虚的壮药制成药饼，经医生辨症分析后选穴贴敷治疗，可用于调治阳气不足、肺气虚弱、虚寒疼痛和免疫功能低下的人群。壮医学认为，艾草是阳中至阳之品，只要在天地阳气最旺的时候佩带艾草等芳香类药物，就能调升人的阳气，达到天、人、地三气同步，防止疾病的发生。

在顺应气候环境方面，壮族先民凭"那"而居的干栏文化是骆越文化特色之一。壮医学认为，由于气候和地理环境的长期作用，对人体的生理和病理会产生一定影响。壮族人民根据聚居处的地理环境及气候条件，为预防疾病，避免野兽伤害，发明了干栏建筑。《魏书·僚传》记载壮族先民"依树积木，以居其上，名说曰干阑。干阑大小，随其家口之数"。壮族称房屋为"栏"，其主要特征是分上、下两层的楼式建筑（也有三层式），上层住人，下层储放农具等器物及圈养牲畜，居住面距地面若干米。这种建筑不仅通风、采光、照明好，还可有效地预防瘴气、瘟痧疫疠及风湿侵袭，抵御野兽蛇虫的袭击。这种建筑在岭南地区极具适用性，在壮族人民聚居的地方一直沿用至今。

三、外治疗法

壮医学以"三气同步""三道二路"等医学基础理论为指导，发展了丰富多样的用于矫治初病、轻症、慢性病，以及促进康复和抗衰延寿的保健措施和外治疗法，壮医学常用的外治疗法如壮医针法（包括火针、针挑、挑痧、耳针、陶针、麝香针等疗法）、灸法（包括药线点灸、灯花灸、艾灸、竹筒灸、四方木热叩、火灸等疗法)、熨疗法、刮疗法、熏疗法、佩药法、敷贴法、鼻饮法、点穴法、药罐法、经筋推拿法等。

壮医学认为,人体内存在着两条极为重要的内封闭道路,即龙路和火路,二路构成网络,在人体体表密布网结即为穴位。人体"嘘"(气)、"勒"(血)、精、津等营养物质在气道、谷道内化生,通过龙路和火路的输布滋养脏腑骨肉,同时龙路和火路也是邪毒内侵的主要途径。壮医学种类多样的外治疗法均是通过药物或非药物的刺激,直接作用于龙路和火路在体表的网结,疏通龙路和火路之瘀滞,既能直接祛毒外出,又能调整"嘘"(气)、"勒"(血)、脏腑功能,恢复天地人的三气同步运行,从而达到防治疾病、强身抗衰的目的。

1. 针疗法

针疗法是壮族民间常用的一类外治疗法,考古资料表明,壮医学针疗法可追溯至石器时代,《黄帝内经·素问·异法方宜论》记载,"南方者,天地所长养,阳之盛处也,其地下,水土弱,雾露之所聚也。其民嗜酸而食胕,故其皆致理而赤色,其病挛痹,其治宜微针。故九针者,亦从南方来"。壮医学针疗法内涵丰富,种类众多,常用针疗方法多达十几种,如:①针挑疗法,用针具通过挑刺体表一定部位,从而达到治疗目的的治疗方法。②火针疗法,将烧红的针尖迅速刺入体表进行治疗的方法。③刺血疗法,用针刺入体表的某些穴位,运用挤压或拔罐等方法使针眼出血,从而达到治病效果的疗法。④掌针疗法,选取掌面和掌背的多个网点进行针刺,以疏龙路、火路"嘘""勒"之瘀滞,调节天人地三气同步平衡,从而达到治疗效果的疗法。⑤陶针疗法,用陶瓷片敲碎或磨制成针状的用具,在体表相应的穴位按压或刺割至皮下出血,以达到治病目的的治疗方法。⑥皮肤针疗法,又称梅花针疗法,用梅花针在浅表皮肤叩刺龙路、火路表浅网络以进行治疗的疗法。梅花针由68枚不锈钢针集成一束,固定于针柄一端,针柄可用竹棒或木棒制成,露出针尖,其针排列为圆形梅花状,故称梅花针。⑦颅针疗法,根据壮医"巧坞"网络系统分布,以发旋穴为中心,采取颅外定穴,以治脏腑气血躯肢百节之病的疗法。⑧耳针疗法，通过刺激耳廓或某耳穴而达到防治疾病的目的的治疗方法。⑨挑瘀疗法，通过挑刺人体一定部位，从皮下挤出点滴瘀血，从而治疗瘀症的治疗方法。⑩跖针疗法，根据壮医脉络分布及跖面网络点与脏腑相关理论，针刺足跖六十六个穴位点而达到治疗效果的治疗方法。其他针疗法还有麝香针疗法、油针疗法、挑疳疗法、挑痔疗法、旋乾转坤针法、温刮缚扎刺法等。

2. 灸疗法

灸疗法是通过烧灼或熏烤体表的一定穴位或患处，使局部产生温热或轻度灼痛刺激，以调节人体天地人三气的同步平衡，从而达到防病治病目的的一类治疗方法。壮医学灸疗法具有温经散寒、调节气血、消肿止痛、祛风止痒、保健防病等功效，灸疗法种类丰富，包括十几种之多，如：①壮医药线点灸疗法，将经过壮药炮制的苎麻线，点燃后直接灼灸患者体表的一定穴位或部位，以进行治疗的方法。壮医学认为该疗法的治疗机理是：通过以壮医秘方浸泡过的苎麻线，点燃后进行刺激体表的一定穴位或部位，疏调龙路与火路气机，具有通痹止痛、祛风止痒、活血化瘀、消肿散结、消炎退热等作用。壮医药线点灸疗法具有鲜明的特色和确切的功效，该疗法现已在全国多家医疗单位推广使用，并传到美国、英国、澳大利亚、新加坡等国家及港澳台地区。②药棉烧灼灸疗法，用干棉球蘸吸预先制备的壮药酒，点燃后，直接烧灼患处进行治疗的方法。③火功疗法，采用经过加工炮制的药枝，点燃再熄灭明火后，用两层牛皮纸包裹熨灸患者身体的一定部位或穴位进行治疗的方法。④艾绒硫黄灸疗法，采用精制的艾绒 10 克配硫黄粉 2 克，制备为一份药粉装瓶备用。施疗时，将药粉捏成玉米粒大小，点燃后直接灸在患者的穴位上施治。⑤灯花灸疗法，又名灯火灸、灯草灸，是用灯芯草蘸植物油，点燃后直接或间接灸灼病变部位或穴位进行治疗的方法。⑥四方木热叩灸疗法，将用"治骨酊"药液浸制的四方木在灯火上燃成炭状，用着火端对身体特定部位（纱布或厚纸覆盖）进行叩打来治疗的方法。⑦鲜花叶透穴灸疗法，将鲜花或叶子置于所选病症穴位上，用线香或药根枝点燃后，隔花叶灸灼，借助鲜花芳香之气、绿叶浓厚之味而达到调节脏腑、祛秽辟邪、通窍宁神、除病康复等作用的一种疗法。⑧麻黄花穗灸疗法，将浸泡过药水的麻黄花穗点燃后以拇指直接按压在某些穴位上，从而达到治疗效果的一种治疗方法。其他还有艾灸疗法、竹筒灸疗法、水火吹灸疗法、灼疗法等。

3. 熨疗法

熨疗法是将草药或其他传热物体加热后，用布包好，在人体一定部位或穴位上来回往返熨烫，借助热力或热力配合药力以疏通龙路、火路气血，从而达到治病和保健目的的疗法。壮医学认为，通过热熨体表将热力或热力配合药力导入肌腠，具有温通龙路、火路，散寒逐邪，理气活血等作用。熨疗法种类丰富，依据熨疗所用的器物不同可有多种具体的熨疗法，如：①药物热熨疗法，将某些药物加热后，置于人体表特定部位，进行热敷或往复移动，借助药力和热力相互配合以达到治疗和保健目的的疗法。所用熨疗药物多采用气味芳香浓烈之品，多为具有芳香止痛、散瘀消肿功效的草药，如大风艾、五色花、土荆芥、土藿香、七叶莲、柚子叶、柑果叶、大罗伞、小罗伞、两面针、泽兰、香茅、曼陀罗等。②沙熨法，取细沙适量，放在锅内炒热后加适量醋，或加入姜汁30~50毫升，再炒一分钟，装袋，趁热熨患处。用于治疗腹痛、腰腿痛、陈旧性损伤疼痛等。③生盐熨法，取生盐500克，放在铁锅内单炒或加醋炒，炒热后装在布袋内，热熨患处。④酒熨法，取米酒250~500毫升，加热，用药棉浸蘸，揉搓胸口，自下而上，可治疗心胸胀闷、疼痛、气滞不舒等。⑤糠熨法，取大米糠500克，炒热后装入布袋，扎紧袋口，热熨腹部，可用于治疗急慢性胃肠炎、过食生冷或刺激性食物引起的腹痛、肠鸣、腹泻等。⑥木炭姜熨法，取杉树炭100~200克，研末，老姜头150克，加米酒炒热，装入布袋，熨患处。可治疗跌打损伤引起的刺痛。⑦椒蒜熨法，大蒜瓣250克，胡椒少许，捣碎放入碗中，置于热水中烫热，然后用布将椒蒜包好，熨脐周，可治疗久治不愈的寒泻等。⑧姜葱熨法，取老姜头、老葱头各500克，鲜大风艾或橘子叶30~50克，切碎，拌米酒适量炒热，放入布袋，扎住袋口，可用于熨疗疼痛的关节，治疗风湿和类风湿性关节炎等。其他还有蛋熨法、犁头熨法、铁砂熨法等。

4. 刮疗法

刮疗法是使用一些器具（如瓷碗、骨弓等）或药物在人的体表进行刮治的治疗方法。壮医学认为，刮疗法具有宣通透泄、发表散邪、舒筋活络、调整谷道功能等作用，常用于治疗痧症、中暑、谷道肠胃病症等。壮医学刮疗法主要包括药刮疗法和骨弓刮疗法两种。①药刮疗法，使用药物作为刮具，在人体体表特定部位直接刮擦以进行治疗的方法，常用刮疗材料有卜芥或野芋头、水兰青、柚子叶等。②骨弓刮疗法，是用马、鹿等兽骨制成骨弓作为刮疗器具，在人的头颈部、肩背部等部位进行刮治的外治疗法。

5. 熏疗法

壮医学熏疗法包括药物熏蒸疗法和药物熏洗疗法两类。药物熏蒸疗法是通过燃烧药物的烟火气或煮药的蒸气熏蒸患处的疗法。药物熏洗疗法是用采集的草药煎汤取汁，趁水温较高有蒸气时熏蒸皮肤或患处，待药液温度降至适宜时再行沐洗的疗法。壮医学认为，多种壮药配合共用煎水熏蒸或熏洗，因其外用药物禁忌较少，取其药多而力宏，可获运行气血、避秽除病之功效。熏疗法选用的药物一般根据病情而定，如风寒感冒，常用生姜、葱白、柳枝、桂枝、荆芥各等量进行熏蒸疗法；如风湿关节痛、腰腿痛、陈旧性外伤等，可选用透骨草、海桐皮、香樟木、两面针、柚子叶、柑果叶、大罗伞、小罗伞、宽筋藤等草药进行熏洗治疗。

6. 佩药疗法

壮医学佩药疗法起源于古代壮族的"卉服"，是选用一些药物佩挂于人体一定部位，利用药物的特殊气味作用于人体，以达防病治病目的的外治疗法。壮医学认为，佩药疗法有解毒消炎、消肿止痛、防病治病的作用，佩药种类有香药袋、温脾兜、明目球和辟疫袋等多种类型，可依据治病和防病的具体情况，选择适宜的佩药方。①香药袋，对慢性病、体弱多病者，选用芳香走串药，制成香药袋，以丝线佩挂于颈项或戴于手腕，有保健防病作用。②消食香药袋，将炒山楂、炒谷芽、藿香、陈皮、木香等芳香开胃作用的药物共研细末，放入以丝或绸做成的小袋内，悬挂于颈部，药袋平天突穴处，可调理谷道，用于小儿消化不良、积滞症。③温脾兜，将公丁香、苍术、陈皮、厚朴、白术、木香、破故纸、吴茱萸等药共研细末，制成腹兜，佩带于脐部，3 天换药一次，有温中健脾、行气止痛之功效，可用于谷道脾胃虚弱泄泻、气滞腹胀等。④辟疫袋，取贯众、牙皂、薄荷、防风、艾叶、石菖蒲、朱砂，先将除朱砂外的药物研成极细粉末，加朱砂混匀，装入小布袋内，于疫病流行期间，将其挂于颈部前方，5~7 天换药一次，能避瘟防病，用于预防麻疹及流行性感冒等。

7. 鼻饮疗法

壮医学鼻饮疗法即洗鼻疗法，是壮族用以防暑降温、抵御南方湿热地气和动植物腐臭之气混合而成的瘴毒而创造的一种卫生保健方法。壮医学认为，鼻饮具有凉脑快膈的功效。据《汉书·贸捐之传》记载："骆越之人，父子同川而浴，相习以鼻饮……"宋代范成大《桂海虞衡志》记载："南人习鼻饮，有陶器如杯碗，旁植一小管若瓶嘴，以鼻就管吸酒浆。暑月以饮水，云水自鼻入，咽快不可言，邕州人已如此。"宋代周去非《岭外代答》记载："鼻饮之法，以瓢盛少水，置盐及山姜汁数滴于水中，瓢刳有窍，施小管如瓶嘴，插诸鼻中，导水升脑，循脑而下入喉，富者以银为之，次以锡，次陶器，次瓢。饮时，必口嚼鱼酢一片，然后水安流入鼻，不与气相激。既饮必噫气，以为凉脑快膈，莫如此也。"鼻饮方法为：用一水瓢盛少许水，加入少许粗盐（生盐）及几滴生姜汁，将一小管插于患者鼻中，再将水瓢中的水缓慢倒入鼻中。也可将煎煮的草药液吸气洗鼻，或蒸化气雾，对鼻病、喉病等呼吸系统病症进行治疗。

8. 经筋推拿疗法

壮医学经筋推拿疗法也称推拿疗法，是运用壮族民间理筋手法，以松筋解结为原则，运用手和手指的技巧在人体皮肤和肌肉上进行按摩来达到治疗保健目的的疗法。壮医学认为，"筋壮者强，筋舒者长，筋劲者刚，筋和者康"，通过经穴手法松筋理筋，从而"松筋解结，结解则松，筋松则顺，筋顺则动"，经松、顺、动，可达到行气活血、疏通两路、活利关节、整体调节的功效。常用按摩手法有：①按法，用手指或手掌在人体适当部位进行按压，适用于全身部位。②摩法，用手指或手掌在人体适当部位由内向外、由上至下、由轻至重地慢慢按摩，适用于四肢关节、头胸部及腰背部。③推法，用手或手掌向前、后、左、右用力推动，常用拳推、掌推、指推等方法。

壮医学常用的其他一些预防保健的外治疗法还有：①敷贴疗法，依据具体情况选用适宜草药敷贴于人体某部位或穴位上，通过药物的刺激，调节人体阴阳平衡达到治病保健目的的疗法。常用的敷贴疗法有草药外敷法、穴位贴药法、药膏药散外敷法等。②药物竹罐疗法，将采集的壮药煎煮制取药液，用煮沸的药水加热浸泡特制的竹罐（一般以壮族地区特有的金竹制作），再将竹罐趁热吸拔于人体适当部位以达到治疾保健目的的方法。壮医学认为，药物竹罐拔疗能祛风除湿、活血舒筋、散寒止痛、拔毒消肿，调节龙路、火路之气机，从而达到治疗目的。浸泡药罐的药物常用杜仲藤、三钱三、五爪风、三角枫、八角枫、抽筋草、臭牡丹、五加皮、鸡屎藤、石菖蒲等，可依据情况酌情选用，适用于治疗各种原因引起的腰腿痛、肩背酸痛、肢体麻木、半身不遂、跌打损伤、头痛、骨折愈后淤积等病症。③拔罐疗法，用罐状器具，采取燃火、湿热、抽取罐内空气等办法，使之吸附在人体特定部位或穴位上，造成局部瘀血现象而起到治疗保健作用的疗法，具有活血、止痛、祛风、除湿、拔毒等功效。拔罐工具常用竹筒罐、陶制罐、玻璃罐等，拔罐方法有火罐法、水罐法、油罐法、药罐法等。④药锤疗法，将九里香、大风艾、七叶莲、九爪龙、两面针等药物研为粉末，用适量棉花、杉树或苦楝树枝一截、布包扎成一个药锤，通过药锤直接捶打在人体适当部位或穴位来治疾保健的疗法。⑤药垫疗法，用药物晒干打粉制成枕芯、坐垫，或将药物置于席下垫睡，通过使药垫中的药物有效成分缓慢地散发出来作用于人体而发挥治疗和预防疾病作用的疗法。

四、社会习俗对健康长寿的影响

壮族先民在长期同疾病斗争中积累了深刻的认识和丰富的经验，在防治疾病方面，壮医学主张迟治不如早治，主张无病先防，很多生活习惯、社会和民间习俗也充分体现了壮民族在预防疾病和养生保健方面的方法和措施。

壮族先民在生产生活中经常受到特殊的气候及地理环境的影响，壮族地区水源常遭污染，壮族有用白矾将水沉淀过滤净化的方法，也有将仙人掌打烂，在水中来回摆动来纯净水源。人们常吃生大蒜头，以防虫毒在胃肠滋生，防止病从口入。在疫疠流行时，在居室内焚烧苍术、白芷、艾叶、柚子皮、硫黄等药物。习惯涂擦雄黄酒，于门上悬挂石菖蒲，利用其芳香气味开窍化湿辟秽以防病邪侵入人体，从而达到防病保健的作用。

壮族人民很早就认识到运动的重要性，意识到锻炼身体可以增强体质、预防疾病。壮医学认为，通过适度的运动，可以改善龙路的功能，从而达到壮体强身、预防衰老和延年益寿的目的。据考古研究，宁明花山崖壁画所描绘的人物形象，其正面、侧面都是一种典型的舞蹈动作或气功形象，特别是对腰、膝、肩、肘等关节肌肉的锻炼更为明显，表明壮族先民很早就特别注重身体锻炼，这些具有宣导滞着、疏利关节作用的舞蹈动作作为世代流传的治病保健方法而绘制下来，沿用至今。即使是现在，很多壮族人民都还保持着日出而作、日落而息的传统生活方式和坚持劳动的良好习惯。在农闲和节假日期间，壮族民间保持着开展形式多样的传统体育健身活动的习俗，如赛高跷、竹杠舞、板鞋舞、抛绣球、龙舟竞赛、板凳龙、舞狮、拾天灯等。人们通过坚持运动来增强体格，通畅龙路，从而达到行气活血、疏通经络、祛病强身、抗衰延寿的目的。

壮族地区村落民风淳朴，尊老爱幼，家庭成员及邻里关系都十分融洽，有很多四世同堂甚至五世同堂的长寿和睦大家庭。壮族具有良好的婚育习俗，提倡晚婚晚育，同家族或同姓禁止通婚，主张"欲不可早"，婚前禁止有性行为，防止过早的性生活和生育对身体造成危害，主张少生优生，认识到生育多胎使妇女耗精伤肾，易引起多种疾病，胎儿亦多先天不足。壮族重视日常生活中的夫妻关系，和睦的家庭关系有利于人的身心健康和益寿延年。

壮族自古以来就是能歌善舞的民族，以歌著称，壮乡常被称为"歌海"，歌舞是壮族人民生活中不可缺少的组成部分，农历三月三日是壮族的传统歌节，圩日里，青年男女常盛装汇集"歌圩"对歌，表达爱情，进行社交活动。壮族人民在生活中多以歌舞的形式来表达自己的真情实感，寓生活中的喜怒哀乐于歌舞之中，既交流了思想，又得到了安慰，同时也将歌舞作为劳动后的娱乐放松，这种多欢歌笑语、少忧愁苦闷的生活方式在客观上有助于调节情志、怡养心神，保持人们良好的情志和心理健康。

参考文献

[1] 唐振宇等. 论壮族文化对壮医卫生保健形成与发展的影响 [J]. 中国民族民间医药，2008，17（7）：1-3.

[2] 韦英才. 骆越养生文化与治未病理念形成的探讨 [A]. 第三届泛中医论坛、中医"治未病"暨首届扶阳论坛，2007：82-83.

[3] 唐振宇等. 壮医养生思想探究 [J]. 广西中医药，2015，38（3）：56-58.

[4] 莫清莲. 壮医食补疗法 [J]. 中国民族医药杂志，2008，14（7）：37-39.

[5] 钟鸣. 壮药与养生保健 [J]. 中国民族医药杂志，2012，18（3）：72-75.

[6] 李晶晶. 壮族民俗养生中妇女月经期保健 [J]. 中国保健营养，2012，10（12）：318-319.

[7] 邓家刚等. 壮医养生的理论与实践初探 [A]. 第五次全国中西医结合养生学与康复医学学术研讨会，2006：46-48.

[8] 滕红丽. 壮医养生九法 [J]. 南方文学，2013，（8）：88-91.

第十一章　抗衰老土家族医药研究

第一节　概　　述

　　土家族主要聚居于武陵山脉地区的少数民族，土家族人民用勤劳和智慧创造了具有民族特色的灿烂文化，在长期与疾病和大自然的抗争中，积累了丰富的具有本民族特色和地域特点的传统医药知识。土家族医学属无文字民族的医药经验，在实践中经历了心口相授、代代传承等形式绵延至今。土家族医学中包含了丰富的抗衰老与保健预防的理论和实践，以土家医学蕴含整体观的"三元学说"为基础，来阐述对人体结构和功能、影响人体健康的因素等的认识，在生活实践和医疗活动中积累了疾病预防思想和丰富的抗衰保健知识和经验，形成了具有鲜明民族和地域特色的理论与实践方法，其内涵丰富，许多内容衍生为土家族历代沿袭流传的民风习俗，涵盖了土家族的民族文化、饮食、起居、劳动、运动、婚俗、娱乐等多个方面，为土家族人民的生息繁衍和健康长寿做出了贡献。

第二节　土家族医学基础理论

　　土家族医学是以蕴含整体观的"三元学说"为理论基础，阐述人与自然的整体性，解释人体结构和功能、影响人体健康的因素、导致疾病的原因及其预防和治疗等认识和规律。土家族医学中包含着内容丰富的预防保健与抗衰延寿内容，土家族医学强调形神共养、固护三元，在饮食起居、药物保健、外治疗法、生产劳动、精神情志、体育运动、文化娱乐、社会习俗等方面积累和形成了丰富的抗衰延寿措施和方法。

一、三元学说

土家族医学认为，天、地、水是构成人类生存的三大基础，土家族医学将人体脏腑概括分为上元、中元和下元，用"三元"来解释人体脏腑的构成和功能。

三元学说是土家族先民最早的天人合一的整体观认识。土家族先民在观察和认识自然界的过程中认识到，天是人类生存的空间，地是人类生存的场所，水是人类生存的物质基础。土家族医学藉对自然界天、地、水的认识来解释人体，认为人体内脏分为上元、中元和下元，各有不同的构成和功能。上元为天，主要包括脑、心、肺，共居上天，统摄人体气血神志，为三元之首；中元为地，主要包括肚、肠、肝，共居腹内，为水谷出入之地，水精、谷精化生之处，如大地之长养万物，为三元供养之本；下元属水，主要包括腰子、尿脬、养儿肠或精脬，为人体孕精生成和贮藏之处，生命发生之根，同时有排泌余水（尿）之功。土家族医学认为，三元是人体组织结构的最重要组成部分。人类的生命物质——气、血、精都是由三元脏器所产生，人体的各种生命现象均受三元脏器所支配，人体的气血经天、而地、至水循环往复并灌注于全身，维持人体正常的生命活动。

二、人体的结构与功能

土家族医学认为，人体主要由三元、十窍、肢节、筋脉和气血精组成，人体的生命活动主要依靠体内三元脏器的功能正常，各脏器功能的实现又以气、血、精为物质基础。人需要在日常生活中通过对饮食起居、生产劳动、精神情志、体育运动等方面加以调养，以维持体内气、血、精的基本功能及其周流往复、相互依存及转化，以固护人体三元，共同完成机体的生理功能，保持人体的健康。

土家族医学将人体内脏概括为上、中、下三元；将人体的孔窍概括为十窍，有九大窍和一小窍，九大窍包括：眼二窍、耳二窍、鼻二窍、口一窍、肛门一窍、尿孔一窍，一小窍指皮肤上无数个小小的汗腺孔，共计十窍，又称为十孔；将人体肢节概括为肢体、骨头和榫三部分，是人体运动的主要器官；将筋脉分为筋和脉两部分，筋由肉筋索（肌腱）、肉皮筋（筋膜）和麻筋（神经）组成，脉指血管，有青筋（在体表能看到，如分布于手脚颈项的静脉）和索筋（在体表能触到跳动、但视之不易见到的动脉）之分，筋脉遍布于人体各个部位，是沟通天、地、水三元和联系人体上下、内外、表里的系统，其主要功能是运载气、血、精，濡养躯体，以维持人体各个部分的正常功能。

土家族医学认为，气、血、精是构成人体和生命活动赖以生存的精微物质。①气，分为清气与谷气，是人体得以维持恒温和生理活动的关键物质，具有激发、推动的生理效应。土家族医学有"有气则生，无气则亡"的说法，认为气的激发推动作用是人体各组织器官维持生理活动的最基本保证，人体三元、十窍、肢节、筋脉的生理活动，包括摄纳水谷、吸入清气、排出废气、化生血液、成熟体精等，都依赖气的激发和推动。②血，是由水精与谷精在上元心气的作用下化生的精微物质，具有营养和濡润机体的重要作用。土家族医学认为，全身各部分均需在血的营养和濡润作用下发挥其生理功能，筋脉中血充足则面色红润，肌肉丰满结实，各脏腑组织器官功能正常。③精，包括水精、谷精和孕精，是具有营养机体和生育功能的精微物质。土家族医学认为，人体内气、血、精不断地周流循环转换，滋养着人体各个组织器官，保证组织器官功能的实现，使人体得以维持正常的生命活动。如果气少、血亏、精乏，均会影响各个组织器官的正常功能，使人体的生命活动受到影响，甚至造成生命活动的终结。土家族医学认为，气血充足，人体机能健壮；气血不足，机能衰减；气血塞滞，病由此生；血枯气脱，生命停止。

三、影响人体健康的因素

土家族医学认为，影响人体健康以及引起疾病发生的因素众多，概括起来，大致包括瘟气、饮食、劳伤、情志、惹因、毒伤、内虚、痰、瘀血等。土家族医学认为，需要从生活起居、饮食保健、药物应用、外治施疗、体育运动等诸多方面加以调整，才能保证身体健康。

第三节　土家族医学抗衰老的方法与实践

土家族医学体系内容丰富，具有深厚的文化积累，蕴含丰富的疾病预防思想，在长期的生产生活实践以及与疾病的斗争过程中，发展了形式丰富多样的预防保健与抗衰延寿措施和方法，涵盖起居饮食、药物保健、外治疗法、妇科保健、社会习俗等多个方面。

一、药物保健

土家族医学认为，药物保健是防治疾病保持健康的重要方法之一，民间流传"一分治疗九分防""药物汤汤防大病"的说法。土家族人民使用多种药物及其应用方式来预防疾病，起到预防保健的作用。

在药物预防病保健方面，土家族药匠根据不同季节易多发疾病的特点，选用各种不同的药物进行预防。如春季用克马草、小杆子、水灯草、生姜等药物煎水服，预防着凉；盛夏用绿豆熬稀饭，用薄荷、鸳鸯茶熬水、凉粉树叶等加工凉粉食用，预防中暑、痧症等；夏秋之际用干艾叶、银茶藤、荆芥叶、土茵陈等药物放在室内火坑中文火焚烧，使产生的药烟在房间内弥散而驱蚊虫防叮咬；冬春时令，常食用滋补类药物，如土人参、肥猪头等，以调补三元气血，强筋壮骨。此外还有，一年四季吃大蒜、蔬菜中加小酒（食醋）等习惯，对预防肠道瘟疾，如疾痢、拉肚子等有良好的预防作用，同时大蒜和食醋都有助于调益人体上元脏腑的功能，土家族医学认为，常服大蒜、常饮小酒等可助轻身延年之功效。

土家族民间还有许多传统的用药预防疾病的习俗和方法。三月初三时每家每户都用地米菜煮鸡蛋（或鸭蛋），食之可一年不生疱疮疔癀，也不被虫咬伤。五月初五时在门上挂一把菖蒲、艾叶、松柏等新鲜药物，用于祛避瘟气防毒疫，内服雄黄酒，也用黄酒兑一点雄黄酒洒在房外四周墙边，以防虫蛇入室。冬天经常用茄子蔸、辣椒树蔸等煎水洗脚防冻疮。夏天用克马草煎水加适量红糖当茶饮，也可直接将车前草捣烂冲凉开水加红糖内服，可防尿积病。用旱莲草捣汁加红糖和凉开水内服，预防夏秋季红痧症、痧鼻子。用狗牙齿草煎水内服，或用大蒜、满天星、黄瓜香、路边黄捣烂挤汁涂搽身上，或小酒外搽，预防蛇斑疮、腰带疮。土家族民间用一些隔喜药物来控制生育，如将葵花饼、凤凰衣（即孵化鸡后的蛋壳）两药烧灰存性，再用艾叶和大通草煎水冲服。无根藤、首乌叶捣烂制成饼状，敷于骨脉处，保持一天，有避孕作用。在劳病（包括各种劳损、劳伤引起的慢性疾病）的防治中，土家族医生擅长用半截烂，每个药匠身上都备有作为常用伤药。对于老年人的保健方法，老年人有肠燥便结的可常用蜂糖，有润肠作用；常年咯吼的，常服桃核仁、矮地茶、生姜水，有润肺止咯之功；用焦锅巴冲开水服，可防隔食、隔气；常服冬瓜子、木瓜、三七、天麻等药物，可使老年人耳锐目清；生首乌、鸡血藤、生地内服，外加小酒洗澡，可防老年皮肤瘙痒症。这些措施，在预防某些疾病和老年人抗衰保健方面确实起到了一些作用。

二、外治疗法

土家族医学外治法是将药物外用或施加针、灸、推、抹、熨等方法达到治疗疾病和预防保健的目的。土家医学在长期的医疗实践中总结积累了"刀、针、水、火、药"的五术一体疗法，常为多法联用，主要包括：推抹疗法、外敷疗法、搓药疗法、放血疗法、麝针疗法、瓷瓦针疗法、拔罐疗法、药浴疗法、熏蒸疗法、灯火疗法、烧灸疗法、扑灰碗疗法、刮痧疗法、封刀接骨、涂搽疗法、佩药疗法、熨贴疗法、吸负疗法等。

推抹疗法，用手或手掌按一定顺序推抹人体体表部位，以达到治疗疾病和预防保健目的的方法。推抹疗法所用手法有推、拿、揉、搓、捏、摩、按等多种不同手法，其中应用较为广泛的推抹十二法包括：开天门、三水点窍、推黄经、推脊、推运胸腹法、男仆女翻、推岑岗、黄风入洞、推手穴心、推揉足三里、九五四外三手法、总收功法。推抹疗法在使用时依据病症不同可以桐油、清水、药酒等为介质，或与热熨疗法综合应用，是土家族民间使用最为广泛的外治疗法之一。

外敷疗法，将鲜药捣烂或焙干研末或配以辅料，如酒、醋、油、蛋清、蜂蜜、米泔水等，制成泥状或膏状，贴敷在体表特定部位来治疗疾病的一种方法，是土家民间应用最为长久和广泛的外治法。外敷法可分为敷患处和敷穴位两类。

拔罐疗法，又称打火罐或扯火罐，借助于热力或烧去罐中的空气，造成罐内负压而吸附于皮肤，达到赶气、散血、消肿、赶风、散寒的作用。土家族民间常用拔罐器具为竹罐、陶罐和玻璃罐。拔罐疗法又可分为水罐疗法和火罐疗法两类。

熏蒸疗法，用药物在加热的作用下，熏、蒸于体表，使毛孔开启，赶寒湿病气从汗而散，达到舒畅筋脉气滞瘀阻的治疗目的。熏法是将制备的熏药条点燃（无明火焰），用烟熏、热烘患处的方法，也可用一块浸有桐油的青布铺敷在患处，用点燃的熏条隔布点烧熏患处。蒸法所用蒸疗药物由威灵仙、老龙针、白京条、透骨风、大血藤、过岗龙、五爪风、红藤、爬岩条等20余味药物组成。

烧灸疗法，烧灸又叫烧艾、药灸、烧法，是用点燃的艾绒或药物直接或间接在人体表皮肤或穴位处进行施灸，起到治疗疾病的目的。烧灸疗法可分为直接灸法和间接灸法两类。

赶酒火疗法，又称为火功疗法，施疗者用双手反复抓取点燃的具有赶寒除湿作用的药酒，在人体表特定部位反复揉、捏、按、搓等，以达到治疗作用的外治疗法，是土家族民间用来治疗一些疾病的常用方法。赶酒火疗法通过给皮肤直接加温，使汗窍舒张松开，使药物经皮肤毛孔透达病处，再加上烫、揉、拍、打等作用能使局部风寒湿气走散，达到行血气、舒筋止痛之功，该疗法具有赶寒除湿，舒筋活血的作用。

刮痧疗法，是用铜钱、羹匙、硬币、木梳背、饭碗边、竹板等刮具，蘸上植物油、姜汁、清水、酒、盐水等，反复刮动摩擦患者特定穴位或体表肌肤，以发散解表、舒筋活血、调整脏腑功能，达到治疗作用的外治疗法。

扑灰碗疗法，是土家族民间流传甚久的一种烫熨疗法，具有赶气、消气、散气、止痛的作用。方法：用瓷碗一个，盛一平碗约70℃~80℃左右的灶中或火坑中的柴灰，再用一条比碗宽的湿毛巾，盖在灰碗上面，将碗口倒扑过来，包好碗口，把毛巾角打上结即为灰碗。令患者平卧，医者持碗在患者胸腹部位从上至下从左到右来回推动，几分钟到半小时不等，灰冷了或毛巾干了可更换后继续施疗。该疗法既可借助于热灰在体表烫熨，使人体表或腹内的寒气在热度的影响下从表面逸散，又借热灰本身的祛寒之功，辅以毛巾的热气从毛孔进入体内达到赶气、消气、散气、止痛的作用。

佩药疗法，将药物研末装入小布袋或纸袋中，佩戴于胸前内衣口袋里，以治疗某些疾病的方法。佩药疗法应用的药物多为气味芳香，有醒脑、活血舒筋等作用，药物可通过渗透作用，经肌肤筋脉到达病处，或药物通过口鼻吸入体内达到安神定魂、调理血气之功。佩戴药物根据病情而定，可选用油菜籽（焙干）、青木香（焙干）、追魂草（焙干）、麝香、雄黄、冰片、梦话树（焙干）等药物，也有的佩戴银针、麝针等器具。

挑背筋疗法，用针在人体背部某部位挑断小白筋，以治疗某些疾病的一种外治疗法。土家族医学认为，该法具有散瘀活血、赶气止痛的作用。施疗时，让患者显露背部，医生用一根锥针在火焰上烧燎之后，在背部仔细寻找1~2根细小、长约几公分、淡白色的筋，用针尖从筋的中部将其挑断即可。

滚蛋疗法，用煮熟的鸡蛋趁热在患者肚腹部位来回滚动，使肚肠之风寒或毒气或不化之物解除的一种治疗方法。土家族医学认为，该法具有温里散寒、消食、吸毒之功。

滚袋熨贴疗法，将经药汁浸泡并加热的小圆卵石放入布袋内或将热药直接放入布袋内，趁热用布袋在患处来回滚动或熨贴在患处，以达到祛除病痛的方法。土家族医学认为，该法具有赶寒除湿、散瘀舒筋等功效。

麝针疗法，是土家民间流传甚久的一种外治疗法，土家族医学认为，麝针有芳香化浊、通筋脉、行气滞、散瘀血从而达到消肿止痛败毒的作用。麝针是取香獐（獐子）门牙制备而成，取香獐的门牙挑出牙髓，从牙根部放入 0.2 克至 0.6 克麝香，将根部用红纸扎紧，再用银制盖封闭，把牙尖端磨锐利即成麝针。以此麝针代替刀针，不用消毒，用以穿脓疱、疖肿、刺穴位、局部放血等。麝针佩戴在身上可避瘟气，不生疱疮。孕妇慎用，火气旺盛易出血者慎用。

三、饮食摄养

土家族重视饮食摄养，在饮食习俗与文化方面有着丰富的内容。土家族医学认为，饮食为人体营养的源泉，但贵于有节，否则也会成为致病因素。饮食中应注意节制，饮食应适时和适量，并尽量减少和避免一些不良饮食习惯。在长期的生产生活实践中，土家族还发展和积累了内容丰富的药食同用经验，开发了多种具有防疫保健作用的药膳之品、茶品与酒品。

1. 饮食的种类和习惯

土家族人饮食种类主要包括各种主食、蔬菜、荤菜、油料、茶、酒等品种。主食多为大米和各种杂粮，如聚居在平川和河谷之地的土家族人以大米为主食，并兼食杂粮，在高寒山区的主食多以杂粮为主，包括苞谷、高粱、小麦、大麦、红苕、洋芋等。食用油料有动物油和植物油料，如茶油、菜油、花生油、芝麻油等。土家族认为清淡蔬菜叶能利水，有助于养生延年，如红薯叶、南瓜叶等。在使用调料方面多有讲究，喜用花椒叶、柑橘树叶、柚子树叶、胡椒、葱、蒜等香料，既能除去食材的腥味，又能增加香味，有助开胃消化。

土家族的饮食风味一般以酸、辣为主，其中酸味菜品种较多，如大头酸、酸萝卜、酸莴、酸海带、酸白菜、苞谷酸辣子、糯米酸、豌豆酸、沼辣子、酸头、酸胡葱、酸油麻菜、酸鱼、酸肉等多种酸味制品。辣味也是土家族人的饮食特色，辣子吃法花样繁多，有生吃、炒吃、烤吃、腌酸、炸吃、磨粉做成油辣子调味等，几乎无菜不辣。土家族药匠认为，辣椒有助消化的作用，可以开胃健脾促进消化，辣椒也可作为药用。

土家族认为，饮食不宜过量，若超过中元内脏克化能力，容易引起中元功能紊乱和虚衰一类的病症。一般要求进餐定时定量，不要饱一餐、饿一餐；在饮食上不吃过冷或过热的蔬菜和饮料，易引起中元内脏损伤致病；讲究不暴饮暴食和偏食；避免饮食不洁之物，如臭鱼烂虾、腐烂霉变及有毒之品（如毒菌），容易导致食物中毒，发生肚子痛、呕吐、腹泻等病症。在餐次方面，夏秋日长夜短，一般每天三餐，冬春夜长日短，每天两餐。少量饮酒，有助于气血筋脉的疏通，有健身之功，但不可酗酒，酗酒会损伤内脏，是导致疾病的重要因素之一。土家族提倡教育小儿不喝酒和中青年不过量喝酒。

土家族民间还有多种预防疾病的饮食习俗，依据不同时令特点，制作适宜的膳食，可以起到调理人体中元脏腑功能和预防一些季节性多发疾病的作用。如夏秋时季以熟食或凉拌蔬菜为主，凉拌菜有凉拌黄瓜、苦瓜等，还有凉面、凉粉等，多在凉拌食品中加一点小酒（土家族称醋为小酒）以健肚肠。冬春之际，喜吃火锅菜，不管是荤菜，如猪肉、牛肉、狗肉、羊肉、野味等，还是素菜，如萝卜、胡萝卜、豆腐、白菜、青菜、甜菜等，都将菜放入一个锅里，用文火煮食。土家族药匠介绍，冬春之际吃炉子菜，一可以温中元，驱散肚中寒气，二可煮死病气之物，有防病延年之功效。湘西人把野菜也融入了食俗，如三月三，采摘地米菜与鸡蛋同煮食用，可防治头晕，土家族药匠认为地米菜有清热解毒、清热平肝、止泻利尿等功效；五月端午悬艾于门，饮雄黄酒，用于辟疫；社日吃社饭，社饭是将社蒿洗净在水略焯后，滤过后切碎，再将腊肉切成小粒，与糯米同煮，有一种独特诱人的风味。土家族还把一些野菜做成糕点，如制作蒿菜粑，清香可口又无苦味；绵藤花腌酸后，即有清香酸冽之味，食之令人回味无穷；把冷粉树叶搓碎加水滤过，取液加碱，就凝固成晶莹的凉粉，口味嫩而爽口，为夏季解暑佳品；斑鸠豆腐，碧绿色晶莹之态，与凉粉加工相似，也为盛夏消暑除烦之品。

2. 药膳调养

土家族药匠还根据不同人的体质、不同病症来选择不同的食物，利用食物的冷热偏性来调节人体气血精的内外平衡，达到少服药或不服药的防病保健效果。如热病热体病人宜食凉拌食物，忌服大热大辛食物或药物，否则会引起口鼻出血；对肠内火旺便结者，宜服油脂类的食物，如蜂糖、核桃仁等药食两用之物，有润肠滑便和补益气血之功；对中元湿热过重者，宜服清淡食物，忌食油腻之品。土家族民间素有食疗习惯，根据不同时令，选用既具有营养价值，又具有医疗作用的食物，起到食疗防治疾病的作用。平时经常配服一些确有防病作用的药物，起到有病早治、无病早防的目的。如汁儿根，即鱼腥草，是民间常食的一种野菜，可炒可凉拌，也是肺病疾患者常食药膳，对身体浮肿者，食之则有利尿消肿之作用。土家人常以狗肉、黑豆、生姜同煲服食，强身防病。土家族药匠认为，狗肉性温味咸，可温肾壮阳，补气强身，黑豆性平味甘，调补中气，利水解毒，生姜健胃驱寒，同煲共食能温补脾肾、散寒解毒，对身体阳虚或病后失调所致体虚诸病有很好的防治作用和强身健体补养益寿作用。

3. 茶与酒及其保健作用

土家族在饮茶与饮酒方面也有一些特色，土家族不仅注重一些茶品和酒品的口感风味，更兼顾其多种保健作用，尤其一些特色药酒，具有强身健体、延年益寿的功效。

土家族聚居地的自然生态环境孕育了多种高品质的茶品，如鄂西的玉露茶、古丈的毛尖茶等。一般土家人喜欢喝罐茶，即将茶叶放入茶罐中，置水煮开，喝起来口味绵长，清香悠悠。在招待宾客时习用油茶（也称芝麻茶），将茶叶用清油炒过，喝时用开水冲饮，具有独特的风味和营养价值。

酒也是土家族饮食中的重要内容之一，土家人喝的酒分两类，一类为烧酒，一类为米酒（甜酒）。烧酒多用大米、苞谷等粮食发酵蒸馏而成，其质量主要取决于酒曲和发酵过程。土家族一些特色药酒其酒曲的配制是极讲究的，一般加入草药进行配置，有的药味多达百余种，除酸味的草药不用外，其他麻辣香味药材均有应用。土家族药匠认为，这些主要以补益、活血舒筋等功效为主的草药调配烧制出来的酒对身体极有好处，疲劳时喝上一杯，能驱除疲劳、提起精神，寒冬腊月喝一杯，有活血舒筋、祛寒等作用，是强壮身体、延年益寿的佳品。甜酒是将糯米配上酒曲直接发酵而成，土家族制作甜酒多是在节日或孕妇生产时，尤以产妇生小孩时酿制甜酒为多见，土家族药匠认为，甜酒其味甘甜醇厚，具有活血祛瘀、催乳等作用。土家族还以板党泡酒常年服用，称之为养生酒，因山地多湿，山民多患风湿之症，板党具有健脾益气之功效，苞谷酒通络除湿，饮之可强正抗邪，所以土家族人都有饮药酒以强健补益的习俗。

四、起居劳作

在起居劳作方面，土家族讲究生活规律，不论坐立、睡觉、行走、劳动都要适当，以防久看伤神、久睡伤气、久劳伤血、久立伤骨、久坐伤腰、久思伤脑等，各种久伤都会引起三元气血失调，筋脉不畅，神形皆伤而致病。

合理劳作休息，不可过分劳神，预防劳损外伤。土家族世世代代形成勤劳勇敢的优良传统和劳动习俗，劳动创造了财富，增强体质，增进了文明，促进了民族的演进和发展。土家族认为适当劳作有利于气血流通、筋骨活络，但注意不可过劳，过劳则伤及筋骨气血而发生压劳、伤力劳等病症。土家族人习惯于日出而作、日落而息的生活方式，注重早睡早起，强调顺应天时，人与四时相应。民歌曰："夏防暑，冬防寒，春秋早起晚睡莫贪玩"。土家族人注重预防在劳作和生活中的各种劳损外伤。土家族认为，如果长时间地过度劳累，会导致多种疾病，土家族医称之为劳伤病，可分为外劳伤与内劳伤两类。外劳伤的原因多样，主要包括劳动中的跌打、损伤、砸压、烧灼、冷冻、伤力等，常见外伤有碰创出血、骨折、错榫、扭挫伤、烫火伤、冻疱等。内劳伤包括劳神过度和房事过度等。劳神过度包括生活起居无规律，长期用脑过度，夜不安寐等，会耗伤心血和心神，出现心悸、失眠多梦、头晕目眩、急躁易怒、食欲不振等症，损神伤神日久则导致丧神。房事过度易损腰子，使精血亏损，引起色劳、经劳、月家劳、碰头病等，故应节制房事。土家族人还注重要防受惊，土家族医生称脚为"千斤顶"，"千斤顶"因受惊而受伤，不能支撑身体，人必然害病，"千斤顶"受惊后病从脚起，慢慢传到全身，从而引起许多全身性疾病。

适应环境和气候的变化。土家族人世居于高原地区，其地势险峻，山峦重叠，河谷纵横，雨量充沛，四季分明，大部分聚居高寒山寨，一部分聚居溪畔河谷，这些地区气候天气变化快，昼夜温差大，土家族人民世居在这种自然环境和气候条件下，春防湿，夏防暑，秋防燥，冬防寒，在实践中总结出很多行之有效的防治疾病和保健养生的办法。土家族人讲究居住环境，建房要背山临水，朝阳而居，理想的居住地是"屋后有松树林，屋前有流水声"。房屋多为吊脚楼，人们为避水湿，家居建筑为木质结构，二层楼房，上层住人，空气流通，冬暖夏凉，下层养牲畜，以防野兽之害。

五、妇科保健

土家族人散居于崇山峻岭，在生产生活中多由女人主事，故土家族医学十分重视妇科疾病的防治和妇女保健，尤其在生理上重视妇女的经、孕、产、乳等阶段的卫生保健。由于土家族是一个有语言而无文字的民族，很多医药保健知识都是以歌谣和顺口溜的形式在民间世代传承，在浩繁众多的土家族歌谣中有很多形式自由、通俗易懂的三言、四言、五言、七言医药卫生保健歌谣，其中饱含着丰富的健康智慧和长寿之道。

土家族医学认为，女人为阴物，为藏血、纳血之体。女人月经活血是三元之气、血、精充盛，血盈于养儿肠，满溢于外所致。上元纳清气，气盛推动中元吸收水谷精微，转化为血，气血温养下元而使腰子精血旺盛，下元满溢于养儿肠，孕则养子，无孕血盈满则从子道溢于外。上元积天气以天干计 10 天精气始盛，中元纳谷气以地支计 12 天精血充盈，下元禀受先天父母之精血合而藏之，以地支半数 6 天为满，故经血来潮以 28 天为周期。在病理上，妇女经期外出劳作易受寒、湿、火、毒等外邪侵犯，所以要特别加强卫生保健，如保持外阴清洁、不要过度劳作、避风吹雨淋、忌男女交合等，同时要调节饮食，忌食生冷辛辣，勿过于饥饱，调畅情志以保持心情愉快，增强身体抗病能力。土家族医生对月经不能如期而至等疾病进行总结，有歌曰："月经病提前，外邪火有关，内邪热在肝；月经病后期，外邪多寒湿，内邪肚肠虚；月经数量多，中元不摄血，复加内有热；月经数量少，中元气血少，下元虚在腰；月经提前或延后，寒火之瘀两相求；月经不到来，一喜二虚三是瘀；带下量多白色稀，必是寒湿肠肚虚；带下色黄臭难闻，必是火热湿毒蕴；带下如注是血崩，肠肚腰子二亏分；带下臭秽羞门养，湿热蕴结养儿肠。"土家族民间流传有经期保健歌诀，如："女人来红经期到，身体莫在水里泡；勤洗勤换莫邋遢，饮食清淡防饥饱；少近郎，多欢笑，做活路时莫过劳"。

土家族医学认为，妇女到了 50 岁神种衰竭出现绝经，在绝经期后，由于生理上的变化，常于山乡邻里、家庭之中产生口角争斗，轻者比邻反睦，重者自身抑郁成疾，严重影响健康。土家医主张克制情绪，在日常生活中调整和排遣情志，有助于保持精神和身体健康延年益寿。有歌曰："绝经脸黄皮打皱，心烦吵闹比郎凶，天有阴云月有缺，斗转星移岁月穷，天地轮回是常事，人生祸福在其中，养子抱孙寻欢乐，笑口常开收轻松。"

六、社会习俗方面

土家族人在社会生活的很多方面，如生活习惯、体育运动、民歌舞蹈、民间风俗等，创造和积累了很多预防疾病、强身健体、抗衰延寿的方法和措施。

1. 运动健身

土家族人民很早就认识到运动的重要性，很多人长年坚持自己喜爱的体育活动，以增强体质、预防疾病、延年益寿。土家族人依靠勤劳和智慧，在长期的社会实践中和与大自然顽强的斗争中认识了自己，在劳动中增强了体质，土家族人以劳动为荣，以懒闲为耻。在劳动中讲究有度有节，反对使蛮劲蠢劲，以免劳损劳伤。在劳动之余，土家族人还创造了形式多样的传统体育活动，以此来消除劳动疲劳。土家族传统体育项目有武术、气功、打飞棒、射箭、板凳龙、花棒、抵杠、打漂漂岩、骑牛、下打三棋、踩高脚马、搬手腕劲、跳水、游水、爬竹竿、爬树、跑步、爬山、踢毽子、挤油榨子、丢手帕、瞎子捉跛子、跳跛跛脚、躲兜兜等，这些运动在客观上均不同程度地发挥锻炼身体、防治疾病、延年益寿的作用。

2. 情志调节

情志活动是人体对外界环境的一种生理反应，主要指人的喜乐、悲哀、惊怒、忧悔等。土家族医学认为，情志活动的产生与三元脏器的功能活动密切相关，突然、强烈或持久的情志刺激，超过了人体本身的生理调节范围，会引起身体机能失衡，导致疾病的产生。土家族医学提倡喜乐有度、悲哀有节、防惊克怒、除忧舒悔，从而保持人的身心舒畅。如果情志活动失限，就会伤脑损神，神损必伤体，从而引起一系列病症。土家人能歌善舞，这些歌舞是从劳动中逐渐形成的，与农事、日常生活、祭祀等活动密切相关。其中最具有代表性的如摆手歌、仪式歌、龙船调等民歌和摆手舞、茅古斯舞、八宝铜铃舞等舞蹈。这些种类丰富的土家族歌舞在民间广为流传，歌声能怡情，舞蹈能强身，这些充满土家族乡土气息的民歌舞蹈陶冶了土家族人的情操，使生活在大山中山民的繁重体力劳动变得心身畅快，体现了这个山地民族勤奋、热爱生活的精神风貌，也在客观上发挥了重要的调节情志、助益身心健康的作用。

土家族人重视调养心神，土家族人认为，精神因素在防病保养中占重要位置，保持精神乐观，心旷神怡，是少生疾病和健康长寿的重要因素。土家族人有养脑清神的习惯，讲究生活起居。土家族养神的方法主要有：①闭目养神。在劳动或长途跋涉疲劳时，选清静、空气新鲜的凉亭、桥上、泉水边或树下坐下来喝一下气，闭上眼睛，打一会瞌睡，以调养脑神。②有早睡早起的习惯。土家山寨的起居均以太阳出落为时度，晚上一般天黑后两杆烟的时间就入睡，以保证充足的睡眠，早晨天刚亮就起床，先下地出早工，如放牛、割草、耕作等劳作活动，有醒脑提神之作用。在日常生活中，也应做到遇事不怒，情绪乐观，陶冶情操，精神愉快。

3. 其他方面

土家族有自己的婚俗，在古代，土家族地区同姓是不能开亲的，有的土家山寨规定，不许同姓人结婚。在房事上，土家族主张青年男女不要早婚，男破阳太早则伤精阳之气，女破阴太早则伤精血之脉，以防生百病。在房事上欲而有节，不可放纵，不可强欲，认为酒醉饭饱、劳作倦疲、久病初愈、喜怒失常之后忌房事等，否则不能长寿而短命。

土家族人在生活饮食、健身锻炼、交际遇事、穿着、房事等方面有很多健康长寿的歌谣。如生活习惯：洗头洗脚，赛吃补药。早晨洗脚，当吃补药。热水洗脚，胜吃补药。健身运动：饭后百步走，能活九十九。饭后三百步，不用进药铺。要想人不恹，三分娱乐七分练。锻炼要趁小，别等老时恼。要得身材好，常把舞蹈跳。饮食：要想人不老，晚饭七分饱。要想健康无隐患，三分咸来七分淡。要想人长寿，多吃豆腐少吃肉。西红柿来营养好，貌美年轻疾病少。多吃芹菜不用问，降低血压吃就灵。吃米带点糠，营养又健康。宁愿三天食无肉，不可一餐饭无汤。女子三日不停藕，良人三日不停姜。核桃山中宝，补肾又健脑。一日两苹果，弊端无奈何。饭前喝汤，压倒药方。多吃咸盐，少活十年。欲得长生，肠中常清。品茶不洗杯，阎王把命催。肚子越大，寿命越短。穿着：要想不病患，三分凉意七分暖。交际：要想人心安，三分急着七分宽。情欲：要想命长延，三分欢乐七分免。生活清心情欲少，眼睛清亮人未老。情志：心情愉快，健康常在。要想人长安，三分忧来七分欢。人老心不老，乐观精神好。这些土家族健康长寿歌谣历代传唱，经久不衰，其内容不仅质朴风趣，还不失科学内涵，反映出土家族在长期的生产生活实践中积累了丰富的防病治病和健康长寿的经验。

参考文献

［1］曾楚华等．土家医养生保健的特点［J］.中国民族医药杂志，2014，20（3）：76-78.

［2］石爱华．试述土家族人的养生保健特点［J］.中国民族民间医药，2007，17（6）：373-374.

［3］齐创．土家族文化精神与土家养生［J］.中国民族民间医药，2008，18（1）：74-75.

［4］刘小华等．湘西土家族体育养生文化研究［J］.湖北体育科技，2012，31（6）：678-679.

［5］陈艳丽等．由摆手舞看土家医学养生保健［J］.中国民族医药杂志，2008，14（3）：78.

第十二章 抗衰老回族医药研究

第一节 概　　述

　　回族是我国分布最广的少数民族，主要聚居于宁夏回族自治区，在新疆、青海、甘肃、陕西等省区也有一些聚居区，是居住得最分散的少数民族，呈现小集中、大分散的分布特点。回族多信仰伊斯兰教，人们的思维模式、社会行为、生活方式和习惯等均受到伊斯兰文化的规范和制约。

　　在长期的生产生活实践中，回族的伊斯兰文化与传统汉族文化的不断融合发展，逐渐形成了独具特色的包括回族医药学在内的回族传统文化和社会习俗。中国回族医药学蕴藏着极其丰富的内容，是回族人民千百年来博采兼容东西方传统医学和文化的内容，以伊斯兰哲学原理为指导思想，以阿拉伯民族医学为主体，吸收了古代波斯和印度医药学知识，并与中国传统中医药学相融合，形成了独具特色的传统医药学体系，在我国回族尤其在信仰伊斯兰教的群众中，有着广泛的群众基础。蒙元时期是我国回族医药学发展的兴盛时期。元帝国推行少数民族医药共存的方针，回族医师受到优待，扩招医疗机构，回回药物院、广惠司、惠民局等回族医药机构相继成立，回族医药学得以兴旺发展进入鼎盛时期，一些综合性回医药典籍如《回回药方》《瑞竹堂经验方》等相继问世。《回回药方》是伊斯兰医药传入中国后以汉语编撰的一部大型综合性回医药学百科全书，具有独特的思想体系，反映了成书时代中国回族医学理论体系已经较为成熟，在理论方面具有阿拉伯医学的特征，通篇未见阴阳五行、脏象学说、六经辨证等内容的阐述，故其与我国传统中医学理论存在鲜明殊异。在方药上，以叙方为主，方论结合，回回药物与传统中药并用。组方中无明显传统中药君、臣、佐、使之配伍；在药物剂型方面，既有传统中医学的丸、散、膏、汤，又有阿拉伯医学的芳香挥发药、滴鼻剂、露酒剂、油剂和糖浆剂等，具有典型的中国传统医学经验和回族医药知识相合璧的特色。明代之后，回族医药学在阿拉伯伊斯兰医药学内容的基础上，吸收传统中医药学的精华，逐渐完善形成了独具特色的回医药学体系，尤其经过明末清初的"以儒诠经"时期，出现了大量关于回医药学理论体系的阐述，标志着回族医药学已经发展成为东西方传统医学高度合璧的、具有鲜明民族特点的中国少数民族传统医药学体系，成为我国传统医药学的重要组成部分。

回族医药学中包含了丰富的预防保健与抗衰延寿内容，尤其受到伊斯兰信仰的深刻影响，以伊斯兰文明为基础，以满足人们健康长寿的生理和生存需要为基本功能，在生产劳动和生活实践中，回族人民逐渐认识了生命活动的规律，掌握了预防疾病保持健康的方法，同时接纳吸收中国传统文化的精髓，逐步完善形成了独具特色的抗衰保健理论和实践方法体系，包括饮食起居调理、汤瓶八诊疗法、精神修养、民俗与宗教文化等丰富的医药卫生活动和社会生活习俗。回医学抗衰保健的理论与实践方法体系与伊斯兰文化的内容有着密不可分的联系，回医学以伊斯兰哲学思想为基础，来阐述人体生理、病理现象，疾病的预防和治疗，指导穆斯林的生活习俗和医药卫生等活动。伊斯兰不仅是一种宗教文化信仰，而且也是一种完整的防治疾病和抗衰保健的卫生体系，卫生保健和立身养性也是伊斯兰经训教义中极其重要的内容，其哲学思想、伦理道德观念、行为规范等方面的具体要求，对信仰者的生活方式和行为习惯做出了具体而详细的规定，提倡健康的生活方式，形成了独特的回族生活习俗，丰富了回医学抗衰保健的内涵，对回族人民的生存与生活起到了积极的促进作用，并在客观上促进全民健身活动的有益发展。

第二节　回医学基础理论

回医学是以伊斯兰哲学思想为基础，以真一七元学说为核心理论，来阐述人的体质特征、生理和病理、疾病的预防和治疗等内容，以动态和谐与过程论的观点来探讨人的生命活动中身心健康的整体规律及其与疾病的关系。传统回医学中蕴涵丰富的预防保健与抗衰延寿的理论与实践，千百年来在指导回族穆斯林生活习俗和医药卫生等活动，以及保障回族人民的身心健康与抗衰长寿等方面发挥了重要的作用。

一、"真一流溢"为核心的生命认识观

回族先贤认为，人与宇宙万有同源、同构、彼此通然。人是真一流溢创造的宇宙万物中最完美的生灵，回医学真一理论对人体的认识包涵大世界（宇宙自然）先天理化、后天形化和小世界（人身）先有形化、后有理化、后天性一元论宇宙观指导下的性理学说。

回医学真一理论认为，真主创造了宇宙万物，从而演化出数一（天机、元气）、阴阳、天地、四元、三子、四性四液的人及万物的生理和病理体系，人被视为真一流溢创造的宇宙万物中最完美的生灵，人是一个具有外在的血肉之躯和内在灵魂紧密相连的统一体，人体的生理及疾病所导致的病理变化皆在真一流溢范畴之中。真一理论来源于《古兰经》和《圣训》，是回医学思想体系受伊斯兰宗教的影响最显著的特点，伊斯兰哲学思想认为：冥冥之中存在着一种超自然的力量，主宰着整个宇宙中的一切。这种超自然的力量、宇宙的主宰，中国穆斯林称为"真主"，即真正意义上的主宰。

回医学真一理论以真一学说和元气学说为核心，以阴阳、七元为框架，来阐释宇宙起源、生命过程、天人感应、性理属显等天地万物和人的生态关系。回医学认为，在自然生化过程中，万物按一定的生成次序先后问世。真一内涵妙质元气，元气两仪阴阳，阴阳化生水、火、气、

土四元，四元相互作用生金、木、活三子。四元先于天地定位，生三子化育万物。四元三子而成七行。七行分布，万物汇成。回医学将自然界与人的天人合一整体性统一到这一系统模式之中，并以此作为理论基础和方法论。

回族著名哲理诗《天方性理》对此经典阐述为："最初无称，真体无着。唯兹实有，执一含万；唯一含万，妙用斯浑；唯体运用，作为始出。真理流行，命昭元化，本厥知能，爰分性智。一实万分，人天理备，中含妙质。是谓元气。先天之末，后天之根，承元妙化，首判阳阴。阳舒阴敛，变为火水；火水相搏，爰生气土；气火外发，为天为星；土水内积，为地为海。高卑既定，庶类中生。造化流行，至土而止。流尽则返，返与水合，而生金石；金与火合，而生草木；木与气合，而生活类，活与理合，而人生焉。合气、火、水、土，谓之四元。金、木、活类，谓之三子。四元三子，谓之七行。七行分布，万汇生成。殊形别类，异质分宗。理随气化，各赋所生。大化循环，尽终返始。故唯人也，独秉元精，妙合元真，理象既全，造化成矣。"

二、元气、阴阳、四元、三子与七行

回医学认为，真一承元妙化，首判阴阳，阳舒阴敛，变为火水，而化生四元，合气、火、水、土，谓之四元，金、木、活类，谓之三子，四元三子，谓之七行。

回医学元气学说认为，在宇宙没有形成以前的先天世界，充满一种混沌状态的物质，"中含妙质，是谓元气""元者，一切精粹之所聚；气者，一切精粹所寓之器"。回医学认为，人与自然的生化内涵完全一致，都是从元气的化育开始。元气"此为万物之本原，而载万里""乃天地万物之一粒种子"。回医学认为，元气具有生化能力，当元气发露，则自然生化开始。元气在生命的整个发生、发展过程中，发挥着统摄和原动力的作用。"无不于此元气之所发露，而因之发露焉""真一化育之事，皆由其代为发挥"，并成为"先天之末，后天之根"。元气，不仅成为后天物质世界、一切有形无形事物的本原，而且从承元妙化、首判阴阳到"唯独人也,妙化天真",元气统摄生化一贯到底。

回医学的阴阳观念把阴阳作为两种相辅相成的运动方式加以理解,一方面来源于阿拉伯伊斯兰医学,在"元气生化"的基础上进一步发展;另一方面吸收了中医学阴阳理论的部分观点。回医学阴阳衍化理论对于进一步理解四元、四性、四际与阴阳的密切关系十分重要。

回医学将水、火、气、土合称四元,阴阳化而为水、火,水得火则生气,火暴水则生土,又称四象、四气、四行、四奇行。回医学认为,四元可定位四方,分空四际。四元聚结而分空四际,日月九天运动,地气之寒热温凉,为四际分空的照映。春夏秋冬四时即四气轮转流行而成者也。

回医学将金、木、活合称三子、三偶行,为四奇行生化而成,土与水合生金石,金与火合生草木,木与气合生活类。《天方性理》曰:"金则善于定固者也,木则善于建立者也,活则善于运行者也。"

火、水、气、土谓之四元,金、木、活谓之三子,四元三子谓之七行。

三、对人体生理的认识

1. 四液四性论

回医学中四体液指的是黑液、红液、黄液和白液。受到阿拉伯伊斯兰医学中"四元素说"和"四体液说"的影响,回医学四体液学说包括四液的形成、性质、脏腑组成及病理变化等内容。

回医学认为,人体胚胎初成,两分清浊首仪阴阳,化生四元而成四液,分成黑、红、黄、白四个层次。最外一层,色黑属土;近于黑者,色红属气;近于红者,色黄属火;居于里者,色白属水。四液均为人身血肉精气之本,各依其不同特性和运动方式,维护和发挥着人体正常的生理功能。

回医学认为,盖人之脏腑,四行相聚而成。属土者,黑液质,先天成形者,化为周身之肉,后天成形者,结聚成脾;属水者,白液质,先天成形者,流行脉络之路,后天成形者,结聚成肺;属气者,红液质,先天成形者，化为心之质，人形即心，后天成形者，结聚成肝；属火者，黄液质，先天成形者，发为灵明之孔，后天成形者，结聚成胆。

白液质，是由摄入人体的营养物及湿性物质产生的，聚于人体各个器官组织最小单位间的清澈液体，遍布全身，性寒、偏湿。通过自身湿润性及营养物质，在其范围内除供给营养外，还能防止类似火、土的热性、干性物质破坏其体液，引起人体的异常变化。白液质偏多的人为白液体质。此类体质的人，眼球、舌面较白，体胖，稳重，嗜睡，睡时口角有涎水，脉大、慢（宽、迟、松），多尿色白。

黄液质，是一种淡黄稍浊、味极苦的液体，性热、偏干，形成于肝脏，聚于胆囊变浓，主要参与消化。通过胆道滴进肠管，分解脂肪，促进消化吸收，并能刺激肠道，加快肠道蠕动及废物的排泄；有阻滞部分有毒物质、分解和降低毒素功能；稀释黄液中的血液成分；通过自身的热与运动，调节促进血液成分中的红液、白液、黑液不断运动，输送至人体最细微之处，并且有防止其凝固、振奋精神与增强体力等功能。黄液质偏多的人为黄液体质。此类体质的人，通常精力充沛，好辩喜争，情绪激动易怒，体轻形瘦，眼红，舌面稍黄，少眠易醒，嗜呼声粗，尿色偏黄，脉细、弦、快、紧。

红液质，为生命活动的主要物质，是一种红色的浊中稍清的液体。味略甘咸，性湿、偏热，主要分布在骨髓与肝脏，通过心脏跳动及血管扩张而循环于全身，补充消耗的能量。与肺中吸入的新鲜空气结合，传送至人体各部位，以满足生理功能的需求，并能把在生理过程中产生的废物和污浊气体通过肺、肾、膀胱、皮肤汗腺等器官组织排出体外。红液质是用自身湿润的热量，维持人体正常温度，生化输布能量，缓解疲劳，并能把人体正常生命活动过程中的其他体液传送至相应的部位。红液质偏多的人为红液体质。此类体质的人，肌肤光洁，身体较好，肥瘦适度，身轻骨坚，舌面稍红，尿色偏红，睡眠较好。

黑液质，是一种色黑、味酸苦而混浊的液体。性干（燥）、偏寒。能形成沉淀，保持各器官组织的形态和重量；限制黄液质和白液质过盛，防止其他体液偏离各自的生化运动途径而扩散，并能保存营养物质；在为骨髓、软组织、筋脉等干寒器官组织输送营养物质时起到特殊的作用。黑液质偏多的人为黑液体质。黑液质参与感知、记忆等思维活动，此类体质的人，眼球、舌面稍黑或偏青，脉慢、细、紧，尿色偏于赤黄或清。

四性即寒、热、干、湿。回族医学认为，人生长于天地间，日月九天运动、"七洲分地"之变迁，必然对生命活动产生较大的影响。地气之寒热温凉，则为"四际分空"的照映，不可不察。"四际之气，皆为人与万物所仰藉，并使之因时而各得其所"。人体四种体液的寒、热、干、湿程度各有不同，并受季节的影响而变化，人体的四液组成适当则健康，异常则可导致疾病。人体发生病理变化的实质，均与人体寒、热、干、湿四禀性的盛衰和四大体液浓、黏、凝、聚的生化反应有关。四液与四性（四元）的辩证关系，火、水、风、土之四行变化，火包风，风包水，水包土，故黄液质之中寓红液质，红液质之中含白液质，白液质包涵黑液质。黑液质迟行慢于白液质，白液质流行又迟于红液质，红液质运行又迟于黄液质，此上下迟缓，动静始分，四液既位而人身脏腑成形，外映天地，内应四象。

2. 脏腑经脉论

（1）脏腑

回医学对于人体组织结构的认识，既承袭了阿拉伯伊斯兰医学的解剖学知识，比较完整地概括和描述脏腑的各种功能，同时也受到东方传统中医学的影响，把大脑和神经的部分功能分司于五脏。在长期的发展过程中，回医学将阿拉伯伊斯兰医学对"脑"的研究成果与中医学"心主神明"、五脏"各有所司"的理论巧妙地结合，形成了五脏性情司属说。

回医学认为，五脏以心脑为主宰，各有其功能。心的动力功能，脾的演化功能，肺的传送功能，肾的发生功能，肝的调控功能，六腑的降浊升清功能，经络系统的输布传导功能，四液质、精髓及血在体内的上下循环、内外传输功能，均表明整体生命机能。回医学既认识人体脏腑、经络、体液、筋骨、体窍、气血等组织成分的个别功能，又认识到这些不同的生理功能之间的相互联系、相互影响以及与宇宙自然的相互关系，从而构成回医学的脏象理论。

（2）脑

回医学对大脑的探索在中国古代传统医学中有其历史先进性，将当时阿拉伯医学（尤其是解剖学部分）对脑的研究成果与中医学"心主神明"的理论和经络学说巧妙地融为一体，将脑与经络提到主宰和调节生命活动的高度，肯定了经络的存在及其重要作用。《天方性理》中记载，"一身之体窍，皆脏腑之所关合，而其最有关合于周身之体窍者，唯脑。盖脏腑之所关合者，不过各有所司，而脑则总司其关合者也"。反映了回医学将人的思维活动与脏腑组织生理活动结合为一体的观点，将人体结构的研究与生命过程的研究相结合，是认识观与过程论的相互补充。

回医学认为，脑主心理，心性相合，心脑相映。心、脑、性、情，既相互对应，而又相互影响。脑通过经络主宰调节生命活动，人体各个脏腑器官生命运动的动力、发生、调控、传送、演化过程，均以元气和元气为妙的脑为根本。"脑者，心之灵气，与身之精气，相为缔结而化焉者也。其为用也，纳有形于无形，通无形于有形，是为百脉之总原，而百体之知觉运动皆赖焉"。回医学认为，脑有收纳之功、调节之力，即"收纳"与"通觉"。①纳有形于无形。凡目之所视、耳之所闻、心之所知，皆由外感觉器官接纳有形色的感知，通过相联系的经脉，将感知印象传递到大脑内感觉，经大脑内感觉无形的联想、分析、思考、记忆和想象能力，收纳而藏印于内，故脑有收纳之功能。②通无形于有形。因脑寓有无形之"总觉之德"，且依靠经脉与人体内外、上下、左右相维相贯，以尽厥职，发挥作用。人体各个脏腑器官的生理功能和相互协调运动都资赖于脑。如心为灵明之腑，而亦不能不有资于脑。脑得其养，而心之灵明加倍；脑失其养，而心之志气亦昏。在情绪与情感的生理反应中，视、听、言、臭、触之五觉，虽"分于心而发于表"，但所引起的忆、虑、记、悟、总觉之五力，皆要"分于智而寓之于脑"。所以脑司总觉之力，占主要地位，起主导作用。由此可见回医学中关于对脑的认识与心主神明理论和经络学说的结合。

（3）经脉

回医学中有关经脉的称谓和论述，散见于现存的《回回药方》残卷、伊斯兰哲学汉文译著以及明清时代的一些文献中。回医学认为，经脉是人体生命动态结构中的机能系统。回医学对经脉的认识，吸收和融会了东西方传统医药文化精粹，认为经脉是对人体网络结构，包括血管、神经、淋巴组织等功能认识的综合反映，将其归结、想象为如江河流通、彼此联系的集合体。

回医学对经脉的称谓是以相连属的脏腑组织、五官及四肢骨肉来命名。回医学认为，经脉皆"发于脑之根"，经脉自脑而通于诸窍、流于全身。脑依靠经脉与人体内外、上下、左右相维相贯，发挥作用。经脉自脑而通至全身，经脉是以脑为"百脉之会"的运输、传导、调节系统。经脉通至于目，目得其总觉之力而能视；经脉通至于耳，耳得其总觉之力而能听；经脉通之于口鼻，则口鼻得其总觉之力而口知味、鼻知臭。广推之，经脉自脑通至周身，则通身得其总觉之力，而手能持、足能行、百体皆知痛痒。从中反映出回医学对经脉与脑、与脏腑器官、与躯体肌肤关系极为密切的认识，并将其运用于疾病的诊断治疗和预防保健等医药卫生活动中。

第三节　回医学抗衰老的方法与实践

回医学体系中包含了丰富的预防疾病与抗衰保健的实践方法，回医学在长期东西方医学兼容并汇的发展过程中，发展了内容丰富的预防保健指导原则和医疗卫生活动实践，有些方法极具传统特色和民族特点，蕴含着深厚的回族传统文化和伊斯兰宗教文化，凝聚着回族人民对生命过程的理解和为了生存与疾病抗争的智慧，具有高度独立的表现意识，不仅体现出其民族生活习惯、行为方式以及处世原则等特点，而且体现出回族人民的信仰依赖心理特点。其代表性内容如清洁卫生观念与实践、汤瓶八诊疗法、药膳补养等，这些内容丰富的行为方式和医疗卫生活动都对促进回族人民的疾病预防与健康长寿发挥着重要的作用。

一、清洁卫生观念

回族人民注重清洁卫生，认为清洁卫生等良好行为方式对人体健康和长寿有重要的影响，讲究卫生的观念也受到伊斯兰文化的影响，有着悠久的历史传统和文化根基。《古兰经》记载："须应当远离污秽。"回族视洁身净心为一种文化、社会意识和做人的原则。回族对讲究清洁卫生的理解，已从一般意义上深化到人的道德修养和品质，回族认为，身体和环境的清洁仅是"洁身"的基本层次，还讲求较高层次的清洁，要自觉主动地把"洁身"同"净心"相联系，不仅要做到身体与周围环境的清洁，还要做到内心灵魂的清洁，即洗涤其身，洁诚其心，身心并重，表里俱洁。正如《清真指南》记述："日日洁体""则身心自然检束久之。明德自明，嗜欲潜消，自然摆脱魔缠"。清洁卫生的主要内容包括身体清洁、饮食清洁、起居环境清洁、心灵清洁等方面。

1. 身体清洁

回族人民坚持卫生理念，讲究清真洁净洁身，这种清洁卫生观念主要受伊斯兰宗教文化的影响，其中沐浴是回族最重要的日常行为和活动之一，也是重要的道德要求。沐浴可分为大净和小净。"沐"即小净，"浴"即大净。大净是指按规定要求用清水洗涤和清洁全身，小净是指按规定要求用清水对特定部位进行冲洗，包括洗脸、漱口、沧鼻、洗头浴耳、抹项颈、洗两手至两肘、净下（洗涤外生殖器与肛周）、洗脚至踝骨等，是回族人日常必遵的清洁行为。回族认为，通过沐浴过程能洁净肌肤，增强体质，有利于身心健康和预防疾病，进而影响人的精神面貌。

2. 饮食清洁

回族讲究饮食，注重饮食清洁卫生，以"净洁为相依，污浊受禁止"为原则，指出："养身之道，莫大于饮食"。饮食的标准为"貌俊、性温、洁净"可食，"貌异、性恶、污秽"不食。在饮食上，不食用不洁食物与损害机体的东西，如严格禁食酒、烟、病死和不放血的肉等。

3. 起居环境清洁

回族认为，居处环境的清洁直接或间接地影响人的身体健康和精神面貌。在起居环境方面要求在整洁干净的地方礼拜和生活，居住环境清爽整洁，既有利于身体健康，又有助于涵养性情，使人心情愉快。在着装方面提倡戴白色礼拜帽，穿洁白的衣服。回族认为，衣服是外表的重要内容，衣服的功能不仅可以保护身体，洁净的衣服还可以增加美观，调整人的精神。

二、饮食对健康的影响

回族认为，合理的饮食习惯、饮食有择有节对于保持人体健康和抗衰长寿具有重要意义。回族饮食观的核心为饮食禁忌和养生食治之道。回族饮食以"净洁为相依，污浊受禁止"为原则，并指出"养身之道，莫大于饮食"。回族认为，饮食与养性有关。《天方典礼》中记述，"饮食，所以养性情也""谨择饮食修身养性""世间草木，助人身之生长；世间鸟兽，助人身之壮健；世间飞行，助人身之运动。皆人身体之滋养，不可缺少""以彼之性，益我之性，彼之性善，则益我之善性，彼之性恶，则滋我之恶性，彼之性污浊不清，则滋我之污浊不洁性，饮食所关于人之心性者大矣"。

1. 饮食种类和特点

回族的日常饮食有如下特点：①面食是回族人民的传统主食，面食品种多于米食。据统计，回族饮食中面食品种约占60%，常见的有拉面、馓子、饸饹、长面、麻食、馄饨、油茶、馄馍等。回族面食品种多，花样新，味道香，技术精，都显示了回族人民的聪明才智。②甜品占有一定的地位，在主食和菜肴中，甜品种类都很丰富。主食类甜品如凉糕、切糕、八宝甜盘子、甜麻花、甜馓子、糍糕、江米糕、柿子饼、糊托等，菜肴类甜品如炸羊尾、它似蜜、糖醋里脊等。③菜肴中牛羊肉菜比重很大。《天方典礼》饮食篇中记述，"凡禽之食谷者，兽之食刍者，性皆良，可食"，提到"惟驼、牛、羊独具纯德，补益诚多，可以供食"。回族饮食喜爱牛羊肉，禁戒食用猪驴骡及凶禽猛兽之肉。④回族遵循和恪守伊斯兰教规中关于饮食可食与不可食的许多规定，如饮食不拘荤素，荤素适当搭配，食之不偏不倚，"值素亦不思荤，非不食荤也，值荤亦不必素，非不食素也，听命自然，略无冀慕而自专也"。肉食可食者，"如畜养之类，牛、羊、鸡、鹅是也；山野之类，獐子、兔、鹿是也；水潜之类，鱼是也；飞翔之类，天鹅、野鹅是也"。肉食不可食者有七，"惯于刁抢者不可食，鹰、鹞之类是也；性之残酷者不可食，虎、狼之类是也；形异于常者不可食，鳖、鳝、刺猬之类是也；秽污不堪者不可食，豕、犬之类是也"。

2. 饮食禁忌

回族在饮食上讲求洁净卫生，选择食物的原则在于其是否佳美与洁净，受伊斯兰文化影响非常深。回族饮食在主食、菜蔬等方面少有禁忌，但在肉食方面禁忌颇多。古兰经规定，准许人们吃一切佳美食物，禁止吃污秽的食物。《古兰经》第6章中提到"自死的、血液、猪肉以及未以真主之名宰牲的，不可食"。回族信仰要求保持一种纯洁的心灵和健全的思想、热诚的精神和健康的身体。所以任何本身不纯净，并且对人无益、甚至有害的事物和食物都应该远离。回族除忌食猪肉外，对奇形怪状、污秽不洁、爪利牙锐和性情凶恶的飞禽、猛兽等都是禁食的。

饮酒吸烟也为伊斯兰教所禁止，回族人民禁酒禁烟，《古兰经》规定："饮酒、赌博、拜像、求签，只是一种秽行，故当远离。"回族谚语有"不吸烟，不饮酒，能活九十九"之说。禁酒禁烟不仅是回族人民宗教信仰要求，而且也是人们健康生活方式的表现，体现了以宗教信仰为核心的民族文化的观念一致性，对于保持身体健康和抗衰长寿起到了积极影响。

3. 饮食有度

回族人民注重合理的饮食，不贪食，即使佳美的食物，也不能过多食用，尤其不能暴饮暴食，这与现代健康理念相一致。回族人民提倡不吃夜饭，有谚语"夜饭少一口，活到九十九""吃饭就睡觉，犹如吃毒药"，这些谚语直接说明了饮食不合理对健康的有害影响。

"斋月"习俗是伊斯兰教规定的穆斯林天命五功之一。伊斯兰教规定每年伊历九月为"斋月"，为期一个月，封斋期间，每天黎明前起至日落后，不饮食，禁房事，直到伊历十月一日"开斋"恢复正常饮食生活。回族认为，食多伤胃，色多伤身，节食则血气自平，节欲则骄奢自去。凡穆斯林，除孕妇、病人、儿童外，不分男女都要"封斋"。斋戒习俗中蕴含的健康观念与现代医学的一些认识相一致。这种长期定时节食的习俗，可以改变人的不良饮食方式，逐步消除肠胃及血液中携带的有害物质，有利于促进消化系统、循环系统的正常生理功能，对人的健康长寿产生重要作用。

4. 讲究饮茶

回族养生谚语云："回族老人寿数长，早起节食喝茶汤。"回族认为，喝茶具有提神、调理体液、帮助消化、清除肠胃等作用。回族饮茶品种丰富讲究搭配，除了茶叶之外，还有丰富的搭配，包括枸杞、核桃仁、芝麻、葡萄干、桂圆肉、红枣、红糖等滋补物，长期饮用有提气补神、调和阴阳、抗衰延寿等作用，可起到防病健身的功效。著名茶品种类有八宝盖碗茶、红糖砖茶、白糖青茶、三香茶、五珍茶等。

三、汤瓶八诊疗法

回族汤瓶八诊保健疗法是一套具有中国回族特色的医疗康复、保健抗衰的自然疗法体系，包括内病外治非药物疗法、内病外治药物疗法、内病内治药物（食物）疗法和汤瓶功疗法四个体系。其中内病外治非药物疗法是指头诊、面诊、耳诊、手诊、脚诊、骨诊、脉诊、气诊八种方法，内病外治药物疗法指的是具有回族传统特效的药敷疗法、火疗、油疗、水疗等外治疗法，内病内治药物（食物）疗法主要是指回族传统的饮食疗法，汤瓶功疗法分为坐功、卧功、立功和行功等方法。这四个疗法体系的内容丰富、方法多样，其中内病外治非药物疗法应用最为广泛，简称为"汤瓶八诊疗法"。回族汤瓶八诊疗法是东西方医学相互交流与融合的象征，在古代波斯医学和中东伊斯兰医学基础上，吸收中国传统中医学内容，在长期的实践中逐步融汇发展形成的具有鲜明中国回族特色的健康疗法体系。2008 年，经国务院文化部批准，中国回族汤瓶八诊疗法正式列入国家级非物质文化遗产名录。

1. 疗法原理

汤瓶八诊疗法是在回医学"真一七行论""四体液论"等理论的基础上，根据伊斯兰民族的信仰与习俗，通过各种特殊的手法和方法在人体体表的五围、奇脉、窍穴、骨缝等部位进行诊疗，通过内病外治的方法而达到调动潜能、通关开窍、活血舒筋的作用，达到防病治病、健体延年的目的。

回医学认为，人体五围与奇脉具有特殊的生理功能。回族人民在宗教习俗和生活实践中不断总结发现洗小净的步骤和部位对人体健康有着特殊的功效，形成了对人体五围与奇脉的认识。①五围，指头围、颈围、手围、腰围和脚围。回医学认为，这五个部位是人体血脉通行的五大闸口，如果这些部位产生瘀堵，则容易产生疾病，如各种头痛、失眠、脑中风、高血压、妇科病、男性肾虚、下肢静脉曲张等，只要经常转动这五个部位就可以解除疲劳、增强体质，达到有病治病、无病强身和健体延寿的目的。②奇脉，回医学认为，人体奇脉共计 4 对 8 条。根据奇脉的循经部位不同分别为头部奇脉、背部奇脉、上肢奇脉和下肢奇脉。各奇脉的功能有所不同，主要有联络五围、平衡脏腑阴阳、调节健康等。本节简介汤瓶八诊疗法中内病外治非药物疗法的主要内容。

2. 八诊疗法

汤瓶八诊的内病外治非药物疗法是依据回族传统医学的基本理论，在通过练习汤瓶功的基础上，运用汤瓶水浴、末梢经脉根传法、放血、刮痧等基本手法，分别作用于受施者身体的不同部位，通过受施者的各种反应，即可判断疾病之所在，进而调整施术的治疗手法、轻重程度和次序频率等，从而使受施者达到提高免疫机能、防病治病、健身长寿的目的。根据操作者所施术的部位和手法的不同分为八诊，分别为头诊、面诊、耳诊、手诊、脚诊、脉诊、骨诊和气诊。

头诊，依据回医学脏腑经脉理论，以头部泥丸宫为核心，选取头部（除颜面五官、两耳部分外）的经脉、窍穴、颅骨骨缝或病变部位等，按照一定的顺序和力度，分别施行放血、汤瓶水浴及刮、压、摁等末梢经脉根传手法，达到预防和治疗头部、思维及精神疾患的疗法。

面诊，对面部至颈部的经脉和穴位施行面部末梢经脉根传刺激手法，以达到预防和治疗头面部及全身性疾患的疗法。回医学认为，面部经络畅通，则气运血旺，体液畅健，脑元充沛，官窍聪灵，百体安泰；反之，面部经络郁阻，气血亏虚，则见面失润泽，黧黑不华，神疲乏力，头目昏眩，视力低下，面窍塞滞等。通过对面部经脉和腧穴局部施行汤瓶末梢经脉根传手法的刺激，可起到疏通面部经脉、气活血畅、补泻脏腑、百脉相谐的作用。

耳诊，用耳诊棒依次循耳部经脉穴位进行点压，并配合耳部末梢经脉根传手法刺激局部，可起到疏通耳脉，使耳窍聪灵，气血健运，补益脑元，激发调节内脏机能的作用。

手诊，在双手的掌背部依次循经脉及穴位，分别施行手部末梢经脉根传刺激手法的疗法。回医学认为，手部的经脉窍穴联系着身体的五脏六腑、四肢百骸、三节四梢。脑元充沛、神思敏捷则手指灵活有力，所谓心灵则手巧；反过来，手巧如枢，变化万千，能寓妙于变，则又能益智健脑，百脉合和。是故手部经脉疏畅，气血旺盛，则脑元康健，百脉安和；若手部经脉阻滞，气滞血瘀，则脑元失养，诸脉不和，百病由生。通过对手部经脉、腧穴局部施行汤瓶末梢经脉根传手法的刺激，就可起到以疏通手部经脉为手段，达到疏畅百脉、补益脑元、调整机体阴阳气血的作用。

脚诊，在双脚的脚背部依次循经脉、穴位及足底的生理反射区，运用足浴手法，以及双脚同步施行脚部末梢经脉根传刺激手法的疗法。回医学认为，脑之与脚为身之两极，以脉相维，遥相对映，气息互感。脑元充沛，神思敏捷，经脉疏畅，则脚部有力，步履如健；反之，脑元萎缩，经脉阻滞则举步维艰，投足摇曳，百脉欲废。通过对脚部经脉、腧穴及生理反射区局部施行足浴、同步汤瓶末梢经脉根传手法的刺激，可以疏通脚部经脉刺激局部腧穴和生理反射区为手段，发挥疏畅百脉、调节阴阳、行气活血、协调脏腑的作用。

骨诊，以全身骨干、骨节和筋经为施疗部位，结合经脉筋经之走向流注次序，运用末梢经脉根传的刮、压、拔、颤、抖、叩、搬等刺激手法加以施治的疗法。回医学认为，筋骨健壮，关节滑利，筋经疏畅，气血流利。则关节活动自如，寒湿不侵，骨强肉丰，身健体壮，百病无由以生。反之，筋骨不利，气滞血阻，筋经失畅，则易致骨垢流连、阻滞关节而见骨痛、肢体麻木、关节伸屈受阻等疾患的发生。通过对全身骨干、骨节和筋经局部（尤其是四肢大关节及椎体关节部）施行末梢经脉根传手法的刺激，可起到疏通筋骨经脉、行气活血、祛除骨垢、滑利关节、疏畅百脉和协调脏腑的作用。

脉诊，以全身整体经脉为施治部位，结合经脉筋经之走向流注次序，运用末梢经脉根传的拿、按、刮、压、拨、拍、打等刺激手法，作用于周身经脉循行部位的疗法。回医学认为，通过经脉有序的循行和联系，把人体的脏腑、四肢百骸、五官九窍、皮肉筋骨与心脑联结组成一个有机的、动态的统一整体。故疏调经脉则百脉气畅血和，脏腑健运，气机升降有序，健康无病。反之，经脉阻滞，气滞血瘀，阴阳乖戾，升降失序，则易致脉结石的形成，而发为脏腑功能低下，防御无力，百病蜂起。通过对全身经脉以一定的次序施行末梢经脉根传手法的刺激，就可以通过疏通经脉、行气活血的途径而达到祛除脉结石、疏畅百脉、协调脏腑、防病治病的作用。

气诊，依据穆斯林的功修生活习俗和汤瓶功理论，通过自我修炼肢体导引、调思、静念、守意等方法，调整人的脉息和经脉气血，达到安神定志、疏通经络、强身健体目的的疗法。回医学认为，通过自我功修能够使人精气饱满、体质健康、激发潜能，达到修复组织、祛除病邪、调整身心，促进健康长寿的作用。

四、其他传统疗法

回医学在千百年的发展过程中，积累了丰富的具有鲜明特色的民间传统疗法，比如回医理筋疗法、清泄疗法、水疗法、香药疗法、经文赞念疗法、放血疗法、填脐疗法、搦药疗法、发泡疗法、腹部按摩术、杜阿伊疗法、点眼法、滴鼻法、点咽法、敷法、熏法、捏法、吹法、挑法、拔法等多种治疗方法。这些传统疗法在回族民间有广泛的应用基础，是人们最为熟悉和普遍应用的一些医疗卫生活动，在一定程度上对于预防疾病、保持人体健康长寿发挥了积极的作用。

回医理筋疗法是以回医筋伤理论为依据，通过回医理筋手法与传统诊疗器械（骨诊棒、推经仪、刮痧板、火罐、放血针及各种灸器等）的应用，对筋伤部位施以适当治疗方法，并配合回医特色的药物内外治法，达到舒筋顺骨、通经止痛之效的筋伤治疗方法。包括手法理筋和器械理筋两大体系。回医理筋疗法源自回族医学经典著作《回回药方》之折伤门中治疗筋伤类疾病的主要方法。主要适用于筋伤类疾病的治疗，也用于偏瘫、中风后遗症等一些老年性常见疾病的治疗和保健康复理疗。

清泄疗法，以泄为补是回医用药的一大特色。回医学认为，若要不病，肠中常净。回族居住多风、多干燥地区，喜食牛羊肉及煎炸食物，体质燥，红液质多，容易生痰积、食积、燥化、滋热等浊邪内聚症，诸邪内闭，实浊瘀塞，气血壅阻，容易导致多种疾病。回医常用清泄疗法加以调理，常用方法如：①淡盐水法，以青盐与开水1：5的比例，50~100毫升，每日清晨饮服，有清热润肠、通便、泻火作用。②将军散，用生大黄2份，熟大黄1份，制为散剂，每日服2克，用于预防和治疗宿食燥热、便秘腹胀、火热牙痛、小便黄赤等病症。③清泄方，用番泻叶6克，大黄3克，枳壳3克，木香6克，水煎服或泡茶频服，用于肠胃积热、胸闷不舒、消化不良、便秘腹胀等病症。

香药疗法是回医特色治疗方法之一，是指应用芳香性药物来防治疾病、促进身心健康的疗法。由于香药类药物富含易挥发的精油类小分子物质，通常散发芳香气味，故也称为香疗术或芳香疗法。回医香药疗法的形式多样，应用广泛，常用方法主要有三类：①闻香疗法，包括熏香、佩香、涂香等，常用香药有檀香、沉香、艾叶、菖蒲、樟脑、山苍子等。②熏香疗法，如醋香法和药熏法等。③药袋疗法，常采用佩戴方法，将香药研末装袋，制作成香药袋来佩戴或做成药枕等，通过药物的气味对人体黏膜、皮肤进行刺激或被吸收进入体内，提高人体免疫机能，从而达到防病治病、强身健体的目的。

水疗法也是回医特色疗法之一。回医学认为，疾病的病因是由于人禀性衰败，体内的寒热燥湿盛衰失调，可用温凉不同属性的水进行沐浴、洗胃、灌肠等进行治疗，达到调节机体寒热燥湿及排泄毒物的作用。常用水疗法有凉水浴、热水浴、水洗胃、水灌肠等。水疗法是同回族卫生习惯相兼行的一类治疗方法。水疗时可在水中加入回医特色香药液、特制香药精油等，能起到很好的芳香避秽、安神醒脑等作用。

五、身心修养对健康的影响

回族人民非常重视心理健康。回族具有两世吉庆的人生观，提倡豁达的生活心态，恪守与人为善的生活理念，保持乐观的处世态度不仅是回族宗教信仰的要求，也是人们在长期社会生活实践中积累的健康长寿的智慧结晶。回族对生老病死持达观态度，认为死亡是人生的最终归宿，以现世的奋斗谋求后世的幸福，提倡人们通过生产劳动来寻求今世的幸福，同时通过参与宗教活动和公益事业为来世积福。

回族信仰伊斯兰教，在生活实践中履行五功，包括念、礼、斋、课、朝五方面的功修。如日常念赞，要求全神贯注精神专一，既有举意默念，又有大声诵念，要求不仅念其辞、知其义，还要遵守其中的禁令，并身体力行，不仅表达心中的信仰，而且提倡遵循正道，勿存邪念，和平待人，最后止于至善，能产生洁净心灵的作用。又如日常五番礼拜，既是重要的宗教活动，也是修养身心的高级方式。在念、礼等过程中体现了修身养性、提高人格的执着理想，并达到了锻炼效果，对于保持身体健康长寿也发挥重要的影响。

参考文献

[1] 单于德. 回族医学奥义 [M]. 银川：宁夏人民出版社，2005.

[2] 张俊智等. 回族医药学理论体系概述 [J]. 中国民族医药杂志，1997，3（3）：7-8.

[3] 崔箭等. 中国少数民族传统医学概论 [M]. 北京：中央民族大学出版社，2016.

[4] 黄宝栋. 回汉文化融合的结晶——养生保健探微 [A]. 内蒙古自治区中蒙医研究所、全国中医药信息工作委员会. 第四届全国民族医药学术交流暨《中国民族医药杂志》创刊 10 周年庆典大会论文集 [C]. 2005：162-164.

[5] 卞世金. 伊斯兰教的传统养生思想及保健方法探讨 [J]. 亚太传统医药，2006（10）：36-38.

[6] 贺晓慧等. 伊斯兰回族医学的基本理论体系 [J]. 中医基础理论分会第一届学术年会，570-576.

[7] 贾孟辉等. 中国回医汤瓶八诊疗法纂要 [A]. 中国中西医结合学会养生学与康复医学专业委员会. 中国中西医结合学会养生学与康复医学专业委员会委员会议暨第八次学术研讨会论文集 [C]. 2013：83-88.

[8] 邱鹏飞.《饮膳正要》中的回族饮食保健研究 [J]. 宁夏医科大学学报，2009，31（4）：543-544.

第十三章　其他少数民族传统
抗衰老医药研究

第一节　彝族医学对抗衰保健的认识与实践

　　彝族医药起源于原始社会时期，彝族有本民族文字，彝族史诗中就记录了很多医药知识，现在能收集到的最早的彝族医药文献始于明代，自明代开始出现了多部收载彝族医药的著作和文献，如《滇南本草》《双柏彝医书》《献药经》等。《双柏彝医书》是用古彝文撰写的彝族医药专著，成书于明代嘉靖年间，因其发现于云南双柏县得名，也因其成书年代又称《明代彝医书》。该书对 16 世纪之前的彝族医药经验做了系统归纳和总结，详细说明了多种疾病的治疗药物和使用方法，客观上反映了彝族民间传统医药知识和经验方，其中记载的疾病和药物都具有鲜明的民族特点和地方特色，该书中所载的各种疾病也为研究明代彝族社会的疾病流行情况提供了最好的资料和依据。彝著《献药经》是彝族经文《作祭经》中有关人之生老病死的一个部分，是专用于彝族成人死亡时诵念的一种古典经文，其中包含着丰富的医药知识，反映了彝族古代医学思想，如记载："植物皆配药，蔬菜皆配药。"该书不仅提供了古代彝族的医药资料，也充分记录了彝族的古老风俗。

　　彝医学有珍贵的预防医学思想和理论，既重视疾病的治疗，更重视未病先防与既病防变，强调无病早防、有病早治是彝医预防医学思想的核心内容，用以指导人们日常生活中的医疗活动和生产生活实践，在一定程度上，对于彝医人民的疾病预防和保健抗衰发挥着重要的影响。可概括为以下几个方面。

1. 强调天人相应，注重顺应自然变化

彝医在长期防病治病实践中，充分认识到人与自然是互相关联、密不可分的。彝医学认为，自然界中各种因素的变化，对人体的生命活动会产生直接或间接的影响。《劝善经》记述："天一会冷，一会热，一会下雨，一会刮风，会使人生病""不管男女，夜里起来要穿衣服，否则要生病"。彝医提出要适时增减衣被，以顺应自然的变化。

2. 注重环境对人体的影响，强调择地而居

彝医在注意到季节气候对人体会产生影响同时，也注意到环境对人体的影响，认识到居处环境和地点的变更，以及水源的污染等，会导致机体适应能力及抗病能力低下。因此提出要根据环境、地域的变化而采取相应的调整和防护措施，如调整起居、改良环境等。当居住地发生疫病流行时，彝医主张搬离，以避免瘟疫的侵袭，充分体现了预防为主的思想。

3. 注重饮食调摄，起居有节，劳逸适度

彝医对饮食、起居和劳逸等方面都非常重视。彝医学认为，饮食不当、起居无常、劳逸无度均会损伤机体、导致疾病。彝医告诫人们生活起居要有规律，不可肆意妄为，不逞一时之快，反对淫欲过度等，这些内容均体现了未病先防、预防为主的思想，指导人们日常生活中的行为方式和习惯，起到保持人体健康长寿的作用。

4. 强调体质对健康的重要性，注重先天因素和后天因素的影响

彝医学认为，人的自身体质对健康起决定作用。彝医不仅注意到邪气在疾病发生发展过程中的重要作用，更注意到了人的体质在疾病发生发展过程中的主导作用，强调了人本身的决定作用，这种作用不仅体现在后天因素上，还体现在先天因素上。因此彝医不仅注重后天体质营养强健，还注重先天胎儿质量。彝著《查诗拉书》讲述了新生儿精心调养等内容，蕴含着优生优育的思想，尽管还不成熟，但在少数民族传统

医学早期发展历史中是难能可贵的。彝医这种强调人的因素第一的思想与中医强调的"正气存内，邪不可干""邪之所凑，其气必虚"的思想，以及现代医学对疾病产生的内在因素的作用的认识是一致的。因此彝医主张人体健康长寿首先要强健体质，既重视先天因素的影响，提倡优生优育，又注重后天因素的影响，对于身体虚弱者，要进行适当的补益以固本培元增强体质。

5. 强调避忌病邪，妥善处理死者及病畜

在与疾病长期做斗争的过程中，彝医逐步认识到有些疾病具有传染性，因此，在预防疾病方面，彝医不仅强调强健体质，顺应自然，还强调避忌病邪，防止疾病的传染。彝医对于患传染病的家庭，主张进行清扫及熏蒸房屋来达到消毒的目的。对于传染病人应当做好隔离。对于医治无效而死亡的病人，主张要尽快掩埋不能在屋里过久停留。对于病死家畜，主张不能食用，而宜深埋或焚烧，对于患病的家禽也主张进行隔离饲养。彝医这种积极控制传染源、切断传播途径的做法，与现代医学防治流行病的原则相一致。

6. 推算"衰年"及"禁日"，预防疾病

"衰年"是彝医通过十二兽纪年法所推算出来的人生命中的周期性衰弱年份。彝医学认为，在人的衰年中，机体抵抗力下降，容易发生各种疾病和意外情况，而且病后恢复较困难和缓慢，在治疗上常显困难，可表现在对针刺、药物以及其他疗法均易发生变态和危险反应，故衰年又叫危险年。因此，彝医重视推算衰年，认为人处于衰年中要格外小心，既要注重强健身体，对于小伤病痛也要及时治疗，以免延误为患。

"禁日"是指人体可能发生危险的日子，故又叫"人辰日"。彝医学认为，禁日主要指禁止针刺人体或人体某些部位的日子。彝医主张在禁日应当禁刺，不得不施行针刺时，必须十分小心谨慎。万一在禁日中施行针刺损伤了机体，应当及时给予药物治疗。《医算书》中道："初三禁刺口心，但如损伤而致病时，可以吃杉木鱼胆治疗；初六禁刺眼睛，但眼睛如有伤病，可用熊胆点眼"等。

7. 注重民间传统预防保健经验

彝族民间有许多预防疾病的经验方法，如常洗矿泉浴预防皮肤病和风湿病，外搽烟油防山蚂蟥或虫蚁叮咬，佩戴雄黄防蛇咬等。医书中收载了许多防病方法，如《献药经》记载：煮食麂子肉，既可治麻风，又可预防麻风传染；煮食菁鸡肉，既可治疗麻疹，又可预防麻疹。《明代彝医书》记载：随身携带灵猫香，可避毒气瘴疠及虫蛇等。此外，彝医还主张有病早治，防止病情加重，变生他病。如被狂犬或毒蛇咬伤，主张及早划开伤口拔毒，以防狂犬病或蛇毒中毒。这种无病早防、既病防变的认识，反映了彝医预防为主、防重于治的医疗思想。

8. 应用药酒的补益保健作用

用酒剂治疗疾病是彝医的一大特点。彝族自古爱好饮酒，不论男女均有饮酒习惯，彝族嗜好饮酒与其生存环境有一定关系。彝族居住地多为山区，山高坡陡，气候寒冷，人们日常劳累后则饮酒以解乏，寒冷时喝酒来御寒。彝族不但创造了丰富多彩的酒文化，而且很早就将酒用于强身保健、防病治病以及制作武器等。药酒在彝族医药学中占有重要地位，彝医用于治病的药酒，一般是采用荞麦等谷物酿制的白酒，根据病情需要，浸泡不同的药物后内服或外用，有时则用酒与汤剂兑服，或用酒吞服散剂、丸剂等药物。

第二节　瑶族医学对抗衰保健的认识与实践

瑶族是我国南方分布最广的山地民族，主要分布于广西、广东、云南、湖南等南部的6省（区）的140多个市、县，瑶族主要居住在山区，支系众多复杂，有"无山不有瑶"之说。瑶族医药是历代瑶族人民在适应自然、与自然和疾病斗争的实践过程中积累起来的生存经验的总结，历史上瑶族没有本民族的文字，没有专门的典籍记载关于瑶族医药的内容，瑶族医药学的内容依靠千百年来的口耳相传代代相承，具有丰富的内涵和广泛的基础，为瑶族人民的健康繁衍做出了巨大的贡献。

　　瑶医学对人体生理功能和疾病及病因病理有独特认识，用盈亏平衡论、气一万化论、百体相寓论等学说来阐释人体生理功能和疾病的发生发展和治疗。其中盈亏平衡论是瑶医学理论的核心之一。瑶医学认为，人体脏腑之间、人体脏腑与外界环境之间，存在既对立又统一的关系，从而维持相对盈亏平衡和正常的生理活动。当这种动态盈亏平衡因外界或人体内部某些原因遭到破坏而又不能完全自行调节得以恢复时，人体健康就会受到影响，甚至引发疾病。瑶医学盈亏平衡理论揭示人体机体是一个统一的整体，瑶医学认为，各种外界、内在因素在均衡地支配着人体的生命活动，这种平衡处于不稳定的运动状态之中，人体要保持健康，平衡是根本和关键，不但要求机体自身各脏腑之间的盈亏平衡，亦要求机体与周围环境相互平衡。这种平衡一旦被打破，人体就会出现各种盈亏的病理表现，过盈过亏均可导致疾病。瑶医学认为，盈则满，满则溢，溢则病，如脑出血等，亏则虚，虚则损，损则病，如贫血等，这些症候大都由于某些脏腑的盈满或亏虚引起。在这一理论思想指导下，瑶医根据机体不平衡之所在，以盈则消之、亏则补之的原则，采用各种药物或非药物的治疗方法，调整或促使机体与周围环境及机体各脏腑之间盈亏达到平衡，从而使病体恢复正常。同时，瑶医学盈亏平衡理论的内涵也阐释了人与自然环境的关系，人生活在自然环境中，机体与周围的环境要保持相互的盈亏平衡，才能保健康少病，所以瑶医重视调节机体与周围环境的盈亏平衡。如秋季天气久旱无雨，易引起老年人呼吸道疾病，瑶医常用罗汉果炖猪肺等以润肺来预防及治疗，多能收效。冬春天气久雨不晴，气候潮湿，人体多有湿气重的表现，即湿盈，湿盈会引起寒湿凝滞，继而引起风湿病，故在岭南冬春季节风湿病多发，瑶医常用祛风除湿、活血散寒的草药煎水熏洗或药浴，以消除机体内盈余的寒湿来预防或治疗风湿病。瑶医注重调节机体与自然界的盈亏平衡还表现在冬补、夏消、春燥、秋润的饮食特点，这样就能调节身体内部及机体与周围环境之间的盈亏平衡，从而预防疾病保持健康。同时瑶医还认为，一年四季的更替、月亮圆缺的变化、昼夜的不同对人体盈亏平衡都有一定影响，所以在治病投方的药物剂量及服药时间上常根据季节的不同、月亮圆缺及昼夜的变化来进行调整，常能收到显著的效果。

瑶医学在预防疾病和强身健体抗衰长寿等方面的思想和实践经验非常宝贵。如古籍《开建县志》记载"惧患痘，有出而染者，不得复入"，《阮通志》记载"有疫殁，则并焚其尸徙居焉"等，都说明了瑶族先民很早就认识到某些疾病是传染的，也是可以预防的，并采取一些有效的预防措施。如瑶家有患重病者，即用茅草打结挂在大门上或在大门横放一根竹杠，用芭蕉叶当碗分菜吃饭，五月初吃药粑等民俗和习惯都具有预防疾病的重要意义。庞桶药浴是瑶族传统的一种保健洗浴方式，是瑶族民间用以抵御风寒、消除疲劳、防治疾病、强身保健的独具特色的传统洗浴疗法，至今仍在广泛应用。

瑶族庞桶药浴是瑶族人民特有的一种古老的医疗保健方式和药浴文化，其历史久远，有上千年的药浴习俗，是与瑶族聚居地区多雨水、云雾，短日照，湿度大的生态环境以及瑶族地区多发病和常见病相适应的，集防病、治病、健身于一体的医疗保健方法。瑶族药浴是瑶族医药和瑶族文化中独具特色的一种传统疗法和习俗，是瑶民生活的一部分，生老病死，莫不药浴。瑶族人民世代延续这种药浴方式，通过采集和利用山区野生的上百种草药，适宜调配，煎汤沐浴，达到防治疾病健身长寿的作用。瑶族学认为，通过庞桶药浴可以祛风除湿、舒筋活血、解毒通络，调整机体盈亏平衡状态，使人体各部恢复正常功能，起到解除疲劳、防治疾病和强身健体的功效。

瑶族家家都有用杉木做成的高 1 米、宽 0.6 米、长 0.7 米的大木桶，这便是用药水洗澡的"庞桶"，又称为"黄桶"。瑶族人十分重视洗浴，每天劳动后都要采集新鲜草药，分别捆成小把，放入大锅中煎煮，药液煮沸后半小时左右，趁热倒进大桶中，加入适量冷水，使水温保持在38℃左右，进行洗浴，既洗涤刀耕火种时沾染的炭灰泥迹，又通过温水浸泡解乏，使血脉流通，便于入睡。瑶族药浴应用的草药一般都自采自用，多采用鲜药，平常亦将采回的草药洗净晒干备用。药物种类多达上百种，常用的有半枫荷、透骨香、钩藤、九节茶等十余味草药，一般根据药物的性能和功效搭配使用，常无固定的配方，各种草药的分量多凭习惯和经验而定。瑶族庞桶药浴方式多样，一般是全家皆浴，不分男女老幼，多为先小后大，先老后少，先客后主，每次泡浴30分钟左右。现在一些瑶民也逐渐采用了换药水的方式进行药浴。端午节时家家户户都采集鲜药草，有的地区习俗是采集草药多达百种，称为"百草药"，采回以后洗净泥沙，煎煮药液进行药浴，可使人身轻气爽、健体强身，对于防治流行病起了很好的防治作用。药浴是瑶医的特色疗法，是瑶民治病健身的有效经验，是与生存环境和生活方式引起的常见病多发病相适应的保健方法，该方法对于有效保障瑶族人民的健康繁衍发挥着积极的促进作用。

第三节　苗族医学对抗衰保健的认识与实践

　　苗族医药起源及历史可追溯至远古，虽然苗族没有本民族文字关于史实的记载，数千年的苗族医药经验和医药文化在苗族群体经父子传承、师徒传承等多种形式传承至今。苗族医药见诸其他史籍文献记载的时间也很早，西汉《说苑·辨物》中记载："吾闻古之为医者曰苗父。苗父之为医也，以菅为席，以刍为狗，北面而祝，发十言耳。诸扶而来者，举而来者，皆平复如故。"苗族民间也有"千年苗医，万年苗药"等民谚。苗族先民早期生活地区植被繁茂，药物资源丰富，在历史上长时期、大跨度、多向性的大规模频繁迁徙过程中，所到之处多是自然条件十分恶劣的人迹罕至山区和瘴疠之乡，在适应自然环境与生产生活实践中，苗族较早地了解和掌握了很多动植物知识及其药用价值，积累了许多疗效可靠的治疗方法和用药经验，在本地区常见病和多发病的预防治疗和人们的强身保健等方面积累了丰富的实践经验。

　　在苗族民间，尽管地理环境气候恶劣，交通不便，医疗基础和条件极差，人们生活条件艰苦，但是苗族人一般身体健壮很少生病，高龄老人随处可见，一些年逾八十的老人仍保持神清气爽，身体康健，可以上山劳作。苗族村寨都形成有自己的医疗经验，对野生药物的应用也是各有经验积累，各种民间保健医疗技术更是丰富多样。苗族村寨家家户户的门庭院落房前屋后皆种植一些常用药物，识药、采药、种药、用药已成为民俗习惯，几乎每人都能认识和掌握几种甚至几十种常用药物及其使用的方法，有"百草皆药，人人会医"的说法，当地苗医还擅长一些独特的内病外治疗法。苗族医药知识与经验的广泛普及和应用是苗族人民预防疾病、保持健康长寿的宝贵实践和有效方法。

苗医学以生成学和生灵学等认识来解释自然界和人体的生成、发展、充盛、亏损、荒废和消亡等内容。生成学与生灵学是苗医学的重要理论基础之一。

苗族生成学是阐明一切事和一切物（以下统称事物）共同生成原理的学说，见于苗族民间口承相传的苗族古老话，提出"事物生成共源根"，其原文："千万事物同一理，事和物生成共源根。头号重要搜媚若，第二是各薄港搜，第三是玛汝务翠，三条缺一不得生。生成相资双有利，相制共同保平衡，相征此求彼有应，相夺利己损彼生。优劣相斗方可显现谁胜谁负，生成难全为古今之经验证明，增多变好好不尽，人类前途最光明"。苗族生成学认为宇宙万物都是由"各薄港搜"（即事物生成的物质基础）、"搜媚若"（即事物生成的能量）和"玛汝务翠"（即事物生成的良好结构）三大要素相互作用而形成的，认为事物主于能量，基于物质，显于良好结构，来阐述事物生成变化和发展的规律。

苗医生灵学内容丰富，包括生灵的生成、对人体的作用、生灵的三大要素及生灵能的传导、含蓄、交合、进化、繁衍、利用、激发等内容。苗医用生灵生成的原理来阐释人体的结构学、生命学以及生灵医学等。苗医生灵学认为，生灵即是生命，有生命物灵巧的能动作用和奇妙的生理现象，都是由其搜媚若的灵感性所决定的，所以把生命称为生灵。生灵能，是生物自体的生命本能。一切有生命物，其搜媚若的灵感性都具有一种可以主宰自体的新陈代谢、生长繁殖、遗传变异、治理内忧外患、利用事物和改造事物等生命活动的特殊功能这种功能，即生灵能。

苗医学对于人的生成原理、身体结构和生命功能知识进行长期的研究和积累，逐渐形成独具本民族特色的对人体生理的认识，包括人体九架组论、气血水三要素论和三界学说等内容。

苗医学认为，人体是由九类各有特色的功能体系相结合所构成的大生命机构，这个功能体系即是组成人体的架组，苗语为港搜叽薄。人体九架分别为：脑架、身架、窟架、性架、肺架、心架、肾架、肝架和肚架。如脑架是人体的最高权能机构，贮藏优异的搜媚若和高质量的各薄港搜，凭借生灵能所造就的玛汝务翠，以发挥对人体生命活动的统御作用。脑架是人体头面部及脑、神经等组织的总和。苗医学认为，脑架主灵智慧、主动、能主魂魄，通过四维活动指挥人体各架组发挥相应的功能，并与心架相通，来获取所需营养物质，排除毒素以维系脑架之功能。苗医学认为，人体任一架组均是与之功能相似的一个或多个器官组织。生灵能把九类港搜叽薄进行了巧妙的安排，从而创造了优胜的人体玛汝务翠。在彼此利用生成相资、生成相制、生成相需的正常关系的协调之下，充分发挥各自的功能，共同维护生灵能的权威，保障其主导人体生命的全过程。

苗医学把气、血、水视为人体最重要的三种基本物质，决定着人体的健康和生命，用以阐释人体生理、对疾病进行诊断和用药施治。气，苗医称为"绞笨"，指维持生命活动的精微物质，是人体能量的外在表现形式，分为四气：粹气、惠气、灵气和废气，分别在人体中发挥形成、运行、转化和排泄的作用，推动着机体的正常运行。血是人体化五谷而得、濡养全身的精微物质。机体的各种生理活动都离不开血。苗医学将其分为四血：生血、熟血、瘀血和废血，分别在体内发挥着转化、排泄等相应的功能。血旺则体壮，血弱则生疾。水，苗医称为"沃"，是组成人体必不可少的基础物质，分为四水：原水、汁水、精水和废水，在人体内分别具有摄入、运化、升华和排泄的作用，维持着人体的正常生理代谢。苗医学认为，人体气、血、水三者之间是相互依存、互变互生、相互影响的。苗医有"气血相互依存，气推血走，血带气行"之说，有"水生血，血带水，血水相融，血无水不能生，水无血不养人"之说。在诊疗疾病时，苗医通过辨病是在气、在血、在水、还是气血同在，遂用补气、补血、补水等方法进行治疗。

苗医学三界学说把自然界中树、土、水三者的牵连关系用于类比人体三大功能区域之相互作用关系，即把人体从上到下依次称为树界、土界和水界。苗族传有"树为生命之精，土为生命之基，水为生命之源"的歌诀。树界是指锁骨以上的组织器官，是人体最重要的功能区域；土界是指颈部向下至肚脐之上的胸腹部组织器官，土界的架组脏腑器官同孕育万物的土壤一样，为人体源源不断地提供人体生长、发育、生活所需的营养物质；水界是指人肚脐之下至大腿以上的功能器官，主要包括人体肾架和性架，水界能调理人体水道，排出水液，酝酿男精女液，滋养维护人体本源之精华。苗医学认为，三者之间存在相互需要、相互依存、相互制约的动态平衡，以维护人体健康。苗医在诊疗疾病时，运用三界论思想来指导诊病用药，如其中有"补水养树法""通灵调水法"和"整树固土法"等治疗原则和方法。

苗医学认为，导致人体患病和影响人体健康的原因与不良的自然环境及气候有密切的关系，饮食不调、意外伤害、劳累过度、房事不节、情志所伤、先天禀赋异常等也是影响人体健康的重要原因。苗医学将导致人体生病的病因归纳为毒、亏、伤、积、菌、虫六种因素，各种因素通过产生毒害力导致人体生病，故苗医有"无毒不生病"之说，将各类病因归纳为风毒、冷毒、火毒、气毒、寒毒、水毒、盐毒、食毒、痛毒、菌毒、虫毒、蛇毒、药毒、光毒和化学物毒等。苗医通过使用各种治疗方法来调整人体搜媚若、补充各薄港搜、改善玛汝务翠，达到调整机体、预防治疗疾病和调养保健的目的。在治疗方面，苗医有丰富的治疗方法，其中尤以外治疗法形式多样，可概括为十七大法和四十九套方术。苗医学认为，凡人身九架十窟各种病症，都可归属于十七大法和四十九种方术议治。其中比较典型的如药酒术、灌药术、敷贴术、药洗术、睡药术、熏蒸术、蒸疗术、拔罐术、放血术、烫熨术、灰碗术、食疗术等。

苗医熏蒸疗法是具有特色的保健疗法之一，根据病情分全身或局部熏蒸法。①全身熏蒸法，在土坎边挖个深洞，洞上架数根粗木棍（能够承受一个成人的重量），木棍下面置一口锅，放入药物加适量水烧开产生蒸气后，将火撤去，然后在木棍上铺垫一层松枝，四周用席或布围住，令病人裸坐其中，头露于外，让药液蒸气熏蒸全身至汗出为止。主治全身风湿麻木、疼痛等老年多发疾病。②局部熏蒸法，用药罐将药煎好后从火上取下，将患处直接放于药罐口，或将药液连渣倒入容器中以药液热气熏蒸患处，主治局部疾患。也有用口鼻对着药罐口熏蒸治疗咳嗽、鼻塞不通等病症。

第四节　畲族医学对抗衰保健的认识与实践

畲族医学注重人体健康长寿，认为动者不衰，乐则长寿。畲族在长期的生产生活过程中创造和发展了丰富的保健思想和方法实践，主要包括食物摄养、运动健身、心理调节和草药调养等几个方面，使畲族人民乐而忘忧，娱以解乏，身体强壮。这些思想和方法在维护畲族人民身体健康和抗衰延寿等方面发挥了重要的促进作用。

1. 注重食养和食疗对健康的作用

畲族医学重视饮食摄养对健康的作用，崇尚自然，认同药食同源，强调食物的营养保健功能。畲族有"九药不如一补"（一补即食补）的说法，认为食物既可用来增强体质、预防疾病、抗衰益寿，也可用于治疗急慢性疾病，适宜的食物疗法对于预防疾病发生和调节人体生理功能活动具有很好的作用。畲医学认为，食物才是最好、最安全、最生效的药，生病时能通过食物疗治的就不会轻易吃药，并发展了种类丰富的畲族食疗保健，如药酒、药膳、药茶和药粥等，在长期的实践过程中形成了鲜明的食养和食疗特点。

畲医学注重以防为主，重视食疗的预防保健作用。畲医学强调未病先防，认为食疗是强身健体预防疾病的有效方法，尤其重视应用食疗或药膳来预防一些季节性疾病。如春天挖积雪草炖猪肚食用预防夏季暑气，毒碧凑（仙鹤草）50克煎汤取滚药汁冲入打散的鸡蛋食用防劳力症，几乎是畲族群众家喻户晓的保健疗法。畲族在日常饮食中也配合使用草药制作各类药膳，起到滋补强身健体长寿作用。畲医学认为，食物疗法可起到食借药威、药助食性的作用，大多使用家禽家畜肉食与草药组合炖煮制备药膳，分餐连续服用，药物食物相配合，使滋补营养逐渐缓慢地作用于机体，达到滋养身体强身延寿的目的。

畲医学注重食物的冷（寒或凉）热（温）属性。畲医学认为，食物按其性质来说有其寒热偏性，作用于不同体质及脏腑也产生不同作用，所以掌握食物的偏性就能有针对性地加以应用，体质冷者要配用热性食物，体质热者要用凉性食物。如胃脘冷（寒）痛要用羊肉炖药，热痛要用猪肚或猪五花肉炖药（羊肉性热，猪肚、五花肉性平）；白糖、冰糖性冷，红糖性热；白酒性冷，红酒（米黄酒、土黄酒）性热；绿豆、萝卜性冷，葱姜蒜性热等。还要注意季节性，注重季节食物适宜规律，区别四季特点和不同食物的性味属性，依据酸甜苦辣咸、温热寒燥凉的属性进行饮食调养，如春季增辛减酸以温热为主，夏天减苦增辛以清淡为主，秋季减辛增酸以滋阴为主，冬季增苦减咸以补阳护阴为主。

畲医习用以脏补脏，有针对性地利用食物的补益强身作用。畲医学认为，禽畜的内脏或肌肉与相应人体的内脏或组织有特殊的对应关系，有意识地加以应用发挥脏腑类食物滋补相应特定脏腑的功效，在用草药治疗疾病时大多也配以相应脏器类食材同食共用。如治疗四肢关节病痛的药物多配用猪蹄（猪七寸），用干品榛寄生100克配猪蹄一个，红酒适量炖食治关节风湿痛；治夜盲症用八楞风（六棱菊）20克，猪肝125克（或鸡鸭肝一个），冰糖60克煮食，有补益明目的作用。

畲医注重不同颜色食物的功能。畲医学认为，不同颜色的食物除口味成分不一样外其功能也不同，极为重视食物颜色的选择。畲医学认为，黑色食物大多性味平和，对胃肠功能不好的人有补益脾肾作用，适合肾虚者食用，如栗子具有养胃健脾、补肾强筋的功效，黑芝麻具有滋养肝肾、养血润燥的作用。黄色食物富含有植物蛋白，可提升人体免疫力，维持脾胃的运化功能，将食物转化为营养传送至全身，并代谢身体的废弃物。白色食物有行气功效，经常食用既能消除疲劳，又有益于呼吸。绿色蔬果能提供多种维生素和膳食纤维，具有促进体内毒素排出、舒缓肝郁、提升免疫力等作用。红色食物具有益气补血和促进淋巴液生成、提高组织细胞的活性等作用。

畲族擅用药膳滋补强身，用富含营养的食物配以滋补草药制作药膳和食疗配方，既滋补强身、防病治病，又调养机体抗衰益寿，是畲族民间颇具特色的保健方法和饮食习俗。畲医学认为，"九药不如一补"，即使是健康的人，平时也须多多注意对身体的滋养，科学调配营养丰富的食物，在运用食物强身补体方面多选择营养价值高、营养成分丰富的补品，如鸡、鸭、鹅、猪肉、牛肉等家禽家畜类食物，以独特方法加工制作具有补益功效的食物补品。畲族男女老少都认识许多草药，了解一些草药的功用，掌握一些单方和验方，家家户户都会加工制作药膳，精通食疗方法，日常生活中食用家禽家畜也加入一些具有滋补功效的草药，男女老幼平时都吃药膳，或应用食疗方法来防病强身。除了日常药膳补益助养之外，畲医在治疗疾病时也重视病期的食疗和药膳滋补，用草药治疗时所选用的药引一般多为滋补食物，如鸡蛋、乌骨鸡、童子鸡、猪爪、牛骨、羊脚蹄，还有米酒、茶油、菜油、麻油、白酒、酒糟等，或米酒冲服，或加蜂蜜调服，或加入动物脏器如猪肚、羊肚、夹心肉炖服等。

此外，畲族药膳还有如下一些特点：用药讲究新鲜，多为现采现用，少用陈年药物；用药剂量一般较大；食疗同时重视忌口，一些酸辣刺激性口味的食物或冷食多为忌口之列等。

2. 重视运动健身对健康的促进作用

畲族重视运动，认为生命在于运动，运动促进健康，促进新陈代谢，通过运动以培养生机、流通气血、长养精神、强筋壮骨、滑利关节、坚肤壮肌、聪耳明目、充脏畅腑，达到精力旺盛、气血充足、思维敏捷、反应快速、耐力持久、健康长寿的目的。包括畲族武术在内畲族的传统体育运动是畲族文化的一大特色，畲族体育运动形式多样，主张内外兼修、形神兼备，在保持畲族人民健康和抗衰延寿方面发挥了重要的作用。

畲族武术据传始自春秋战国时期，畲人就习练武术，世代相传，畲族武术有拳术、棍术、刀术、气功等，重在强身健体，防身护身，攻防别具一格。畲族武术基本上可分作拳术和棍术两大类，以畲拳最为著名，棍术次之。畲拳乃畲族独创，已有300多年的历史，其中最有名的是八井拳，在拳乡福建罗源县八井村，有一半以上的人会拳术，上自古稀老人，下至学龄儿童，不论男女都有练拳习武的爱好。这些民间体育运动在客观上对于保持畲族人民的健康和抗衰长寿发挥了积极的促进作用。

3. 重视心理精神因素对健康的影响

畲医学认为，从精神上保持始终向善的状态，有助于保障机体功能的正常发挥，达到防病健身、延年益寿的目的。畲医学认为，健康是体质的外部表现，以不生病为衡量标准，与遗传和生活环境有关，与人的情绪尤其密切，人的心理情绪可以致疾，特别是不良的心理情绪会给人带来病患的后果。畲医在生活中发现，对人不利的影响和最能使人短命夭亡的就是恶劣的心理和情绪，忧虑、颓废、沮丧、贪婪、怯懦、忌妒和憎根等恶劣的精神情绪和心理都易于导致各种疾病。畲医要求做到宽容、乐观、淡泊。心存善良则以他人之乐为乐，心中常有欣慰之感就会与人为善，乐于友好相处，心中常有愉悦之感就会光明磊落，乐于对人敞开心扉，心中就常有轻松愉悦。心存善良的人能始终保持泰然自若的状态，积极的精神和心理有利于机体将气血的输送和经络疏通调整至最佳状态，从而提高身体的抗病能力，保持良好的机体状态以健康长寿。

4. 重视草药的预防保健作用

畲医学认为，适当应用草药可以调理五脏机能，清除体内毒素，改善精神状态，强身健体预防疾病。畲族民间有许多草医，擅长应用草药治疗一些常见和多发的疾病，畲族男女老少都认识许多草药，了解一些草药的功用，掌握一些单方和验方，常应用一些草药来预防疾病强身保健，在民间经常应用一些确有疗效的土医单方，如食凉茶、金银花、钩藤、白茅根、山茵陈、鸡儿肠、海金沙、车前草等。如食凉茶，也叫蜡梅茶，是畲族最常用的治病草药之一，畲医学认为其具有祛风解表、清热解毒、消食健脾、抗菌消炎、消导止泻等功效，可用于消暑、清凉、解毒、祛风等，畲族几乎家家必备此茶。又如艾草，每至端午节家家户户采集艾草置于家中，既利用新鲜艾草之药气祛秽避疫，也用干枯的艾草泡水熏蒸消毒止痒等。畲族民间普遍应用草药以预防保健，在客观上对于维护人们的身体健康和抗衰延寿发挥了积极的促进作用。

第五节 侗族医学对抗衰保健的认识与实践

侗族医药历史悠久，但由于侗族没有本民族的文字，其历史、文化、医药等都依靠口传心授或以古歌形式代代相传，有关医学的文字记载甚少。从侗族民间流传的古歌、巫词、谚语、传说和民间侗医的医药记录中，可了解侗族医药的起源、形成和发展与侗民族的信仰、文化及其所处的生态环境及人群疾病谱等密切相关。侗族医药有广泛的群众基础，民间侗医医药一体，充分利用本地的天然药物资源，采取适合当地情况的行医诊疗方式，在长期的医疗实践中，不仅积累了丰富的临床治疗经验，而且也形成和积累了宝贵的预防保健和抗衰益寿的思想和实践经验。

注重"天人相应，人气和一"，强调顺应自然变化规律。天、地、气、水、人五位一体的思想是侗医学思想的核心。侗歌云"天上生人是股气，地下养人是水和土""气多气少人遭病，人死断气精化水"。侗医学认为，天是看不见顶的庞然大物，是股气，地是有形之物，即土和水；人是气所生的，由土和水所养。侗医学强调人应该顺应天地自然的变化规律，保持一体五位之平衡，才能达到保持健康的目的。

注重环境对人体的影响，讲究居住地的选择和房屋的修建。侗族居住区域多为森木密茂环境，杉木是建筑房屋的主要材料。侗族建造房屋一般选择光照良好，坐南朝北的场地，建造宽敞、通气、干燥的吊脚楼。住房一般分为三层，上层作仓库和客房使用，中层设餐厅（堂屋）厨房和卧室，下层是圈养牲畜和堆放杂物的地方。侗乡居地雨水多，山地潮湿，这种木制吊脚楼房干燥、防潮、通风，对预防风湿病等地方常见和多发疾病是有利的。

注重饮食合理有节及保健作用。侗医学认为，饮食是维持生命的能量之源，但是如果饮食过多，不加以节制，或者吃得过少，都将影响身体健康，甚至导致疾病。①侗族提倡饮食适度。侗医学有"犯酒、犯肉、犯谷"之说，认为酒性热能除寒，饮用适度可调节人体血脉情志，如果饮量过多则会伤神伤志，心神受扰，百病丛生；肉类补血补体，食用过多反而伤血伤水；谷类养万物，亦不可过饱，过饱伤身。②侗族偏嗜酸食，素有"侗不离酸""桌上必有酸""三天不吃酸，走路打捞窜（没精神）"之说。侗族以酸食为佳肴，有其积年累月的实践经验，侗族用木桶或用陶瓷罐将家禽、家畜和鱼类等腌制为酸肉、酸鱼、酸菜储存，既便于储存和携带，还可助消化、开胃口、提神醒脑。③侗族有"一日三餐是茶"的传统习惯。侗族茶品种类繁多，除了解渴充饥的侗族油茶之外，有泡茶、冻米茶、饭豆茶、黄豆茶、苞谷茶、蜜饯茶、柿饼茶等。还有一些特色的保健茶。如一种用九节茶（草珊瑚）、白茅根、金银花、箭杆风、见风消等侗族草药熬制的茶水，有清热解毒、祛风除湿的作用，大雨淋湿后喝上一碗，可以预防感冒，避免受凉着痧。④侗族重视酒的应用。侗族酒品众多，主要有苦酒、套缸酒、烧米酒、苞谷酒、高粱酒、黄粟（小米）酒、红薯酒，甘蔗酒等。侗家苦酒远近闻名，用糯米蒸熟，放入酒窖发酵而成，其味香甜可口，开胃提神。侗族民间单方、验方和秘方在应用时，多是将药煎熬好后，以黄酒为引兑服，是侗族医药一个明显特征。

强调群体预防观念，注重预防疾病传染的方法。由于卫生条件较差，季节性传染病常在侗乡山寨流行，特别是流感、麻疹、百日咳、白喉等传染性疾病。侗族注重群体预防的思想，认为避免健康人与患者接触是预防这类传染性疾病的重要措施之一。侗族村寨一旦发生此类流行病，每村寨各家各户大门上都挂有一种白蜡树叶，人们一见到悬挂这种树叶就知道趋避，从而起到了隔离传染源、切断传播途径的作用，减少疾病的传播。

注重环境水源保护，讲究洁净卫生。侗族世居山岭地区，俗语有"高山有好水"，坐落在半山腰的侗族山寨在门前门后或过路凉亭处都掘有一口清澈、透亮的好水井。侗族人对饮水的清洁卫生很讲究，每口水井旁或井盖上都备有 1 至数个公用舀水桶或竹筒，供来人取水时和过往行人使用。这样可避免各自水桶底污染水源，对于减少消化道传染病的传播流行起到较好的作用。

第六节　满族医学对抗衰保健的认识与实践

满族是公元 10 世纪在我国北方兴起并长期居住的少数民族，历史上也称女真，主要居住在我国北方长白山原始森林和黑龙江流域，在恶劣的气候环境中，以渔猎农耕为主，在生产生活中积累了宝贵的医疗卫生和健康经验。满族先人在氏族部落时期就有了冬天用动物脂肪涂抹身体防御风寒的保护方法。《后汉书·东夷列传》记载，满族先人肃慎人、挹娄人时期"好养豚、食其肉、衣其皮。冬以豚膏涂身，厚数分，以御风寒"。满族人民在长期的生产生活实践以及与大自然和疾病做斗争的过程中，在适应环境、改善居住条件、调整饮食、注重卫生、运动健身等方面积累和总结了大量的医疗卫生与保健经验。同时，随着历史的变迁和社会发展，不断吸纳汉族中医学的理论与实践，形成了内容丰富、具有满族民族特色的医疗卫生和保健经验和习俗，在保障民族健康繁衍中发挥了重要作用，至今仍在民间被传承和应用。

满族人认为，自然环境、饮食营养、运动保健等各种因素都会对人体健康产生重要的影响，在长期适应北方寒冷地区自然环境的生产与生活实践中，从重视保暖防冻、膳食营养丰富、注重应用多种保健疗法等方面积累了丰富的切实有效的方法和措施，对于预防一些常见地方病和保持健康发挥了重要作用。

1. 适应自然环境，重视保暖防冻

北方气候寒冷，满族先人顺应自然，创造了可以抵御寒冷的居住习俗。如可以抵御北方气候寒冷潮湿的"满族老屋"。在《图像中国满族风俗录》中指出，满族居室住宅，尤其注重防寒冷问题，因此形成了满族特有的居住习俗。满族的居住习俗，是满族先人经过几千年的实践才形成的。"满族老屋"为茅草土坯房，门窗向南朝阳，房顶为厚厚的茅草，屋墙为土坯加内外抹草泥，室内三面搭火炕、砌火墙，有很好的防寒保暖作用。"满族老屋"是满族特有的顺应自然预防疾病的居住习俗，至今北方地区居民仍有沿用。

满族擅用动物皮毛等具有良好保暖性的材料制作衣、帽或衣裤连体的服装、轨鞴鞋（满族在北方特有的鞋子，防止脚的冻伤）等服装。满族的居住方式和服装、鞋帽等特点体现了人们抵御北方严寒气候的相应措施、适应了生产生活的需要，有效地预防了因气候寒冷潮湿而引起的风寒湿痛等北方常患疾病的发生，对于维护人们的健康发挥着重要的作用。

2. 注重饮食营养和药膳调养

满族人的饮食种类也充分反映了适应北方地区环境气候的特点。满族人认为，食物营养丰富，耐饥饿，有助人体驱寒保暖，保证营养，才能适应人们在寒冷地区生产与生活中对饮食高营养、高热量的需求。菜肴多用大锅炖煮，常见品种有白肉血肠、猪肉炖粉条、小鸡炖蘑菇、火锅等，既能保证饮食营养与热量需求，也都兼有散寒暖胃等功效。主食品种有黏饽饽（黏豆包）、年糕、八珍糕、腊八粥、萨其玛等。满族入主中原以后，在饮食方面品种日渐丰富形成了独特的满族宫廷膳食，最具有代表性的是满汉全席，包涵丰富的山珍野（海）味和营养保健菜品，如蛤什蟆汤、清蒸哈什蚂、参芪炖白凤、山珍蕨菜、松树猴头蘑、煨鹿筋、长春鹿鞭汤、冰糖核桃、冰糖山楂、蜜丝山药等，这些营养丰富且多有补益功效的饮食品种至今仍广泛应用。满族人民充分利用当地

动植物资源的营养保健作用，将各种山珍野菜、植物浆果以及众多的动植物药材加工为各色膳食，满族喜食用的山野菜、浆果、菌菇等，经现代研究证明几乎都有确切的营养保健功效。药膳方面如用人参、灵芝、鹿茸或鹿筋、鹿鞭、鹿尾等泡酒饮用，可以补肾生精、强身健体、舒筋活络，用于腰膝酸软、风寒湿痛、筋骨麻木、阳痿早泄、抗衰延寿等；用人参、黄芪炖鸡肉食用以补气养血，用于久病体虚；鹿胎、鹿血、哈什蚂（田鸡油）用于调理妇女早产、失血过多、久病虚痨损伤、不孕不育、更年期综合征等。

3. 发挥民间传统疗法的保健作用

满族民间有种类丰富的传统疗法，如艾灸、拔火罐、热熨、酒疗、熏蒸、热薰等，其中有一些疗法具有鲜明的地域特点，如冰雪疗法、温泉洗浴疗法等。

满族很早就将艾叶制作成艾柱，用点燃的艾柱施以艾灸疗法对人体某些部位进行艾灸，以调理机体的功能。采用艾蒿烟熏祛除瘟瘴邪气和蚊虫。热熨法是将大粒盐炒热装入布袋，覆盖在患处缓解风湿寒痛。酒疗法是用点燃的热酒在身体特定部位反复揉搓、按压，缓解跌打损伤引起的肿胀疼痛等。至今这些满族传统疗法在北方民间仍然多有应用。

冰雪疗法是满族人民在长期与北方地区寒冷多冰雪的自然环境抗争过程中，逐渐发现和掌握的合理利用冰雪以达到医疗保健作用的疗法。如雪疗法、冰敷法等。雪疗法是在人体冻伤时用雪搓擦冻伤部位的疗法，可以促进血液循环，缓解冻伤，或用雪擦身为发热病人降温。冰敷法是用盛装冰块的冰袋，缚在肿胀伤口处消除肿胀疼痛，或将冰袋置于头、胸等部位来降低体温、解热止痛，或者在发热病人身体周边摆放装有冰块的编篓，达到降温的作用。满族还有吃冰块、冻梨等冰口来消除胃火或心火等引起的烦躁闷热症状的疗法。

温泉洗浴疗法也是满族常用的保健疗法之一。满族居住的长白山地区和黑龙江流域大小温泉众多，满族称之为"汤泉"，洗温泉称"坐汤"，满族很早就合理利用当地温泉资源进行温泉洗浴保健。通过温泉洗浴可以舒筋活血、缓解疲劳，起到辅助治疗风湿寒痛、皮肤疾病等保健作用，同时也有助于预防疾病，促进身体健康。

满族人民还创造和发展了丰富多样的运动健身方式，尤其是极富特色的冰雪运动项目，将适合在北方气候寒冷环境中进行的健康运动集健身与娱乐为一体，对于提高人们健康、抵御疾病的发生发挥了重要作用。常见的运动健娱种类有东北秧歌、走百病、踢毽子、抽冰嘎、堆雪包、冰雪雕、打雪战、跑冰鞋、滑冰车、冰爬犁、雪地走、踢形头、冰嬉等。

第七节　鄂温克族对抗衰保健的认识与实践

鄂温克族是我国人口较少民族之一，主要居住在祖国北疆地区，包括内蒙古呼伦贝尔市、黑龙江省讷河市和嫩江县、新疆伊犁和塔城等地区，主要从事畜牧业、林业和农业等。在历史上，鄂温克族主要信奉萨满教，东正教和佛教也在鄂温克族发展中产生了不同程度的影响。鄂温克族有自己的语言，但无本民族文字。鄂温克族在其漫长的发展历史过程中，尤其是在适应恶劣的气候条件和生存环境过程中，以其独特的生产生活方式为基础，创造和形成了特征鲜明、内容丰富的预防保健思想和方法实践。鄂温克族认为，人的行为和精神心理都与人体健康有着密切的联系，积极的行为可以保持身体健康，消极的行为则对健康有害，应予以禁止。在此思想和认识指导下，鄂温克人民在生产与生活实践中积累了丰富的预防疾病和强身健体的方法和措施，主要表现在传统饮食、服饰起居、民俗禁忌、心理道德和常用方药等方面，这些方法和措施为鄂温克族人民的健康繁衍发挥了重要的作用。

1. 注重饮食摄养与节慎禁忌对健康的作用

鄂温克族饮食具有浓厚的民族特色，非常注重日常饮食合理及其相关行为对健康的影响。鄂温克族认为，合理的饮食是保持健康、预防疾病的必要手段和方法，形成了审慎饮食以保健康的思想，包括注重合理搭配、慎重有节、饮食禁忌及良好饮食行为习惯等方面。

注重饮食合理搭配和营养丰富平衡是保证健康长寿最基本的条件。鄂温克族认为，在日常生活中要注意不同饮食种类的合理搭配，以有效调节食物结构，合理平衡营养物质的摄入来保证身体健康。鄂温克人以游牧生产生活方式为主，在合理搭配肉类、乳制品这两大类食物的同时，也注重利用周围自然环境中的饮食资源如野生浆果、山珍、野菜等，来从中获取营养所需，也通过补充茶饮类来获取和平衡人体必要的维生素等营养。

强调饮食审慎有节也是鄂温克族饮食摄养保健的重要内容，鄂温克族认为，饮食清洁卫生与节慎饮食对于保持人体健康长寿具有重要的作用。鄂温克民间谚语，"脚上暖和不得病，吃得干净不染疾""没熟的肉损害脾胃，不慎的话折磨朋友""少喝酒是蜜，多喝酒就是毒"等，这些都反映了鄂温克族重视清洁卫生和节慎有益的健康饮食观念。鄂温克族节慎饮食的思想还体现在其多种饮食禁忌之中，在其民俗习惯中对于一些不当饮食以及儿童、产妇、孕妇等不同人群的饮食给予了明确的禁忌或规范。如不可食用病死的动物和家畜；有瘤疾者不可食用鱼肉，否则会瘤疾复发；小孩不可食用黄羊羔肉，否则会得软骨病；孕妇不可食用鱼头，以防流产；产妇不可食用山羊肉，否则会得寒症；产妇不可食用生蔬菜，否则患疾病等。尽管有些饮食禁忌的内容欠缺科学合理性，但是都体现了鄂温克族通过节慎合理饮食助益健康的思想。

鄂温克族还强调饮食行为健康，明确提出了一些饮食行为禁忌。如鄂温克民间认为，饮食时不许说闲话或大声喧哗，饮食后不可立即进行跑、跳等运动。这些都体现了鄂温克族的健康饮食思想观念。饮食的合理搭配、审慎有节、对于不当饮食及相关行为的禁止，对于保持鄂温克人的健康长寿发挥了重要的作用。

2. 适当防护的思想及其对健康的作用

鄂温克族在日常起居方面注重保暖防护等日常行为对健康的影响，形成了适当防护的思想，在日常起居行为方面形成了多种助益健康的习惯和禁忌，对于维护人体健康长寿发挥了重要的作用。

适当防护的思想及相应的措施方法是鄂温克族在冬季预防疾病保持

健康的重要手段。鄂温克族主张在冬季要通过防护保暖抵御严寒以保持身体健康，同时强调了适当防护的原则。鄂温克民间谚语"脚上暖和不得病""穿着狍皮衣服的人，不愁寒冬的到来"，指出了防护保暖可以使人安然度过寒冷的冬季，保持身体健康。谚语"捂着盖着更冷，冻冻晒晒身体好"，明确体现了鄂温克族防护适度的思想，指出身体防护应适当，不可过度防护的原则。适当防护的思想是鄂温克族在漫长的生产生活实践中概括总结出的重要保健思想，并普遍成为鄂温克人的生活常识，尤其对于生活在高寒地区的鄂温克人的身体健康及至生命安全起到了极为重要的作用。

鄂温克人在日常生活中形成了多种行为禁忌，对各种不当行为或影响健康的日常行为给予了明确的禁止。鄂温克族认为，人类的各种行为与健康有着密切的联系，各种不当的行为都将有损行为主体即身体的健康，并导致疾病的发生，在日常生活中应通过审慎各种行为以保证身体健康，故而形成了多种民间禁忌。如"不可在黄昏时看书""小孩不可拄拐棍玩耍，否则会脚会受伤""禁止打舅舅，否则手臂会因损伤而弯曲，难以伸直"等。

3. 心理健康与特殊人群的保健

鄂温克族认为，人的生理健康与其心理健康有着密切的联系，在注重生理健康的同时，也要对心理健康给予必要的重视。鄂温克族民间谚语如"树怕扒皮，人怕伤心""山坡费马力，生气伤身体"等，强调了悲伤、愤怒等负面的情绪和心理对身体健康的影响，认为悲伤和愤怒等恶劣的情绪会对健康产生很大的危害。

鄂温克族也注重针对不同人群的保健，认为孕妇、产妇等特殊人群应给予特殊的关注，对于不利于孕产妇和幼儿健康的饮食、心理、不当行为等给予了明确的禁止，在一些民俗禁忌方面有充分的体现。如"不得对孕妇吝惜饮食""孕妇不可食用腐烂的肉""产妇在产后一个月内不许过于高兴，否则会得气虚病""产妇在产后一个月内不许过于难过，否则会得气虚病""产妇在产后一个月内不许吵闹""有病的人不许到产妇家做客，以防传染疾病""产妇不可食用山羊肉，否则会得寒症"等，这些民俗禁忌对于保持特殊人群维护其健康具有重要的意义。

4. 注重运动锻炼对健康的作用

鄂温克族注重通过锻炼强身健体以预防疾病保持健康。鄂温克人认为，只有身体强壮才能更好地保持健康，民间谚语"身体好了人才健康，草场好了牲畜才长膘""树皮薄了易破裂，身体弱了易得病"等，都明确指出了身体强壮是健康的重要保证，而身体羸弱则易导致疾病，充分表明鄂温克人对身强体壮与健康的关系的认识。同时，鄂温克民间谚语"肉越煮越烂糊，力气越练越有劲""捂着盖着更冷，冻冻晒晒身体好"等，也强调了通过锻炼身体以保持健康的观念，明确提出了锻炼身体是身体得以强壮保持健康的有效方法，既要通过锻炼增长力气增强体质，也要通过适度防护来锻炼和加强身体对自然环境的适应能力。

此外，鄂温克人还在生产生活过程中创造和发展了独具民族特色的传统体育和舞蹈等健身方式，包括形式多样的体育项目和丰富的民族舞蹈，如"努日该勒舞""斡日切舞"、抢银碗、赛马等。这些体育项目和民族舞蹈都对于鄂温克人的抒情娱乐和强身健体发挥了重要作用。

第八节 其他少数民族的健康认识与实践

一、裕固族传统健康观念与实践

裕固族是主要分布于甘肃省的游牧民族，有着悠久的历史和独特的文化，在长期的历史发展和生产生活实践中，逐渐积累了丰富的医疗经验，形成了独具民族特色的健康观念与方法实践。裕固族保持着相对独立的民族独特性，其独特的诊疗方法、日常生活习惯、民风民俗（如民族服饰、歌舞和传统体育运动等活动以及祭鄂博和火葬等宗教民俗行为）等方面都具有鲜明的民族特色，包涵着丰富的健康观念和方法实践，为裕固族人民的健康繁衍生息做出了重要的贡献。

　　裕固族认为，饮食营养和保健功能与人体健康有密切的关系。裕固族自古以来都是以畜牧为主，因此，裕固族饮食具有较浓郁的草原游牧民族饮食文化的特点，以肉类和奶类食品为主，面食次之。裕固族饮食既兼顾营养又注重保健功能，具有以下特点：①营养丰富。肉食类品种主要以牛、羊肉为主，面食类主要品种有面片、烧烤饼、酥油摊饼、炸食和饺子等。这些肉食类和面食类食物富含营养，能满足高寒地区人们劳作中身体所需的能量与热量。奶及奶制品种类丰富食用量大，如鲜奶、酸奶、曲拉（奶酪）、酥油等。酥油除了富含营养外，还具有清肺化痰等食疗效果。曲拉是酥油的副产品，裕固族的曲拉除去了全部或部分脂肪，保留了奶制品中对人体有益的营养成分，具有良好的营养保健作用。②奶茶补益保健。炒面奶茶是裕固族人的特色饮食，裕固族特别喜欢喝茶，早中晚都要喝茶，尤其是炒面奶茶。炒面的原料为青稞，磨得较粗，不隔除麸皮，再加入砖茶水、酥油、曲拉、奶皮子等奶制品，还加入了少许具有祛寒作用的生姜、草果等热性调料。这种风味独特、奶香浓郁的茶品除了具有去油腻、助消化、益思提神、利尿解毒、消除疲劳等功效外，热腾腾的奶茶还可以祛寒助暖，尤其适宜北方草原寒冷的气候。③药膳摄养。裕固族人还充分利用当地的自然资源，制作具有民族特色的药膳食品。如用当地的沙生药用植物锁阳来制作一些特色食品，如锁阳馒头、锁阳炒面、锁阳烧饼等食物，利用锁阳补肾壮阳、润燥滑肠的功效，达到补益强健和抗衰延寿的目的。

　　裕固族注重服饰的功能。裕固族服饰具有鲜明的牧业民族特色，裕固族世代以畜牧业为主，男女皆善骑马，形成了具有牧业民族特色的服饰文化。这些服饰不论取材还是样式，都比较保暖，具备耐寒、防风沙的功能，在寒冷地区服饰的保暖抗寒等功能对于预防冻伤等情况和保护身体健康发挥着重要作用。

　　裕固族的体育歌舞等民俗活动也在客观上对人们的身心健康发挥着促进作用。裕固族具有丰富多样的传统体育运动项目，如摔跤、赛马、赛骆驼、赛牦牛、拉爬牛、顶杆子、拉棍、拔腰、大象拔河、射箭、射弩、套马绳、打摽抛等形式多样的体育健身方式，这些或角力，或比赛的豪放体育运动可以强身健体，增强机体的适应能力，提高人的抗病能力，保持身体健康。裕固族也是能歌善舞的民族，在日常生活中，歌舞有着重要的地位，每个裕固族儿童都伴随着歌舞成长。裕固族人以歌声交流感情，抒发豪情，并根据劳动、生活的场景，创编具有浓郁民族特点的舞蹈。在民间还流传着打腰鼓、踩高跷、秧歌子等民间娱乐活动。这些体育运动与歌舞活动都发挥了助益健康保健延寿的作用。

裕固族民间还有祭鄂博、拜火和火葬等宗教和民俗行为，这些民俗已经融入人们日常生活行为中，代代相承，在客观上对人们的健康观念和行为产生了一定影响。如祭鄂博活动期间一般举办民族体育项目的比赛活动或登山、郊游等活动，既能达到强身健体的作用，也有利于人际交流，起到有益身心健康的作用。拜火习俗是在年终时，人们驱赶畜群从自家门前点燃的火堆中间走过，以杀死一些细菌，起到了消灭病菌、保持人畜健康的作用。火葬习俗在裕固族地区很广泛，除了将死者遗体全部火化，还把死者生前穿过的衣服、用过的器具以及停灵期间供奉过的食品、糖果等全部烧掉，参加送葬的人要用柏树枝水洗脸、消毒并用柏木烟熏，这些处理方式在客观上可以起到防止病菌的传播和蔓延等作用。

二、傈僳族传统健康观念与实践

傈僳族医药源远流长，直接产生于傈僳族人民的生产生活实践，在长期与疾病斗争的过程中，受居住地域、文化等因素的影响，随着本民族文化、经济和社会的发展，对环境、事物认知的提高，傈僳族人民逐渐积累形成了本民族的用药经验和医疗技术，傈僳族虽有自己的语言和文字，但文字产生较晚，对其医药发展的历史文献记载甚少，很多傈僳族的医药知识和疗法等缺乏记载且不成系统，民间行医经验都是口传身教，靠师带徒口头和手把手相传，没有得到全面系统的整理和总结，相关的医药资料现在多从人们的口传、民间医生和艺人中收集和整理。傈僳族的传统诊疗方法包括箭射法、旋转法、刮痧、刮痞、拔火罐、放血疗法等。除了用药知识和特色的治疗方法之外，傈僳族人民在日常生活中的衣食住行等各个方面也积累了丰富的健康观念和方法实践，体现了傈僳族人的生活智慧和健康智慧。

傈僳族重视饮食的营养保健作用。傈僳族的传统主食有玉米粥、荞米砂饭、粑粑等，具有良好的营养保健作用。傈僳族以从事农业为主，种植玉米、水稻、荞麦等。漆油、漆油酒、五味茶、蜂蛹及蜂蛹酒是傈僳族的主要副食。傈僳族家家养蜂，少则四五群，多则十几群。每年秋季，家家都酿酒，所用原料除玉米、高粱外，还喜用稗子。稗子酒酒度不高，淡而醇香，有解渴提神、强身健体之功效。傈僳族喜饮一种麻籽茶。制作麻籽茶时，先将麻籽入锅用微火焙黄，然后捣碎投入沸水中煮几分钟，取出沥渣，汤仍入锅放盐或糖煮沸即可饮用。麻籽茶洁白香醇，多饮也像饮酒一样能够醉人。

"药食同源"在傈僳族的健康观念中也有很多体现。傈僳族的饮食除了饱腹和营养的功能外，很多饮食还具有特殊的功能，有较高的营养价值和滋补效用。傈僳族认为在日常生活中许多食物本身就是药物，如蜂儿煮稀饭、鸡肉稀饭可增加营养、滋补壮气，核桃仁煮稀饭可润肺化痰，粟果凉粉能解暑，杉松果可以打虫，苦荞可以减肥，清炖火塘猪是久病体虚的补品。傈僳族认为这些食物既能达到补充营养、调节或改善生理机能，增强机体抗病能力的目的，还能起到单纯药物不能起到的调摄助养作用。

傈僳族重视歌舞体育对人体身心健康的促进作用。傈僳族人民能歌善舞，不论男女老少，人人都能又唱又跳，尤为喜欢唱歌对调，有"盐，不吃不行；歌，不唱不得"之说。民歌朴素感人，曲调丰富，在新年时候，歌手们的对歌可以连续几天不断。傈僳族民间有一年一度的"汤池寨歌会"习俗，届时浊泉边上帐篷林立，人山人海，歌手们优美动人的歌声此起彼伏直至深夜持续多日。傈僳族传统舞蹈多为集体舞蹈，有模仿动物的，也有表现生产生活的。传统乐器有琵琶、口弦、四弦和芦笙等。射弩比赛也是傈僳族年节的重要内容。对傈僳人来说，几乎家家有强弩，男子人人都精熟，人们在聚会歌舞的同时，青壮年男子常常通过射弩比赛比试本领。这些歌舞体育活动在客观上都起到调节人的情志、锻炼人的体魄的作用，具有强身健体保持健康的作用。

三、哈尼族传统健康观念与实践

哈尼族是我国具有悠久历史文化传统的山地民族，主要聚居于云南西南部，以陆地农耕经济为主，善于开辟梯田种植稻谷，发掘坡地养殖茶林，是极为典型的山居农业社会，培育出了著名的"紫米"（接骨米）和"普洱茶"。哈尼族以山谷间波澜千层壮美无双的梯田著称于世，创造了中国农田史上七种田制之一的"梯田文化"。哈尼族人民在与疾病和自然环境做斗争的过程中，积累和总结了丰富的利用本地草药治病的方药经验和独特的诊疗方法，逐渐形成了适应本地区自然环境、生产生活方式和地方多发疾病状况的哈尼族医药知识和经验，在饮食起居、药物疗法、文体健娱等方面的健康观念与实践，体现了哈尼族人的生存和健康智慧。

哈尼族药食同源饮食习俗具有预防医学思想。哈尼族在日常生活中的很多食物同时也具有药物作用，一些日常食用的药食同源的食物具有显而易见的预防和保健作用。比如，热季多食苦笋、苦瓜、苦菜等苦味食物，用以清热、解毒、凉血等；雨季多用涩味食物，用以收敛、除湿等；冷季多用辣味食物，用以散寒、温中、止痛等。

哈尼族日常饮食中菜肴口味丰富，其中比较有特色的如哈尼族豆豉、盐碟蘸水、竹筒煮汤、卵石煮汤等。哈尼豆豉负有盛名，是以大豆或黄豆为主要原料，上锅蒸熟后，放进密闭容器内发酵再晒制而成。哈尼族俗语说："没有豆豉，不成蘸水""宁可三日不吃油，豆豉顿顿不能少""不吃豆豉，不会唱山歌"，可见哈尼人对豆豉的钟爱。哈尼族人餐饮时必配一个盐碟，这种盐碟蘸水是哈尼族富有民族特色的调味品，由盐巴、辣子、荃菜、芫荽、薄荷、花椒、小米辣、香柳、姜、葱、蒜、豆豉等佐料配制而成，少则几味，多则几十味。这些特色调味品都具有不同程度的开胃醒脾、促进消化等功能。竹筒煮汤是以竹筒为锅，可煮鲜菜汤、鸡汤、猪蹄汤等。烹制时，砍下一节带节子的新鲜龙竹，加以刷洗，将备煮的食材装入竹筒，加汤在火塘上煮熬，加入调味品后倒入装有葱花、芫荽的盛器内食用。卵石煮汤，将选择好的酒杯般大小的光滑卵石，洗净，投入火塘内加温，将卵石烧红。将食材预先煮熟，盛于器皿内，将一些时鲜小菜及佐料摆在桌上，欲开宴进餐时，将烧红的卵石投入盛汤的器皿内，使汤滚沸，将时鲜小菜煮熟。哈尼族竹筒煮汤和卵石煮汤均具有独特风味，味道清醇鲜香，是哈尼族人喜爱的特色食饮。

哈尼族饮料主要有酒和茶，酒品丰富，包括哈尼闷锅酒、苞谷酒、荞子酒和各种泡酒。大凡哈尼男子无不饮酒，认为能喝酒才能干事，才是有能力之人。哈尼族人种茶历史悠久，有的学者认为哈尼族是最先种茶的民族之一。哈尼族茶的种类丰富，常见的有煨酽茶、土锅茶、普洱茶、云针茶、南糯白毫、玛玉银毫、绿玉银毫、云雾茶、松林茶、香条茶等。众多茶品中，煨酽茶极具特色，有其独特的煮茶方法，将茶叶放入土质陶罐于火上烘烤，闻见清香之时舀入山泉水，在火塘边持续煨煮，根据个人口味浓淡来决定煨煮时间，以煨煮至陶罐中水位将近一半时为最佳，煨酽茶水呈深黄色，味苦涩并有轻微烟味。这是哈尼人最古老的一种饮茶方式，一些地方的哈尼人生活中有"不可一日没有酽茶"之说。

哈尼族注重居住条件对健康的影响。哈尼族人在居住方面的选择充分体现了预防保健思想观念。从总体上来看，哈尼族人将村寨房屋建在山坡上，周围为林木包围，空气清新，有益于身心健康。从局部来看，哈尼族民居多为二层及以上的建筑格局，包括蘑菇房、封火楼、土掌房、千脚落地的干栏房等不同建筑形式，人居上层，可以预防风湿病等当地多发性疾病的发生。

蘑菇房是哈尼族传统文化底蕴最深厚的建筑样式，这种哈尼族民居外形酷似蘑菇，故名蘑菇房。蘑菇房由土基墙、竹木架和茅草顶组成。墙体材料以土石为主，屋顶多为四个斜坡面，也有平顶的"土掌房"和双斜面的茅草房。房子为分层结构，底层堆放家具圈养牲畜等，中层用木板铺设，隔成左、中、右三间，中间设有一个常年烟火不断的方形火塘；顶层则用泥土覆盖，既可防火，又可堆放物品。哈尼族蘑菇房玲珑美观，独具一格，在赤日炎炎的夏天，屋里却十分凉爽，即使是寒气袭人的严冬，屋里也是暖融融的。哈尼族人居住的山区，山间植被茂盛，空气湿度大，哈尼族蘑菇房的冬暖夏凉、流通空气、防潮等功能，在日常起居方面对于保证人们的身体健康发挥了重要的作用。

哈尼族药浴是富有特色的保健养生实践方法，哈尼族药浴必须三进三出，也称哈尼药浴"三泡"。一般第一泡时间不超过十分钟，第二泡时间不超过六分钟，第三泡不超过五分钟，每次出浴休息时间视泡浴者的体能恢复而定，三泡之后休息十五至三十分钟，泡浴后人体神清气爽，脚步轻盈，面色红润。哈尼族人几乎没有关节炎、皮肤病、妇科病等疾病，与日常药浴起到的保健作用有密切联系。

哈尼族在用药方面常采用取象比类的思维方法来认识药物的功效及应用，一般将药物的功效与其形态色泽、生存环境、生长特性等因素联系起来进行类比，依据"药以其类，同形相趋，同气相求"的原则来认识药物的功效，并指导用药实践。例如：水生植物水薄荷、水芭蕉等生于水而利水生长，主要用于治疗各类水肿；红山乌龟、红三七等药，色红似血则能补血，用于治疗贫血病；用益气活血、养心安神的药物与猪心炖服，取其"以心补心"之功效，可治疗胸痹、心悸等疾病。

四、布朗族传统健康观念与实践

布朗族是中国西南地区历史悠久的一个土著少数民族。无文字，有着极为丰富的口头文化，至今仍然保留着具有鲜明特征的民族语言、服饰、歌舞、社会风俗等。布朗族人生活的地区地理环境特殊，自然资源丰富，生产力低下，交通和经济条件落后，布朗族人民在长期的生产生活实践和与疾病抗争的过程中，积累了一些应用草药和预防疾病的经验和方法，世代相传延续至今。布朗族对当地懂得草医草药的村民，称为"他腊奇"或"摩雅"，即医生。至今，布朗族的每个村寨基本上都有自己的草医，懂得使用常见的草药来治疗头痛、腹泻、伤风感冒、刀伤、烫伤等常见的疾病。在漫长的历史进程中，布朗族一些古朴的防病治病方法，包括草药的应用、饮食起居、体育运动、民俗禁忌等方面，在布朗族人民的繁衍生息中起到了重要作用。

布朗族民间总结和积累了一些对于草药的治疗和保健作用的认识，在传统保健方面积累了丰富的方法和经验，布朗族普遍采食的保健植物药有鱼腥草、马芹菜、臭菜、大苦子等。这些植物大多具有清热解毒、降火消火等功效，布朗族人将这些植物药广泛地运用于食品、饮料、洗浴等方面。如布朗族有采集植物枝叶煎汤沐浴的习惯，这些植物包括青蒿、桃叶、刺天茄、青松叶等，用适量草药加水煎煮后沐浴，能预防皮肤病。

布朗族注重饮食营养和饮膳之品的补益保健作用。饮食偏好酸性、嗜好茶酒、擅用保健饮料是布朗族特色的饮食传统。布朗族以大米为主食，辅以玉米、小麦、黄豆、豌豆等杂粮。饮食口味偏好酸辣，常腌制酸味食品，如酸笋、酸肉、酸鱼等，常在腌酸菜时最上面放一层米饭。布朗族人也喜吃酸茶，将茶叶按酸菜制法制成酸茶，放在口中反复咀嚼后咽下，布朗族认为咀嚼酸茶能使茶的清香充斥满口，生津解渴，促进消化，有助于身体健康。

布朗族人擅长制作保健饮料，常用的原料植物有盐酸果、酸角、通关散、大百解、泳片叶、野茶、索罗茶、黄子兰、和食伍等。这些药物有的用开水冲泡后饮用，如盐酸果、酸角用开水冲饮能消食健胃，通关散、泳片叶开水冲服后清热化痰，野茶、索罗茶开水冲服后能提神醒脑，扫把叶和大百解开水冲服后能止渴、解暑、解毒生津，和食伍开水冲服能利胆保肝和胃；有的原料用酒泡服，如服用酒泡的黄子兰具有强筋健骨的作用。

以茶入食、以茶入药是布朗族饮茶用茶的特色。布朗族人不仅喜茶，而且种茶制茶经验非常丰富，茶品众多。其中典型的是糊米茶、明子茶、竹筒子茶和大叶子茶等。糊米茶的制作方法是先把土茶罐放入火塘中烤熟，放入适量糯米烤黄，再放上茶叶同烤，加入开水，再放入事先切好的通关散、甜百改、姜片等，还有从山上采回来的扫把叶，红糖化尽，溶解完毕，茶水泛波，色彩澄黄，其味诱人。布朗族人用此茶来治疗久患感冒、咳嗽、喉痛、肺热干燥等病症。明子茶可用于治疗肠胃不适、便秘等病症。竹筒子茶的制备是先把粗竹子砍成一个个竹节筒，将新采摘下来的茶叶炒熟，趁热装进竹筒塞紧，用芦叶密封好，并用藤条扎紧，放在火塘边烘烤，去掉其水气，等到竹节表皮烤焦的时候，就制成了竹筒茶，其茶味香浓，人人喜爱。布朗族人饮茶有烤茶和泡茶两种方法。泡茶即用开水冲泡饮用，烤茶是在一个特制的小茶罐里放些茶叶，放在火塘边烘烤，等冒出香味时再倒入开水，水开之后倒进小茶盅，称为"浓茶"。

布朗族人喜欢饮酒，家家自酿自制，其中以翡翠酒最为著名。翡翠酒是以糯米原料发酵酿造的水酒，在出酒时用悬钩子的植物叶片将糟汁过滤后，酒色翠绿透明清亮，很像翡翠的颜色，故此得名。布朗族人性格豪爽，朋友间有"有酒必饮，饮酒必醉"的习俗。

在饮食方面，布朗族还有一些特色食俗，如常捕食野味和昆虫，其菜品如油炸花蜘蛛、蝉酱等。布朗族人喜欢吃油炸花蜘蛛，花蜘蛛学名大腹园蛛，个头比一般蜘蛛大，浑身长满花斑，故名。布朗族人多在夏秋季节捕捉，将其用沸水烫死洗净，用小火慢慢炸至橘黄色，起锅后撒盐食用，认为常食有解毒之功效。布朗族人还喜欢吃蝉。在夏季黄昏时到山野收集那些飞不起来的蝉，将其用开水稍煮之后剪去双翅，用小笼屉蒸熟，撒盐搅拌捣成蝉酱。布朗族认为这种蝉酱有清热解毒的作用，是人们极为喜爱的一种酱菜。布朗族人喜欢嚼槟榔，用槟榔叶包上槟榔果、芦子、熟石灰和少许草烟放入口中慢嚼，吐出的口水呈红色，日久之后，由于其汁所产生的化学作用，把牙染得黝黑。布朗族认为槟榔性清凉，既能健胃消食，又能固齿护齿。布朗族妇女以牙齿被染成黑色为美。

布朗族注重环境的洁净与居住的舒适、洁净和功能。布朗族认为保持环境洁净，可以预防疾病的发生。布朗族的住房建筑多为干栏式竹木结构，分上下两层，上层有正堂、卧室、晒台等，下层一般作为仓库、圈养牲畜的地方。屋内中央设置火塘，火塘边是家人吃饭、待客的地方，夜晚则在火塘四周安置床铺。

布朗族重视歌舞体育活动对健康的促进作用。布朗族是能歌善舞的民族，其文化艺术丰富多彩，民间有丰富多样的歌舞和武术，唱歌、舞蹈和武术常常融为一体。布朗族民歌可分为拽、宰、索三种。拽为近似说唱的叙事歌，多在婚礼中于室内演唱；宰是近似山歌的传统民歌；索是即兴编词的旋律性较强的抒情对唱歌曲。也有将布朗族的乐曲曲调分为甩、宰、索、缀四种，其特点是甩调激扬抒情，宰调欢快活泼，索调适合唱习俗歌曲，以小三弦伴奏，缀调颂扬民族英雄人物，以及蓬勃向上的新生活，用于盛大歌会中的对唱。领唱者常根据场面即兴编增歌词内容。布朗族舞蹈是全民性的，白发老者、少年儿童均能翩翩起舞，多源于人们的生产生活实践，舞姿优美欢快。布朗族舞蹈可分为喜庆舞蹈和佛礼舞蹈，舞蹈的称呼各有不同，年轻人喜欢跳"圆圈舞"，西双版纳称"跳摆"，施甸、镇康称"打歌"，云县、景东、墨江称"跳歌"，即又跳舞又唱歌之意。布朗族男子多喜好武术等体育活动，武术内容比较丰富，大都表现生产劳动、野兽动作和人的自卫械斗动作，武术也常常和歌、舞融为一体，主要的如"景歪"（长刀舞）、"景纳"（甩棍舞）、拳术舞等，动作刚劲健美。这些歌舞体育运动等方面的民间活动，对于抒发人的情感、保持身体健康都起到了重要的作用。

布朗族在社会生活中有多种民俗禁忌的内容，这些民俗禁忌对于一些有损于人的身体和心理健康的行为等给予了明确的禁止，在客观上体现了预防保健的思想。如居住禁忌，布朗族认为火塘是一家人安宁之所在，不论家人或是客人皆不能用脚踏火塘和三脚架，也不能把别人用过的铁三脚架支在自己家中的火塘上；凡雷击过的、断了梢的、藤条缠身的和供过神灵的树木皆不能做建筑材料。婚姻禁忌，绝大多数地区的布朗族禁止氏族内婚，禁止同姓通婚。按传统习俗，不许在婚前和婚外发生性行为，如有违反必惩罚。妊娠禁忌，妇女怀孕期间不能填坑，不能补漏洞，不能让旁人踩着脚，不能吃献祭神灵的食品，不能砌灶等。生育禁忌，不拿绿叶进家门，不拿野兽肉进家，产妇不满月忌串门等。

我国各少数民族传统医学中均蕴涵了内容丰富的抗衰保健思想观念和实践方法，各少数民族传统医学不仅是防病治病的知识体系，同时也影响了各少数民族的生活方式，这些知识和经验同时也以一些民俗或社会习俗的形式被沿袭传承。在少数民族医药文化方面，还有着丰富的民俗内容与传统医学的内容相互交叉、相互渗透、相互影响，体现在各少数民族衣食住行等各个方面，这些共同构成了少数民族医药文化的全貌，共同发挥着防病治病、维护健康的重要作用，为各少数民族及人类文明的发展和进步做出贡献。

参考文献

[1] 刘淑云.满族养生保健简述 [J].中国民族医药杂志，2012，18（6）：61-64.

[2] 方文才等.简论彝族医药 [J].西南国防医药，1994，4（4）：232-234.

[3] 崔箭等.中国少数民族传统医学概论 [M].北京：中央民族大学出版社，2007.

[4] 李肜等.瑶族庞桶药浴的应用研究 [J].中国民间疗法，2012，20（3）：45-55.

[5] 蓝毓莹.庞桶药浴在瑶医防治疾病中的运用 [J].广西中医药，2014，37（1）：44-45.

[6] 张宁.瑶族产妇的坐月保健 [J].民族团结，1997（8）：52-62.

[7] 汤建容.苗族养生文化研究 [J].中国中医基础医学杂志，2014，20（1）：75-76.

[8] 包羽等.鄂温克族养生保健思想观念初探 [J].中国民族医药杂志，2012，18（10）：69-71.

[9] 包羽等.鄂温克族养生保健文化特征 [J].中国民族医药杂志，2012，18（12）：75-76.

[10] 蓝秀平等.畲族养生方法与传统休闲文化 [J].健康必读杂志，2011（12）：490-491.

[11] 宋纬文等.三明畲族常用滋补类植物药 [J].中国民族民间医药，2001，11（6）：347-348.

[12] 萧成纹.论侗族医药民俗文化与养生保健 [J].中国民族医药杂志，2007，13（11）：60-62.

[13] 龙滢任等.百岁侗医吴定元的养生之道 [J].中国民族医药杂志，2013，19（12）：74-75.

［14］白江开等．裕固族传统养生及保健行为探究［J］.甘肃科技纵横，2015，44
（5）：97-99.

［15］高启安．裕固族早期饮食文化研究——以《肃镇华夷志》为主［J］.敦煌研
究，2010（1）：79-85.

［16］任涵等.肃南裕固族民俗中的养生健身行为研究［J］.西北师范大学学报
（自然科学版），2005，41（1）：86-89.

［17］土小红．肃南裕固族传统体育发展现状研究［J］.辽宁师专学报，2008，10
（3）：52-54.

［18］龙鳞．傈僳族医药文化［J］.中国民族民间医药，2010，19（1）：10-11.

［19］里二等．哈尼族保健茶用植物［J］.中药材，1995（8）：385-386.

［20］许敏．哈尼族的生育习俗与妇女保健［J］.吉林工程技术师范学院学报，
2007，23（7）：47-49.

［21］潮汐．哈尼族养生乐浴［J］.养生大世界：B版，2011（8）：28-29.

［22］金锦等．布朗族民间养生保健方法简介［J］.云南中医中药杂志，2012，33
（5）：55-56.

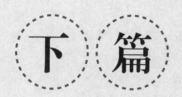

下 篇

抗衰老少数民族药物
现代研究进展

人　参

1. 概述

人参 *Panax ginseng C. A . Mey.* 。蒙药：敖日浩岱、敖-嘎日布-其格图布；阿昌药：阻德独危；德昂药：人参；满药：奥汞达、俸锤；侗药：散花摆。人参在蒙药中用于治疗久病气虚、疲倦无力、失眠健忘、肾虚阳痿（《蒙植药志》），以及心衰、神经衰弱等（《蒙药》）。朝药中根主治亡阳症、虚痨（《朝药志》）。在景颇药和阿昌药中主治心忌健忘（《德宏药录》）。满药中，根主治大补元气，消除疲劳。

2. 来源与分布

2.1 来源：为五加科植物人参的根。

2.2 生境、分布：生于山坡密林中，分布于我国东北诸省。辽宁和吉林有大量栽培，近年来河北、山西、陕西、甘肃、宁夏、湖北等省区也有种植。

2.3 采收与加工：

1. 园参：9~10 月间采挖生长 6 年以上的人参，用镐细心地刨起，防止断根和伤根，去掉泥土，再行加工。

2. 野山参：5~9 月间采挖。用骨针拨松泥土将根及须根细心拨出，防止折断，去净泥土与茎叶。

3. 化学成分研究概况

3.1 化学成分基本类型：

有皂苷类，糖类，挥发性成分，有机酸及其酯，蛋白质，酶类，甾醇及其苷，多肽类，含氮化合物，木脂素，黄酮类，维生素类，无机元素等成分。主要化学成分有三萜皂甙（人参皂甙）、炔属化合物、人参烷和倍半萜类。

3.2 主要化学成分结构和特点：

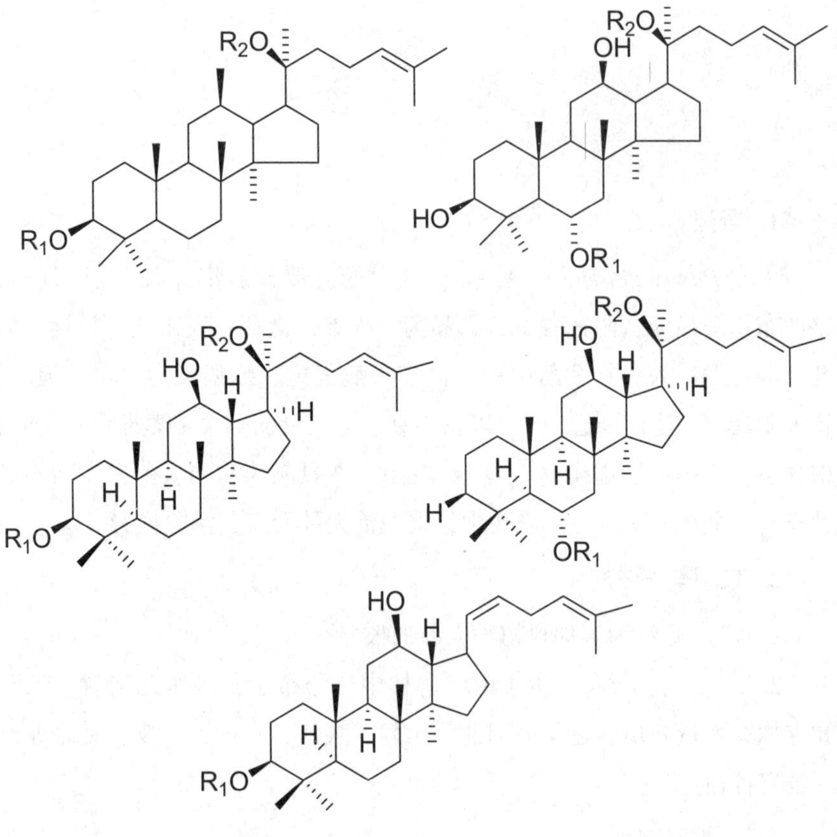

3.3 化学成分的理化性质：

取本品粉末 1g，加氯仿 40ml，加热回流 1 小时，弃去氯仿液，药渣挥干溶剂。加水 0.5ml 拌匀湿润后，加水饱和的正丁醇 10ml，超声处理 30 分钟，吸取上清液，加 3 倍量氨试液，摇匀，放置分层。取上层液蒸干，残渣加甲醇 1ml 使溶解，作为供试品溶液。另取人参对照药材 1g，同法制成对照药材溶液。再取人参皂甙 Rb、Re、Rg，加甲醇制成每 1ml 各含 2mg 的混合溶液，作为对照品溶液。薄层色谱法试验，吸取上述三种溶液各 1~2μl，分别点于同一硅胶 G 薄层板（厚 500μm）上，以仿-醋酸乙酯-甲醇-水（15∶40∶22∶10），10℃以下放置的下层溶液为展开剂，展开，取出，晾干，喷以10%硫酸乙醇溶液，在105℃加热至斑点显色清晰，分别置日光及紫外光灯（365nm）下检视。供试品色谱中，在与对照药材色谱相应的位置上，分别显相同颜色的斑点或荧光斑点；在与对照品色谱相应的位置上，日光下显相同的三个紫红色斑点，紫外光灯（365nm）下，显相同的一个黄色和两个橙色荧光斑点。

3.4　化学成分的分析方法：

高效液相色谱法、气相色谱法、薄层扫描法、分光光度法及重量法以及高速逆流色谱法等。

3.5　化学成分的影响因素与变化规律：

研究表明，人参皂苷的含量随着生长年限的增加而不断升高，第五年夏末为人参的最佳采收期。

4. 药理研究进展

4.1　对中枢神经系统的影响：大量研究表明，人参对高级神经系统的兴奋过程和抑制过程均有加强作用，并且以兴奋作用更为显著。又对需要精细协调的动作和集中精力的工作有良好的影响，有增强脑力的作用。人参及其制剂在提高学习能力及记忆方面有明显的促进作用，而且对记忆的各阶段均有影响。

4.2　延缓衰老作用：多年来的研究已经初步证实人参具有广泛的调节内分泌、抗氧化、增加物质代谢、提高机体免疫功能等作用，能对衰老机体的各种生理生化变化起到良好的调整作用，从而显示其延缓衰老的作用。其调整衰老过程和预防早衰的主要成分是人参皂苷，重要作用是刺激功能低下的生理系统，使生理生化反应趋于正常，而阻止由于各种原因引起的恶性循环，以达到延年益寿的目的。人参皂苷的抗氧化作用是本品延缓衰老作用的有效成分之一。

4.3　对循环系统作用：人参水浸剂有似于强心苷的作用，使离体蛙心收缩幅度加大，最后停止于收缩期。本品可使红细胞和血红蛋白量增加。人参皂苷具有抗心肌缺血作用，人参总皂苷没有溶血活性。

4.4　对糖代谢的影响：人参能调节糖代谢，可增强胰岛素的降糖作用。

4.5 对消化代谢的作用：对实验性高胆固醇血症家兔，人参可降低肝脏的胆固醇。人参浸膏对小鼠及兔肝脏具有保护作用。

4.6 促性腺作用：人参提取物能使雄性大鼠前列腺及精囊重量增加和延长雌性小鼠的动情期，并增加子宫及卵巢的重量，所有人参皂苷类都有同样强度的促性腺活性。

4.7 其他作用：人参具有抗肝损伤作用、抗肿瘤作用及抗突变作用。

5. 抗衰老及治疗老年疾病的应用

人参对于高血压病、心肌营养不良、冠状动脉硬化、心绞痛等，都有一定治疗作用，可以减轻各种症状。人参对不正常的血压具有调整作用，不同的剂量可以出现不同的作用，小剂量能提高血压，大剂量能降低血压。人参对神经系统有显著的兴奋作用，能提高机体活动能力，减少疲劳；对不同类型的神经衰弱患者均有一定的治疗作用，使病人体重增加，消除或减轻全身无力、头痛、失眠等症状。如参芪王浆，组成为人参、黄丹皮、蜂王浆，可通过提高老龄大鼠机体 SOD 活性，增强机体抗氧化能力，加速清除体内自由基，达到延缓衰老和抗皮肤老化的作用。参苓白术散，驻春丹都具有驻颜抗衰的功效。

6. 资源评价与开发利用

人参全草均可作为药用，药理活性明显，可治疗老年疾病，或者起到保健作用，人参及其制品目前在世界上已达数百种之多，随着我国老龄化趋势的加重，人参及其制品将有一个更大发展。人参及其制品或者其替代品将会有巨大的发展前景，但是由于药用人参生长期限较长，在一定程度上限制了人类的使用。

7. 参考文献

[1] 宿延丽, 宿艳霞, 宿武林. 人参有效成分及其复方研究进展 [J]. 人参研究, 2008, 20 (02): 7-11.

[2] 黎阳, 张铁军, 刘素香, 等. 人参化学成分和药理研究进展 [J]. 中草

药，2009，40（01）：164-166.

[3] 陈艳，刘杨，高晓鸽，等 . 人参水提物对小鼠血糖及血脂代谢的影响 [J]. 东北师大学报（自然科学版），2009，41（04）：112-115.

[4] 高伟博，米钧，秦秋杰，等 . 人参及其炮制品抗疲劳作用 [J]. 中国实验方剂学杂志，2011，17（19）：210-213.

[5] 戴伟东，张凤霞，贾振华，等 . 基于液相色谱-质谱联用技术的代谢组学方法用于中药通心络和人参对过度疲劳大鼠干预作用的评价 [J]. 色谱，2011，29（11）：1049-1054.

[6] 李超英，李玉梅，张大方，等 . 附子与人参配伍对急性心衰大鼠血流动力学的影响 [J]. 中药新药与临床药理，2011，22（06）：593-598.

[7] 王海南 . 人参皂苷药理研究进展 [J]. 中国临床药理学与治疗学，2006，11（11）：1201-1206.

[8] 贾执瑛 . 人参各主要成分对机体作用的比较研究 [D]. 上海交通大学，2013：30-44.

[9] 刘洋 . 人参总皂苷的分离与人参食品开发 [D]. 吉林大学，2014：8-13.

[10] 张玉婷 . 人参提取物化学成分及质量研究 [D]. 中国食品药品检定研究院，2013：24-44.

[11] 雷秀娟，冯凯，孙立伟，等 . 人参皂苷抗衰老机制的研究进展 [J]. 氨基酸和生物资源，2010，32（01）：44-47+78.

[12] 李欣，万红贵，卢定强，等 . 人参皂甙的抗肿瘤研究进展 [J]. 生物加工过程，2003，1（02）：13-17.

[13] 窦德强，靳玲，陈英杰 . 人参的化学成分及药理活性的研究进展与展望 [J]. 沈阳药科大学学报，1999，16（02）：76-81.

[14] 石威 . 不同生长期人参中化学成分及农药残留的研究 [D]. 吉林大学，2007：35-39.

[15] 高伟博 . 人参化学成分及抗疲劳生物活性研究 [D]. 长春中医药大学，2011：7-9.

大　枣

1. 概述

枣 *Ziziphus jujuba* Mill.。苗药：比代、真给基；蒙药：查巴嘎；藏药：齐比喀。大枣在苗药中治疗脾胃虚弱、血虚（《苗医药》）。在蒙药中治疗脾虚食少、体倦乏力、失眠、营养不良、体虚等（《蒙植药志》）。在藏药中治疗体虚（《藏本草》）。

2. 来源与分布

2.1　来源：属李科落叶灌木或小乔木植物枣树的成熟果实。

2.2　生境、分布：生长于海拔 1700m 以下的山区、丘陵或平原，枣树长着小刺，四月里长叶，五月开白带青的花，各处都有栽种。

2.3　采收与加工：成熟后即可采摘。

3. 化学成分研究概况

3.1　化学成分基本类型：黄酮类、五环三萜类、多糖、皂苷类、环磷酸腺苷、生物碱、甾醇类等以及人体必需的多种氨基酸、微量元素。

3.2　主要化学成分结构和特点：

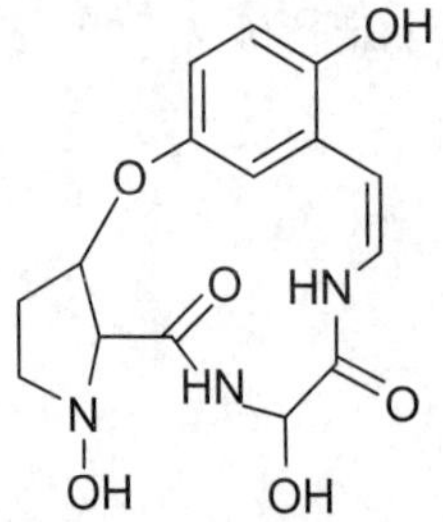

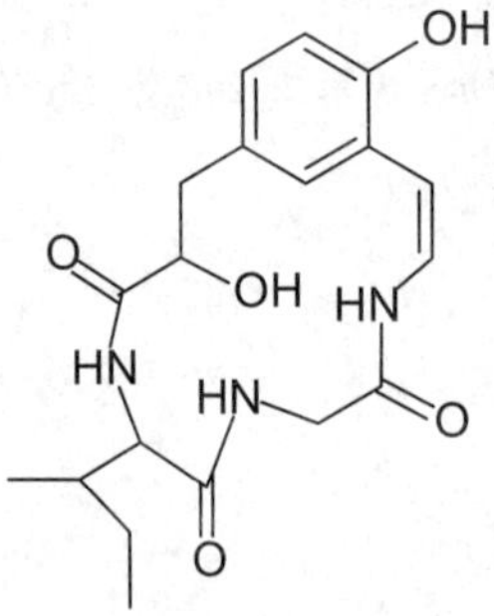

大枣中含有丰富的三萜酸类化合物，如：桦木酸（Betulinic acid）、齐墩果酸（Oleanolic acid）、熊果酸（Ursolic acid）、山楂酸（Maslinic acid）、苹果酸（Malic acid）、酒石酸（Tartaric acid）、儿茶酸（Catechinic acid）、油酸（Oleic acid）等。

从枣属植物中发现的黄酮类物质有：6，8-二葡萄糖基-2（S）-柑橘素［6，8-Di-C-glucosyl-2（S）-naringenin］、6，8-二葡萄糖基-2（R）-柑橘素［6，8-Di-C-lucosyl-2（R）-naringenin］、芦丁（Rutin）、槲皮（Quercetin）素、当药黄素（Swertisin）等。

3.3 化学成分的理化性质：

取枣果肉碎块，用乙醇浸泡过夜。

1. 取浸出液滴于滤纸上，置紫外灯（365nm）下观察，显蓝色荧光。（检查香豆素类）

2. 取浸出液 1ml，加 3%碳酸钠溶液 1ml，于水浴上加热 3~5 分钟，放冷，再加入重氮化试剂，溶液呈紫红色。（检查香豆素类）

3. 取浸出液 1ml，加盐酸羟胺试液及 10%氢氧化钾的甲醇溶液至呈碱性，于水浴上加热至反应完全，冷却，加盐酸酸化，并加入 1%三氯化铁试液，混匀，溶液呈橙红色。（检查香豆素类）

4. 取浸出液适量置蒸发皿中，于水浴上浓缩至干，加稀盐酸溶解，滤过。在 3 支试管中各加入 2ml 滤液，分别加 1 滴碘化铋钾、碘化汞钾、硅钨酸试剂，各自产生橘红色、黄色与白色沉淀。（检查生物碱）

3.4 化学成分的分析方法：

提取方法有：水提法、碱液提取法、酶提取法、微波提取法和超声波辅助热水提取等。定性定量方法主要是比色法和色谱法，色谱法通常采用 HPLC、GC 和纸层析等。

3.5 化学成分的影响因素与变化规律：

枣果实营养成分在不同品种之间存在一定差异，同一品种因发育阶段不同也存在差异。不同氮磷钾配比，对幼龄枣的树体生长、果实产量与品质有所差异，随着树龄的增加，其对氮磷钾的需求量则呈递增趋势。

阜平大枣、金丝小枣、冬枣这三个品种的含水量随着成熟度增加而降低。阜平大枣和金丝小枣的 VC 含量在果实不同成熟期均呈现出先降低后升高的变化趋势，阜平大枣 VC 含量在半红期达到最低值，而金丝小枣 VC 含量在白熟期达到最低值。冬枣 VC 含量在果实不同成熟期呈逐渐下降趋势。冬枣不同成熟期可滴定酸含量呈逐渐升高趋势，金丝小枣呈现出先降低后升高的变化趋势，而阜平大枣可滴定酸含量呈现出先升高后降低的变化趋势。整个成熟期阜平大枣可滴定酸含量均低于金丝小枣和冬枣的可滴定酸含量。三个品种在全红期可溶性糖含量最高。阜平大枣蛋白含量在果实不同成熟期呈现出逐渐升高的变化趋势。金丝小枣和冬枣蛋白含量在果实不同成熟期均呈现出先升高后降低的变化趋势。

4. 药理研究进展

4.1 抗肿瘤作用：体外试验表明枣属植物的三萜类化学成分具有较强的抗肿瘤活性。

4.2 抗氧化作用：研究报道表明大枣多糖能有效清除人体内的氧自由基，其活性的大小与多糖呈剂量关系。枣果实含有丰富的黄酮类和酚类化合物，都是很强的抗氧化剂，具有清除自由基、延缓衰老的功能。

4.3 抗炎镇痛作用：买尔旦·马合木提等研究发现新疆大果沙枣果实可食部分水提物可以抑制二甲苯所致小鼠耳肿胀，且抑制率与剂量呈正相关性。有一定的镇痛作用，能降低乙酸诱发小鼠扭体反应次数。

4.4 提高免疫力作用：廉宜军研究发现沙枣提取物能显著提高小鼠免疫脏器指数，单核巨噬细胞系统的吞噬功能，对动物具有良好的免疫功能。

4.5 抗衰老作用：现代研究发现，红枣中所含的 VA、VC 和 VD 大大高于其他水果和蔬菜。尤其重要的是，红枣中还含有生物类黄酮物质，能保护 VC 不受破坏，因此人们把红枣誉为"天然的维生素丸"，是人体增加免疫力、抗衰老的补品。

4.6 其他：具有降血压、降低胆固醇、抗过敏、保肝护肝、防治心血管病、防治骨质疏松和贫血等作用。

5. 抗衰老及治疗老年疾病的应用

枣能够温中散寒、止呕、补气和血、燥湿消炎、健脾强身。沙枣花蜜是治疗慢性气管炎的良药。由大枣、甘草、生姜、白盐、丁香、沉香和茴香组成的容颜不老方，如大枣丸，抗衰养颜滋补保健膏均具有抗衰养颜之功效。大枣和甘草都能中益气，是调和药性的常用药物。大枣和炙甘草配伍，可补心气，振心阳，用于结代脉，心悸、脏燥等症。

6. 资源评价与开发利用

枣中含有丰富的营养物质以及多种微量元素，有"天然维生素"之称，随着社会经济的不断发展，人们的保健意识日益增强，对保健食品的需求量也会越来越大，开发枣果实保健食品有着广阔的市场发展前景。运用各种新技术新手段研发具有特定功能的保健产品，加强对枣果实这一宝贵资源的深度开发和综合利用，使其更好地发挥保健食品和药品的作用。

7. 参考文献

［1］罗莉，玉崧成，王金水. 大枣多糖结构及药理活性的研究进展［J］. 安徽农业科学，2010，38（30）：16860-16861.

［2］薛自萍，曹建康，姜微波. 枣果皮中酚类物质提取工艺优化及抗氧化活性分析［J］. 农业工程学报，2009，25（S1）：153-158.

［3］鲁周民，刘坤，闫忠心，等. 枣果实营养成分及保健作用研究进展［J］. 园艺学报，2010，37（12）：2017-2024.

［4］张迪. 枣果皮中活性成分研究［D］. 河南大学，2013：1-6.

［5］史彦江，吴正保，谷量，等. 不同氮磷钾配比追肥对幼龄骏枣生长及其产量和品质的影响［J］. 中国土壤与肥料，2014（01）：42-47.

［6］曹一博，李长江，孙帆，张凌云. 抗裂与易裂枣内源激素含量和细胞壁代谢相关酶活性比较［J］. 园艺学报，2014（01）：139-148.

［7］徐苏萌，牛辉林，曹兵. 几种叶面喷施处理对灵武长枣生长的影响［J］. 农业科学研究，2013，34（02）：11-14.

［8］张洁明，孙景宽，刘宝玉，等. 盐胁迫对荆条、白蜡、沙枣种子萌发的影

响［J］. 植物研究，2006，26（05）：595-599.

［9］崔宁博，杜太生，李忠亭，等. 不同生育期调亏灌溉对温室梨枣品质的影响［J］. 农业工程学报，2009，25（07）：32-38.

［10］张兆斌，赵学常，史作安，等. 生态因子对冬枣果实品质的影响［J］. 中国生态农业学报，2009，17（05）：923-928.

［11］丁胜华. 生长成熟与干制对枣果品质特性及其果胶多糖的形成规律研究［D］. 中国农业大学，2014：3-12.

［12］李全国. 乐陵枣叶总黄酮的提取、分离纯化、鉴定及其抗氧化活性研究［D］. 齐鲁工业大学，2014：1.

［13］赵晓. 枣果主要营养成分分析［D］. 河北农业大学，2009：15-18.

山　楂

1. 概述

山楂 *Crataegus pinnatifida* Bunge。蒙药：道洛诺。果实用于高脂血症《蒙药》。

2. 来源与分布

2.1　来源：本品为蔷薇科植物山里红或山楂的干燥成熟果实。

2.2　生境、分布：山楂生于海拔 100~1500m 的溪边、山谷、林缘或灌木丛中。分布于东北及内蒙古、河北、山西、陕西、山东、江苏、浙江、江南等地。

2.3　采收与加工：秋季果实成熟时采收，切片，干燥。

3. 化学成分研究概况

3.1　化学成分基本类型：黄酮类（芸香甙、槲皮素）、黄烷及其聚合物类、甾体类、三萜类、有机酸类、原花色甙、胺类、多酚类、香豆素类、鞣质类。

3.2　主要化学成分结构和特点：

山楂中三萜类化合物有乌苏烷型、环阿屯烷型、齐墩果烷型、羊毛脂烷型和羽扇豆烷型。

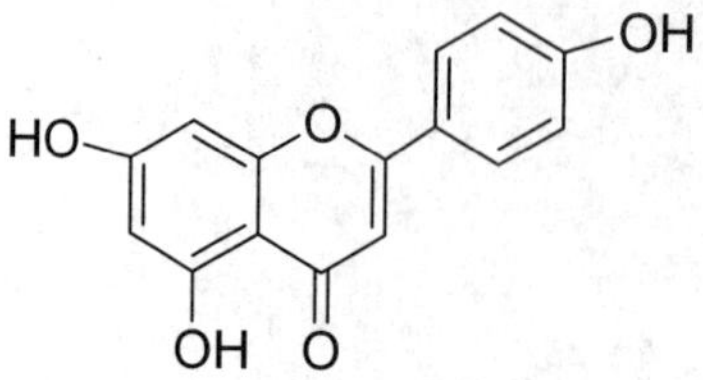

芹菜素

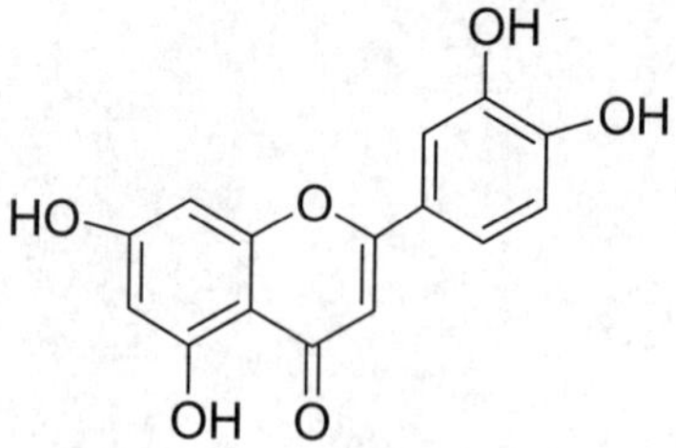

木犀草素

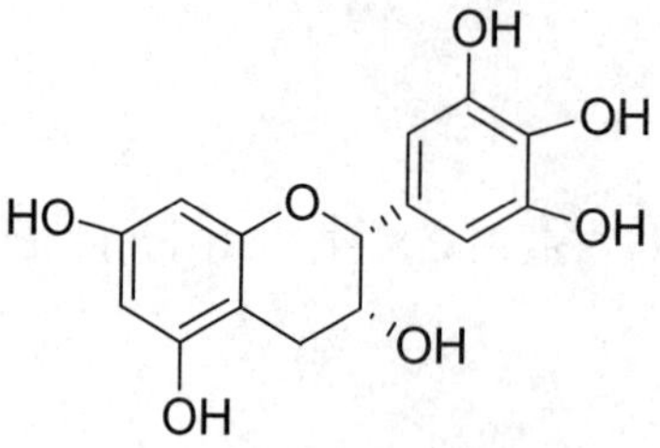

儿茶素

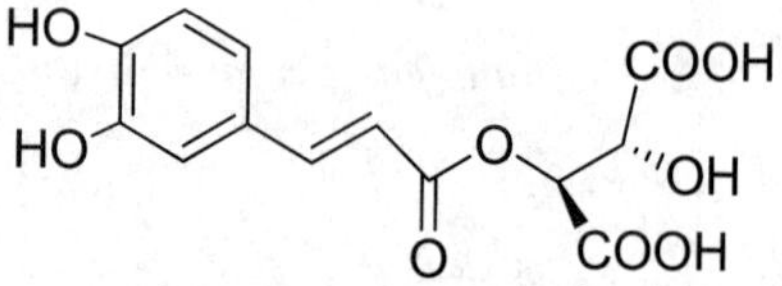

白矢车菊素

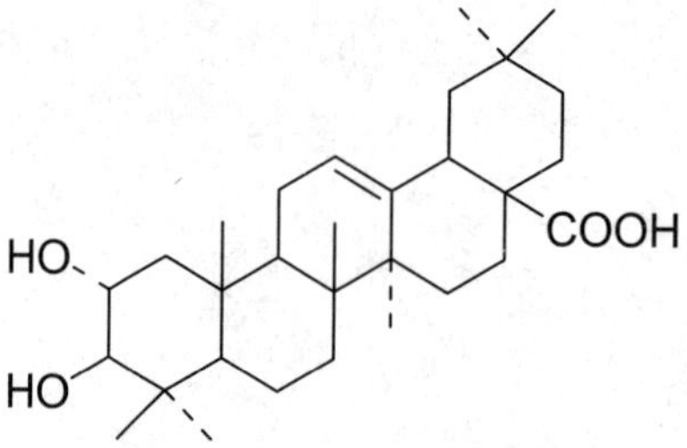

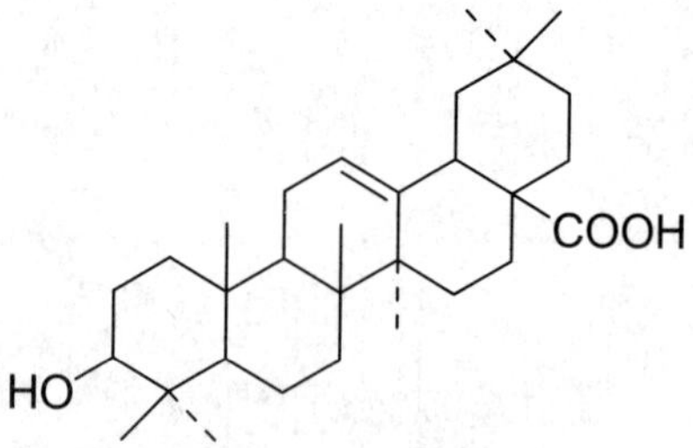

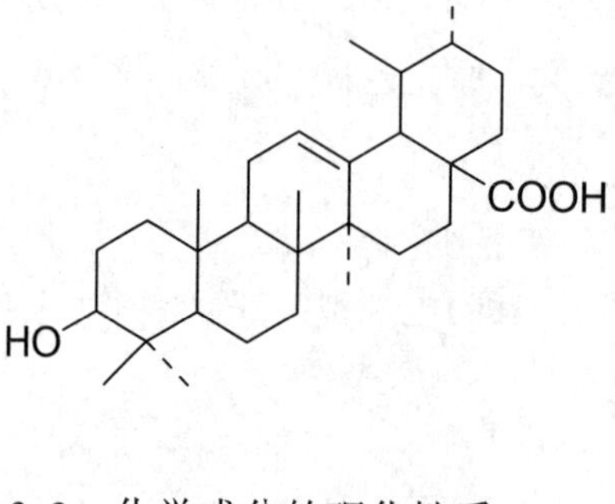

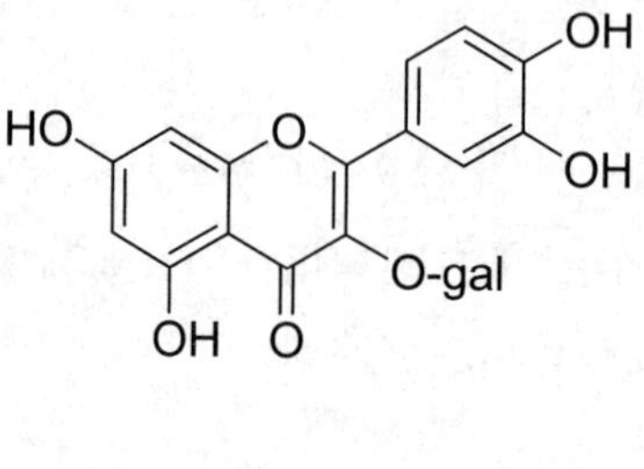

3.3　化学成分的理化性质：

取本品粉末 1g，加醋酸乙酯 4ml，超声处理 15 分钟，滤过，滤液作为供试品溶液。另取熊果酸对照品，加甲醇制成每 1ml 含 1mg 的溶液，作为对照品溶液。用薄层色谱法，吸取上述两种溶液各 4μl，分别点于同一硅胶 G 薄层板上，以甲苯-醋酸乙酯-甲酸（20：4：0.5）为展开剂，展开，取出，晾干，喷硫酸乙醇溶液，在 80℃ 加热至斑点显色清晰，分别置日光及紫外光灯（365nm）下检视。供试品色谱中，在与对照品色谱相应的位置上，日光下显紫红色斑点；紫外光灯（365nm）下，显橙黄色荧光斑点。

3.4 化学成分的分析方法：

采用微波提取、超临界萃取和快速溶剂萃取方法，研究了山楂中的黄酮类化合物提取工艺。分别用石油醚、乙酸乙酯、正丁醇萃取山楂提取物，利用硅胶柱分离乙酸乙酯层萃取物，分离所得组分利用 GC-MS 和 LC-MS 进行分析，气-质分析检测物质。

3.5 化学成分的影响因素与变化规律：

炮制对山楂中化学成分的影响不尽一致。炮制时随温度和加热时间的延长，山楂中总黄酮、水溶性有机酸、总磷脂的含量下降，但脂溶性有机酸含量几乎没有影响。炮制亦能使山楂亚硝酸盐含量增加，不同炮制方法对山楂微量元素的影响也不同。向小林研究发现，6、8、9 月中旬时，大金黄、大红、敞口、大旺四个栽培品种的黄酮和多酚含量会达到高峰。

4. 药理研究进展

4.1 调节血脂作用：现代研究证明，山楂提取物能明显地降低实验性高脂血症的家兔和乳幼大鼠的血脂，并对实验性动脉粥样硬化有治疗作用。

4.2 保肝作用：黄酮类化合物对多种原因引起的肝损伤具有显著的保护作用，生山楂可降低高脂饲料所致 SD 大鼠肝组织丙二醛（MDA）、总胆固醇（TC）等的含量，清除肝内堆积的三酰甘油，减少脂肪酸（FFA）对肝细胞毒性作用。

4.3 降压作用：山楂中的黄酮苷及复杂的二聚黄烷和多聚黄烷类，有显著的扩张血管、降低血压作用。以较小剂量山楂浸膏、黄酮提取物或其水解产物注射于麻醉猫、麻醉兔或麻醉小鼠，均有缓慢且持久的降压作用，其降压机制以扩张外周血管为主。

4.4 抗氧化作用：山楂中抗氧化作用的活性物质是其主要成分黄酮，这是公认的最具抗氧化潜力的一类化合物。山楂醇提取物对自由基和超氧阴离子有清除和生成抑制作用，作用强度随提取物的浓度增加而增加。

4.5 抗肿瘤作用：近年研究发现，山楂中含有一种叫牡荆素的化合物，具有抗癌的作用。亚硝胺、黄曲霉素均可诱发消化道癌症的发生或加重，而试验研究表明，山楂提取液不仅能阻断亚硝胺的合成，还可抑制黄曲霉素的致癌作用。

4.6 抗菌作用：李长青等研究以山楂核提取物为主要杀菌成分的皮肤消毒剂，对大肠杆菌、金黄色葡萄球菌、铜绿假单胞菌、白色念珠菌具有较好的杀菌效果，且稳定性较好。林玲用山楂榨取的原液对金黄色葡萄球菌、白色念珠菌、大肠杆菌等均有一定的抑制作用。

4.7 抗衰老作用：张泽生等人在果蝇为实验模型的试验中，以果蝇寿命和抗氧化酶活性研究山楂醇提物对果蝇的抗衰老作用。将 2d 龄雄性果蝇随机分组，饲喂添加不同剂量（0、1、5、9mg/ml）山楂醇提物的培养基，每隔 3 天数死亡果蝇数，直到所有果蝇全部死亡。统计果蝇寿命，计算半数死亡时间、最高寿命及平均寿命，并测定超氧化物歧化酶（SOD）活性、过氧化氢酶（CAT）活性以及丙二醛（MDA）含量。结果饲喂山楂醇提物后，果蝇最高寿命及平均寿命在实验剂量范围内均随剂量的增大而延长，SOD 和 CAT 活性升高，MDA 含量降低。实验结果表明山楂醇提物具有明显的抗氧化延缓衰老作用。

5. 抗衰老及治疗老年疾病的应用

高血压和高血脂及冠心病的患者，每日可煎山楂水代茶饮用，有非常好的辅助治疗作用。山楂配麦芽、神曲称焦三仙，可治疗消化不良；山楂与决明子微炒代茶饮可润肠通便；山楂与月季花、红糖煮水饮用可治因寒而致的痛经；山楂、丹参代茶饮对缓解高血脂、高血压、胸闷有益；山楂配麦冬、荷叶泡水含漱，对头颈部放疗引起的口干舌燥有辅助治疗作用。如果人体出现消化不良的问题，食用山楂和大米一起煮来吃，这样还可以助消化，又可以起到辅助抗癌的作用。大量实验证明，山楂具有治疗慢性心衰的作用，德国于 1994 年试验证实了山楂可降低心搏率和降低血压。

6. 资源评价与开发利用

山楂有收缩子宫，强心，扩张血管，增加冠脉血流量，降血脂等作用。现代用珍治疗高血压、高血脂、冠心病等都有较好效果。

我国盛产山楂，晒干的山楂可泡茶、炖汤用。而食品加工方面，可制成山楂片、山楂糕类等，适量食用对于老年人易发的心脑血管疾病也有着非常不错的防治作用，有希望开发成为防治心脑血管系统疾病的新型药物。山楂中含有的三萜类及黄酮类具有显著的扩张血管及降血压的作用，经常吃山楂还具有增强心肌、抗心律不齐、调节血压及胆固醇的功能。天津环境医学研究所有关人员对国内常见的 30 种水果的抗氧化活性进行测定后，认为山楂的抗衰老作用位居群果首，因此，山楂在美容方面也具有良好的发展前景。

7. 参考文献

［1］向小林. 不同时期山楂叶黄酮含量及抗氧化活性变化［D］. 河北科技师范学院，2013：16-17.

［2］张良，姜思凡，万军，周霞. 炮制对山楂主要化学成分的影响［J］. 长春中医药大学学报，2014，30（01）：31-34.

［3］楼陆军，罗洁霞，高云. 山楂的化学成分和药理作用研究概述［J］. 中国药业，2014，23（03）：92-94.

［4］罗先钦，黄崇刚，伍小波，等. 山楂总黄酮对复合因素致大鼠脂肪肝模型脂质代谢与低密度脂蛋白受体表达的影响［J］. 中草药，2011，42（07）：1367-1373.

［5］孙波. 山楂的现代药理与临床应用分析［J］. 中国医药指南，2009，7（12）：122-123.

［6］杨磊，贾佳，祖元刚. 山楂属果实提取物的体外抗氧化活性［J］. 中国食品学报，2009，9（04）：28-32.

［7］刘家兰，徐晓玉. 山楂的药理作用研究进展［J］. 中草药，2009，40（S1）：63-66.

［8］李刚，梁新红，葛晓虹．山楂化学成分及其保健功能特性［J］．江苏调味副食品，2009，26（06）：25-27+30.

［9］张泽生，左艳博，王浩，陈媛媛，李伟博．山楂醇提物对果蝇抗衰老作用的研究［J］．营养学报，2011，33（04）：397-399.

［10］曹会凯．山楂中黄酮类化合物的提取及成分分析［D］．河北科技师范学院，2013：38-50.

［11］向小林．不同时期山楂叶黄酮含量及抗氧化活性变化［D］．河北科技师范学院，2013：16-19.

［12］陈佳，宋少江．山楂的研究进展［J］．中药研究与信息，2005，7（07）：20-23+26.

［13］叶希韵，张隆，沈菊，等．山楂叶总黄酮对糖尿病小鼠糖脂代谢的影响［J］．中草药，2005，36（11）：1683-1686.

［14］张海平．复合山楂黄芪抗衰老保健饮料的研制及功能性研究［D］．河南科技学院，2012：18-22.

［15］袁永成．山楂粗黄酮抗氧化能力及抑菌活性研究［J］．农产品加工（学刊），2012，（02）：53-56.

［16］詹玎玎，段时振，李杰．中药山楂的化学成分与药理作用研究概况［J］．湖北中医杂志，2012，34（12）：77-79.

［17］张晓璐，徐凯宏．山楂叶总黄酮清除DPPH和超氧阴离子自由基的活性研究［J］．林业科技，2008，33（05）：51-54.

［18］刘北林，董继生，倪小虎，等．山楂黄酮提取及降血脂研究［J］．食品科学，2007，28（05）：324-327.

［19］徐晶．山楂果醋及山楂茶的研究与开发［D］．中国农业大学，2002：1-5.

［20］綦振峰，李官浩，郑昌吉，等．山楂、决明子及其配伍的降血脂作用［J］．食品与机械，2013，29（02）：96-99.

天 门 冬

1. 概述

天门冬 *Asparagus cochinchinensis*（Lour.）Merr.。水药：项八动；畲药：山番薯好、奶薯、天冬；侗药：三百嫩；毛南药：拉么冬；么佬药：咯低久；瑶药：金银母；壮药：楳于萎；景颇药：胜矢池；苗药：加播姑碑；德昂药：格绕菠；哈尼药：阿噜哒飘；藏药：聂象；蒙药：西日-巴斯布茹、尼兴；土家药：百儿莲；基诺药：乌特嘎洒。天门冬在畲药中治疗糖尿病（《畲医药》），在景颇药中治疗神经衰弱（《滇药录》），在藏药中，用于滋补（《中国藏药》）。

2. 来源与分布

2.1　来源：为百合科植物天门冬的块根。

2.2　生境、分布：生于阴湿的山野林边或丘陵、灌木丛中，也有栽培，分布于西南、华南、华东、中南等地区。

2.3　采收与加工：立秋后采挖，洗净，除去须根，用水煮至皮裂，剥去外皮，切断，晒干。

3. 化学成分研究概况

3.1　化学成分基本类型：

天门冬属植物含化学成分种类较多，除氨基酸、甾体皂苷、多糖外，还含有丰富的维生素、无机元素、谷甾醇、豆甾醇、糖醛、内酯、黄酮、蒽醌、强心苷等成分。

3.2　主要化学成分结构和特点：

皂苷类：甾体皂苷为天门冬属的主要化学成分，近年来，从中分离

的新皂苷有 51 个，根据其母核不同分为 8 类，这类苷联结的糖一般为
葡萄糖、木糖、鼠李糖、阿拉伯糖。

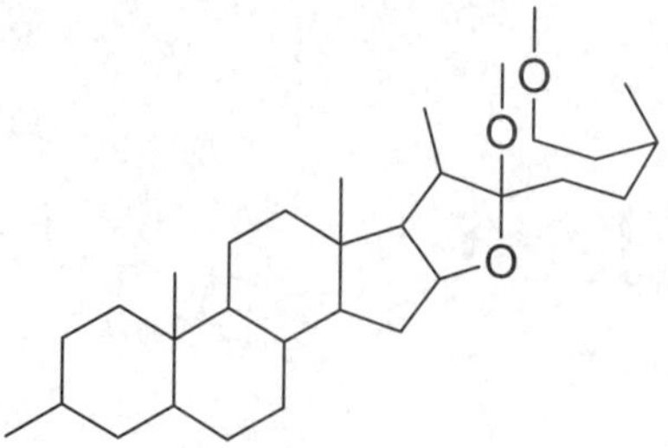

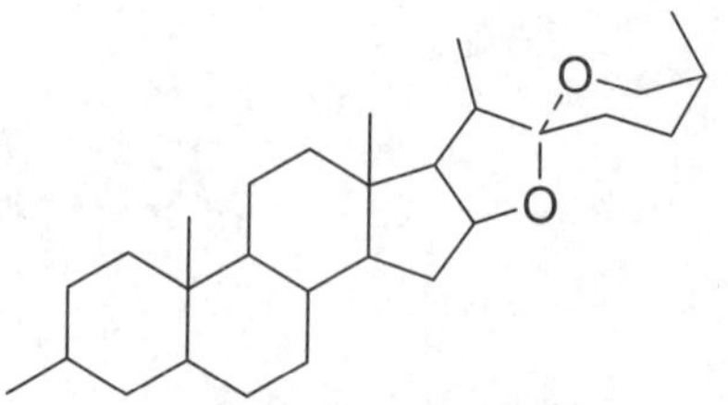

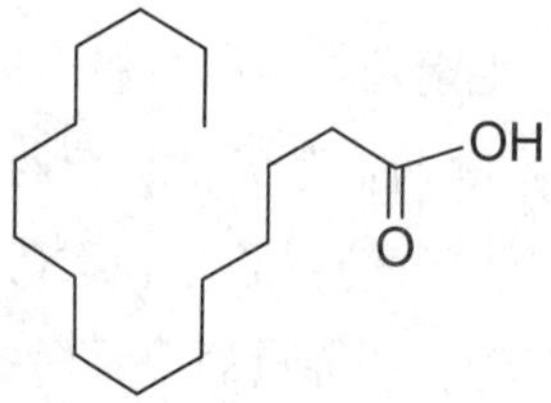

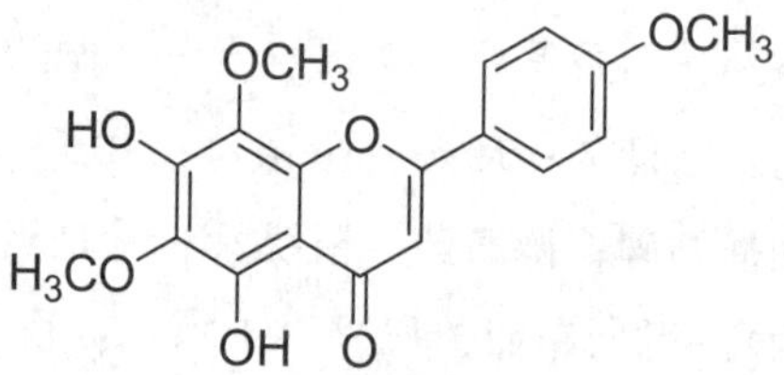

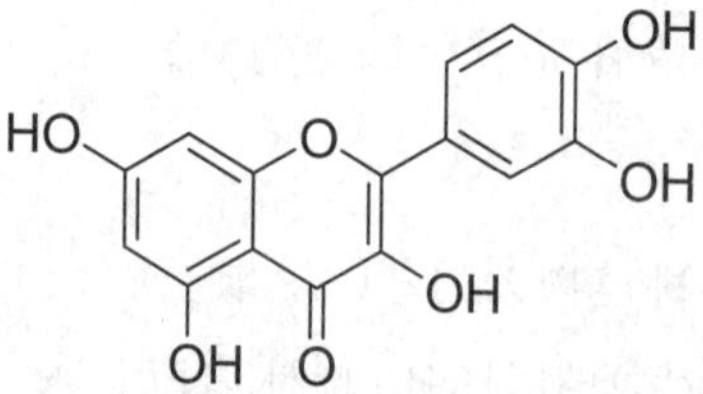

3.3 化学成分的理化性质：

性状鉴别：块根呈长纺锤形或圆柱形，稍弯曲，长 4~18cm，直径
0.5~2cm。表面黄白色或黄棕色，半透明，有深浅不等的纵沟及细皱
纹。质坚韧或柔润，断面黄白色，角质样，有黏性，皮部宽，中柱明
显。气微，味甘、微苦。

3.4 化学成分的分析方法：

天门冬干燥块根的 95% 乙醇提取物，经溶剂分步萃取，运用多种分
离方法（硅胶柱色谱、制备薄层色谱等）得到 17 个单体化合物，通过
理化性质及波谱数据分析并结合文献。确定其结构。

3.5　化学成分的影响因素与变化规律：

不同产地天门冬的效果不同，贵州和湖南产天门冬对提高酶活性和NO 含量及降低 MDA 含量较明显。得出结论，天门冬通过提高抗氧化系统酶活性和NO 含量，达到抗氧化的作用；贵州和湖南产天门冬可以作为天门冬优异品种进行引种栽培利用。

4. 药理研究进展

4.1　抗菌作用：天门冬煎剂在体外实验中，对炭疽杆菌甲型、乙型溶血性链球菌、白喉杆菌、类白喉杆菌、肺炎双球菌、金黄色葡萄球菌、柠檬色葡萄球菌、白色葡萄球菌及枯草杆菌均有不同程度的抑制作用。

4.2　抗肿瘤作用：体外实验表明，天门冬对急性淋巴细胞白血病、慢性粒细胞性白血病及急性单核细胞性白血病患者白细胞的脱氢酶有一定的抑制作用。

4.3　对血小板聚集的影响：天门冬醇提液对家兔血小板聚集实验，表明具有抑制血小板聚集作用。

4.4　抗衰老作用：天门冬乙醇提取液可显著提高 D-半乳糖衰老模型小鼠脑 SOD，Na^+、K^+-ATPase 活力，降低 MDA 含量。可显著提高肝细胞膜 Na^+、K^+-ATPase 活力，降低 MDA 含量。可显著提高睾丸线粒体 GSH-Px 、Na^+、K^+-ATPase 活力，降低 MDA 含量。

5. 抗衰老及治疗老年疾病的应用

以天门冬配杏仁，可辟谷延年；天门冬配熟地黄，或配胡麻仁，或配松脂服用，均可延年；以天门冬、糯米制酒，有补五脏、调六腑、令人无病之效。近代研究天门冬具有化痰、抗菌、抗肿瘤、强壮等作用，对于老人肺部感染、慢性支气管炎、肺气肿、肺心病、肿瘤等常见病，有预防和治疗作用。天门冬提取物对老年津枯便秘亦有治疗作用，堪称延寿中药要药。

6. 资源评价与开发利用

用于治阴虚发热、咳嗽吐血、肺痈、咽喉肿痛、消渴、便秘等病症。天门冬含天门冬素、β-谷甾醇、甾体皂苷，粘液质、糠醛衍生物等成分。实验证明，天门冬有升高血细胞、增强网状内皮系统舌噬功能。天门冬各部分的萃取物经前人活性测试表明富含多糖的部分抗癌、抗肿瘤的活性很强，由此可初步确定其抗癌有效成分达数十种之多，且具有几种母体结构。因此若想真正确认天门冬起抗肿瘤作用的单体化合物还需要进一步地实验证明。

7. 参考文献

［1］欧立军，危革，周红灿等．不同产地天门冬水提液抗氧化能力比较［J］．中国老年学杂志，2013，33（23）：5897-5899.

［2］赵明．我国天门冬研究的概况及展望［J］．内江师范学院学报，2005，20（6）：52-55.

［3］吴佳俊，汪豪，叶文才，等．羊齿天门冬的化学成分［J］．中国药科大学学报，2006，37（6）：487-490.

［4］欧立军，颜旺，廖亚西，等．天门冬ISSR分子标记技术的建立与体系优化［J］．中草药，2011，42（02）：353-357.

［5］欧立军，张人文，谈智文，等．我国不同地区天门冬核DNA ITS序列分析［J］．中草药，2011，42（07）：1402-1406.

［6］俞发荣，连秀珍，郭红云．天门冬提取物对血糖的调节［J］．中国临床康复，2006，10（27）：57-59.

［7］杨妍妍．天门冬的化学成分研究［D］．沈阳药科大学，2008：22-41.

［8］孟祥丽，曲凤玉，赵玉佳，等．天门冬纳米制剂对小鼠抗氧化系统的影响［J］．中国野生植物资源，2005，24（02）：49-50+53.

［9］赵玉佳，孟祥丽，李秀玲，等．天门冬水提液及其纳米中药对衰老模型小鼠NOS、NO、LPF的影响［J］．中国野生植物资源，2005，24（03）：49-51.

［10］赵明．我国天门冬研究的概况及展望［J］．内江师范学院学报，2005，20（06）：52-55.

［11］欧立军，叶威，白成，等．天门冬药理与临床应用研究进展［J］．怀化学院学报，2010，29（02）：69-71.

［12］姚念环，孔令义．天门冬属植物化学成分及生物活性研究进展［J］．天然

产物研究与开发，1999，11（02）：67-71.

[13] 陈佳. 复方天门冬多糖注射液的质量标准及临床药效学研究［D］. 广西大学，2013：1-3.

[14] 郭长江，顾景范. 天门冬氨酸及精氨酸对烫伤小鼠细胞免疫变化的影响［J］. 军事医学科学院院刊，1989，13（03）：189-193.

[15] 宁可，王正国，朱佩芳，等. 天门冬氨酸及尼莫地平对培养新生大鼠脑皮层神经元钙电流的影响［J］. 解放军医学杂志，1997，22（04）：5-6.

[16] 李宗信，李斌，黄小波，等. 中药单味药及其有效成分抗氧自由基的动物实验及临床研究［J］. 河北中医药学报，2002，17（04）：23-28.

天　麻

1. 概述

天麻 *Gastrodia elata* Blume 阿昌药：毛泽儿；德昂药：天麻；傈僳药：挂补门；白药：天麻、赤箭；哈尼药：天麻；蒙药：乌兰-索莫、东布额、索斯勒-嘎尔；苗药：洋芋有、高立日；天麻在景颇药、白药、蒙药、苗药中治疗高血压（《德宏药录》《大理资质》《蒙药》《苗医药》）。

2. 来源与分布

2.1　来源：分布于吉林、辽宁、河南、安徽、江西、湖北、陕西、甘肃、四川、云南、贵州、西藏等省（自治区）。

2.2　生境、分布：生于湿润的林下及肥沃的土壤上。

2.3　采收与加工：春季4~5月间采挖为"春麻"，立冬前9~10月采挖为"冬麻"，质量较好。挖起后除去泥土，大小分档，用清水或白矾水略泡，刮去外皮，蒸或煮透心，摊开晾干或用无烟烘干。亦可切片晒干。"明天麻"一般用硫黄熏过，略呈半透明状，色泽较好。

3. 化学成分研究概况

3.1　化学成分基本类型：主要有酚类、有机酸类及植物中常见的甾醇类等几种类型。

3.2　主要化学成分结构和特点：

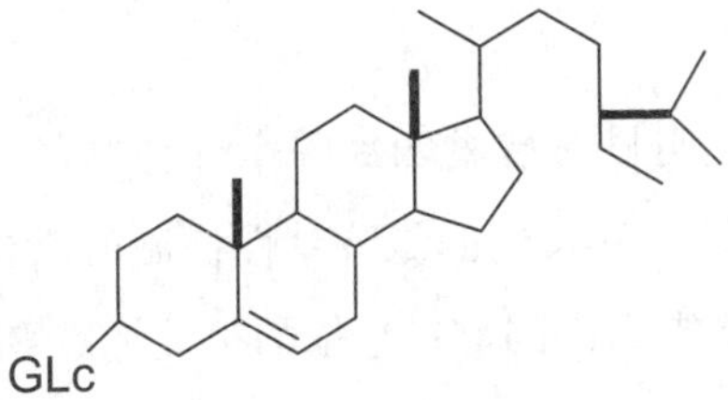

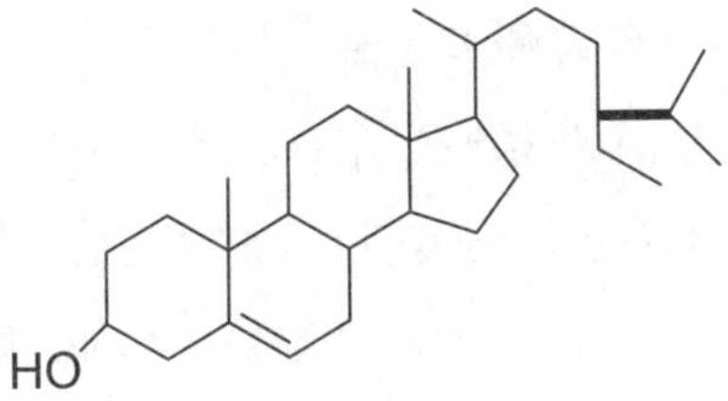

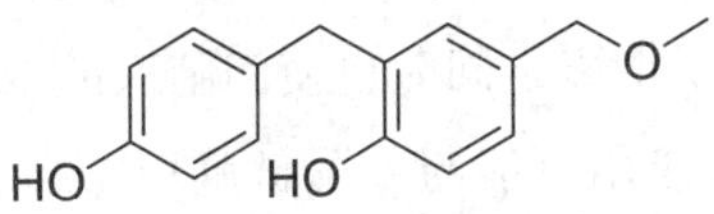

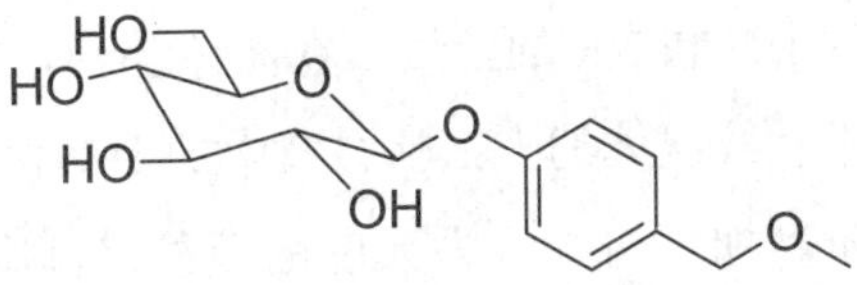

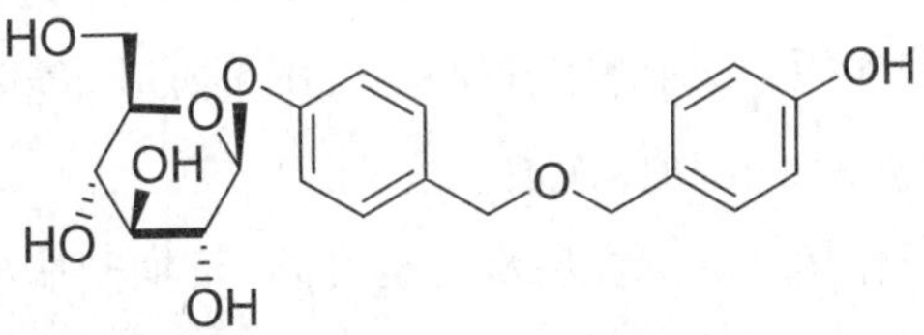

3.3 化学成分的理化性质：薄壁组织中可见草酸钙针晶束；薄壁细胞中含多糖类团块状物，遇碘液显棕或浅棕紫色。

3.4 化学成分的分析方法：天麻的化学成分测定方法包括紫外分光光度法、薄层层析法、高效液相色谱法等，近年来又发展出了毛细管电泳法。其中，高效液相色谱法仍为天麻有效成分的主要测定手段。

3.5 化学成分的影响因素与变化规律：

几乎所有不同来源和变形的样品都能被有效区分，这说明不同分布区天麻中具有一定的遗传多样性，且 AFLP 可以有效地用于天麻的遗传多样性分析并具有较高的多态性和可重复性。天麻种内的几个变形差异很小，除贵州大方的几个变形差异较大外，其余来自相同分布区的不同变形间差异都很小。这印证了酯酶同工酶的结果，说明天麻的种内变异仅仅是表型上的饰变，分子水平上没有发生根本变异，这种变异不稳定，可以因环境条件的变化而发生变化。

4. 药理研究进展

4.1 抗惊厥作用：天麻浸膏具有明显对抗戊四氮阵挛性惊厥的作用。进一步实验表明，天麻素及其苷元能延长戊四氮阵挛性惊厥的潜伏期，与戊巴比妥钠有明显协同作用，能提高戊四氮在小鼠的半数惊厥量，并能使小鼠自主活动降低。

4.2 镇静催眠作用：在体实验表明，天麻注射液能降低大鼠四脑区的 DA 和 NA 的含量。在离体脑片法中观察到天麻注射液可使皮层、脑干、纹状体的人工脑脊液中的 DA 含量增多，同时也使四脑区的 NA 含量增加。初步认为天麻的镇静、催眠作用可能与其降低脑内 DA 和 NA 的含量有关，而脑内 DA（NA）含量的降低可能与天麻抑制中枢 DA（NA）能神经末梢对 DA（NA）的重摄取和储存有关。

4.3 镇痛作用：天麻粉灌胃给药（0.9g/kg）能明显延长小鼠的睡眠持续时间和减少小鼠扭体次数。

4.4 抗炎作用：天麻注射液（5g/kg）可抑制醋酸所致小鼠腹腔毛细血管通透性的增加。抑制二甲苯所致小鼠耳部肿胀及通透性的增加。

4.5 抗衰老、改善学习记忆（促智）的作用：口服天麻（4.8g/kg）有改善 D- 半乳糖衰老模型小鼠的生化指标的作用。其中尤以改善红细胞中 SOD 和皮肤经脯氨酸最为明显，还能使 D- 半乳糖衰老小鼠心肌脂褐质降低，表明天麻能提高 SOD 抗氧化酶的活力，清除多余的氧自由基，保护皮肤不受损伤，从而延缓衰老、延长细胞的生命活力。

4.6 免疫功能：天麻注射液可提高小鼠的 DTH 反应，表明它有增强 T 细胞的免疫应答功能。可促进特异性体液抗体生成作用，对小鼠机体的非特异性免疫有增强作用，能促进特异性抗原结合细胞的能力。

5. 抗衰老及治疗老年疾病的应用

天麻素注射液肌肉注射，治疗以头痛、头晕、睡眠障碍为主要症状的脑外伤综合征，有效率为 97%；以 50% 天麻注射液肌注，治疗三叉神经痛、坐骨神经痛、止痛有效率为 95% 左右；治疗以心绞痛为主的冠心病，3 个月后有效率为 90%。

日本用天麻治疗老年性痴呆症，总有效率达 8.11%；由天麻钩藤加味而成的天麻促智冲剂临床治疗老年性血管性痴呆，2 个疗程（2 个月）总有效率达 86.7%，明显改善神经功能缺损和生活能力，对脑电图有显著的改善作用，降低血浆黏度，对红细胞变形和聚集指数异常均有显著改善作用。

6. 资源评价与开发利用

天麻的开发利用目前主要集中在药用方面，而其食药兼用、保健功能方面的开发也得到了发展，天麻对植物抗病基因工程研究具有重大潜在价值，值得更进一步开发。

目前，对天麻的药理作用及临床应用方面的研究更深入，尤其在神经系统方面和改善血循环、益智、延缓衰老方面有大量的研究。随着人们对天麻的认识和研究的深入，天麻及其制剂的应用前景将会更加广阔。

7. 参考文献

［1］宋成芝，徐燕．天麻的化学成分和药理作用［J］.中国民族民间医药，2010（5）：13-14.

［2］岑信钊．天麻的化学成分与药理作用研究进展［J］.中药材，2005，28（10）：958-962.

［3］田春梅．天麻的药理学研究进展［J］.哈尔滨医药，2010，30（4）：71-72.

［4］孟姝．天麻的药理作用研究进展［J］.临床合理用药，2010，3（6）：119-120.

［5］冯孝章，陈玉武，杨俊山．天麻化学成分的研究［J］.化学学报，1979，37（3）：175-182.

［6］肖永庆，李丽，游小琳．天麻有效部位化学成分研究［J］.中国中药杂志，2002，27（1）：35-36.

［7］陈志安．半夏白术天麻汤治疗美尼尔氏综合征 30 例［J］.内蒙古中医药，2013（29）：14.

［8］范玉奇，李文兰，王艳萍，等．天麻化学成分及药理性质研究的进展

[J]. 药品评价，2005，2（04）：309-312.

[9] 李超. 天麻化学成分研究 [D]. 西北农林科技大学，2007：3-5+9.

[10] 刘玉潭，梁华，蔡永萍，等. 天麻多糖提取纯化方法及性质的初步研究
[J]. 激光生物学报，2007，16（04）：495-500.

[11] 曾勇，蔡传涛，刘贵周，等. 不同栽培措施对两种天麻物候期及蒴果的
影响 [J]. 中草药，2011，42（10）：2097-2103.

[12] 曾勇，蔡传涛，刘贵周，等. 不同海拔两种天麻仿野生栽培下产量和品
质变化 [J]. 植物科学学报，2011，29（05）：637-643.

[13] 刘明学，李琼芳，刘强，等. 天麻多糖分离、结构分析与自由基清除作
用研究 [J]. 食品科学，2009，30（03）：29-32.

[14] 金虹，李凤，段宁. 天麻提取物工艺及其功效成分含量的分析 [J]. 中
药材，2009，32（05）：799-802.

[15] 党翔吉. 全天麻胶囊及天麻素联合卡马西平抗癫痫机制研究 [D]. 兰州
大学，2014：15-23.

五 味 子

1. 概述

五味子 *Schisandra chinensis*（Turcz.）Baill. 藏药：达智、达折合；蒙药：乌拉勒·吉嘎纳、达迪日益格；阿昌药：刮加毒；德昂药：芒别；朝药：五味子；维药：夏山特拉；满药：孙扎木炭、山花招五味子在蒙药（《蒙药》）和景颇药（《德宏药录》）中用于治疗神经衰弱，在朝药中用于治疗肾虚腰痛（《图朝药》），在维药中用于治疗气虚咳嗽、心悸失眠、肾气不足等（《维药志》）。

五味子：《本经》：主益气，咳逆上气，劳伤羸瘦，补不足，强阴，益男子精。本品对中枢神经系统有兴奋作用；能降低血压；降低血清转氨酶，对肝细胞有保护作用。

2. 来源与分布

2.1　来源：木兰科植物五味子及华中五味子的干燥成熟果实。

2.2　生境、分布：北五味子主产地为辽宁、黑龙江、吉林等；南五味子主产地为河南、山西、甘肃、四川等。

2.3　采收与加工：8月下旬至10月上旬进行采收，随熟随采。采摘时要轻拿轻放，以保障五味子质量。加工时可晒干或烘干。烘干时，开始时室温在60℃左右，当五味子达半干时将温度降到40℃~50℃，达到八成干时挪到室外日晒至全干，搓去果柄，挑出黑粒即可入库贮藏。

3. 化学成分研究概况

3.1　化学成分基本类型：木脂素、多糖、挥发油、三萜、有机酸、维生素、倍半萜及多糖等。

主要化学成分：木脂素（五味子素、去氧五味子素和 gomisin）、植物甾醇（β-谷甾醇、豆甾醇）、挥发油、VC、VE。

3.2 主要化学成分结构和特点：

1. 木脂素类：文献表明，木脂素是五味子的主要有效成分，母核大多为联苯环辛烯型，并且大多具有手性差异。

2. 挥发油类：五味子中含有 5%~6% 的挥发油。主要成分为萜类，包含单萜类、含氧单萜类、倍半萜类、含氧倍半萜类，还有少量醇、酸等含氧化合物。

目前，从五味子科植物中分离得到的三萜类化合物大多为羊毛脂烷型和环阿尔廷型。

3.3 化学成分的理化性质：取粗粉约 1g，加水 10 ml，浸渍 10 分钟，时时振摇，滤过，滤液浓缩至 2～3ml，加 5 倍量乙醇，振摇 5 分钟，滤过，滤液挥去乙醇，加水稀释至 10ml，加活性炭少量，振摇后滤过。取滤液 2ml，以氢氧化钠试液中和后，加硫酸汞试液 1 滴，煮沸，滤过，滤液加高锰酸钾试液 1 滴，紫红色消失而生成白色沉淀。

3.4 化学成分的分析方法：比色法、分光光度法、硅胶 G 薄层层析技术。

3.5 化学成分的影响因素与变化规律：

付善良等人采用微波辅助萃取（MAE）技术，并对萃取液进行气相色谱-质谱分析，鉴定了北五味子和南五味子果实中的挥发性成和部分木脂素成分，发现北五味子和南五味子果实中的化学成分及含量差异很大。此外，研究显示，五味子中的各种有效成分以 7 月中旬含量最高。

4. 药理研究进展：

4.1 保肝作用：五味子单味或与其他中药配伍用于急、慢性肝损伤的治疗，可以促进损伤肝细胞的修复、降低血清 ALT 活性。

4.2 镇静催眠作用：五味子乙醇提取物明显延长小鼠戊巴比妥钠的睡眠时间，具有明显的镇静、催眠作用，并对剂量呈现一定相关性。

4.3 镇痛作用：辛晓林等人发现，一定量的五味子水煎液可减少醋酸所致小鼠扭体次数，延长扭体出现的潜伏期和热水所致小鼠缩尾的潜伏期，提高热板所致小鼠舔足的痛阈。

4.4 抗衰老、延年益寿的作用：周忠光研究表明，五味子浸出液能延缓小鼠大脑皮质毛细胞基膜增厚，降低毛细血管月增长率，改善大脑皮质内的血液供应，通过小鼠寿命试验，给药组较对照组寿命显著延长。研究表明，五味子多糖可使衰老小鼠已萎缩的胸腺及脾脏明显增大变厚，胸腺皮质细胞数及脾淋巴细胞数明显增加，脾小结增大，提示五味子多糖可提高衰老小鼠的免疫功能，也可明显促进衰老小鼠神经细胞的发育。

4.5 抗肿瘤作用：黄玲等研究发现，五味子多糖能抑制 S180 荷瘤生长，并对免疫器官（脾脏、胸腺）具有刺激增生的作用。五味子素是抗氧化（防衰老）功效最强的抗氧化剂，它可直接促进身体自行制造抗氧化物质，提高人体自身抗氧化能力，及时有效地清除自由基，抗氧化效果更全面、更持久、更有效。

五味子水提液可以增加老龄小鼠肝脑 SOD 的活性，并且对脑的作用较对肝的作用更明显。北五味子粗多糖能明显提高小鼠耐氧及抗疲劳能力，增加正常小鼠免疫器官重量，并明显增强小鼠网状内皮系统的吞噬功能。可明显降低老年大鼠血清 LPO 含量，提高 SOD 活性。五味子酚在体内外对多种氧化应激损伤脑组织模型都具有明显的保护作用．

4.6　降血糖作用：袁海波等从五味子中得到 α-葡萄糖苷酶抑制剂，药理实验表明其具有良好的降糖作用，能显著降低正常及四氧嘧啶致糖尿病小鼠的血糖水平，降低肾上腺素引起的高血糖，提高正常小鼠的糖耐量。

5. 抗衰老及治疗老年疾病的应用

甘肃独一味生物制药股份有限公司生产的参芪五味子片在治疗神经衰弱方面疗效甚佳。五味子的浆果可以强壮肾和性器官，保护肝脏，增强神经功能和净化血液。被传统用于治疗神经疾病的处方中，例如神经官能症。同时，也是治疗健忘、烦躁的传统药物。

6. 资源评价与开发利用

中国是世界上五味子科植物资源最丰富的国家，全世界该科植物总计 50 种左右，中国有 28 种，已发现 19 种可供药用。研究结果表明其水提液具延缓衰老的作用，乙醇提取液具安眠镇静作用，木酯素类具保肝护肝作用，而且五味子制剂对动物的长期不良反应较少。

7. 参考文献

[1] 杨放，袁军，付平. 五味子的研究概况 [J]. 华西药学杂志，2003，18
　　（6）：438—440.

[2] 王森，张建国. 五味子的研究概况及其开发前景 [J]. 经济林研究，
　　2003，21（4）：126-127.

[3] 刘继永，王英平，刘洪章．五味子化学成分及药理研究进展［J］．中国科技核心期刊，2005（03）：49-53.

[4] 辛晓林，张桂春，黄清荣．五味子镇痛效果研究［J］．安徽农业科学，2009，37（32）：15842-15843.

[5] 黄玲，张捷平，陈华．五味子多糖对S180荷瘤小鼠抑瘤作用的研究［J］．福建中医学院学报，2003，13（3）：22-23.

[6] 袁海波，沈忠明，殷建伟，等．五味子中α-葡萄糖苷酶抑制剂对小鼠的降糖作用［J］．中国生化药物杂志，2002，23（3）：112-125.

[7] 闫丽丽，白军昌．五味子化学成分研究进展［J］．中国新技术新产品，2011（07）：17.

[8] 史琳，王志成，冯叙桥．五味子化学成分及药理作用的研究进展［J］．药物评价研究，2011，34（03）：208-212.

[9] 张汝波．华中五味子的化学成分研究［D］．昆明理工大学，2007：12-13.

[10] 付善良，陈波，姚守拙．北五味子和南五味子化学成分的比较分析［J］．药物分析杂志，2009，29（04）：524-531.

[11] 范瑞明．中药治疗神经衰弱40例临床观察［J］．中医杂志，2009，50（增刊）：153-154.

[12] 李文科．北五味子的医疗保健作用［J］．民营科技，2010（01）：65.

[13] 任丽佳，李林，殷放宙，等．五味子抗肿瘤活性成分及作用机制研究进展［J］．中国药理学通报，2012，28（01）：140-142.

[14] 胡俊扬，陆兔林，毛春芹，等．HPLC法同时测定不同产地五味子中8种木脂素类成分［J］．中成药，2012，34（02）：313-316.

[15] 皮子凤，侯广月，艾军，等．化学计量学方法研究北五味子中木脂素含量与抗氧化活性的相关性［J］．中国中药杂志，2012，37（08）：1133-1139.

[16] 贺凤成，李守信，赵志全，等．一测多评法测定五味子中4种木脂素类成分的含量［J］．药学学报，2012，47（07）：930-933.

[17] 胡理乐，张海英，秦岭，等．中国五味子分布范围及气候变化影响预测［J］．应用生态学报，2012，23（09）：2445-2450.

[18] 许利嘉，刘海涛，彭勇，等．五味子科药用植物亲缘学初探［J］．植物

分类学报，2008，46（05）：692-723.

[19] 李晓亮，易进海，刘云华，等．南五味子、五味子HPLC指纹图谱研究和木脂素成分测定 [J].中成药，2011，33（06）：920-924.

[20] 付善良，陈波，姚守拙．北五味子和南五味子化学成分的比较分析 [J].药物分析杂志，2009，29（04）：524-531.

[21] 姜帆．五味子多糖的提取纯化及其对肠道免疫功能的影响 [D].东北农业大学，2013：2-14.

[22] 王丽薇．五味子的化学成分研究 [D].浙江大学，2004：42-65.

[23] 李宗信，李斌，黄小波，敖平．中药单味药及其有效成分抗氧自由基的动物实验及临床研究 [J].河北中医药学报，2002，17（04）：23-28.

太 子 参

1. 概述

太子参 *Pesudostellaria heterophylla*（Miq.）Pax。蒙药：毕其罕–敖日浩岱；朝药：异叶假繁缕。太子参在蒙药中治疗脾胃虚弱、久病气虚、精神疲倦、身体无力（《蒙药》），在朝药中治疗体弱不眠、健忘等症（《图朝药》）。

2. 来源与分布

2.1　来源：石竹科植物孩儿参（*Pesudostellaria heterophylla*（Miq.）Pax）的干燥块根。

2.2　生境、分布：喜欢生长在温暖湿润的环境，怕高温，30℃以上生长发育停止。怕强光暴晒，烈日下容易枯死，比较耐寒。在−17℃能安全越冬。低温条件下也能发芽、生根。在阴湿的条件下生长良好，喜肥沃疏松、含有丰富腐殖质土壤，砂质土壤中生长良好。低涝地、黏壤、土质坚实、排水不良、土壤含腐殖质少；瘠薄的土壤生长不好。

太子参为石竹科太子参属植物，该属全世界约有 10 种，分布于亚洲东部。我国有 10 种，主要分布于青藏高、中南、华东、华北、东北等地区。

2.3　采收与加工：

采收：6~7 月初大部分植株枯黄倒苗后，除留种地外，应立即采挖，若延迟不收，遇雨水多时，易造成腐烂。收获时，先除去茎叶，后控取块根，注意不要碰伤劳头，保持参体完整。

加工：用清水洗净参体，搓去须根，薄摊于晒场或晒席上直接晒干。或将参根运回后置通风干燥的室内摊晾 1~2 天，使根部失水变软后，再用清水洗净，投入 100℃开水锅中，烫 2~3 分钟，取出立即摊放于晒场或晒席上暴晒，晒干即成商品。每公顷产干货 750~2250 千克，1.5 千克鲜货加工成 0.5 千克干货。

3. 化学成分研究概况

3.1　化学成分基本类型：微量元素和氨基酸、糖类和苷类、环肽类、磷脂类和脂肪酸类、油脂类和挥发油类。

3.2　主要化学成分结构和特点：

环肽类化合物是太子参中主要的成分之一，其有多种不同结构的化合物，常见的环肽化合物结构如下：

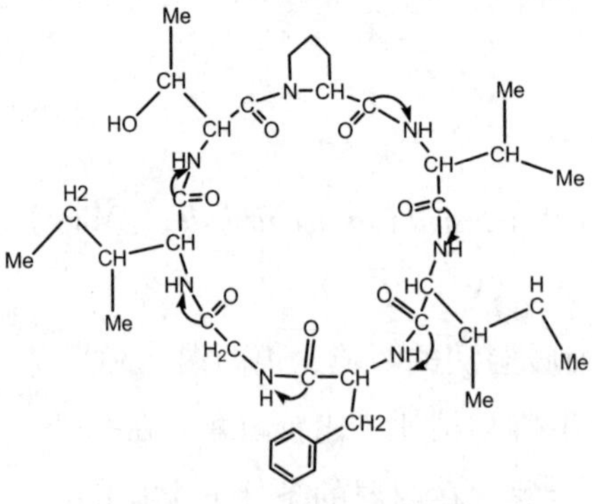

Heterophyllin B（Ⅱ）（太子参环肽 B） 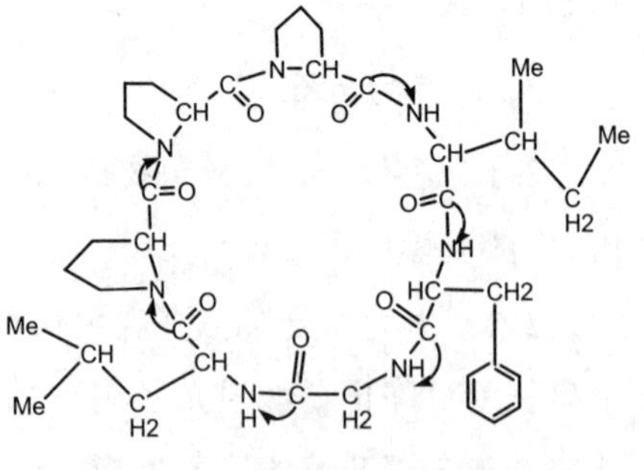　　　　PseudostellariaA（Ⅸ）

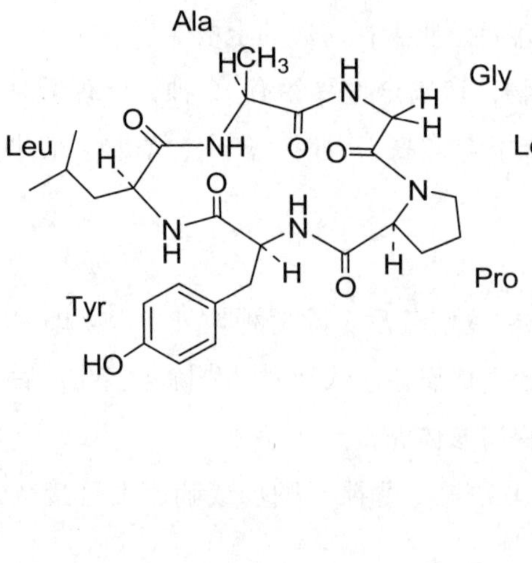

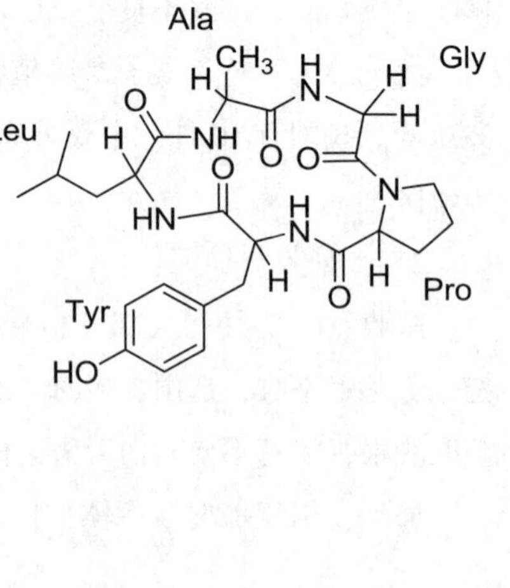

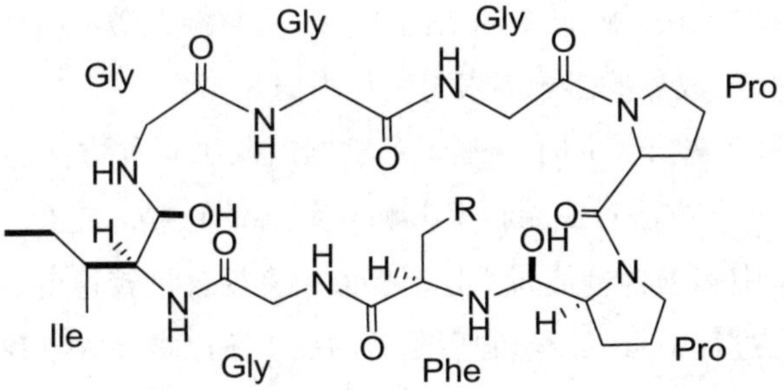

Pseudostellaria C（XI）

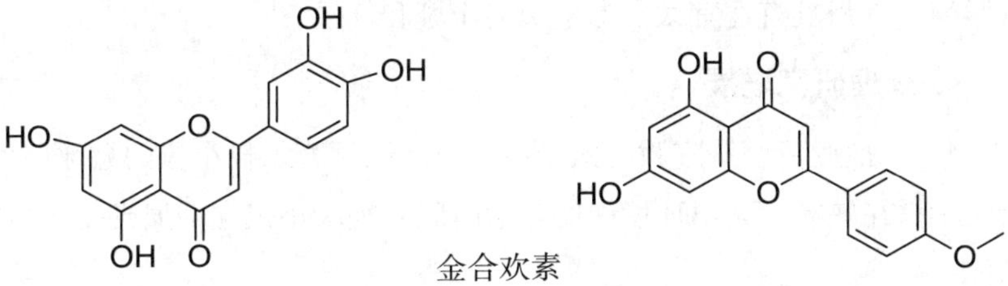

金合欢素

3.3 化学成分的理化性质：

1. 取新折断面置紫外光灯（365nm）下观察，显淡蓝色荧光。

2. 取粉末 1g，置二支具塞试管中，一管加盐酸溶液（3→100）10ml，另一管加水 10ml，浸渍 1 小时，时时振摇，滤过。取滤液滴于滤纸上，晾干，置紫外光灯（365nm）下观察，盐酸液显蓝白色荧光，水浸液显灰蓝色荧光。

3. 取粉末 1g，加甲醇 10ml，温浸，振摇 30 分钟，滤过，滤液浓缩至 1ml，作为供试品溶液。另取太子参对照药材，同法制成对照药材溶液。吸取上述两种溶液各 1μl，分别点于同一以 CMC-Na 为黏合剂的硅胶 G 薄层板上，以正丁醇-冰醋酸-水（4∶1∶1）展开，（层析缸用展开剂预饱和 15 分钟），喷以 0.2% 茚三酮乙醇溶液，105℃加热至斑点显色清晰。供试品色谱在与对照药材色谱相应的位置上，显相同颜色的斑点。

3.4 化学成分的分析方法：

高速逆流色谱分离分析技术、薄层色谱法、气相色谱法、液相色谱法、毛细管电泳法、质谱质问谱图法、核磁共振光谱法、红外光谱法。

3.5 化学成分的影响因素与变化规律：

采用 60 ℃烘干、阴干、晒干和蒸制后阴干 4 种方法加工新鲜太子参。结果，4 种方法对成品收率影响不大，都在27% 左右，但蒸制后阴干的太子参中多糖含量最高，且水提液中多糖含量较稳定。因此，在太子参的加工过程中可以用蒸制后阴干的加工法以提高太子参多糖含量和水煎液的稳定性，从而提高太子参品质和药用价值。

林茂等人研究发现，太子参化学成分及含量受种植环境和品种类型的影响，贵州具有适宜太子参生长的土壤和气候。

4. 药理研究进展

4.1 抗疲劳、抗应激：太子参水煎液能显著延长小鼠的游泳时间，延长小鼠在缺氧、高温环境中的存活时间并提高小鼠在低温环境下的存活率。

4.2 增强免疫：太子参75% 的醇提物对小鼠脾虚及细胞免疫功能低下均具有改善作用，它们能降低小鼠脾虚阳性发生率，升高脾虚小鼠体重、肛温、胸腺指数及脾脏指数，延长脾虚小鼠低温游泳时间和常压耐缺氧时间，并能增强免疫，抑制小鼠的迟发型超敏反应。

4.3 改善慢性心衰：太子参水煎液可改善大鼠急性心肌梗死后的慢性心衰，其作用机制可能与太子参抑制 MMPs 的表达、改善细胞外基质病变，改善心肌纤维化状态，从而改善心功能相关。

4.4 降糖作用：太子参多糖能改善糖尿病大鼠的一般状况，延缓体重下降，降低空腹血糖，降低甘油三酯和总胆固醇水平，但不影响胰岛素水平。

4.5 抗氧化活性：通过清除自由基、抗脂质过氧化活力测定，对太子参体外抗氧化活性研究表明，太子参提取物具有明显抗氧化活性。

4.6 抗衰老作用：王军红将 80 只实验用大鼠分为对照组 20 只，药物组 60 只，分别喂食太子参醇提物悬浮液，观察抗脂质氧化作用。分别对对照组、药物组进行抗脂质氧化检测包括大鼠血清检查丙二醛（MDA），超氧化物歧化酶（SOD）和谷胱甘肽过氧化物酶（GSH-PX）

活力比较，药物组观察内容与对照组比较 P < 0.05，差异有显著性。得出结论，太子参具有显著抗衰老、抗脂质氧化作用，有效地提高了机体抗氧化系统功能，显著提高了对氧自由基清除。

5. 抗衰老及治疗老年疾病的应用

复方太子参止咳益气散，主要用于益气养阴，化痰止咳，可治疗各种气阴两虚导致的咳嗽咳痰。

6. 资源评价与开发利用

近年来，人们利用太子参开发了相应的太子参营养保健食品及功能食品，现代药理证明，这类功能保健品能明显地提高耐缺氧、耐饥渴、抗疲劳作用，加速红细胞、血红蛋白的恢复，提高小肠吸收功能，增强网状内皮系统吞噬功能。此外，太子参中糖皂苷以及棕榈酸、亚油酸、单甘油酯等成分，这些都是化妆品中常用作改善角质层的添加剂，它们具有润肤、滋发甚至生发的作用，具有良好的护发养发、护肤养肤的功效，已成为头发、皮肤化妆品十分理想的营养添加剂。

7. 参考文献

[1] 曾丽娜．高质量太子参栽培技术及其连作障碍自毒机制的研究［D］．福建农林大学，2013：11-15.

[2] 王军红．太子参抗脂质氧化作用的研究［J］．中国医药指南，2013，11（22）：83-84.

[3] 熊何健，庞杰，谢主兴．太子参提取物体外抗氧化活性研究［J］．南开大学学报（自然科学版），2009，42（06）：37-41.

[4] 黎明．太子参的药理研究及临床应用［J］．亚太传统医药，2010，06（06）：35-36.

[5] 晏春耕．药用植物太子参的研究及其应用［J］．现代中药研究与实践，2008，22（02）：61-65.

[6] 程黎晖．太子参化学成分、药理作用及临床应用研究近况［J］．浙江中医杂志，2008，43（05）：307-309.

[7] 王文凯，贾静，丁仁伟，刘红宁．太子参近年研究概况［J］．中国实验方剂学杂志，2011，17（12）：264-267.

［8］林光美．太子参研究进展［J］．中国野生植物资源，2004，23（06）：15
　　-17．

［9］韩超．太子参中有效成分的分离纯化、结构鉴定及其指纹图谱研究［D］．
　　厦门大学，2006：3-8．

［10］汪剑飞．太子参药理研究新进展［J］．实用药物与临床，2013，16
　　（04）：333-334．

［11］林茂，郑炯，杨琳等．不同产地太子参中化学成分分析［J］．食品科学，
　　2012，33（02）：204-207．

［12］王文凯，贾静，丁仁伟，等．太子参近年研究概况［J］．中国实验方剂
　　学杂志，2011，17（12）：264-267．

［13］林茂，郑炯，杨琳，等．不同产地太子参中化学成分分析［J］．食品科
　　学，2012，33（02）：204-207．

［14］傅兴圣，刘训红，许虎，等．太子参研究现状与研发趋势［J］．中国新
　　药杂志，2012，21（07）：757-760．

［15］黎明．太子参的药理研究及临床应用［J］．亚太传统医药，2010，6
　　（06）：35-36．

［16］秦民坚，余永邦，黄文哲，等．不同产地太子参的品质分析［J］．现代
　　中药研究与实践，2005，19（05）：29-32．

［17］徐媛．抗疲劳太子参保健酒的研制与开发［D］．福建中医药大学，
　　2014：20-25．

［18］刘训红，王媚，蔡宝昌，等．太子参GC-MS指纹图谱的初步研究［J］．
　　中草药，2007，38（01）：113-116．

水 飞 蓟

1. 概述

水飞蓟 *Silybum marianum*（L.）Gaertn。

2. 来源与分布

2.1 来源：菊科植物水飞蓟的干燥成熟果实。

2.2 生境、分布：我国各地均有引种栽培，主要分布于陕西渭南，黑龙江金清、虎林等地。

2.3 采收与加工：果熟需 25～30d，当苞片枯黄向内卷曲成筒，顶冠毛微张开时，种子成熟，随熟随采。用剪刀剪下果序，于通风处晒干，用脱粒机脱粒即可。

3. 化学成分研究概况

3.1 化学成分基本类型：黄酮木脂素（水飞蓟素）、苦味成分、聚乙烯等。

1. 水飞蓟素的有效成分：

水飞蓟素的活性成分有水飞蓟宾、异水飞蓟宾、水飞蓟亭和水飞蓟宁。

2. 水飞蓟油的有效成分：

水飞蓟油的主要成分是亚油酸、亚麻酸和花生四烯酸。

3.2 主要化学成分结构和特点：

1. 从水飞蓟种子中分离出来的有效成分，称为水飞蓟素，主要为二氢黄酮类成分，其指标成分为水飞蓟宾（Silybin）。系统命名法译为2-［2，3-二氢-2-（4-羟基-3-甲氧苯）-3-（羟甲基）-1，4-苯并二恶-6-联]-2，3-二氢-3，5，7-三羟基-4H-1-苯并吡喃酮-4。结构式如下：

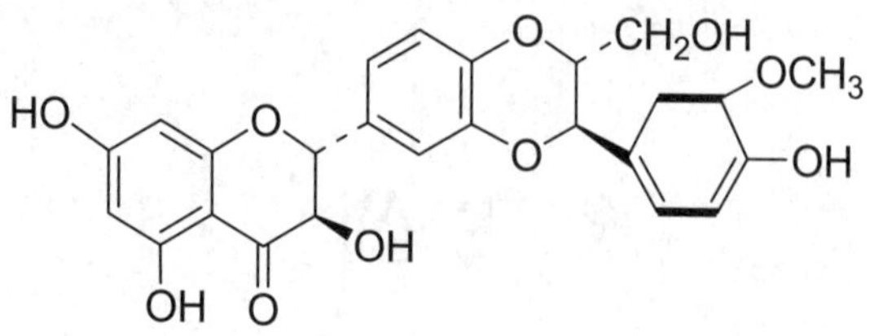

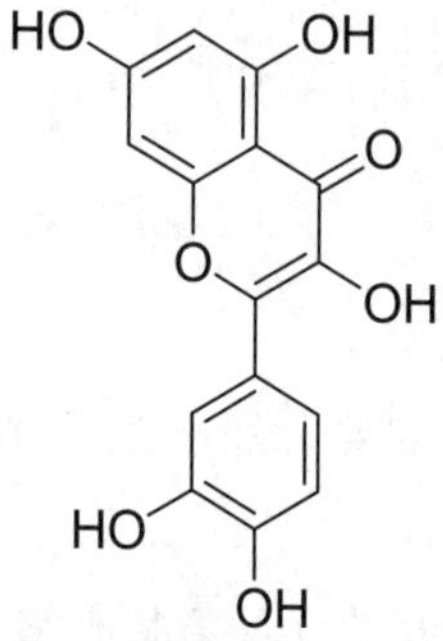

槲皮素

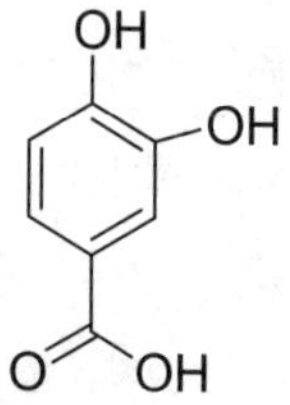

3，4-二羟基苯甲酸

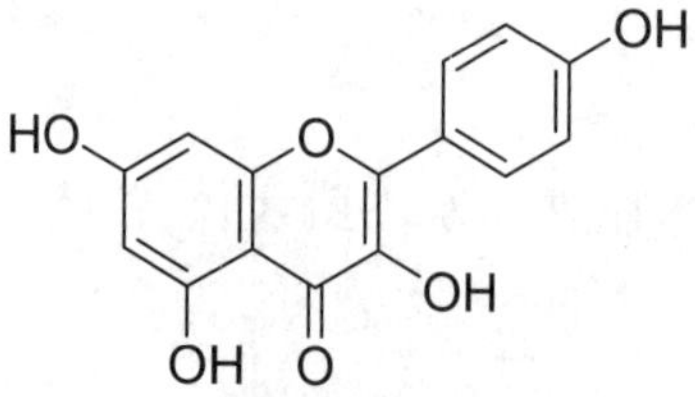

二氢山奈酚

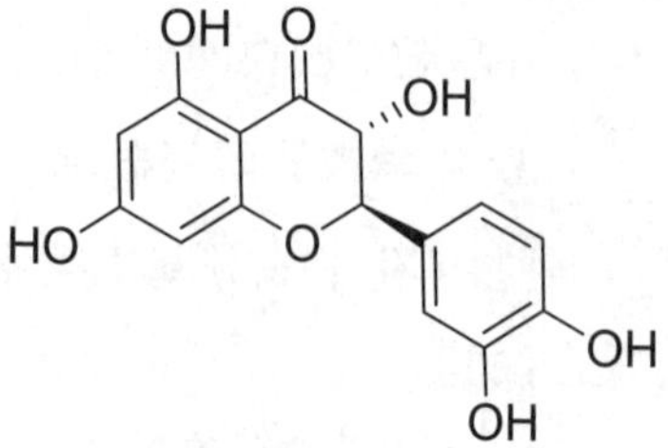

紫杉叶素

2. 化学成分的理化性质：

水飞蓟瘦果呈长卵圆形或长倒卵形，表面浅褐色至褐色，有线状的深褐色斑点。顶端宽而顶面向一侧偏斜，周边为淡黄白色骨质样圆环，中间有一明显突起的圆锥状花柱残基；外果皮1列长方形细胞，角质层呈尖基状伸入细胞壁之间；中果皮较薄，细胞壁稍增厚，内侧结晶层断续排列，含草酸钙柱晶；内果皮为1列石细胞，栅状排列。

3. 化学成分的分析方法：

经粉碎再利用丙酮及石油醚脱脂，通过甲醇回流提取的化学成分混合物；利用硅胶柱色谱层析，分离混合物；利用紫外光谱、红外光谱、薄层色谱及显色等反应确定其化合物结构。

4. 化学成分的影响因素与变化规律：

水飞蓟宾在不同提取条件下的稳定性。水飞蓟宾在加热下发生了化学变化，且其对温度比较敏感，温度越高变化速率越快，而溶剂极性和加热方式对其变化影响不大。水飞蓟宾虽然发生了化学变化，但并没有分解产生碎片分子，而只是发生了结构的重排和基团的换位，从而产生了新的同分异构体。同时，水飞蓟宾在碱溶液中也会发生化学变化，且碱浓度越高，温度越高，变化速率越快，其变化产物非常复杂，但在酸性溶液中比较稳定。

4. 药理研究进展

4.1 保肝作用：水飞蓟素对于由四氯化碳、半乳糖胺，醇类和其他肝毒素造成的肝损害具有保护作用。水飞蓟宾—磷脂酰胆碱复合物（SPC）对四氯化碳造成的急性肝损伤有明显的保护作用，SPC 的作用强于水飞蓟宾。

4.2 调血脂和抗动脉硬化作用：水飞蓟油对降低血脂、防止动脉粥样硬化有良好作用。陶立平等人通过水飞蓟油对兔实验性主动脉粥样硬化病变影响的观察，证明水飞蓟油有降低血管胆固醇和治疗高血压作用，对防治实验性主动脉粥样硬化有显著作用。

4.3 抗肿瘤作用：近年研究发现水飞蓟素和水飞蓟宾作为有效的抗自由基物质，具有抗肿瘤作用，对膀胱癌、肺癌、结肠癌、前列腺癌均具有良好的抑制作用，并且水飞蓟宾已进入治疗前列腺癌的 I 期临床试验。

4.4 抗氧化活性作用：水飞蓟中黄酮成分含量较大，具有显著的抗氧化性。

4.5 抗衰老作用：傅永锦等人通过实验，观察水飞蓟宾对 D-半乳糖（D-gal）诱导衰老大鼠糖化氧化应激反应及学习记忆作用的影响。采用 D-gal 诱导衰老大鼠模型，采用 Morris 水迷宫测定法检测大鼠学习记忆能力。实验结束后测定大鼠血浆糖化血红蛋白、血浆非酶糖基化终产物和果糖胺含量、红细胞醛糖还原酶活性及脑组织超氧化物歧化酶活性和丙二醛、AGEs 含量。结果表明,水飞蓟宾 150mg/kg 和 75mg/kg 均能明显抑制 D-gal 诱导的 AR 活性增高($P<0.01$),降低 FRA、HbA1c 和 AGEs 含量($P0.01$ 或 $P0.05$),能不同程度地降低大鼠脑组织 AGEs 和 MDA 含量,提高 SOD 活性。得出结论,水飞蓟宾对 D-半乳糖所致衰老大鼠学习记忆障碍具有保护作用,能增强学习记忆能力,其机制可能与抑制糖氧化应激反应有关。

4.6 其他:防治糖尿病、对心肌细胞的保护、抗血小板聚集等作用。

5. 抗衰老及治疗老年疾病的应用

水飞蓟已在临床上对于治疗中毒性肝损害(酒精、药物、环境中毒等导致)、急慢性肝炎、肝硬化等,高脂血症,防治缺血性心脑血管疾病,防治糖尿病慢性并发症等病症有特殊的疗效。在西方早已经被广泛使用于治疗肝病,对肝脏有保护免受酒精及其他毒素损害的明显效用。

6. 资源评价与开发利用

早期的研究表明,水飞蓟素作为抗肝损伤药物,具有稳定细胞膜,改善肝功能的作用,对急慢性肝炎、肝硬化和代谢中毒性肝损伤具有较好的疗效。作为一种药效高、无副作用的抗肝保肝药物引起了世界各国的广泛重视,国内对其化学研究与临床应用也有不少报道。近年来发现这一天然药物不仅具有保肝利胆的作用,而且还具有明显的抗脂质过氧化、抗辐射、清除自由基和抗胃溃疡等作用,并已扩展和应用到保健和美容化妆等领域。该药毒性小、无致畸性和诱变作用,在降血脂、防止动脉粥样硬化、预防脑缺血、抗血小板凝集以及抗肿瘤和关于皮肤癌的治疗方面亦显示疗效。

7. 参考文献

[1] 高峰. 国产水飞蓟素的化学成分及抗脂质过氧化活性的研究 [J]. 沈阳药科大学学报, 1997 (02): 12.

[2] 马波，胡建平．水飞蓟的研究进展［J］.基层中药杂志，1998，12（03）：48-49.

[3] 何召允，代龙．水飞蓟的药学研究进展［J］.江西中医学院报，2006，18（03）：74-75.

[4] 徐德峰，张卫明，史劲松等．国内水飞蓟资源利用现状与展望［J］.食品研究与开发，2007，28（02）：157-161.

[5] 刘洪玲．水飞蓟素的化学成分及药理作用研究进展［J］.中国民族民间医药，2008，17（07）：23-25.

[6] 张朝阳．水飞蓟化学成分及其抗氧化活性的研究［D］.西北农林科技大学，2009：2-9.

[7] 常国彬，李季平．水飞蓟及其药用有效成分研究［J］.辽宁师专学报（自然科学版），2004，06（01）：24-25+44.

[8] 张立海，慈慧．水飞蓟素保肝的药理作用及临床应用［J］.首都医药，2012（08）：47-48.

[9] 贾丽娜．水飞蓟有效成分的提取研究［D］.辽宁师范大学，2005：30-45.

[10] 张淑丽，杨世海，张海弢，等．水飞蓟有效成分及其提取方法研究进展［J］.人参研究，2012，（04）：51-54.

[11] 王红军，姜媛媛，路平，等．水飞蓟宾的抗肿瘤、抗氧化和免疫调节分子药理学机制研究进展［J］.药学学报，2010，45（04）：413-421.

[12] 董岩，孔春燕．水飞蓟有效成分的提取研究［J］.中成药，2010，32（07）：1225-1228.

[13] 王蕾蕾，王国贤．水飞蓟素对糖尿病大鼠心肌损伤的保护作用［J］.中国动脉硬化杂志，2010，18（08）：625-629.

[14] 鲁小梅，王盛，刘瑞江，等．水飞蓟素抗肿瘤作用及其机制研究进展［J］.中国药理学与毒理学杂志，2009，23（04）：320-324.

[15] 郑巨约．水飞蓟中有效成分的分离制备及其抗氧化活性［D］.浙江工商大学，2009：41-48.

[16] 傅永锦，潘竞锵，张小牧，邝少松．水飞蓟宾对D-半乳糖诱导衰老大鼠抑制糖氧化应激反应及改善学习记忆作用［J］.中国临床药理学与治疗学，2012，17（01）：10-14.

[17] 于乐成，顾长海．水飞蓟素药理学效应研究进展［J］．中国医院药学杂志，2001（08）：45-46．

[18] 定天明，田颂九，张正行，等．水飞蓟素制剂中有效成分 HPLC 分离测定［J］．药物分析杂志，1999，19（03）：304-308．

[19] 喇明平，陈梅花．水飞蓟素的药理学研究进展［J］．安徽农学通报，2007，13（6）：35-36+25．

[20] 闫玉峰，于健东．水飞蓟的化学成分及药理研究进展［J］．中国药事，2000，14（05）：55-57．

[21] 刘敏，肖颖，左爱仁，等．槲皮素、根皮素、水飞蓟宾清除自由基和抑制脂质过氧化活性研究［J］．中成药，2012，34（04）：753-756．

[22] 任冰如，赵友谊，徐柏衡，等．水飞蓟素提取和水飞蓟宾纯化的研究［J］．时珍国医国药，2012，23（03）：655-656．

[23] 袁丹，张国峰，王瑞杰．水飞蓟果实、果皮及其提取物质量评价法的研究［J］．沈阳药科大学学报，2003，20（02）：119-122+131．

[24] 田静．水飞蓟素抗肝损药理及其复合物的研究进展［J］．海峡药学，2004，16（05）：7-9．

[25] 张朝阳．水飞蓟化学成分及其抗氧化活性的研究［D］．西北农林科技大学，2009：23-24+31．

牛　　膝

1. 概述

牛膝 *Achyranthes bidentata* Blume。阿昌药：罗危科西头；白药：牛牛女；傣药：坏累、怪俄囡；壮药：魄何刀、拍脱；藏药：索路曲孜；蒙药：乌赫日温-西勒比、奥勒莫斯；彝药：勒补、阿列色色、叶莫古子。牛膝在景颇药和蒙药中治疗高血压（《德宏药录》《蒙药》）。

2. 来源与分布

2.1　来源：本品为苋科植物牛膝 *Achyranthes bidentata* Blume 的干燥根。

2.2　生境、分布：栽培或野生于山野路旁。分布于河南、山西、山东、江苏、安徽、浙江、江西、湖南、湖北、四川、云南、贵州等地。

2.3　采收与加工：南方在 11 月下旬至 12 月中旬，北方在 10 月中旬至 11 月上旬收获。先割地上茎叶，依次将根挖出，剪除芦头，去净泥土和杂质。按根的粗细不同，晒至六七成干后，集中室内加盖草席，分级，扎把，晒干。

3. 化学成分研究概况

3.1　化学成分基本类型：齐墩果烷型三萜皂苷类、甾酮类、多糖类。

3.2　主要化学成分结构和特点：

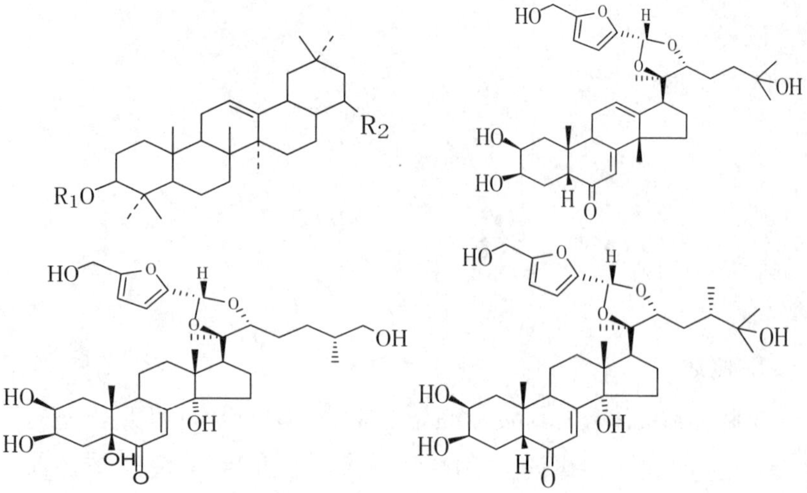

3.3　化学成分的理化性质:

1. 泡沫试验:取本品粉末少量,加 10 倍量水充分振摇,产生大量泡沫,经久不消。

2. 溶血试验:取用生理盐水稀释的 1% 新鲜兔血 1ml,沿管壁加入本品的生理盐水浸液 (1:10) 若干,迅速发生溶血现象。

3. 薄层色谱:取本品粉末 2g,加乙醇 20ml,回流提取 40 分钟,静置。取上清液 10ml,加盐酸 1ml,回流提取 1 小时,浓缩至约 5ml,加水 10ml,用石油醚 (60~90℃) 20ml 提取,提取液蒸干,残渣加乙醇 2ml 溶解,作供试品溶液。另取齐墩果酸加乙醇制成每 1ml 含 1mg 的溶液,作对照品溶液。吸取供试品溶液 10~20μl,对照品溶液 10μl,分别点于同一硅胶 G 薄层板上,以氯仿-甲醇 (40:1) 溶液展开,取出晾干,喷以磷钼酸试液,110℃烘约 10 分钟。供试品色谱中,在与对照品色谱中相应的位置上,显相同的蓝色斑点。

3.4　化学成分的分析方法:

从中药牛膝 (Achyranthes bidentata Blume) 95% 乙醇液中,利用萃取、正相硅胶柱、反相中压柱、葡聚糖凝胶柱和 HPLC 制备等色谱手段分离,经过光谱分析鉴定 (^{1}H-NMR、^{13}C-NMR、MS 等),确定了化合物的结构。

3.5　化学成分的影响因素与变化规律：

不同的炮制方法对齐墩果酸的量也有影响，殷玉生分析了不同炮制方法的牛膝药材，结果表明以酒炒的总皂苷量最高。以河南栽培的牛膝中蜕皮甾酮最高。采挖期（约 11 月 15 日）根中甾酮量达到最高。

4. 药理研究进展

4.1　抗骨质疏松作用：目前骨质疏松症的防治主要以抑制骨吸收为主，牛膝中的三萜皂苷类成分可以抑制破骨细胞形成从而发挥抗骨质疏松的作用。

4.2　对血液系统的作用：牛膝对血液系统的影响表现为具有抗凝血、改善血液流变学、抗动脉粥样硬化以及降血压作用。

4.3　降血糖作用：郭新民等发现牛膝水煎液可以降低Ⅱ型糖尿病（DM）大鼠肝脏胰岛素酶（IDE）基因以及Ⅱ型 DM 大鼠脑组织 p75 基因的表达。

4.4　增强免疫力作用：怀牛膝水煎剂能明显提高正常小鼠及辐射损伤小鼠血清特异性抗体溶血素含量，并增加脾脏溶血空斑形成细胞数，显示牛膝能增强小鼠的体液免疫功能。怀牛膝总皂苷（ABP）能增加正常小鼠外周血中红细胞黏附免疫复合物花环和红细胞 C3b 受体花环结合率，表明 ABP 对增强正常小鼠红细胞免疫功能有显著的促进作用。

4.5　抗炎镇痛作用：牛膝总皂苷（ABS）具有明显的镇痛作用，且作用强度与剂量呈现一定的量效关系。牛膝总皂苷能减轻大鼠和小鼠急性炎症反应，降低大鼠琼脂肉芽肿重量，具有抗炎作用，对醋酸和热所致的小鼠疼痛模型有明显镇痛作用。

4.6　抗肿瘤作用：药理学研究表明，牛膝总皂甙（ABS）对肿瘤细胞有明显的抑制作用。

4.7　抗衰老作用：牛膝水煎液可显著提高衰老模型小鼠 SOD 活力，降低血浆 LPO 水平。牛膝多糖能够提高 SOD 活性，降低初 A 活性，提高大鼠的抗氧化能力，从而延缓和防治脑外伤发展，故可用于治疗和预防脑外伤后的二次损伤和多次损伤。

5. 抗衰老及治疗老年疾病的应用

由熟地、山庚、牛膝（酒洗）、茯神、炙锁阳、杜仲（炒去丝）、当归（酒洗）、山药（微炒）、人参，枸杞子、五味子、丹皮等组成的大补阴丸，具有补肾养血悦颜色的功效；由龟板（酒炙）、牛膝、干姜、黄檗（炒）、陈皮组成的补肾丸，具有滋阴降火驻颜的功效；由山药、牛膝、远志、山萸肉、白茯苓、五味子、肉苁蓉等组成的还少丹，具有补肾养精，怡悦颜色，固齿乌发的功效。

近10年来，北京地区中医药治疗高血压病临床研究方面文献资料的回顾性总结，牛膝在170味中药用于高血压治疗使用频率排第2位，主要与其他中药配伍用于高血压，常见证如阳亢证、阴虚证、血瘀证、气虚证、阳虚证、阴阳两虚及肝风证治疗。

早期用牛膝与其他益气活血通络药组成中药方，治疗脑卒中，可加快血肿吸收和血栓溶解，减轻脑水肿，并能促进血肿周围组织开放或建立侧支循环，从而改善大脑组织供血，改善恢复脑细胞功能，尤其在"水肿期"后重用牛膝，减轻脑水肿，对促进脑细胞的恢复，减轻后遗症。

6. 资源评价与开发利用

牛膝作为"四大怀药"之一，用药历史悠久，药源广泛，牛膝具有降血压、调节机体免疫功能、抗衰老、抗炎、镇痛、抗肿瘤等方面的药理作用，具有很大的开发潜力。牛膝总皂甙对生物大分子的氧化性损伤有着较强的保护作用，具有开发成为防治与自由基相关的多种疾病的保健品与药品的潜力。

目前对牛膝的化学成分和药理活性的研究已经比较深入，这为牛膝临床开发和应用提供重要依据。但作为传统的强筋骨和活血化瘀药，其活性成分和作用机理尚未完全清楚，尤其是其抗凝血作用的研究还基本停留在粗提物阶段，对其活性成分也存在分歧，抗凝机理也未做科学的、系统的评估，值得进一步探索。

7. 参考文献

[1] 沈舒, 王琼, 李友宾. 牛膝的化学成分和药理作用研究进展 [J]. 海峡药学, 2011, 23 (11): 1-6.

[2] 吴燕春, 兰太进, 刘舒凌. 牛膝药理作用的研究进展 [A]. 中华中医药学会中药基础理论分会. 第二届临床中药学学术研讨会论文集 [C]. 中华中医药学会中药基础理论分会, 2009 (5): 429-432.

[3] 李金亭, 胡正海. 牛膝类药材的生物学与化学成分的研究进展 [J]. 中草药, 2006, 37 (06): 952-956.

[4] 李凯, 黄李平. 牛膝研究应用概况 [J]. 医学研究杂志, 2009, 38 (10): 124-126.

[5] 毛平, 夏卉莉, 袁秀荣, 等 1 怀牛膝多糖抗凝血作用实验研究 [J]. 时珍国医国药, 2000, 11 (12): 1075-10761.

[6] 司力, 黄世福, 李涛, 等. 牛膝总苷对急性血瘀模型大鼠血液流变性指标的影响 [J]. 中医药临床杂志, 2007, 19 (4): 356-3571.

[7] 吴旭, 王武军. 蜕皮甾酮对亚砷酸钠致内皮细胞凋亡的保护作用 [J]. 第一军医大学学报, 2003, 23 (11): 1219-12211.

[8] 崔维, 吴国学, 张振凌. 牛膝饮片及牛膝多糖对小鼠免疫抑制调节作用的研究 [J]. 中国实验方剂学杂志, 2011, 17 (16): 141-143.

[9] 沈舒, 王琼, 李友宾. 牛膝的化学成分和药理作用研究进展 [J]. 海峡药学, 2011, 23 (11): 1-6.

[10] 李木子. 栀子、白术及牛膝等饮片的质量评价与标准研究 [D]. 北京中医药大学, 2014: 95-104.

[11] 陈光亮, 刘海鹏, 韩茹, 等. 草薢总皂苷合用牛膝总皂苷降血尿酸和抗炎作用的组方合理性研究 [J]. 中国药理学通报, 2007, 23 (11): 1467-1471.

[12] 时春娟, 周永达, 张剑波, 等. 牛膝多糖研究进展 [J]. 中国新药杂志, 2006, 15 (16): 1330-1334.

[13] 唐鑫. 牛膝根的化学成分研究 [D]. 湖南中医药大学, 2013: 5-7.

丹　参

1. 概述

丹参 *Salvia miltiorrhiza* Bunge。别名亦参、木羊乳（《吴普本草》），逐马（陶弘景），山参（《日华子本草》），紫丹参（《现代实用中药》），红根（《中国药植志》），紫党参（《南京民间药草》），山红萝卜（《浙江中药手册》），活血根、靠山红、红参（《江苏植药志》），烧酒壶根、野苏子根、山苏子根（《东北药植志》），大红袍（《河北药材》），蜜罐头、血参根、朵朵花根（《山东中药》），蜂糖罐（《陕西中药志》）。《本草正》："心、脾、肝、肾血分之药。"《神农本草经》："主心腹邪气，肠鸣幽幽如走水，寒热积聚；破症除瘕，止烦满，益气。"《滇南本草》："补心定志，安神宁心。治健忘怔冲，惊悸不寐。"

2. 来源与分布

2.1　来源：丹参为唇形科植物丹参的干燥根及根茎。

2.2　生境、分布：分布于河北，山西，陕西，山东，河南，江苏，浙江，安徽，江西及湖南；生于山坡、林下草丛或溪谷旁，海拔 120～1300 米。

2.3　采收与加工：在春季尚未出苗前深挖取根，轻轻抖去附着的泥沙，就地摊晾，然后运回晒至四五成干时，理顺堆放 2～3 日后再行摊晒。当晒至透心时，用火焰燎去须根即得丹参成品。以根条粗壮，表色红带油浸样，断面结实，纤维较少，气味较重者为佳。

3. 化学成分研究概况

3.1 化学成分基本类型：黄酮类、二萜类、三萜类、甾体类、呫酮等。

3.2 主要化学成分结构和特点：

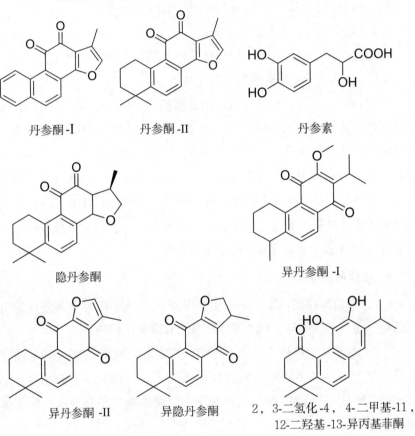

丹参酮-I   丹参酮-II   丹参素

隐丹参酮   异丹参酮-I

异丹参酮-II   异隐丹参酮   2，3-二氢化-4，4-二甲基-11，12-二羟基-13-异丙基菲酮

3.3 化学成分的理化性质：

（1）取该品粉末 5g，加水 50ml，煎煮 15～20 分钟，放冷，滤过，滤液置水浴上浓缩至黏稠状，放冷后，加乙醇 3～5ml 使溶解，滤过，取滤液数滴，点于滤纸条上，干后，置紫外光灯（365nm）下观察，显亮蓝灰色荧光。将滤纸条悬挂在浓氨溶液瓶中（不接触液面），20 分钟后取出，置紫外光灯（365nm）下观察，显淡亮蓝绿色荧光。

（2）取上述滤液 0.5ml，加三氯化铁试液 1～2 滴，显污绿色。

（3）薄层层析：取粉末 1g，加乙醚 5ml 置具塞试管，振摇放置 1 小时，滤过，滤液挥干，残渣加醋酸乙酯 1ml 使溶解作为样品液。取丹参酮ⅡA、隐丹参酮加醋酸乙酯制成 2mg/ml 的溶液作为对照品液。点样于同一硅胶 G 薄层板上以苯-醋酸乙酯（19：1）为展开剂。在日光下检视，可见丹参酮ⅡA 紫红色与隐丹参酮橙红色斑点。

3.4 化学成分的分析方法：

正相、反相、凝胶柱层析等分离手段，现代波谱学鉴定方法。

3.5 化学成分的影响因素与变化规律：

李建恒研究发现，丹参和 AM 菌能够形成菌根共生体。土壤的含水量会影响 AM 菌对植物的侵染率，进而影响到植物对土壤中各种营养元素的吸收，而这些元素可能会参与植物的各种生理生化反应，从而影响植物的生长量和药用成分的积累。冯小艳等研究发现，新鲜丹参样品中丹酚酸类成分含量甚微，但晒干样品中含量显著增加，且晒干后样品中丹参酮类成分含量也有明显增加，由此也可说明，不同产地丹参的重要成分丹酚酸 B 都是采后干燥胁迫诱导的产物。

4. 药理研究进展

4.1 降血压作用：据新华社记者介绍，日本京都大学副教授池田克已通过动物实验验证了丹参等中草药具有降血压作用。

4.2 对动脉粥样硬化的防治作用：丹参多酚酸 B 可明显降低动脉粥样硬化大鼠心肌炎症标志物肿瘤坏死因子 α（TNF-α）和白介素 6（IL-6）水平，从而保护血管内皮细胞，延缓细胞因子介导的动脉粥样硬化过程。

4.3 抗心肌缺血作用：丹参是一种氧自由基清除剂，能够抑制再灌注时心肌细胞膜的脂质过氧化作用，阻止 Ca^{2+} 内流，使心肌细胞膜的损伤减轻。

4.4 抗肿瘤作用：侯莉莉等人研究发现丹参酮ⅡA 与顺铂联用可诱导抑制凋亡的 Bcl-2 表达下调，促进凋亡的 Bax 及 Bid 表达上调及细胞色素 C 释放至包浆。

4.5 抗氧化作用：孙利芹等人研究发现，丹参的提取物表现出一定的抗氧化能力，其中石油醚提取物和氯仿提取物具有更强的抗氧化能力。丹酚酸 B 具有很强的抗氧化作用，体内外实验证明，丹酚酸 B 能清除氧自由基、抑制脂质过氧化反应，其抗氧化作用是目前已知的抗氧化作用最强的天然产物之一。

4.6　抗衰老作用：姜国贤等人通过实验采用了 D-半乳糖所致的小鼠衰老模型，D-半乳糖衰老小鼠模型是在一定时间内连续注射半乳糖，使机体细胞内半乳糖浓度增高，代谢紊乱，最终导致机体衰老。结果发现，丹参能延长 D-半乳糖致衰老小鼠的游泳时间，耐缺氧时间，能提高 D-半乳糖致衰老小鼠血清 SOD，NO 值，表明丹参具有抗衰老作用。

5. 抗衰老及治疗老年疾病的应用

云南医药工业股份有限公司发明了一种含紫丹参的药物组合物，是以丹参、荞麦花粉、山楂、虎杖、葛根、红花、薤白、桃仁、鸡血藤、降香、赤芍为原料，根据每味中药的不同特性，分别经干燥粉碎、热水浸提或煎煮后，按比例配制后再按药学领域的常规生产方法制备成各种剂型。它具有抗氧化自由基，增加前列腺素 I 等作用。

6. 资源评价与开发利用

丹参茶以丹参为主要原料按绿茶工艺制作而成的一种具有延年益寿功能的茶叶，是冠心病的治疗和预防及扩张血管的主要产品之一，具有活血化瘀作用；丹参茶清心神，化痰湿，现代研究提示，茶中的咖啡因有扩张心血管、增强毛细血管的功能；其多酚类物质还有降低血脂和血糖的作用，并能及时防治胆固醇升高、动脉粥样硬化、心肌梗塞等冠心病、高脂血症。丹参茶的制成，是一种新型有效的防治冠心病、高脂血症的理想保健健康饮品。增强人体免疫、调节能量代谢、抗氧化、抗衰老，促进睡眠，呵护女性健康所用饮料的极佳选择。

7. 参考文献

［1］陈维洲. 丹参的药理［J］. 药学学报，1984，19（11）：876-880.

［2］杨保津. 丹参的活性成分［J］. 中成药研究，1986（07）：36-37.

［3］罗厚蔚，高纪伟，郑家润. 丹参酮类及有关化合物抑菌作用的构效关系

[J]. 中国药科大学学报, 1988, 19 (04)：258-262.

[4] 刘艾林, 李铭源, 王一涛, 等. 丹参药理学活性物质基础研究现状 [J]. 中国药学志, 2007, 42 (09)：641-646.

[5] 郭宝林, 冯毓秀, 赵杨景. 丹参种质资源研究进展 [J]. 中国中药杂志, 2002, 27 (07)：15-18.

[6] 余世春, 琚小龙, 段广勋. 丹参的化学成分和药理活性研究概况（综述）[J]. 安徽卫生职业技术学院学报, 2002, 1 (02)：43-47.

[7] 关昕, 吴立军, 解黎雯. 丹参现代研究概况 [J]. 实用中医药杂志, 2005, 21 (07)：445-446.

[8] 冯玲玲, 周吉源. 丹参的研究现状与应用前景 [J]. 中国野生植物资源, 2004, 23 (02)：4-7.

[9] 徐丽君, 黄光英. 丹参的化学成分及其药理作用研究概述 [J]. 中西医结合研究, 2009, 1 (01)：45-48.

[10] 王玲, 黄勋, 丁肇华, 等. 丹参对离体红细胞与内皮细胞黏附特性的影响 [J]. 华西药学杂志, 1995, 10 (04)：193-196.

[11] Lu L Y. Zhang H. Qian Y et a1. Isolation of Salvianolic Acid A, a Minor Phenolic Carboxylie Acid of Salvia Miltiorrhiza [J]. Nat. Prod. Contmun. 2010, 5 (5)：805-808.

[12] 冯小艳, 周国军, 李焱, 周铜水. 不同产地丹参药材干燥前后化学成分含量变化 [J]. 安徽医药, 2013, 17 (11)：1863-1866.

[13] 李巧玉, 刘杨, 包华音. 近5年丹参化学成分及药理作用研究进展 [J]. 食品与药品, 2014, 16 (02)：145-146.

[14] 李建恒. 不同因素对丹参等药用植物化学成分的影响研究 [D]. 河北大学, 2014：46-50.

[15] 侯莉莉, 许秋菊, 胡国强, 等. 丹参酮AⅡ增强顺铂抗前列腺癌作用及分子机制研究 [J]. 药学学报, 2013, 48 (5)：675-679.

[16] 陈昕琳, 顾仁樾, 章怡祎. 丹参多酚酸B对动脉粥样硬化大鼠炎症细胞因子的影响 [J]. 上海中医药大学学报, 2011, 25 (1)：63-67.

[17] 孙利芹, 姜爱莉, 林剑. 丹参抗氧化成分的提取及其活性研究 [J]. 中国油脂, 2004, 29 (04)：53-55.

[18] 记者张可喜. 丹参有降血压作用 [N]. 新华每日电讯, 2001-06-12007.

[19] 邓菲. 三种云南民族药的化学成分研究 [D]. 云南中医学院，2012：16
　　　-17+26-27.

[20] 姜国贤，杨银盛，陈霞云，等. 丹参抗衰老作用的实验研究 [J]. 中国
　　　实验方剂学杂志，2008，14（12）：82.

火　　麻

1. 概述

火麻 *Cannabis sativa* L.。阿昌药：密折岩及；德昂药：昂给当；傈僳药：质；哈尼药：籽；藏药：索玛那布、索玛拉扎；蒙药：奥鲁松-乌日、索玛然萨、曹如麻；朝药：麻花；彝药：母；苗药：锐鸡、真窝嘎。

火麻在哈尼药中用于体弱、津亏（《哈尼药》），在藏药中用于治疗体虚乏力、皮肤病、失眠等（《藏本草》），在蒙药中用于治疗体弱、风湿性关节炎等（《蒙药》），在朝药中用于防衰老、延年益寿（《朝药志》）。

2. 来源与分布

2.1　来源：本品为桑科植物大麻的种仁。

2.2　生境、分布：全国各地均有栽培。分布于黑龙江、辽宁、吉林、四川、甘肃、云南、江苏、浙江等地。

2.3　采收与加工：秋季果实成熟时，割取全株，晒干，打下果实，除去杂质。

3. 化学成分研究概况

3.1　化学成分基本类型：黄酮类化合物、挥发油、生物碱等。生物碱 δ-9-四氢大麻酚是火麻仁独自含有的，对神经起显著作用。

3.2　主要化学成分结构和特点：

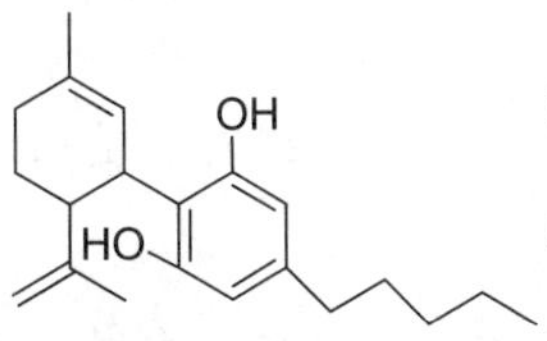

大麻二酚

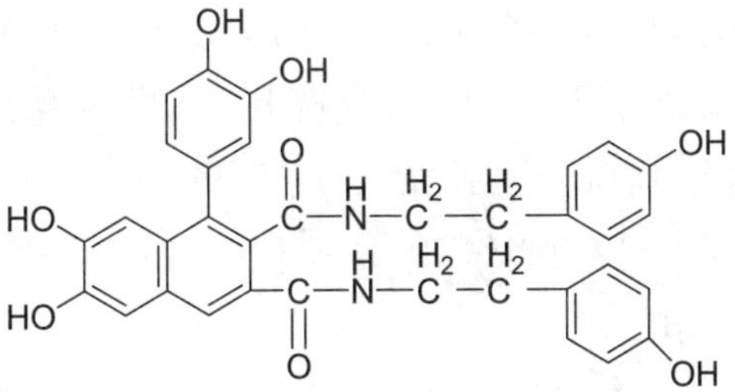

大麻酰胺

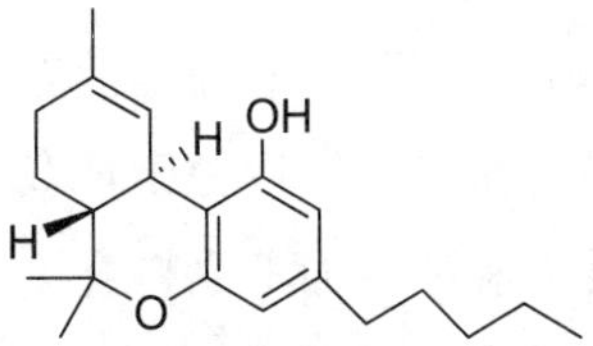

四氢大麻酚

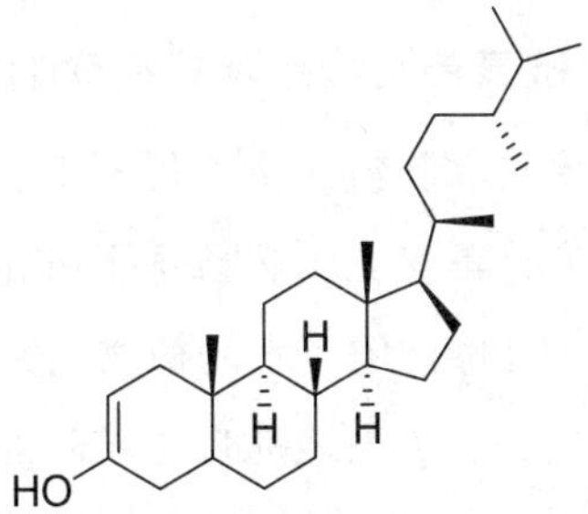

菜油甾醇

3.3 化学成分的理化性质：

取本品粉末 2g，加乙醚 50ml，加热回流 1 小时，滤过，药渣再加乙醚 20ml 洗涤，弃去乙醚液，药渣加甲醇 30ml，加热回流 1 小时，滤过，滤液蒸干，残渣加甲醇 2ml 使溶解，作为供试品溶液。另取火麻仁对照药材 2g，同法制成对照药材溶液。采用薄层色谱法，吸取上述两种溶液各 2μl，分别点于同一硅胶 G 薄层板上，以甲苯-醋酸乙酯-甲酸（15∶1∶0.3）为展开剂，展开，取出，晾干，喷以 1% 香草醛乙醇溶液-硫酸（1∶1）混合液，在 105℃ 加热至斑点显色清晰。供试品色谱中，在与对照药材色谱相应的位置上，显相同颜色的斑点。

3.4 化学成分的分析方法：

火麻种子粉碎后经乙醇脱脂后用冷水抽提，利用离子交换柱、琼脂精凝胶和葡聚精凝胶进行分离纯化，用凝胶过滤法测定分子量，并用红外光谱进一步分析。

4. 药理研究进展

4.1 缓泻作用：所含脂肪油内服后在肠道内分解产生脂肪酸，刺激肠黏膜，促进分泌，加快蠕动，减少大肠的水分吸收而致泻。

4.2 降压作用：麻醉猫十二指肠内给予火麻仁乳剂可使血压，给正常大鼠灌服，可使血压明显下降。

4.3 降血脂作用：火麻仁有明显阻止高脂饲料大鼠血清胆固醇升高的作用。

4.4 抗衰老作用：火麻仁是通过通便清肠、降血脂、增强机体抗氧化和免疫能力，产生抗衰老作用。

5. 抗衰老及治疗老年疾病的应用

火麻仁软胶囊，主要原料为火麻仁油、库拉索芦荟凝胶和葡萄籽油，具有排毒养颜、润肠通便和抗衰老的作用。巴马火麻油是世界上唯一的一种能够溶解于水的植物油，是巴马人长期食用得以健康长寿的重要原因之一，被当地称为"长寿油"。巴马火麻油的加工原料直接取自广西巴马。亦舒堂牌巴马火麻油是阿尔法亚麻酸的代表性食用油类，阿尔法亚麻酸具有抗炎作用，有助于抑制过敏反应、防辐射、保护视力、增强智力、调节血脂作用、降血压、降低血黏度、增加血液携氧量、预防心肌梗塞和脑梗塞。对胰岛素抵抗和糖尿病等多项疾病有显著效果。火麻食品含有大量的微量元素和丰富的不饱和低脂肪酸，经常摄入不饱和低脂肪酸，正是巴马百岁老人长寿的奥秘所在。

6. 资源评价与开发利用

《神农本草经》记载用于治疗妇人虚弱和精神恍惚。《药品化义》：麻仁，能润肠，体润能去燥，专治大肠气结便秘。凡年老血液枯燥，产后气血不顺，病后元气未复，或禀弱不能运行者皆治。

巴马火麻是一种珍贵的"长寿麻"，它含有丰富的植物蛋白、卵磷脂和大量延缓衰老的维生素 E、硒、锌、锰、锗等人体必需的微量元素，还含有被誉为"植物脑黄金"的 α-亚麻酸（ALA），能够抑制过敏，抗炎消菌。同时，巴马火麻是源自世界长寿之乡的常见草本植物，是迄今为止发现的最有效的抗衰老和抗辐射植物，当地年过六旬的老人依然鲜有皱纹，都与这里的火麻产品有直接关系。火麻原产于中国大陆，是一种强韧、耐寒的一年生草本植物，产地为温暖地区或热带地区，可用医药研究以及生产。中医药学上火麻果实称为"火麻仁""大麻仁"，主治大便燥结。医学上，火麻经常被用来辅助某些晚期绝症的治疗，用来增进食欲、减轻疼痛，可用来缓解青光眼和癫痫、偏头痛等神经症状。在功效上，火麻仁可将体内多余的脂肪、胆固醇等有害物质排出体外，既能排毒减肥，又可养阴滋补肾肝。长期食用，不仅对慢性神经炎、便秘、高血压和糖尿病等有显著疗效，还有养心益血、延年益寿的作用。

7. 参考文献

[1] 陈聪颖. 巴马火麻蛋白饮料的研制及其稳定性研究 [D]. 江南大学，2012：1-2.

[2] 陈聪颖，唐年初，赵晨伟，等. 火麻乳饮料制浆工艺的研究 [J]. 食品工业科技，2012，33（06）：345-349.

[3] 肖娟娟，叶陧，马大文. 巴马火麻的特征与用途 [J]. 绿色科技，2012（03）：145-146.

[4] 虞剑泉，于修烛，陈兴誉，等. 火麻籽及其油的理化性质研究 [J]. 中国油脂，2012，37（04）：84-87.

[5] 李宁，王金叶. 巴马火麻的药用保健饮食及旅游开发研究 [J]. 绿色科技，2012（09）：228-229.

[6] 贲永光. 火麻种子水溶性多糖的提取、分离、纯化和化学结构的研究 [D]. 广西大学，2004：7-10.

[7] 韦保耀，贲永光，曾世详. 火麻多糖的理化性质及化学结构的研究 [J]. 食品科技，2005（06）：22-25.

[8] 陈聪颖，唐年初，崔淼，等. 巴马火麻仁的组分测定及营养评价 [J]. 食品工业科技，2011，32（12）：435-437+440.

[9] 覃世辉，陈小梦，覃勇荣，等. 巴马民间火麻汤中的油脂含量测定与制作工艺研究 [J]. 食品研究与开发，2014，35（03）：78-80.

[10] 蒲海燕. 火麻保健饮料的工艺研究 [J]. 食品工业，2014，35（11）：77-80.

[11] 王全林，张爱芝. 超高效液相色谱-串联质谱法测定火麻食品中特征大麻酚 [J]. 理化检验（化学分册），2013，49（06）：720-724.

[12] 覃初贤，望飞勇，温东强，等. 不同温度处理对火麻种子发芽的影响 [J]. 广东农业科学，2013（16）：21-23.

甘　草

1. 概述

甘草 *Glycyrrhiza uralensis* Fisch. ex DC.。傣药：沙莫：用于和中，缓急，解毒，调和诸药《傣医药》；沙美（西傣）；沙英；回药：铁心甘草，根治急性胃炎，肠炎，呕吐，腹泻，痛经《名族药志三》；景颇药：粉甘草，nuichui；阿昌药：甘草；德昂药：爱先生；藏药：向安儿，兴阿尔，相额尔，兴额尔；蒙药：希和日-额布斯，希和日-乌布斯，西赫目-乌布斯；维药：曲曲克布牙：根及根茎治气管炎，咽喉炎，气喘，外用治过敏性皮炎。

《长沙药解》：甘草味甘，气平，性缓。入足太阴脾，足阳明胃经。备冲和之正味，秉淳厚之良资，入金木两家之界，归水火二气之间，培植中州，养育四旁，交媾精神之妙药，调剂气血之灵丹。

2. 来源与分布

2.1　来源：为豆科甘草属植物甘草的根和根状茎。野生品秋季采挖，栽培品于播种 3～4 年后，在秋季采挖，除去残茎，按粗细分别晒干。

2.2　生境、分布：甘草生于向阳干燥的钙质草原、河岸沙质土等地。分布于我国东北、华北、西北等地；光果甘草原产欧洲地中海区域，北非、中亚和西伯利亚亦有生长，我国新疆亦有分布，且可生于干旱的盐碱性荒地。除上述品种外，部分地区作甘草药用的如下，①粗毛甘草 *Glycyrrhiza aspera* Pal1. 分布新疆。②黄甘草 *Glycyrrhiza eurycarpa* P. C. Li 分布新疆、甘肃。③云南甘草 *Glycyrrhiza yunnanensis* Cheng f. &

L. K. Tai ex P. C. Li 分布云南。

2.3　采收与加工：秋季果实近成熟未开裂前割取地上部分，待干后用棍子打下种子去掉杂质。拣去杂质，洗净，用水浸泡至八成透时，捞出，润透切片，晾干。蜜炙甘草，取甘草片，加炼熟的蜂蜜与开水少许，拌匀，稍闷，置锅内用文火炒至变为深黄色、不粘手为度，取出放凉。

3. 化学成分研究概况

3.1　化学成分基本类型：甘草中含有皂苷类、三萜类、黄酮类、香豆素类、甾醇类、生物碱类、挥发油类、有机酸类、氨基酸等多种成分。

3.2　主要化学成分结构和特点：

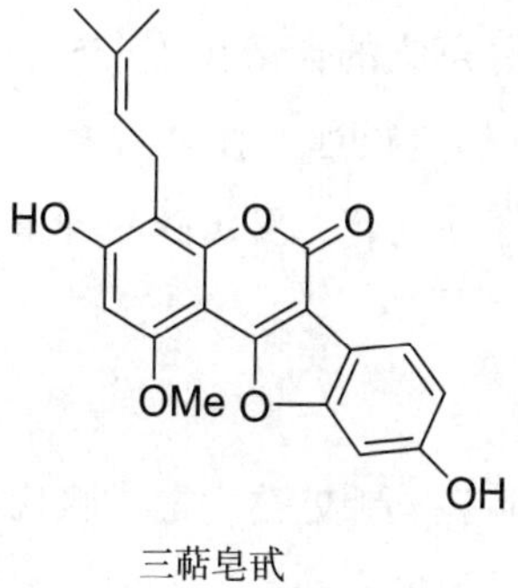

三萜皂甙

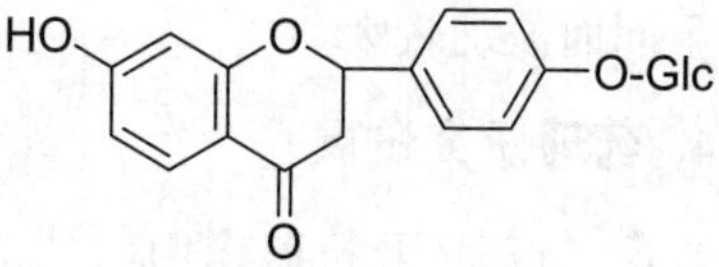

甘草甙

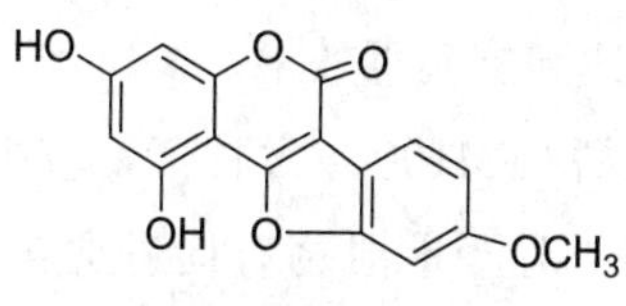

红花岩黄芪雌酚 B

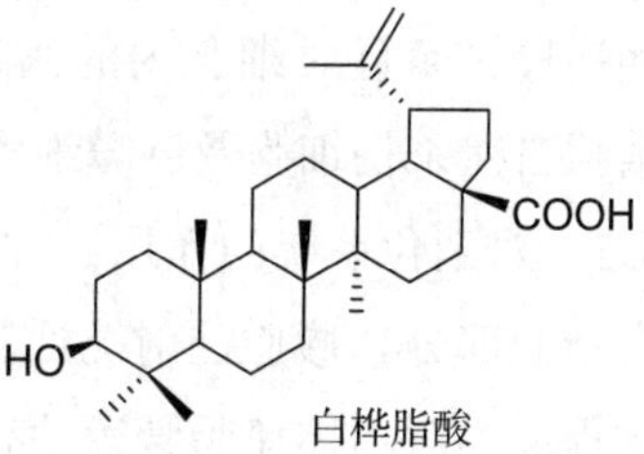

白桦脂酸

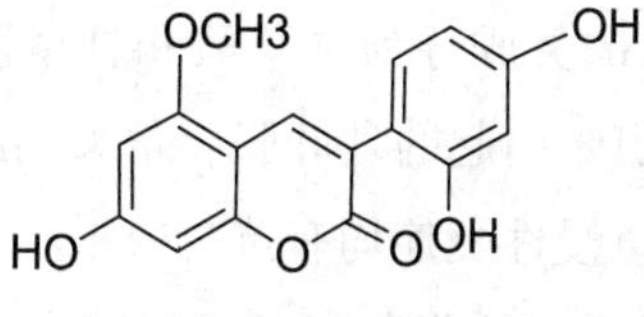

7，2'，4'- 三羟基-5-甲氧基-3 芳香豆素

3.3 化学成分的理化性质：

取本品约 1g，加水 10ml，搅拌使溶解，分为两等份。取一份置试管中，强力振摇，产生持久性的泡沫；另一份中加稀硫酸，即产生大量沉淀，再加过量的氨试液，沉淀又复溶解。

3.4 化学成分的分析方法：

采用高效液相色谱–质谱联用方法分析了甘草中的化学成分。通过高效液相色谱可将三萜、黄酮及香豆素等 50 余种化学成分较好的分离。根据紫外光谱可大致判断其化合物类型，由电喷雾质谱得到各成分的分子量，再由串联质谱获得进一步的结构信息，进而推测出主要成分的化学结构。

3.5 化学成分的影响因素与变化规律：

不同来源甘草中甘草酸的含量在 5.422~30.970 mg/g 之间，甘草苷的含量在 5.572~28.604 mg/g 之间，异甘草素的含量在 0.055~0.529 mg/g 之间，说明不同来源的甘草三者含量相差很远。甘草甜素（甘草素）是甘草的根和根茎中所含的一种五环三萜皂苷，含量随品种采收季节的不同而波动较大。

4. 药理研究进展

4.1 抗病毒及抗菌作用：甘草甜素具有抑制艾滋病毒、腺病毒Ⅱ型、Ⅰ型单纯性疱疹病毒、水疱性口炎病毒和牛痘病毒，不但可直接灭活这些病毒，而且对细胞内的病毒也有作用。甘草还能通过诱生干扰素、增强自然杀伤细胞及巨噬细胞功能达到抗病毒效果。

4.2 对消化系统的作用：甘草提取物 FM100（含甘草素较少的甲醇浸膏精制部分）腹腔注射能抑制溃疡，对严重溃疡有促进愈合作用，甘草水提取物对离体兔肠管运动有明显抑制作用。

4.3 抗炎作用：甘草抗炎成分为甘草酸和甘草次酸，黄酮成分也有抗炎作用。对小鼠的二甲苯引起的耳肿胀、角叉菜胶性足肿胀、佐剂性关节炎、棉球肉芽肿等急慢性炎症均有抗炎效果。

4.4 对免疫功能的影响：甘草甜素可以非特异性地增强巨噬细胞的吞噬性，并可清除抑制性巨噬细胞的抑制活性。甘草的粗提取物能抑制致敏大鼠抗体生成，从而防治青霉素过敏性休克。甘草甜素可使由环磷酰胺引起的小鼠免疫功能低下状态的 IgM 恢复正常。

4.5　对心血管系统作用：18β-甘草次酸钠能对抗氯仿诱发的小鼠室颤、氯仿-肾上腺素所致兔室性心律失常，并能减慢心率，可部分对抗异丙肾上腺素的心率加快作用。

4.6　镇咳祛痰作用：甘草黄酮、甘草浸膏及甘草次酸对小鼠氨水、二氧化硫引咳实验均呈明显的镇咳作用，祛痰试验（酚红法、毛果芸香碱法）结果表明还具有显著的祛痰作用。

4.7　抗肿瘤、抗突作用：甘草酸、甘草决酸及一系列的衍生物均有不同的抗肿瘤作用。甘草水提取液有抗突变作用，能抑制环磷酰胺引起的人外周血淋巴细胞微核增高现象。

4.8　抗氧化作用：脂质过氧化作用有明显的抑制效应，对自由基发生系统诱导离体大鼠心肌线粒体膜脂质过氧化也有一定的抑制作用。

4.9　抗衰老作用：甘草水煎剂能提高老年大鼠全血 CTA、GSH-px 活性，降低血浆 LOP 含量。

5. 抗衰老及治疗老年疾病的应用

由红枣、白盐、炙甘草、干生姜、丁香、木香、陈皮组成的苏东坡须问汤；由大枣，甘草，生姜、白盐、丁香、沉香、茴香组成的容颜不老方具有美容驻颜之功效。用甘草烹调特色菜肴时宜少量添加，适合脾虚食少、胃溃疡、十二指肠溃疡、咳嗽、支气管炎患者食用。由白术、甘草煮制白术甘草茶具有健脾补肾，益气生血，美白去斑。

6. 资源评价与开发利用

甘草具有广泛的药理作用，临床上应用甘草及其制剂治疗急慢性肝炎，并取得显著疗效，也可用于癌症的治疗。另外，甘草对 HIV 病毒有抑制作用，故也用于 AIDS 的治疗，但对 AIDS 的确切疗效正在进一步研究。由于甘草甜素有类肾上腺皮质激素作用，而无其副作用，疗程短，因而临床上用其代替肾上腺皮质激素治疗结缔组织疾病，如红斑狼疮、类风湿关节炎和重症肌无力等取得了可喜效果，确切疗效有待进一步实现。甘草在镇咳、镇痛、治疗胃十二指肠溃疡、高钾血症、室上性心律不齐等方面都取得了较好效果。

有关甘草及其复方的药理作用的研究开展得较为广泛，但甘草的临床应用多数以古代文献记载为依据，甘草化学成分的微观鉴定及其临床作用机制和效果评定有待进一步研究。随着中医中药学的迅速发展与现代技术研究手段的结合，甘草有效分离成分的鉴定会更加细微，其药理作用会更加明确，甘草及其制剂也会广泛有效地应用于临床。在不久的将来，甘草有可能作为高效低毒的天然药物，在治疗癌症和艾滋病方面发挥其作用，而甘草的多靶点药理作用也为其临床的广泛应用奠定了坚实的基础。

7. 参考文献

［1］陈云华. 不同来源甘草的化学成分及其相关药效的研究［D］. 北京中医药大学，2008：31-36.

［2］周燕，王明奎，廖循，等. 甘草化学成分的高效液相色谱-串联质谱分析［J］. 分析化学，2004，32（02）：174-178.

［3］马振亚，等. 陕西中医，1988，9（7）：330.

［4］王善源. 科学通报，1958，12：379.

［5］山西医学院肝病研究组. 新医药学杂志，1973，（9）：21.

［6］李俊丽，等. 癌症，1993，12（2）：104.

［7］王辉云，等. 中山医科大学学报，1994，15（1）：37.

［8］卓越，等. 佳林斯医学院学报，1991，14（1）：12.

［9］张宝恒. 药学学报，1963，10（11）：688.

［10］金巧秀. 中国药理学通报，1990，6（2）：104.

［11］章韧，等. 中国药理学通报，1987，3（6）：336.

［12］末水永通，等. Minophagen Med Rev，1977，22（1）：15.

［13］熊谷藤男，等. Minophagen Med Rev，1987，17（Supp）：21.

［14］乔海灵. 河南医科大学学报，1992，27（1）：14.

［15］刘发，等. 新疆医学院学报，1988，11（4）：266.

［16］李宗信，李斌，黄小波，等. 中药单味药及其有效成分抗氧自由基的动物实验及临床研究［J］. 河北中医药学报，2002，17（04）：23-28.

石　斛

1. 概述

石斛 *Dendrobium nobile* Lindl.。德昂药：菠决冬；景颇药：Lungzun；阿昌药：哈扎金，嗯切；傣药：莫卖害（德傣）；藏药：布协；拉祜药：平头，鹅母架拉比（Ziqnatawlmurkucaqnaizhid）；基诺药：打彩。《神农本草经》将铁皮石斛列为具有轻身延年作用的圣药。

2. 来源与分布

2.1　来源：为兰科植物石斛的茎。

2.2　生境、分布：附生于高山岩石上或林木树干上。分布于台湾、湖北、广东、广西、四川、贵州、云南等地。

2.3　采收与加工：四季均可采摘，鲜用或晒干。

3. 化学成分研究概况

3.1　化学成分基本类型：多糖类、生物碱类、菲类化合物类、氨基酸类、联苄类、微量元素类、木脂素类、酚酸类、苯丙素类等。

3.2　主要化学成分结构和特点：

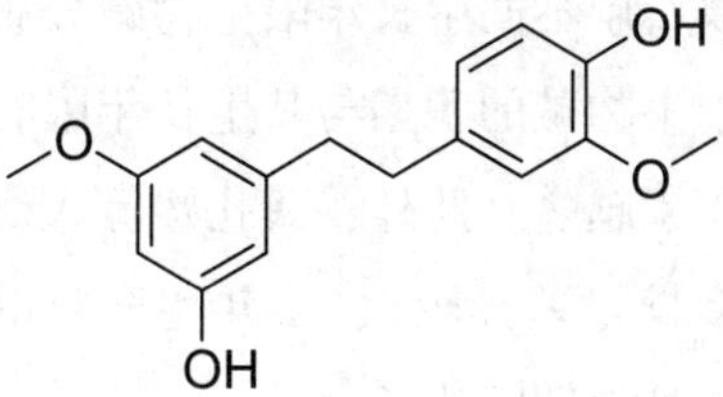

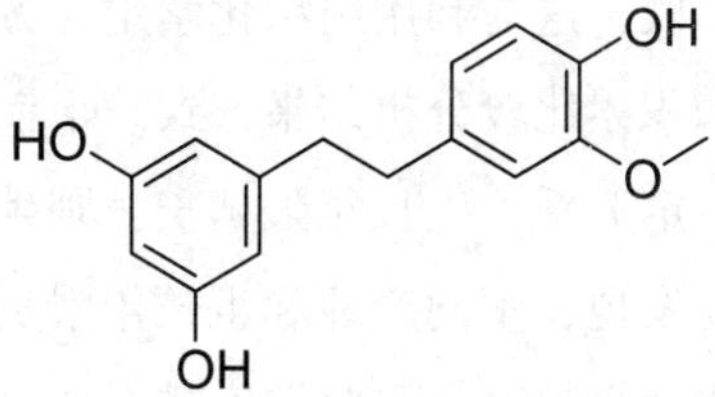

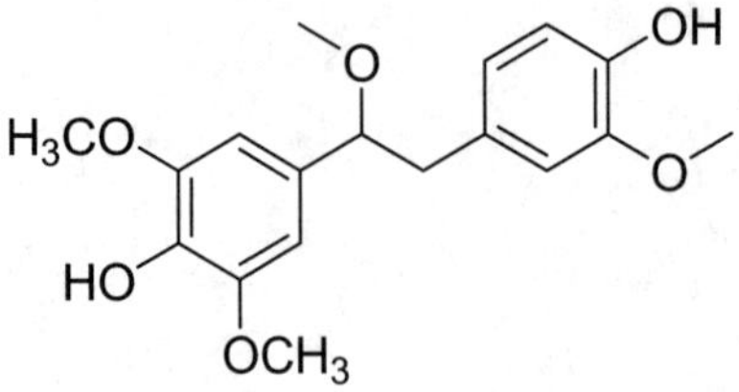

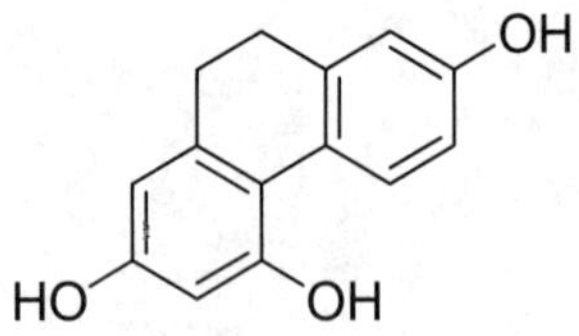

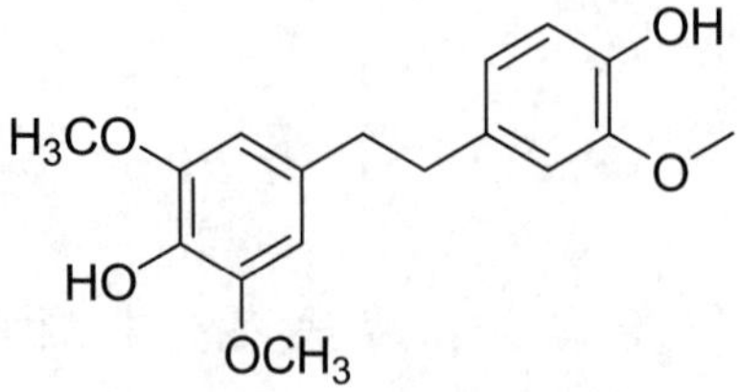

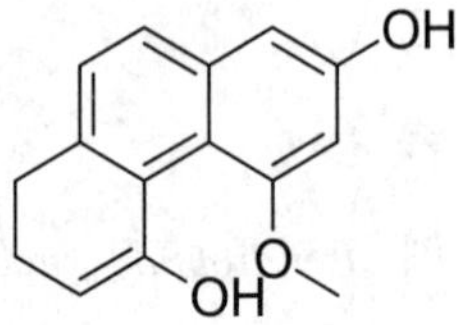

3.3　化学成分的理化性质：

薄层色谱：取本品粗粉置于三角瓶中，加少量浓氨水润湿，加氯仿提取，提取液浓缩后供点样，以石斛碱对照品，分别于硅胶 G 薄板上，氯仿-甲醇（10∶0.8）展开（氨蒸气饱和），改良碘化铋钾显色，样品色谱在与对照品色谱相对应位置处，显相同的橘红色斑点。

3.4　化学成分的分析方法：

铁皮石斛经乙醇回流提取的浸膏，利用大孔树脂柱层析及含水乙醇洗脱，得到不同组分乙醇部位。经硅胶柱层析，分离得多组分，利用波谱分析方法，鉴定组分化合物结构。

3.5　化学成分的影响因素与变化规律：

有关文献报道，4 年生金钗石斛中石斛碱含量高于 5 年生金钗石斛。不同部位金钗石斛中石斛碱含量分布规律为：茎上段>茎中段>茎下段，这与利用组织化学定位方法对金钗石斛不同生长年限生物碱分布和积累比较分析结果一致。金钗石斛茎中生物碱的积累与其生长年限有一定关系，生长年限越长，则生物碱的积累越多。此外，武孔媛等人研究发现，不同产地和生长年限美花石斛多糖量差异较大，2 年生药材的多糖量较高，采收期安排在 9 月至次年 1 月份期间比较合适。

4. 药理研究进展

4.1　增强机体免疫力：石斛具有增强机体免疫力的主要机理是其

可以促进淋巴细胞数目的增加，并且促进淋巴细胞分泌某些化学物质，从而达到增强机体免疫力的目的。

4.2　抗衰老作用：石斛煎剂浓缩液给家兔灌胃 0.5g/（kg·d），30 天后，SOD 含量较用药前显著提高，能显著提高血清 HYP 水平，而使 LPO、MAO 较用药前明显下降，用药 1 个月后，家兔体重平均增加 0.164kg，提示石斛有延缓衰老的作用。

4.3　抗肿瘤作用：石斛中的抗肿瘤作用的主要物质基础是菲类和联苄类物质。有报道发现，金钗石斛的乙酸乙酯提取物对肿瘤细胞株 A549（人体肺癌细胞）、SK-OV-3（人体卵巢腺癌细胞）及 HL-60（人体早幼粒细胞白血病）具有显著的细胞毒性作用。

4.4　抗炎作用：侯少贞等通过耳肿胀实验、腹腔毛细血管通透性实验及肉芽肿实验观察新鲜铁皮石斛的抗炎作用，结果表明铁皮石斛能够明显减轻二甲苯致小鼠耳郭肿胀程度，并能抑制醋酸所致毛细血管通透性增高和棉球肉芽肿的生长，说明铁皮石斛具有显著的抗炎作用。石斛抗炎的有效成分能够作用于多种与炎症相关的细胞，进而影响一些炎症因子的生成和释放。

4.5　降血糖作用：石斛养阴清热润燥，自古以来就是治疗糖尿病的专药，石斛及其复方制剂的降血糖作用在模型动物和临床治疗中都得到了很好的证明。

5. 抗衰老及治疗老年疾病的应用

《神农本草经》中记载铁皮石斛具有轻身延年的作用，现代药理学研究证明，铁皮石斛中含有的多种微量元素，对于人体的健康长寿有巨大帮助，对人体的抗衰老作用比一般的药物更广泛、更全面。人体进入中年后，皮肤老化，铁皮石斛中含有的黏液质，对人体皮肤有滋润营养的作用。霍山石斛胶囊具有抗衰老，治疗糖尿病等功效。佰优仙草铁皮石斛是抗疲劳，提高工作效率的滋补佳品。

6. 资源评价与开发利用

石斛有 2000 多年的应用历史，曾被誉为抗衰老的圣药，我国现在有 10 多种石斛商品药材，且大多数为功能品。

石斛药用历史悠久，药用成分既丰富又均衡，能治疗多种疾患，在临床上多用于治疗慢性咽炎、肠胃疾病、眼科疾病，血栓闭塞性疾病、糖尿病、关节炎、癌症的治疗或辅助治疗。特别是近年用于消除癌症放疗、化疗后的副作用和恢复体能，效果十分明显。

近些年备受关注的石斛兰多糖也具有显著的免疫增强活性和抗衰老、抗辐射等多种功效。

7. 参考文献

［1］屠国昌．铁皮石斛的化学成分、药理作用和临床应用［J］.海峡药学，2010，22（02）：70-71.

［2］卢声仙，何铁光，王爱勤，等．广西铁皮石斛化学成分提取方法研究［J］.西南农业学报，2010，23（02）：523-527.

［3］徐琼，陈素红，吕圭源．3 种不同石斛的化学成分及相关药理学研究进展［J］.亚太传统医药，2010，6（04）：115-118.

［4］李燕，王春兰，王芳菲，等．铁皮石斛化学成分的研究［J］.中国中药杂志，2010，35（13）：1715-1719.

［5］吕圭源，颜美秋，陈素红．铁皮石斛功效相关药理作用研究进展［J］.中国中药杂志，2013，38（04）：489-493.

［6］陈晓梅，王春兰，杨峻山，等．铁皮石斛化学成分及其分析的研究进展［J］.中国药学杂志，2013，48（19）：1634-1640.

［7］梁欢，胡志刚，卢金清，等．不同生长年限和不同部位金钗石斛中石斛碱含量比较与分析［J］.世界科学技术-中医药现代化，2014，16（02）：335-338.

［8］柴金珍，黄娟萍，刘静，等．不同石斛的药理作用研究现状［J］.中成药，2013，35（12）：2725-2730.

［9］武孔媛，王文全，金家兴，等．产地和采收时间对美花石斛药材中多糖的影响［J］.中草药，2008，39（11）：1732-1735.

［10］蔡伟，林宏英，张宏桂，等．气相色谱法测定不同采收月份和年限金钗石斛中石斛碱［J］.中国实验方剂学杂志，2011，17（11）：62-64.

［11］李娟，李顺祥，黄丹，等．铁皮石斛资源、化学成分及药理作用研究进

展 [J]. 科技导报, 2011, 29 (18): 74-79.

[12] 赖荣才. 石斛药理研究进展 [A]. 中国畜牧兽医学会家畜生态学分会、中国畜牧兽医学会家畜环境卫生学分会. 畜牧业环境、生态、安全生产与管理——2010 年家畜环境与生态学术研讨会论文集 [C]. 中国畜牧兽医学会家畜生态学分会、中国畜牧兽医学会家畜环境卫生学分会, 2010: 497-500.

[13] 宋广青, 刘新民, 王琼, 刘靖. 石斛药理作用研究进展 [J]. 中草药, 2014, 45 (17): 2576-2580.

[14] 丁亚平, 吴庆生, 于力文. 铁皮石斛最佳采收期的理论探讨 [J]. 中国中药杂志, 1998, 23 (08): 10-12.

白　术

1. 概述

白术 *Atractylodes macrocephala* Koidz.。蒙药：查干-胡吉；维药：白术。苗药中，白术根茎用于脾虚食少、胎动不安等（《湘蓝考》）。维药中，白术主要用于脾胃虚弱、不思饮食等（《维药志》）。

2. 来源与分布

2.1　来源：菊科植物白术的干燥根茎。

2.2　生境、分布：育苗地最好选用坡度小于 15°～20° 的阴坡荒地，以较瘠薄的土地为好，过肥的土地生长的白术苗枝叶过于柔嫩，抗病力减弱。白术野生资源非常稀少，目前主产于浙江、安徽等地，以浙江磐安、於潜、鄞州区、新昌地区产量最大，产品质量最佳，特称为"於术"。

2.3　采收与加工：采收期在种植当年 10 月下旬至 11 月上旬（霜降至冬至），茎秆由绿色转枯黄，上部叶已硬化，叶片容易折断时采收。冬季采挖，除去泥沙，烘干或晒干，再除去须根。烘干时，烘烤火力不宜过强，温度以不烫手为宜，经过火烘 4～6 小时，上下翻转一遍，细根脱落，再烘至 8 成干时，取出堆积 5～6 天，使内部水分外渗，表皮转软，再行烘干即可。将白术片微炒至浅黄色，取出晾凉。强炒白术，将白术放锅内炒至焦黄色，取出晾凉得焦白术。

3. 化学成分研究概况

3.1　化学成分基本类型：白术的有效成分有挥发性成分、内酯类成分、苷类（倍半萜糖苷和黄酮苷）、多糖类成分以及氨基酸等。

3.2　主要化学成分结构和特点：

1. 白术中挥发性成分较多，主要是萜类（包括内酯衍生物），其中以倍半萜类为主，基本骨架有桉叶烷型、榄香烷型、蛇床烷型、吉马烷型等。

2. 白术内酯及苷类成分化学结构如下：

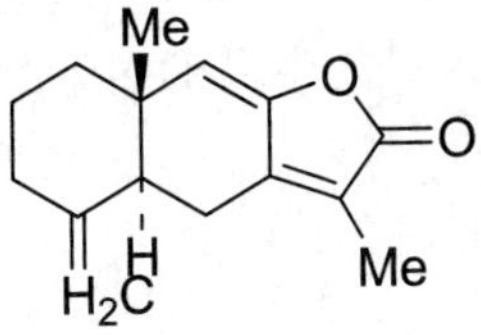

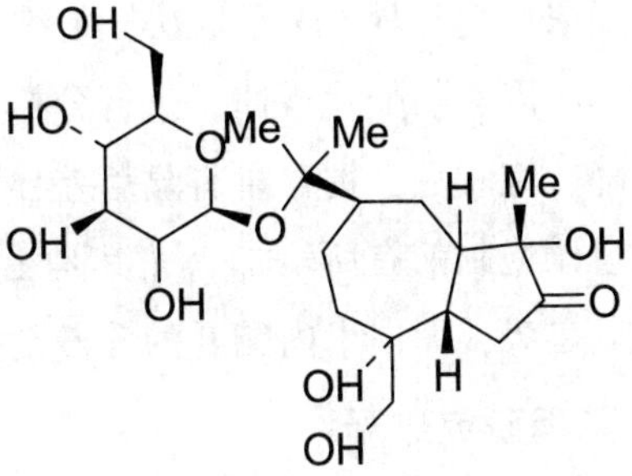

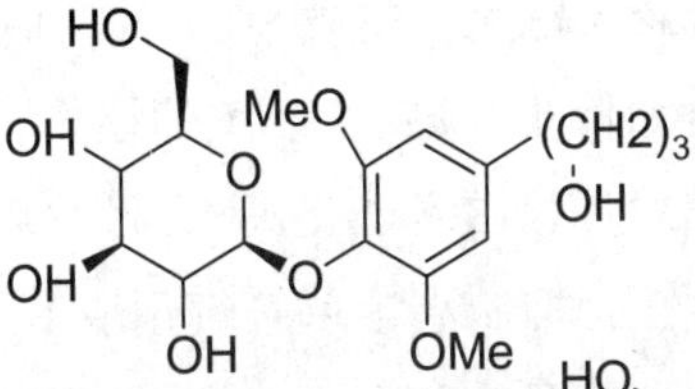

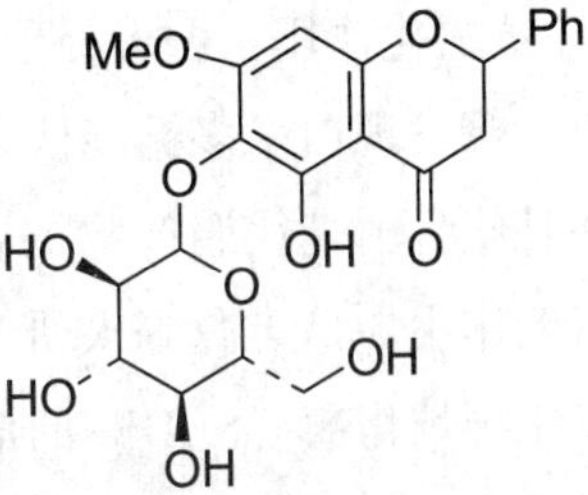

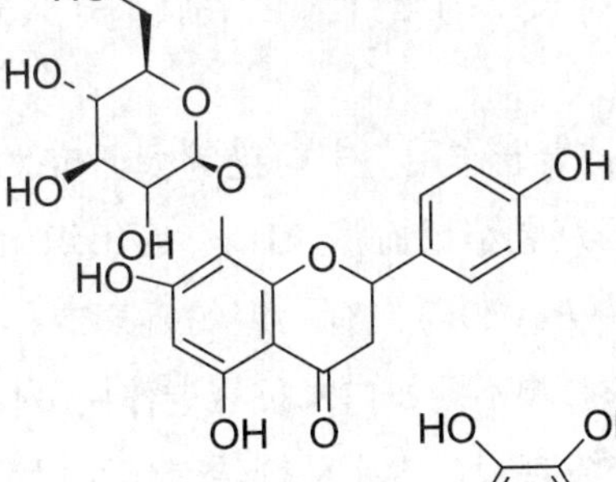

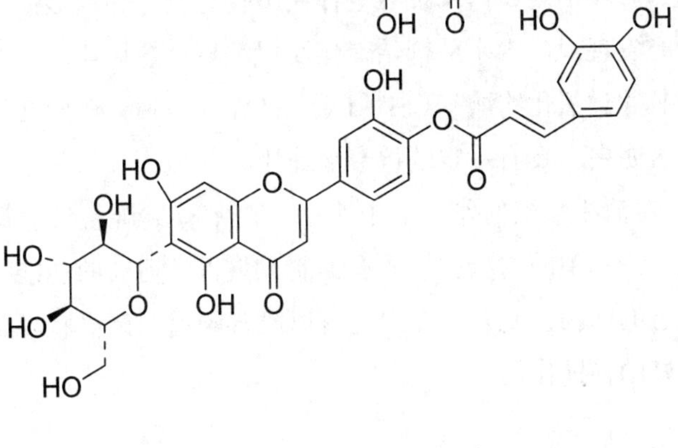

3.3 化学成分的理化性质：

取本品粉末 1g，加乙醚 5ml，振摇浸出 15 分钟，滤过。取滤液 2ml，置蒸发皿中，待乙醚挥散后，加含 5% 对二甲氨基苯甲醛的 10% 硫酸溶液 1ml，显玫红色，再于 100℃烘 5 分钟变紫色。

3.4 化学成分的分析方法：

主要采用超临界 CO_2 萃取法，毛细管气相色谱与质谱技术，对化学成分的影响因素与变化规律，进行分析炒制后挥发油的含量均有不同程度的下降，炮制品多糖含量有显著差异同，同炮制品中白术内酯 I、II、III 的总量比炮制前有所增加，尤其是土炒白术。其中白术内酯 I、III 含量呈上升趋势，而白术内酯 II 的含量则减少。

4. 药理研究进展

4.1 抗氧化作用：白术提取物能有效降低组织脂质过氧化物的含量，马庆华等发现白术多糖能使衰老大鼠大脑皮质 SOD、GSH-Px 活力增强，并且使自由基代谢产物的含量降低，减少 DNA 的损伤，具有一定的抗衰老作用。吕圭源等人研究发现，白术能提高 12 月龄以上小鼠红细胞氧化物歧化酶（SOD）的活性，抑制小鼠单胺氧化酶 B（MAO-B）活性，对抗红细胞自氧化溶血，并具有清除活性氧自由基（O_2^-）的作用。

4.2 抗衰老作用：宋丽艳等人研究发现，白术及其炮制品的水煎液能够降低衰老小鼠血清 MDA、肝组织中 Lf 含量，使血清 SOD、CAT 活性提高（$P<0.05$），有一定的抗衰老作用。不同炮制方法对白术抗衰老作用的影响不同，白术抗衰老作用最佳炮制品为麸炒品。李怀荆等人实验研究发现，白术水煎剂给老年小鼠灌胃，连用 4 周，可显著提高全血谷胱甘肽过氧化物酶（GSH-Px）的活力，明显降低红细胞中丙二醛含量，表明白术具有一定的抗衰老作用。

4.3 对消化系统的作用：中医中，白术有健脾益气、调节胃肠运动的功能。白术中的内酯类物质有抑制大鼠胃肠运动的功能，尤其是处于痉挛状态的回肠，此外，白术还可以改善肠道内菌群状况，对消化系统起到较好的辅助作用。

4.4　抗肿瘤作用：白术所含的内酯和挥发油对肿瘤细胞的生长有较强的抑制作用。

4.5　降血糖作用：白术糖复合物 AMP－B 能显著降低四氧嘧啶糖尿病大鼠血糖水平，减少糖尿病大鼠的饮水量和耗食量。

5. 抗衰老及治疗老年疾病的应用

由莲子肉（去皮）、薏苡仁、缩砂仁、桔梗（炒）、白扁豆（姜汁浸去皮微炒）、白茯苓、人参、甘草（炒）、白术、山药组成的参苓白术散，具有醒脾悦色之功效。健脾法延缓衰老不仅能改善疲劳、腹胀、便秘等脾虚症状，而且还能改善老年人物质代谢低下及其他衰老症状。常用中成药有七元归真膏、九龙扶寿膏、三台益寿膏。常用方剂有四君子汤、六君子汤、补中益气汤、人参养荣丸、归脾丸等。常用药物有黄芪、党参、茯苓、白术、山药等。

由陈皮、当归、白芍、枳壳、党参丹皮、川贝、泽泻、鹿角、甘草、白术、茯苓、香附、马钱子组成的百龄丸，老年人服用，耳聪目明、腰腿有力、身轻体健、益寿延年；中年人服用，开胃健脾、多进饮食、强筋壮骨、至老健壮；女性服用，活血通经、滋阴补虚、宽中理气、经脉通畅。

6. 资源评价与开发利用

鉴于白术各种药理作用，现已经开发了药品香砂养胃胶囊，枳术冲剂，逍遥颗粒，参苓白术丸等药品。同时开发了排毒养颜胶囊，黄芪白术西洋参口服液，消食健胃茶等保健产品，白术虽然有抗肿瘤，抗氧化作用，但相应的产品尚没有开发，有待于开发。

由于白术显著的药理活性以及良好的治疗效果，在医药以及化妆品等领域受到很多人的青睐，白术在国内外的需求量很大，随着对白术研究的深入，需求量可能会进一步扩大，出现供不应求的现象。

7. 参考文献

[1] 叶文文，邵毅，胡润淮．白术化学成分及药理活性研究新进展［J］．创新交流，2008（23）：41－44．

［2］杨娥，钟艳梅，冯毅凡．白术化学成分和药理作用的研究进展［J］．广东药学院学报，2012，28（02）：218-221.

［3］凌宗全．白术化学成分及药理作用研究进展［J］．内蒙古中医药，2013，32（35）：105-106.

［4］陈晓萍，张长林．白术不同化学成分的药理作用研究概况［J］．中医药信息，2011，28（02）：124-126.

［5］容穗华，林海，高妮．白术炮制工艺及炮制原理的研究［J］．中国中药杂志，2011，36（08）：1001- 1003.

［6］徐丽珊，金晓玲，邵邻相．白术及白术多糖对小鼠学习记忆和抗氧化作用的影响［J］．科技通报，2003，19（06）：513-515.

［7］宋丽艳，谷建梅．不同炮制方法对白术抗衰老作用影响的实验研究［J］．中国现代医药杂志，2007，9（11）：15-17.

［8］陈鸿平，张杰红，王晓宇，等．土炒对白术中白术内酯Ⅰ、Ⅱ、Ⅲ含量的影响［J］．中药材，2011，34（03）：354-357.

［9］姜淋洁，付涛，卢锟刚，等．白术提取物对大鼠预防性调血脂及保肝作用的实验研究［J］．数理医药学杂志，2011，24（04）：398-401.

［10］沈国庆，何法霖，李凤新，等．白术挥发油化学成分及抗肿瘤实验研究［J］．北京中医药大学学报，2009，32（06）：413-415.

［11］于永明，宋长义，贾天柱．白术炮制品的质量标准研究［J］．中成药，2005，27（06）：669-672.

［12］王小芳，王芳，张亚环，等．白术挥发油中苍术酮氧化反应的动力学［J］．应用化学，2007，24（03）：301-305.

［13］董海燕，董亚琳，贺浪冲，等．白术抗炎活性成分的研究［J］．中国药学杂志，2007，42（14）：1055-1059.

［14］李伟，文红梅，崔小兵，等．白术的化学成分研究［J］．中草药，2007，38（10）：1460-1462.

［15］刘逸慧，陈斌龙，周晓龙，等．药用植物白术栽培群体的遗传多样性研究［J］．中国中药杂志，2008，33（23）：2756-2760.

［16］吕圭源，李万里，刘明哲．白术抗衰老作用研究［J］．现代应用药学，1996，13（05）：26-29.

［17］李怀荆，郭忠兴，毛金军，等．白术水煎剂对老年小鼠抗衰老作用的影响［J］．佳木斯医学院学报，1996，19（01）：9-10.

老鹳草

1. 概述

老鹳草 *Geranium wilfordii* Maxim.。苗药：老鹳草。在苗药中用于治疗风湿疼痛、扭伤以及伤口久不合。

2. 来源与分布

2.1 来源：老鹳草来源为牻牛儿苗科植物牛儿苗或老鹳草的地上部分。

2.2 生境、分布：生于草坡或沟边。分布于东北、华东及内蒙古、河南、湖南、四川、云南、贵州、陕西、甘肃、青海。

2.3 采收与加工：夏、秋季果实将成熟时，割取地上部分或将全株拔起，去净泥土和杂质，晒干。

3. 化学成分研究概况

3.1 化学成分基本类型：鞣质、黄酮类、有机酸和挥发油等。

3.2 主要化学成分结构和特点：

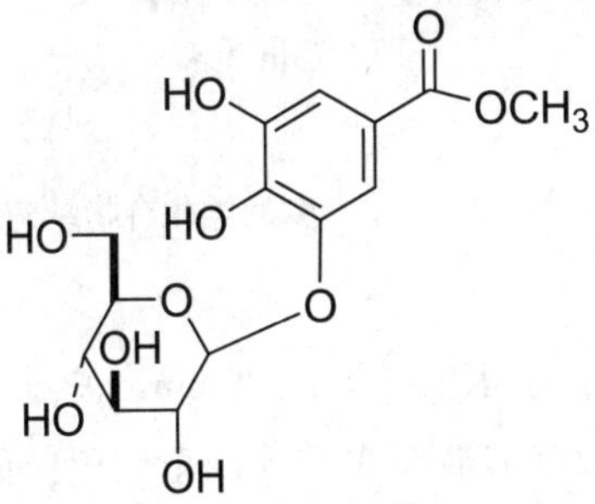

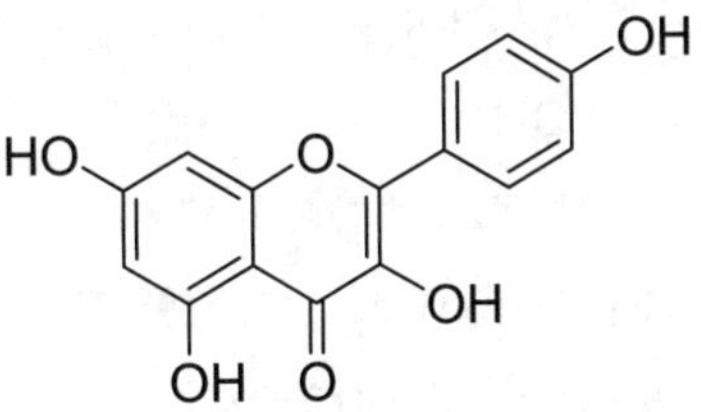

山奈酚

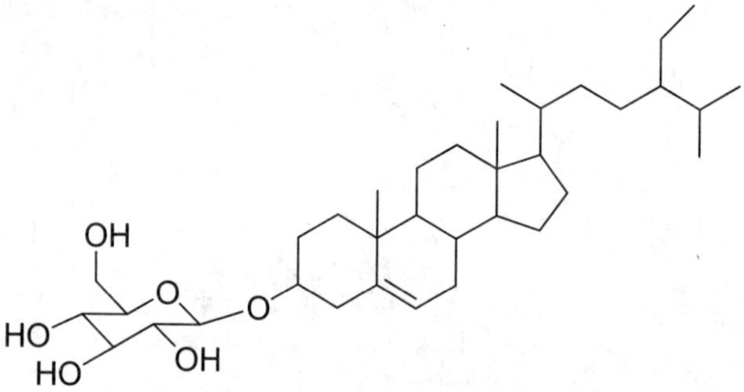

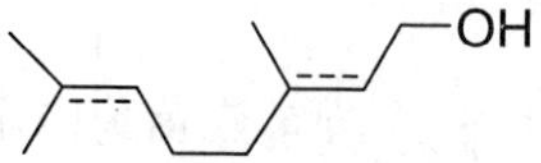

牻牛儿醇 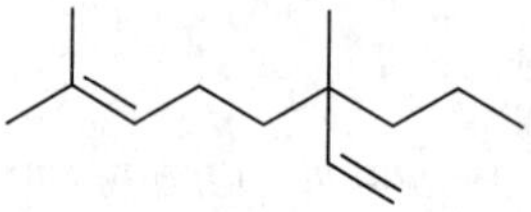   玫瑰醇

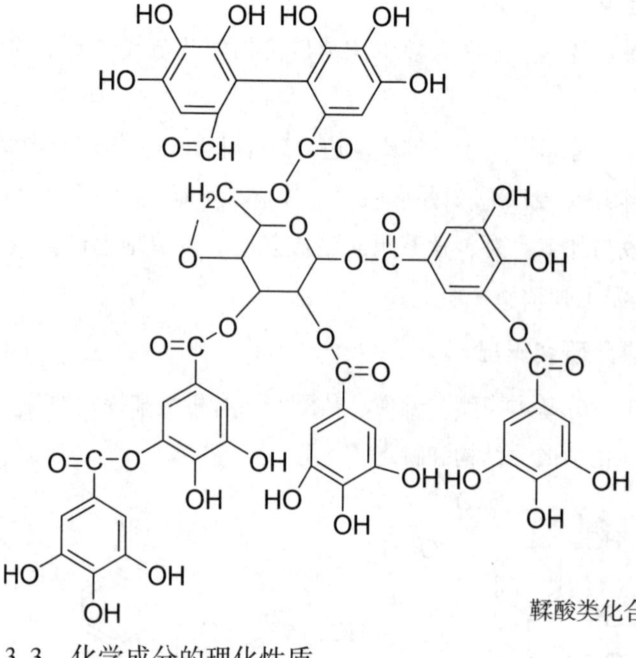

鞣酸类化合物结构式

3.3　化学成分的理化性质：

取本品粗粉 0.5g，加乙醇 10ml，于水浴上温浸 30min，滤过，滤液加浓盐酸数滴，再加镁粉少许，老鹳草溶液变成红棕色至红色，而牻牛儿苗为微红色。（检查黄酮）

3.4　化学成分的分析方法：

杜树山等人用溶剂萃取，聚酰胺、硅胶、Sephadex LH-20 和 Toyo-pearl HW-40 为填料的柱层析等方法进行分离纯化，根据理化性质和现代波谱技术等对毛蕊老鹳草的化学成分进行了结构鉴定。

3.5　化学成分的影响因素与变化规律：

老鹳草中所含的牛儿素与叶龄有关。老鹳草不同部位及不同产地的老鹳草其化学成分各有差异，影响其药理效应。吉林老鹳草含有更多的黄酮和多酚鞣质类化学成分基团，这也与传统色谱检测结果相一致。多酚鞣质类成分基团受温度热扰时，成分发生变化较大，这与传统老鹳草炮制后收敛止血作用增强相关联。

4. 药理研究进展

4.1　抗菌作用：老鹳草煎膏对甲型溶血性链球菌、肺炎双球菌中度敏感，对金黄色葡萄球菌高度敏感，此外对肺炎双球菌感染小鼠的抑菌作用与羟氨苄青霉素相当，而且毒性很小。老鹳草煎剂对福氏志贺氏菌、宋内氏志贺氏菌、大肠埃希氏菌、金黄色葡萄球敏感株和绿脓假单胞菌都有抑制作用。

4.2　抗病毒作用：老鹳草多酚类化合物中的 gallotannins 能够强烈地抑制流感活性病毒，且有选择性，并呈现量效关系。

4.3　抗氧化作用：老鹳草素对脂质过氧化损伤有抑制作用、抑制肝脏线粒体和微粒体的脂质过氧化，抑制 VC 自动氧化与还原有害重金属离子。其抗氧化机理证实老鹳草素是通过捕捉反应形成的自由基，而自身形成了稳定的游离基而产生了抗氧化作用。

4.4　降低血糖作用：老鹳草中含有的槲皮素具有抑制糖尿病模型鼠醛糖还原酶和蛋白非酶糖化作用。

4.5　抗衰老作用：人体中的活性氧自由基是引发衰老、癌变和细胞损伤的重要原因。老鹳草黄酮苷元具有多酚羟基结构，此结构是老鹳草黄酮具有抗氧化性的关键。有研究表明，老鹳草黄酮苷元具有极强的抗氧化和抗自由基能力，其作用机理是阻止了自由基在体内产生的 3 个阶段：即与 O_2 反应阻止自由基引发；与金属离子螯合阻止 OH 生成；与脂质过氧基 ROO 反应阻止脂质过氧化过程。

4.6 其他：老鹳草还具有镇痛、止泻、镇咳、保肝等作用。

5. 抗衰老及治疗老年疾病的应用

由老鹳草根、苏木和血余炭组成的治腰扭伤汤剂；将老鹳草、筋骨草和舒筋草炖肉服用，可以治筋骨瘫痪；老鹳草泡酒可治风湿痛。

6. 资源评价与开发利用

我国老鹳草资源丰富，分布广泛，种类繁多，在民间被广泛应用。老鹳草是一类富含鞣质的草药，其许多药理活性与鞣质密切相关。老鹳草鞣质化学成分、药理作用研究比较多，但仅限制在动物实验上，具体部位及单体药物尚未用于临床，尤其是老鹳草的主要有效成分老鹳草素及分解产物，具有抗氧化活性，能维持体内自由基的稳定和平衡，消除有害的自由基反应，中断脂质过氧化，减少脂质过氧化产物，对延缓衰老十分重要，在这方面深入研究开发新药前途远大。

7. 参考文献

[1] 何文涛，金哲雄，王宝庆．老鹳草的研究进展 [J].航空航天医学杂志，2011，22（10）：1200-1202.

[2] 杜树山，张文生，吴晨，徐艳春，魏璐雪．毛蕊老鹳草化学成分研究 [J].中国中药杂志，2003，28（07）：42-43.

[3] 罗宏，尹海波．中药老鹳草的研究 [J].长春中医药大学学报，2010，26（02）：285-286.

[4] 周海燕．老鹳草的研究概况 [J].国外医药（植物药分册），1996，11（04）：164-166.

[5] 金晴昊．复方老鹳草浸膏对大鼠溃疡性结肠炎的防治作用 [D].延边大学，2006：17-19.

[6] 何文涛．老鹳草不同产地的红外光谱分析与鉴定 [D].哈尔滨商业大学，2012：23-27.

[7] 杜晓鸣，郭永沺．老鹳草素（Geraniin）及其抗氧化作用 [J].国外医药（植物药分册），1990，5（02）：57-62-69.

[8] 苑振亭，程丽萍，王金辉．老鹳草有效部位提取物的体外抑菌作用研究 [A].中国医药教育协会成人教育委员会．《中国成人医药教育论坛》

（5）——中国医药教育协会成人教育委员会三届五次理事大会暨医药教育创新研究和慢病防治学术研讨会 ［C］．中国医药教育协会成人教育委员会，2012：223-226.

［9］翟春梅，李津明，孟永海，等．HPLC 法测定老鹳草凝胶剂中没食子酸的含量 ［J］．黑龙江中医药，2006，02：51-52.

［10］周通池．老鹳草配伍的临床应用 ［J］．辽宁中医杂志，1989，（07）：37-38.

［11］高华莉，高凤兰，李殿义．老鹳草的原植物鉴别及其应用 ［J］．中国林副特产，1994，02：22-23.

［12］吴悦涛，金哲雄．老鹳草中鞣质类化学成分及其药理活性研究进展 ［J］．黑龙江医药，2008，21（01）：67-68.

［13］尹海波．东北产老鹳草类药材的生药学研究 ［D］．辽宁中医药大学，2007：146-177.

［14］雷志勇，刘岱琳，胡迎庆，等．老鹳草的化学成分及药理研究进展 ［J］．中药材，2002，25（（10）：759-761.

［15］邢涛．老鹳草中黄酮类成分的药理、生物学作用 ［J］．吉林畜牧兽医，2009，30（05）：11-13.

百　合

1. 概述

百合 *Lilium brownii* F. E. Br. ex Miellez。苗药：野百合，黑括逢；佤药：野百合；壮药：棵寒发；土家药：报牙尺；仡佬药：乌告米儿；侗药：敢开。百合在畲药中用来治疗神经衰弱（《畲医药》）。此外，《纲目拾遗》中曾记载百合具有清痰火，补虚损的作用。

2. 来源与分布

2.1　来源：为百合科植物百合、细叶百合、麝香百合及其同属多种植物鳞茎的鳞叶。秋、冬采挖，除去地上部分，洗净泥土，剥取鳞片，用沸水烫过或微蒸后，焙干或晒干。

2.2　生境、分布：生山坡、灌木林下、路边、溪旁或石缝中。产于广东、广西、湖南、湖北、江西、安徽、福建、浙江、四川、云南、贵州、陕西、甘肃和河南。

2.3　采收与加工：百合鳞茎随地上部分生长而生长，采收时间不同，产量与化学成分积累就不同。8 月下旬至 9 月中旬为最佳采收时间。选择晴天挖起鳞茎，去根泥、茎秆，运回室内，草覆盖，避免阳光照射而使鳞茎变色。剥片一般用手剥，也可用刀在鳞茎基部横切一刀，使鳞茎分离。然后按外、中、芯片分别洗净沥干盛装。如果混在一起，因鳞片的老嫩、厚薄不一，在泡片时难以掌握时间，会影响商品的质量。泡片旺火煮沸后，洗净沥干的鳞片分类下锅。一般 25L 水可放入鳞片 3kg，以鳞片不出水面为度。下锅后，要轻轻搅拌，使泡片均匀，泡片时间为 1min，即煮至鳞片边缘柔软，光亮，背面有极小的裂缝，轻拼则断，断面有米粒横切面大小口白心，口尝粉性，迅速捞出，放入清水中漂洗净私液，稍沥干。每锅水一般可泡片 2 次，锅内开水浑浊，换新水烧开后再泡片，以免影响百合的质量和色泽。晒片轻轻薄摊在晒垫上，使其分布均匀，未干时不要随意翻动，经一天后，当鳞片 6 成干时，再行翻硒，可减少破碎。

3. 化学成分研究概况

3.1　化学成分基本类型：中药百合中含有生物碱、皂苷、磷脂、多糖等活性成分，还含有淀粉、蛋白质、氨基酸、维生素和大量微量元素等营养物质。

3.2　主要化学成分结构和特点：

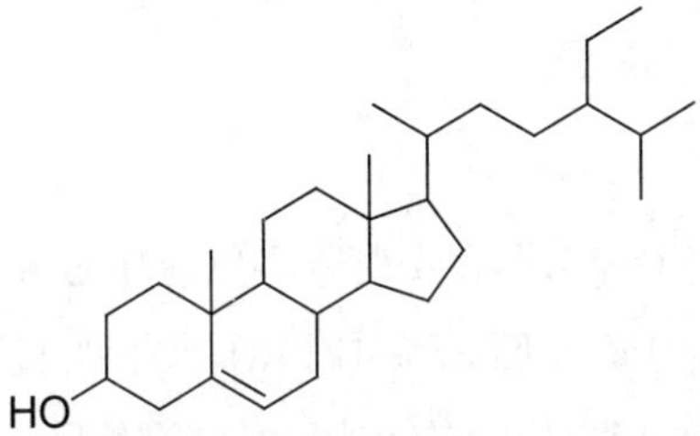

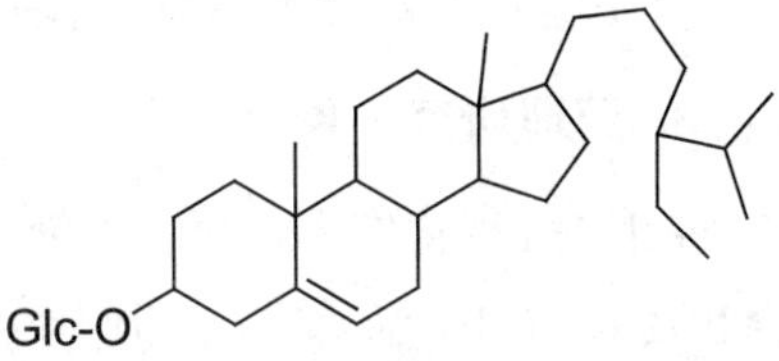

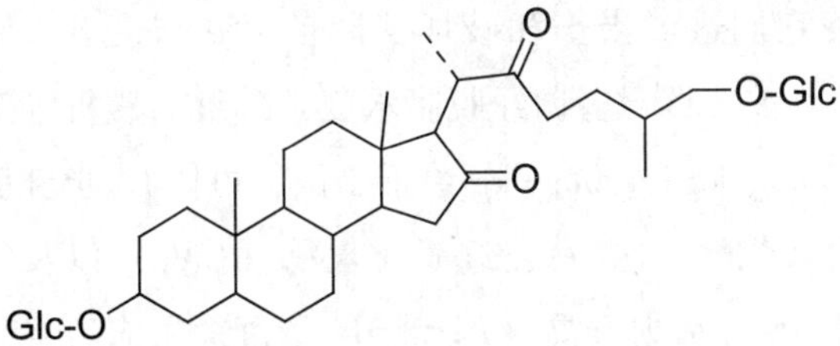

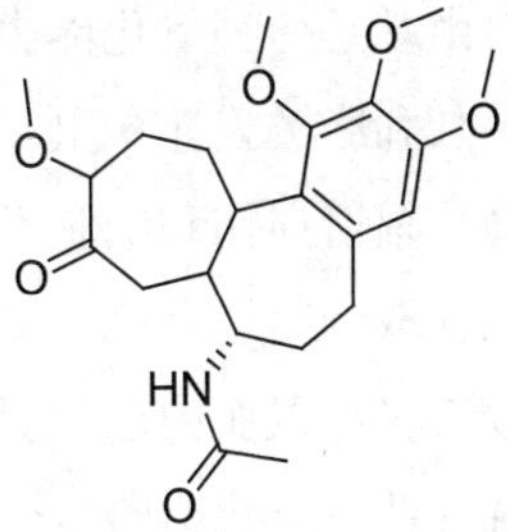

3.3　化学成分的理化鉴别：

薄层色谱：取本品粗粉 0.5g，加 60% 乙醇 5–10ml，温浸并不断振摇 30min，滤过，滤液浓缩至 1ml，作为供试液。另用果糖和蔗糖对照。分别点于同一硅胶 G 板上，以醋酸乙酯–甲醇–乙酸–水（12∶3∶3∶2）展开，用 α-萘酚硫酸液显色。供试液色谱在与对照品色谱相应位置上，显相同的紫红色斑点。

3.4　化学成分的分析方法：

对百合干片进行乙醇热回流提取，索式提取得其化学成分混合物，再经不同极性的溶剂，经硅胶柱层析对混合物进行分离，所分离的产物通过紫外光谱及核磁共振等技术，进行有机化合物的结构鉴定，得化合物结构。

3.5 化学成分的影响因素与变化规律：

安徽霍山与湖南龙山样品的酚性甘油酯、黄酮及酚酸类成分存在显著性差异。而总灰分、酸不溶性灰分、水溶性浸出物、醇溶性浸出物、核苷、氨基酸、多糖、皂苷及生物碱类成分无显著性差异。其差异可能是栽培过程中某个因素的影响，比如施肥量或打顶时间。

在测定不同加工方法处理的样品中成分含量，表明煮制及蒸制样品中酚性甘油酯、黄酮及酚酸含量与鲜品相比几乎无变化，但多糖、核苷、氨基酸及生物碱成分均有不同程度减少。

4. 药理研究进展

4.1 抗氧化作用：百合多糖可使 D-半乳糖致衰老小鼠血中 SOD 、CAT 及 GSH-Px 活力升高，血浆、脑匀浆和肝匀浆中 LPO 水平明显下降。何纯莲等研究认为，百合提取液对羟自由基有较好的清除效果。羟自由基是一种氧化能力很强的自由基，可以使糖类、氨基酸、蛋白质、核酸和脂类发生氧化，使它们遭受损伤和破坏，羟自由基与衰老、肿瘤、辐射损伤和细胞吞噬有关。百合多糖经脱脂水煎，醇沉、透析等工艺提取制得。百合多糖 200mg/kg、400mg/kg 给予小鼠，可使 D-半乳糖致衰老小鼠血中超氧化物歧化酶（SOD）、过氧化氢酶（CAT）以及谷胱甘肽过氧化物酶（GSH-Px）活力升高（$P<0.01$），血浆、脑匀浆和肝匀浆中过氧化脂质（LPO）明显下降（$P<0.01$）。表明百合有较好的抗氧化作用，此与其较好的滋补强壮及抗衰老作用有关。

4.2 抗癌作用：百合所含的秋水仙碱能使肿瘤细胞的纺锤体停留在细胞分裂的中期，因而具有抗肿瘤作用，对乳腺癌的抑制效果较好。

4.3 耐缺氧与抗疲劳作用：百合水提液 10g/kg 给小鼠灌服 5 -6 日，可明显延长缺氧小鼠存活时间，也可延长小鼠的游泳时间。

4.4 其他作用：中枢镇静作用、抗过敏作用、调节免疫作用、抗胃溃疡作用、抗 SARS 病毒的作用。

5. 抗衰老及治疗老年疾病的应用

兰州百合保健食品研究所选用兰州百合、芦根、桔梗、甘草、丝瓜络、桑叶、薄荷等药食两用天然原料，经科学提取精制而成的百合含片，具有润肺养颜、止咳化痰的功效。

由百合（鲜者良）、杏仁，白米煮制而成的百合杏仁粥具有减少皱纹，延缓衰老，润肤，治疗色素斑等各种皮肤病。百合甘平，功专润肤止咳，益胃而清热宁心；杏甘温，止咳逆气；白米甘凉，和胃生津。此粥适合于肺胃津伤液燥之于咳者，常食可去皱消斑。

6. 资源评价与开发利用

百合有较好的滋补强壮及抗衰老作用，目前对其抗衰补益的活性成分研究还未见有报道。百合多糖在百合中含量较高，且有好的抗氧化作用，可以认为百合多糖是百合的主要补益成分。

百合自古以来就是我国民间广泛流传的一种药食两用食品，具有镇咳祛痰、镇静、安神以及抗疲劳等作用。在医疗保健方面有着巨大的发展潜力，百合具有解毒、理脾健胃、利湿消积、宁心安神、促进血液循环等功效，主治劳嗽、咯血、虚烦惊悸等症，对医治肺络疾病和保健抗衰老有特别功效。现代药理研究表明，百合还有升高白细胞的作用，因此对多种癌症都有较好的疗效，具有良好的发展前景。

7. 参考文献

[1] 张慧芳. 中药百合化学成分与药效机理研究 [D]. 南京中医药大学，2007：18-52.

[2] 王琦. 兰州百合化学成分的研究 [D]. 西北农林科技大学，2007：6-10.

[3] 曲伟红. 百合 GAP 研究中几项关键技术研究与质量标准 [D]. 湖南中医药大学，2005：40-42.

[4] 傅桂明，刘成梅，涂宗财. 百合的保健功能和产品开发进展 [J]. 食品研究与开发，2001，22（02）：48-50.

[5] 苗明三，杨林莎. 百合多糖免疫兴奋作用 [J]. 中药药理与临床，2003，19（01）：5-16.

[6] 曲伟红，周日宝，童巧珍，等．百合的化学成分研究概况［J］．湖南中医药导报，2004，10（03）：75-76．

[7] 赵秀玲．百合的营养成分与保健作用［J］．中国野生植物资源，2010，29（01）：44-46．

[8] 吉宏武，丁霄霖．百合化学成分及其淀粉粒结构与一般特性［J］．食品研究与开发，2006，27（02）：33-36．

[9] 刘彬，陈全斌．我国百合开发利用相关专利的现状分析［J］．现代园艺，2008，04：38．

[10] 李宗信，李斌，黄小波，等．中药单味药及其有效成分抗氧自由基的动物实验及临床研究［J］．河北中医药学报，2002，17（04）：23-28．

[11] 刘成梅，游海，郑为完，等．百合食品研制［J］．南昌大学学报（工程技术版），1994，16（02）：62-66．

[12] 田庚元，冯宇澄，林颖．植物多糖的研究进展［J］．中国中药杂志，1995，20（07）：441-444．

[13] 张辉秀，胡增辉，冷平生，等．不同品种百合花挥发性成分定性与定量分析［J］．中国农业科学，2013，46（04）：790-799．

当　归

1. 概述

当归 *Angelica sinensis*（Oliv.）Diels。景颇药：Gong gang gaba；阿昌药：风当归；彝药：得那，芹归；藏药：当更；蒙古药：扎瓦，当贡。

2. 来源与分布

2.1　来源：为伞形科植物当归的根。

2.2　生境、分布：分布于陕西、甘肃、湖北、四川、贵州、云南等地，各地均有栽培。

2.3　采收与加工：一般需培育三年才可采收，秋末挖取其根，除尽茎叶、泥土，置通风处阴干，按大小分别扎成小把，用微火熏干令透即得。本品带油性，易霉败、虫蛀，必须贮存干燥处，逢雨季节，须用硫黄熏过或适当的烘透。

3. 化学成分研究概况

3.1　化学成分基本类型：挥发油（蒿本内酯、倍半萜、绿化氨甲酰胆碱、香荆芥酚（carvacrol）、当归酮）、甾醇、聚乙烯、阿魏酸、烟酸、丁二酸，以及赖氨酸、苏氨酸、丝氨酸等氨基酸。

3.2　主要化学成分结构和特点：

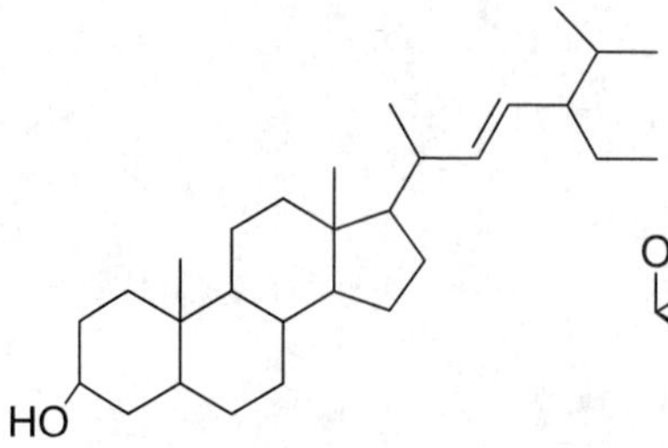

豆甾醇

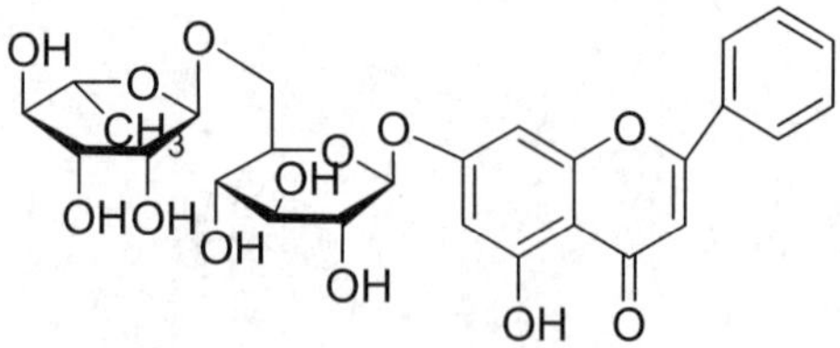

香叶木苷

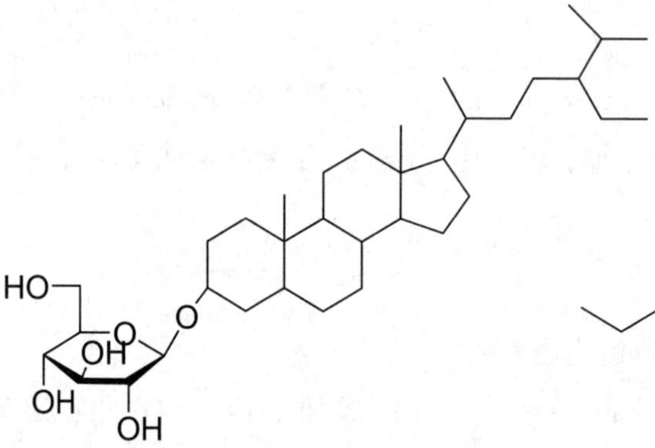

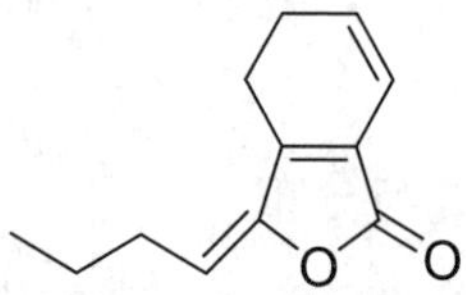

蒿苯内酯

3.3 化学成分的理化性质：

薄层层析：取生药粉末（过20目）100g，用挥发油提取器提取挥发油，吸收一定量，用乙酸乙酯稀释成10%的溶液。取丁烯呋内酯制成乙酸乙酯溶液作对照在硅胶G薄层板上，以乙酸乙酯–石油醚（15：85）展开，展距15cm。于紫外光灯（254nm）下观察荧光或喷异羟肟酸铁试剂显色，供试品色谱中在与对照品色谱相应的位置，显相同的荧光或相同颜色的斑点。

3.4 化学成分的分析方法：

应用CO_2超临界萃取，并应用GC–MS技术分离鉴定挥发油的化学组分。

3.5 化学成分的影响因素与变化规律：

12种不同加工方法样品中的当归多糖含量差异显著，导致此结果的原因可能为药材干燥过程中，仍保持着呼吸作用，需消耗糖分以维持机体的生理活动，因此温度可能成为影响药材多糖含量的重要因素之一。一方面不同加工方法因为加工原理的不同，造成药材中酶活性的差异，从而引起多糖的构型或构象变化，进而影响到药理活性。另一方面酶可使多糖发生酶解，生成寡糖片断及单糖，导致多糖的活性中心发生改变，影响多糖活性。不同加工方法导致多糖分子量改变，引起药效发生变化。

4. 药理研究进展

4.1 对血液系统和心血管系统的作用：当归醇提取及阿魏酸钠注射液能使羊角拗甙及哇巴因中毒所致的心律异常校为正常节律，同时当归对大鼠心肌缺血再灌注的心律失常也有保护作用。

4.2 免疫功能增强作用：当归水提取物对特异性及非特异性免疫功能均有增强作用。当归多糖也具有明显提高小鼠巨噬细胞的吞噬功能及调节机体非特异性免疫功能的作用，并且有抗补体作用。

4.3 抗氧化和清除自由基作用：SOD 是体内重要的抗氧化酶，它能有效地清除超氧自由基。实验表明，当归注射液能有效地清除超氧自由基，减少脂质过氧化反应，增加 SOD 活性，减少内源程序性 SOD 的消耗，从而降低 MAD 的水平。但当归注射液使更年期大鼠血 SOD 活性增加及抗脂质过氧化的确切机制有待进一步探讨。

4.4 抗衰老作用：实验研究表明更年期大鼠经 iv 当归注射液后，血液 SOD 活性明显增高，LPO 水平下降。当归可延长果蝇寿命，降低脂褐素含量。

4.5 其他作用：当归提取物能抑制血小板 AA 代谢和血小板 5-HT 释放，有温和的镇痛作用，对于偏头疼、痛经等都有明显止痛效果。研究表明，口服当归也可作为 X 射线检查病人或接触 X 射线者的保健饮品，有利于减轻 X 射线接触者免疫造血功能下降的弊端，提高疗效；同时有报道当归对 β-淀粉样蛋白血致 PCl$_2$ 细胞损伤具有保护作用。

5. 抗衰老及治疗老年疾病的应用

李时珍《本草纲目》中提到，"当归调血，为女人要药"。现代研究也发现，当归含有大量的挥发油、维生素、有机酸等多种有机成分及微量元素。实验研究表明，当归能扩张外周血管，降低血管阻力，增加循环血液量等。把当归加入日常膳食中，即可以发挥它抗衰、美容作用。当归以用作滋补药而著名，用于血虚证、贫血和因失血而致的贫血的症状，如面色苍白、心悸、精神疲惫。当归也是补益子宫药，是一种温性药物，能改善腹部和四肢的血液循环。用当归和其他滋补药或苦味药制备补酒，用于增强身体机能。

6. 资源评价与开发利用

当归有抗血小板凝集和抗血栓作用，并能促进血红蛋白及红细胞的生成，有抗心肌缺血和扩张血管作用，又有降低血脂和增强机体的免疫功能，能促进肝细胞再生和恢复肝脏某些功能的作用。当归对神经系统、免疫系统也有作用，并具有抗肿瘤、抗辐射、抗炎镇痛、抗氧化、抗衰老等作用。这些药理学研究结果为当归的临床应用和新产品的开发奠定了基础。近年来，当归治疗糖尿病、银屑病等研究正在深入展开，虽然机理尚未明确，但是相信随着科学技术的进步，这些难题终将解决，为糖尿病、银屑病等目前无疗效确切药物的病症找到新的治疗药物。同时，也将扩大当归临床应用的范围，提高当归的药用价值。

近年来，对当归进一步的研究已受到国内外的重视，取得了不少成绩，在药用领域中推出了一批新产品，备受消费者青睐，当归还可用于制作盆景，点缀家居，陶冶性情，增加生活乐趣，目前还有用其制作药枕，当归既是营养品，又是工艺品，深受人们喜爱。

7. 参考文献

[1] 赵雪娇，王海峰，赵丹奇，等. 当归化学成分的分离与鉴定 [J]. 沈阳药科大学学报，2013，30（03）：182-185-221.

[2] 肖宇奇，萨日娜，孙宇靖，等. 不同生长年限当归化学成分的动态变化分析 [J]. 中成药，2013，35（03）：588-591.

[3] 李曦，张丽宏，王晓晓，等. 当归化学成分及药理作用研究进展 [J]. 中药材，2013，36（06）：1023-1028.

[4] 陈飞，姚成. 当归化学成分研究进展 [J]. 中医药研究，2002，18（03）：51-54.

［5］刘雪东，李伟东，蔡宝昌．当归化学成分及对心脑血管系统作用研究进展
　　　［J］．南京中医药大学学报，2010，26（02）：155-157.

［6］钱怡云．采收加工贮藏方法对当归药材质量的影响及其定量分析模式研究
　　　［D］．甘肃中医学院，2014：12-27.

［7］康军．当归化学成分及其药理作用研究进展［J］．医药产业资讯，2005，
　　　2（23）：120.

［8］黄伟晖，宋纯清．当归化学成分研究［J］．药学学报，2003，38（09）：
　　　680-683.

［9］李维林编．治疗糖尿病的中草药．东南大学出版社，2006，05：150-152.

［10］李宗信，李斌，黄小波，等．中药单味药及其有效成分抗氧自由基的动
　　　物实验及临床研究［J］．河北中医药学报，2002，17（04）：23-28.

肉苁蓉

1. 概述

肉苁蓉 *Cistanche deserticola* Ma。别名疆芸、寸芸、苁蓉、查干告亚（蒙语）。肉苁蓉是一种寄生在沙漠树木根部的寄生植物，素有"沙漠人参"之美誉，具有极高的药用价值，是中国传统的名贵中药材。肉苁蓉在历史上就被西域各国作为上贡朝廷的珍品，也是历代补肾壮阳类处方中使用频度最高的补益药物之一。

2. 来源与分布

2.1 来源：为列当科植物肉苁蓉的肉质茎。

2.2 生境、分布：生于海拔 225~1150m 的荒漠中，寄生在藜科植物梭梭、白梭梭等植物的根上。分布于内蒙古、陕西、宁夏、甘肃、青海、新疆等地。

2.3 采收与加工：4~5 月上旬采挖刚出土的肉苁蓉，留小采大。去掉花序或苁蓉头，晾晒于干净沙滩上或房顶上，1 个多月后由黄白色变成肉质棕褐色，即为甜大芸。秋季采收者因水分大，不易干燥，故把肥大者投入盐湖中腌 1~3 年，用时洗去盐分，叫盐大芸。

3. 化学成分研究概况

3.1 化学成分基本类型：苯乙醇苷类、环烯醚萜及其苷类、木脂素类及其苷类、挥发性成分、生物碱类、黄酮类、氨基酸类、糖类等。

3.2 主要化学成分结构和特点：

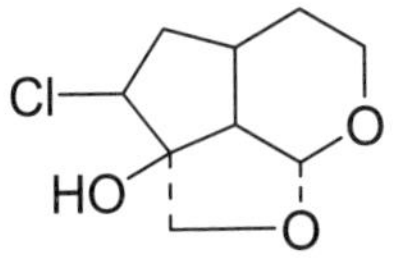

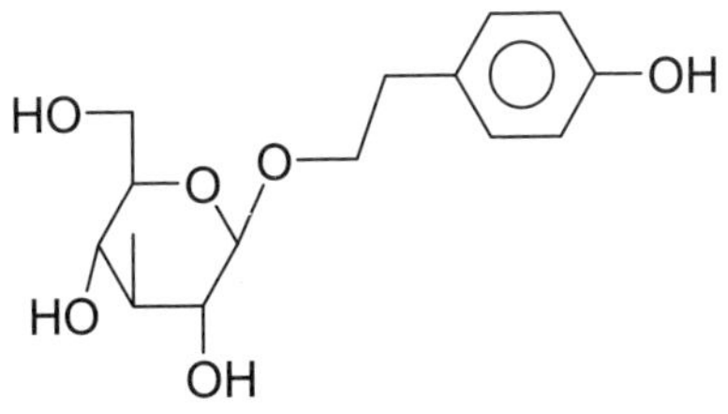

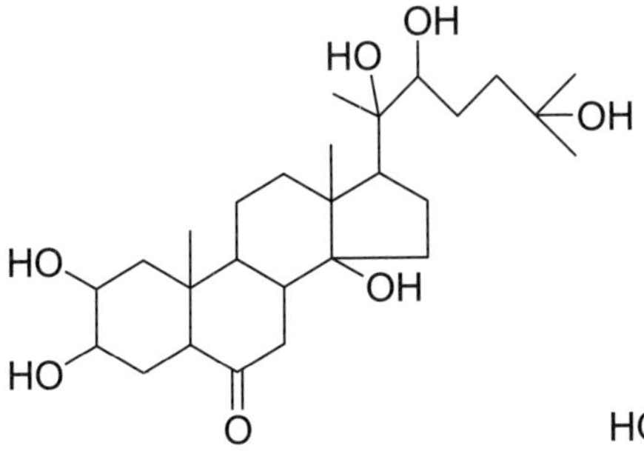

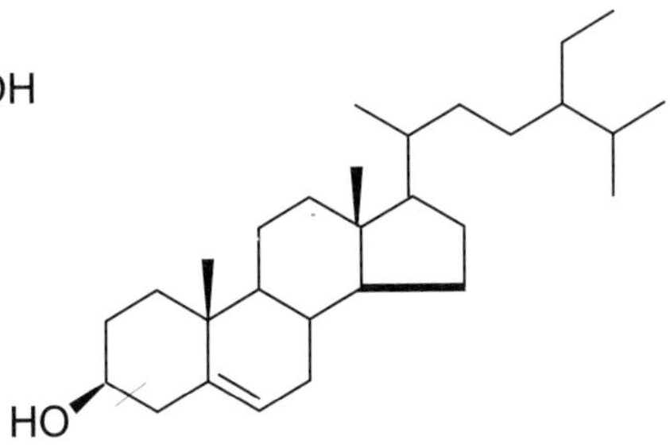

3.3 化学成分的理化性质：

取本品粉末 0.5g，加 70%乙醇 5ml，水浴温热 10 分钟，滤过、滤液蒸干，加冰醋酸 1ml 倾入试管中，沿管壁加硫酸 1ml，两液界面有棕红色环。（检查甾类）

取本品粉末 0.5g，加 1%盐酸溶液 5ml，水浴温热 20 分钟，滤过。滤液加碘化铋钾试剂，生成棕红色沉淀。（检查生物碱）

取本品粉末 1g，加乙醇 10ml 浸渍 2 小时，滤过。滤液蒸干，以 1ml 乙醇溶解，作供试液。另取甘露醇，加乙醇溶解使成每毫升含 1mg 的溶液，作对照品溶液。取上述两溶液各 10μl，分别点样于同一硅胶 G 薄板上，用正丁醇-冰醋酸-乙醇-水（4∶1∶1∶2）展开，展距 12cm，取出晾干后，喷雾 10%硝酸铈铵乙醇溶液显色。供试液色谱与对照品色谱相应位置上有相同的棕黄色斑点。

3.4 化学成分的分析方法：乙醇浸提法、微波法和超声波法对管花肉苁蓉中苯乙醇苷类成分进行提取，采用索氏提取法对沙漠肉苁蓉肉质茎中苯乙醇苷类成分进行提取，采用乙醇回流提取肉苁蓉中麦角甾苷，用甲醇和水超声破碎提取，然后经大孔吸附树脂 AB-8 柱和强酸型阳离子交换树脂 001×7 柱以及 Sephadex G-75 凝胶柱色谱，分别得到苯乙醇苷类化合物、甜菜碱和肉苁蓉多糖，采用微波提取技术以高浓度乙醇提取肉苁蓉中总黄酮和多糖。

3.5　化学成分的影响因素与变化规律：

不同来源肉苁蓉药材活性成分量差异较大，产地以内蒙古和新疆等地的药材活性成分量较高。加工方法对肉苁蓉药材不同活性成分量影响不同，松果菊苷和毛蕊花糖苷以切片杀酶的方法为佳，半乳糖醇以直接干燥的方法为佳。不同生长期的肉苁蓉药材活性成分量为花序未长出地面的样品>花序长出地面但尚未开花的样品>开花的样品>花期后的样品；从对卫星搭载样品的分析结果来看，毛蕊花糖苷的质量分数具有提高的趋势，而松果菊苷以及半乳糖醇的量变化很小。

秋季采收肉苁蓉的肉灰蓉松果菊苷和毛蓝花糖苷这两种有效成分高于春季采收。未开花肉灰蓉的肉灰蓉松果菊苷和毛蓉花糖苷这两种有效成分高于开花的。多年生的肉苁蓉松果菊苷和毛蒸花糖苷都极显著高于二年生、一年生和半年生的两种有效成分含量。

4. 药理研究进展

4.1　对免疫系统的作用：研究表明，肉苁蓉多糖能单独和协同CoNa、PHA 促进小鼠胸腺淋巴细胞增殖，增强小鼠脾淋巴细胞分泌 IL-2 的能力，提高小鼠脾指数、血清溶血素值及 E-玫瑰花结形成率，促进小鼠腹腔内吞噬细胞的吞噬能力。

4.2　保护肝脏的作用：吴煜等研究表明肉苁蓉中的松果菊苷对 CCl_4 诱导的急性肝损伤有很好的防治作用。

4.3　调整内分泌的作用：小鼠每日灌服肉苁蓉 0.5g/只，共 10d，对氢化可的松造成的阳虚动物的肝脾 DNA 及微量元素锌、锰、铜、铁的含量下降有升高作用。雌性大鼠灌服肉苁蓉煎剂 10g/kg，每日 2 次，连续 5d，可使大鼠垂体前叶、卵巢和子宫重量明显增加，但血浆中黄体生成素（LH）水平未见改变。卵巢人绒毛膜促性腺激素（HCG）/LH 受体特异结合力明显提高，并使去卵巢大鼠的垂体对注射促黄体生成素释放激素（LRH）后 LH 的分泌反应明显增加。

4.4　对中枢神经系统的作用：高效液相色谱电化学检测方法发现

肉苁蓉的乙醇提取物 100mg/kg、200mg/kg 灌胃，每日 2 次，连续 40 天，能增加大鼠下丘脑去甲肾上腺素（NE）和 5-羟吲哚乙酸（5-HIAA）含量，并增加多巴胺（DA）与二羟苯乙酸（DOPAC）比值，对纹状体 DOPAC 有一定增加作用，而对边缘脑区单胺类神经递质无明显影响。

4.5 抗氧化和延缓衰老作用：玄国东等人研究发现，苯乙醇苷能显著抑制血清和脑 SOD 活力的降低，对降低肝脏、血清 MDA 含量亦有一定作用，说明苯乙醇苷可通过增强机体抗氧化能力而抗衰老。

体外培养的 Wistar 乳鼠肝细胞观察发现，实验组肝细胞脂褐素颗粒随着日龄的增加而明显减少，SOD 活性增强，丙二醛含量下降。草苁蓉乙醇提取物还可清除自由基，能明显降低四氯化碳中毒小鼠肝脏过氧化脂质产物和老年脂褐素的生成，并使 SOD 的活性恢复正常。

4.6 通便作用：肉苁蓉能显著提高小鼠小肠推进度，缩短小鼠通便时间，能有效对抗阿托品的抑制排便作用，同时对大肠的水分吸收也有明显抑制作用。肉苁蓉所含缓泻成分为无机盐类和亲水性胶质类多糖。

5. 抗衰老及治疗老年疾病的应用

内蒙古阿拉善苁蓉集团开发出了滋阴补阳、润肠通便、增强人体免疫功能、调节内分泌、延缓衰老的系列苁蓉酒、苁蓉养生液。日本将肉苁蓉苷作为性机能障碍和健忘症的改善剂或治疗剂。在美国，松果菊苷也被制成功能品，用于提高机体免疫力。

6. 资源评价与开发利用

肉苁蓉，温、甘、咸。归肾，大肠经，补肾阳，益精血，润肠通便。对老年人因肾阳不足，精血亏虚者尤适宜，常与当归、枳壳配伍。本品含微量生物碱及结晶性中性物质等，有降低血压作用及抗动脉粥样硬化的作用，有一定程度的抗衰老作用，对大肠的水分吸收有明显的抑制作用。宋阳等用"超声波法"和"索氏提取法"分别对肉苁蓉中的总黄酮进行提取，并进行抗氧化性的分析测定，结果表明清除率为

91.5%，说明肉苁蓉自身具有很强的抗氧化作用，可清除自由基，抑制脂质氧化等，这在医学领域中对抗衰老、癌变、炎症、辐射组织缺血等疾病的研究具有很高的价值。

7. 参考文献

［1］ 宋阳. 肉苁蓉中黄酮类化合物的提取及抗氧化性能研究［J］. 辽宁化工，2013，42（01）：13-15.

［2］ 陈飞，陈卓，邢雪飞，刘素香，张铁军，陈常青. 肉苁蓉的研究进展［J］. 药物评价研究，2013，36（06）：469-475.

［3］ 夏热帕提·吐孙. 肉苁蓉的中性和水溶性部位化学成分研究［D］. 新疆大学，2010：20-29.

［4］ 李媛，宋媛媛，张洪泉. 肉苁蓉的化学成分及药理作用研究进展［J］. 中国野生植物资源，2010，29（01）：7-11.

［5］ 徐荣，孙素琴，刘友刚，等. 红外光谱法用于肉苁蓉属中药鉴别研究［J］. 光谱学与光谱分析，2010，30（04）：897-900.

［6］ 陈飞，陈卓，邢雪飞，等. 肉苁蓉的研究进展［J］. 药物评价研究，2013，36（06）：469-475.

［7］ 李彪. 肉苁蓉有效成分含量的研究［D］. 内蒙古农业大学，2012：16-20.

［8］ 蔡鸿，鲍忠，姜勇，等. 不同影响因素下肉苁蓉中3种活性成分的定量分析［J］. 中草药，2013，44（22）：3223-3230.

［9］ 罗廷彬，陈亚宁，任崴，等. 肉苁蓉研究进展［J］. 干旱区研究，2002，19（04）：56-58.

［10］ 王虎，李文伟，蔡定芳，等. 肉苁蓉提取物对帕金森病细胞损伤模型的保护作用［J］. 中西医结合学报，2007，5（04）：407-411.

［11］ 吴晓春，史颖. 肉苁蓉的研究与临床应用［J］. 甘肃中医，2007，20（12）：49-51.

［12］ 刘伯言. 肉苁蓉苯乙醇苷的提取、纯化和抗氧化活性研究［D］. 北京林业大学，2014：50-54.

［13］ 欧阳杰，赵兵，王晓东，等. 肉苁蓉有效成分提取集成方法的研究［J］. 武汉植物学研究，2003，21（06）：526-530.

［14］ 杨宏新，杨勇，闫晓红. 肉苁蓉抗运动性疲劳机制的实验研究［J］. 中国中医药信息杂志，2008，015（4;）24-25+28.

［15］谭德远，郭泉水，王春玲．我国肉苁蓉资源状况及开发利用研究［J］．林业资源管理，2004（02）：29-32.

［16］郝媛媛，岳利军，康建军，等．"沙漠人参"肉苁蓉和锁阳研究进展［J］．草业学报，2012，21（02）：286-293.

［17］屠鹏飞，姜勇，郭玉海，等．肉苁蓉研究及其产业发展［J］．中国药学杂志，2011，46（12）：882-887.

［18］刘晓明，姜勇，孙永强，等．肉苁蓉化学成分研究［J］．中国药学杂志，2011，46（14）：1053-1058.

［19］李宗信，李斌，黄小波，等．中药单味药及其有效成分抗氧自由基的动物实验及临床研究［J］．河北中医药学报，2002，17（04）：23-28.

竹 节 参

1. 概述

竹节参 *Panax japonicus* C. A. Mey。土家药：白三七；苗药：竹节参、竹节七；阿昌药：竹根七；德昂药：三七布朗；傈僳药：马初起；拉祜药：海贝科畏三七；白药：带节参三七。在土家药中治疗久病体虚，在苗药中治疗虚劳（《湘蓝考》），在景颇药中治疗虚弱（《德宏药录》），在白药中治疗体虚（《大理资质》），在傈僳药中治疗虚弱，精神不佳（《滇药录》）。

2. 来源与分布

2.1 来源：五加科植物竹节参的干燥根茎。

2.2 生境、分布：生于高山灌丛阴湿地或岩石沟涧旁边，分布于河南、安徽、浙江、江西、湖北、广西、陕西、甘肃、四川、贵州、云南、西藏等省（自治区）。

2.3 采收与加工：秋季采挖，除去茎叶，分出肉质根，将根茎洗净，晒干或者阴干。

3. 化学成分研究概况

3.1 化学成分基本类型：根茎含竹节参皂苷（Chikusetsusaonin）Ⅳ、Ⅳ$_a$、Ⅰ$_b$、Ⅱ、Ⅲ、Ⅰ$_a$、人参皂苷（Ginsenoside）Ro、Rd、Rb$_1$、Rc、Re、Rg$_1$、Rg$_2$、三七皂苷（Sanchinoside）R2 和假人参皂苷（Pseudo-ginsenoside）F$_{11}$等。除此之外，竹节参还含有丰富的氨基酸、多糖，少量的挥发油及无机元素等成分。

3.2 主要化学成分结构和特点：

1. 皂苷类成分：根据竹节参皂苷母核结构类型及其 R1、R2 取代基团的不同可将竹节参中三萜皂苷化合物分为齐墩果烷型、达玛烷型、奥寇梯木醇型及甾醇型等。

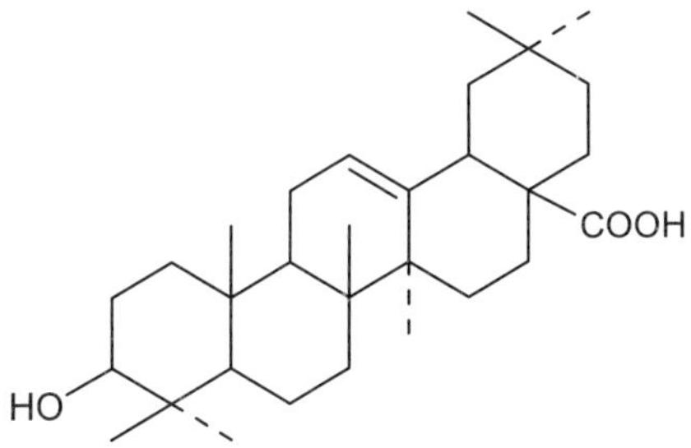

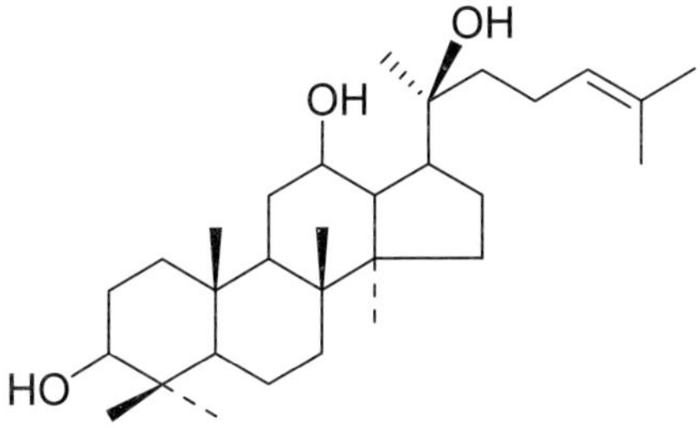

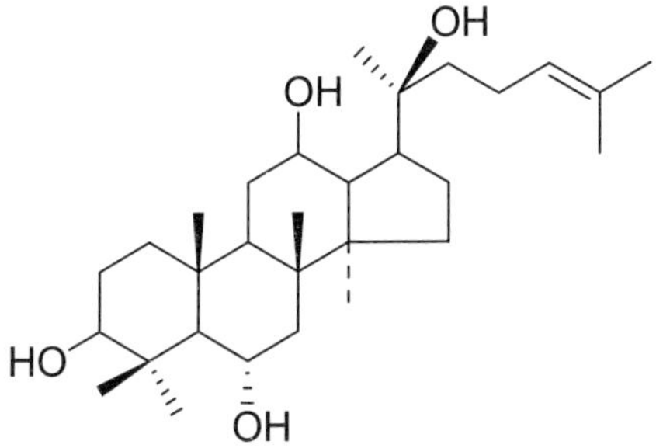

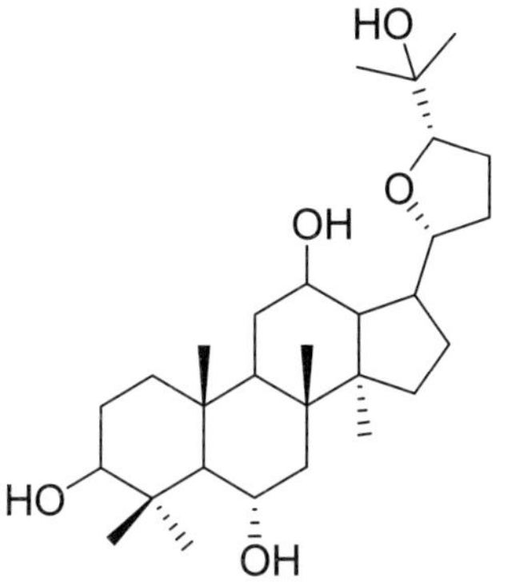

2. 氨基酸：竹节参主要含有 17 种水溶性氨基酸，其中含有一定量的 8 种人体必需氨基酸，含硫氨基酸较少，不含胱氨酸。

3. 糖类：竹节参中总糖的量约 41.51%，其中多糖 18.33%、低聚糖 19.98%，还原糖 3.20%

4. 挥发油及无机元素：主要成分为 β-檀香烯（β-santalene）、β-金合欢烯（β-far -nesene）。

3.3　化学成分的理化性质：

取本品粉末 0.5g，加乙醇 5ml，振摇 5 分钟，滤过，滤液蒸干，滴加三氧化锑饱和的氯仿溶液，再蒸干，即显紫红色。取本品粉末 0.2g，加醋酐 2ml，置水浴加热 2 分钟，滤过。取滤液 2ml，沿管壁缓缓滴加硫酸 2~4 滴，在两液接界处显红紫色。（检查皂甙）

4. 药理研究进展

4.1 对中枢神经系统的作用：研究发现，竹节参具有镇静、镇痛、改善学习记忆功能等作用。

4.2 对消化系统的作用：抗消化性溃疡、护肝等作用。

4.3 对心血管系统的作用：促纤维蛋白溶解作用；缺血再灌注损伤的保护作用；对心脏的保护作用。

4.4 抗疲劳作用：竹节参总皂苷提取物可不同程度地延长小鼠负重游泳时间，表明竹节参在增强机体对运动负荷的适应能力，抵抗疲劳产生和加速疲劳消除方面具有明显的作用。

4.5 抗肿瘤作用：竹节参总皂苷能明显抑制小鼠移植性肉瘤 S180 的生长，延长 H22 腹水小鼠的生存时间，具有较显著的抗肿瘤作用。

4.6 抗衰老作用：许彬等人通过实验小鼠研究发现，竹节参多糖可以调节小鼠免疫功能、清除自由基，从而发挥延缓衰老作用。

5. 抗衰老及治疗老年疾病的应用

竹节参的传统中医药认为，竹节参甘、微苦、温，既有类似人参的滋补强壮作用，又有类似三七的散瘀止痛和止血祛痰作用，主要用于病后虚弱，咳嗽痰多，跌打损伤。但比起人参类的补益作用差得多，多作为活血用。土家族中，用竹节参治疗风湿骨关节疼痛。土家族也用竹节参进行滋补身体，起到延年益寿之功效。

6. 资源评价与开发利用

竹节参含有人参、三七类似的成分，可以通过进一步的研究，利用竹节参补气调节机体免疫功能的作用，配制新型功能食品。可以取代化学抗氧化剂，做绿色无毒的食品保护剂；可以利用竹节参对免疫功能的影响开发新型抗肿瘤药物；也可以研制作用于心血管的中西医结合制剂。如竹节参对心血管有强心、保护缺血心肌的作用，但作用稍慢，持续时间长，副作用较弱，强心苷类药物显效快，但副作用明显，可取二者之长研制新型药物。余龙江研究证明竹节参皂苷对免疫系统具有"双向调节作用"，在治疗过程中使亢进的免疫功能下调至正常，不会产生类似雷公藤和其他免疫抑制剂导致的免疫功能减退。因此，竹节参极有可能开发成为一种有效、无毒或低毒的抗炎抗风湿的新药。

7. 参考文献

［1］李春艳，张杰，李劲平，等．竹节参化学成分与药理活性研究进展［J］. 中医药导报，2012，18（4）：68-71.

［2］左锐，袁丁．竹节参化学成分和药理活性研究进展［J］. 时珍国医国药，2005，16（9）：838-841.

［3］欧阳丽娜，向大位，吴雪，等．竹节参化学成分及药理活性研究进展［J］. 中草药，2010，41（6）：1023-1027.

［4］陈龙全．竹节参的研究与应用概况［J］. 湖北民族学院学报·医学版，2004，21（2）：32-33.

［5］杨辉，程清洲，许彬，等．竹节参多糖抗脑衰老作用的实验研究［J］. 时珍国医国药，2009，20（9）：2311-2312.

［6］许彬，程清洲，陈平，等．竹节参多糖抗衰老作用研究［J］. 中国医院药学杂志，2009，2（13）：1082-1085.

［7］马玲，谭德福．竹节参的研究概况［J］. 时珍国医国药，2005，16（12）：1306-1307.

［8］鲁道旺，朱国豪．土家族珍稀药材神参（竹节参）的研究概况［J］. 中国民族医药杂志，2008（5）：64-67.

［9］顿耀艳，袁丁．竹节参化学成分的研究进展［J］. 时珍国医国药，2006，17（10）：1909-1911.

［10］许彬，程清洲，陈平，等．竹节参多糖抗衰老作用研究［J］. 中国医院药学杂志，2009，29（13）：1082-1085.

［11］尹文仲．土家族药竹节参临床应用简介［J］. 湖北民族学院学报（医学版），2006，23（04）：77.

向 日 葵

1. 概述

向日葵 *Helianthus annuus* L. 傣药：糯晚歪、糯婉外、萝晚外；彝药：向日葵花、得和薄莫尾；畲药：向阳花、日头花、头晕花、瓜子花；阿昌药：松子；德昂药：砖睨；藏药：泥马多美。

2. 来源与分布

2.1 来源：为菊科植物向日葵的花盘、种子和根。

2.2 生境、分布：全国各地均有栽培，主要分布在东北、西北和华北地区。

2.3 采收与加工：果实成熟时，取种子、花盘和根晒干备用。

3. 化学成分研究概况

3.1 化学成分基本类型：黄酮类、倍半萜内酯类、倍半萜类、二萜类、甾体类、多酚类和芳香类。

3.2 主要化学成分结构和特点：

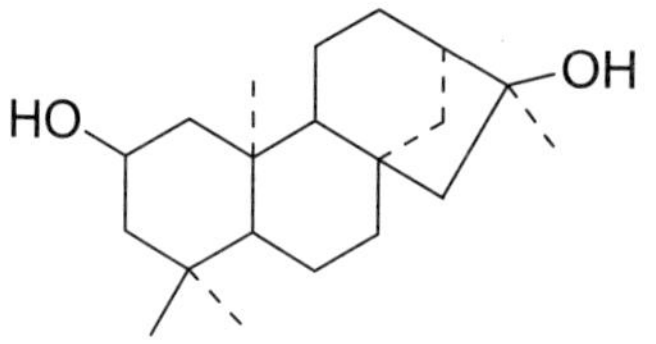

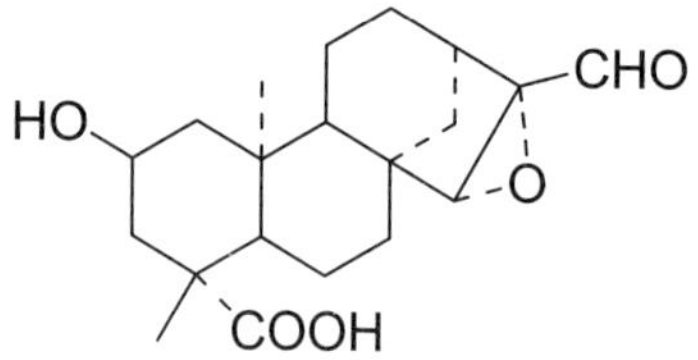

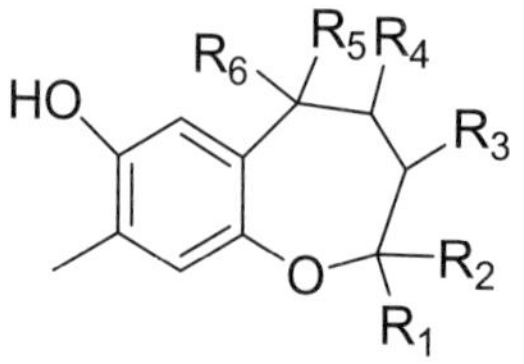

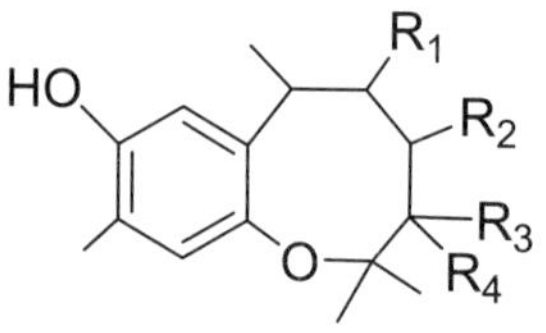

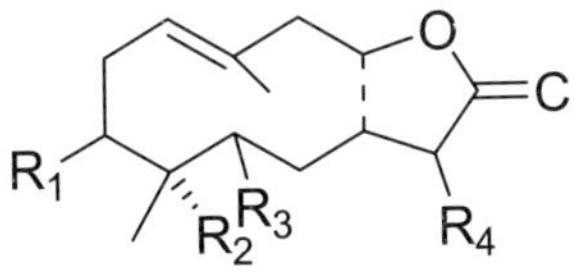

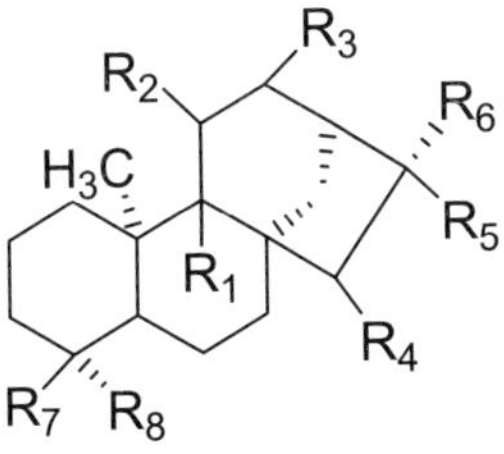

3.3　化学成分的分析方法：

利用反复硅胶柱色谱法、Sephadex LH‐20 凝胶柱色谱法、中压柱色谱及半制备高效液相色谱等方法分离纯化，通过 NMR、MS 等技术鉴定化合物结构。

3.4　化学成分的影响因素与变化规律：

随着施氮量增加而粗脂肪含量减少，蛋白质含量增加，籽仁中脂肪含量提高 1%，蛋白质含量下降 95%。而随施磷量的增加，籽仁中油脂和蛋白质均有增加趋势。

4. 药理研究进展

4.1　抗癌作用：葵花盘中提取的半纤维素，对小鼠肉瘤 180 和艾氏腹水癌实体型有抑制作用。

4.2　降压作用：药理研究表明，其降压作用的原理主要是外围性的，通过缓慢持久的扩张血管，使外围阻力下降，同时减慢心率使心输出量降低达到降压目的。

4.3　抗心绞痛作用：动物实验表明，葵盘水浸膏透析液对垂体后叶素引起的兔心收缩力减弱，有一定的对抗作用，并能增加猫冠脉流量及提高小鼠减压缺氧的耐受力，这表明葵盘具有抗心绞痛的药理作用。

4.4　抗衰老作用：向日葵籽富含有 VE，认为与抗衰老作用，长期使用少量向日葵籽可降低组织脂质过氧化速率从而起到抗衰老作用，机制被认为是葵花籽具有清除氧自由基的作用。

4.5　抑菌作用：实验证明，向日葵花托的提取物有显著的抗真菌作用。

5. 抗衰老及治疗老年疾病的应用

葵花子性味甘平，进入大肠，有驱虫止痢之功葵花子效中的油剂，特别是亚油酸部分，能抑制实验性血栓形成。葵花子含脂肪油达 50% 以上，其中亚油酸占 70%，此外，尚含有磷脂等，有良好的降脂作用。葵花子及油还有润肤泽毛之效。向日葵茎叶是优良的中药材料，傣药用向日葵叶治眩晕、失眠、高血压，疗效显著。向日葵茎髓健脾利湿止带，可治疗白带清稀，腰膝酸软。向日葵根可清热利湿，行气止痛。向日葵根适量，水煎服，可治疗淋症尿频、尿急、尿痛。

6. 资源评价与开发利用

我国向日葵资源丰富，向日葵含有蛋白质、脂肪、维生素、矿物质等营养素，植物纤维以及核酸、阿吉宁等次生物质，生理活性显著，具有重要的营养与保健功能。

7. 参考文献

[1] 李思义. 向日葵营养与保健功能 [J]. 内蒙古科技与经济，2003（06）：107-108.

[2] 梁雪钰，陈其秀，陈其和，等. 向日葵化学成分和药理活性研究概况 [J]. 内蒙古医学院学报，2006，28（S1）：139-141.

[3] 李延辉，郑凤荣，吕红英. 向日葵花籽保健饮料的研制 [J]. 饮料工业，2002（06）：18-20.

[4] 向日葵与保健 [J]. 家庭医学，2003（11）：2.

[5] 费永和，陈重，李笑然，许琼明，杨世林. 向日葵种子的化学成分研究 [J]. 中草药，2014，45（5）：631-634.

[6] 肖冰梅，刘义芳，郭锦明，等. 蒙古族、景颇族习用药向日葵根挥发油化学成分研究 [J]. 中国民族民间医药，2012（16）：11-13.

麦　　冬

1. 概述

麦冬 *Ophiopogon japonicas* Ker Gawl. 侗药：高勒、桑租、娘塔卯；苗药：乌仰够、姜加俄董、比子、基加欧幼、整洼麦冬、戛果搞日；瑶药：丘菜美；壮药：白粘草、甲细、那追久、五从萎；畲药：土麦冬、山韭菜；傣药：小麦冬；蒙药：查干、榜嘎。

《本草新编》：麦门冬，泻肺中之伏火，清胃中之热邪，补心气之劳伤，止血家之呕吐，益精强阴，解烦止渴，美颜色，悦肌肤，退虚热，解肺燥，定咳嗽。

2. 来源与分布

2.1　来源：百合科植物麦冬的根。

2.2　生境、分布：麦冬宜稍湿润的土壤环境，需水分较多，宜土质疏松、肥沃、排水良好的壤土和沙质壤土。

主产于四川、浙江。分布于江西、安徽、浙江、福建、四川、贵州、云南、广西等地。

2.3　采收与加工：杭麦冬于栽培后第三年小满至夏至采挖，洗净块根，晾晒 3~5 天，置筐内放置 2~3 天，然后再晒 3~5 天，如此闷晒 3~4 次，至块根干燥度达 70%，剪去须根晒干。川麦冬于栽培后第二年清明至谷雨采挖，将洗净的块根曝晒后，用手轻搓，再晒，反复 5~6 次，直至除去须根为止。

3. 化学成分研究概况

3.1　化学成分基本类型：甾体皂苷类、高异黄酮类、多糖、氨基酸、挥发油、微量元素等。

3.2 主要化学成分结构和特点：

1. 甾体皂苷类：

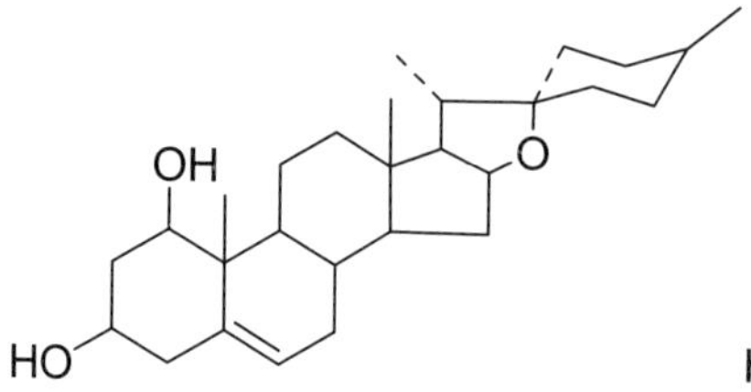

25（R）鲁斯可皂苷元

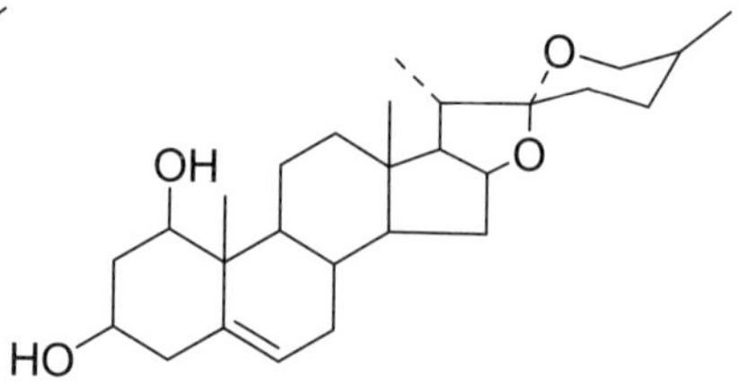

（23S，24S，25S）-23，24-dihydroruscogenin

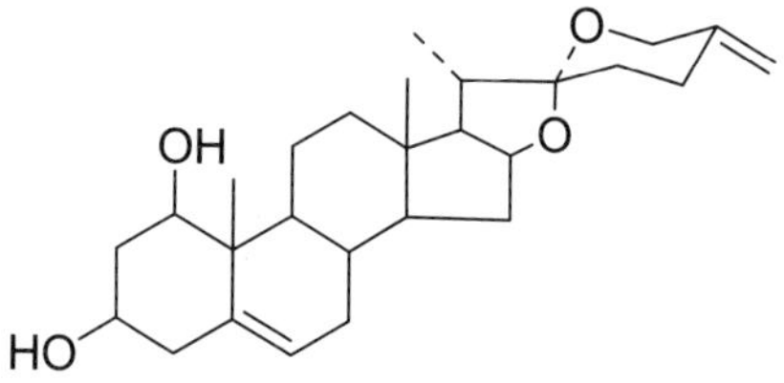

Neoruscogenin

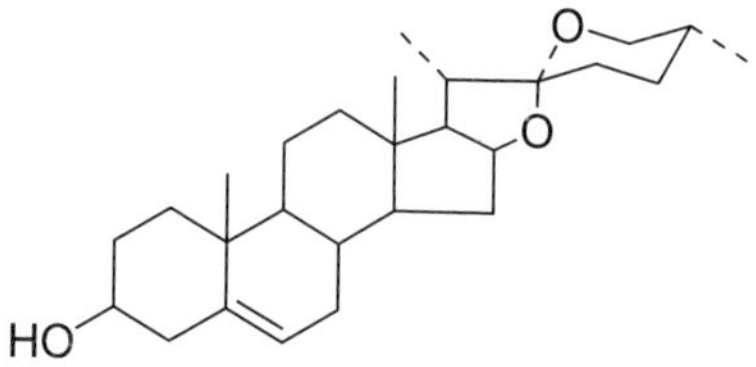

薯蓣皂苷元

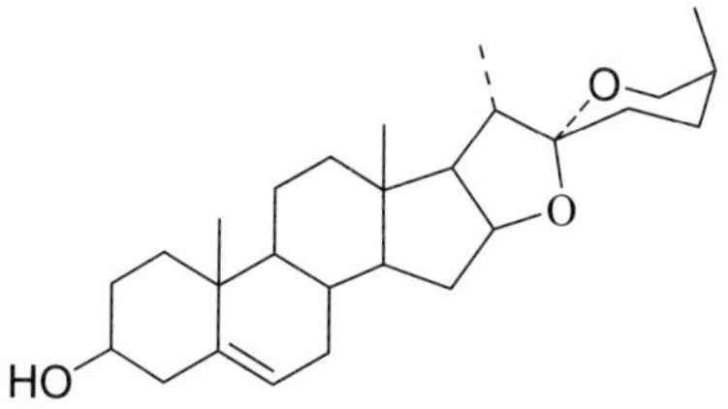

雅莫皂苷元

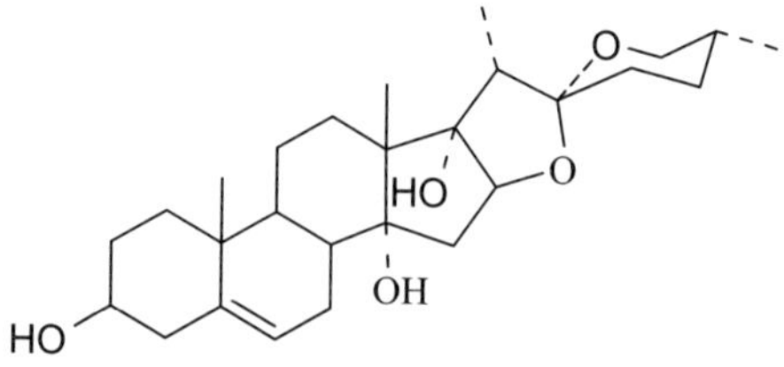

Ophiogenin

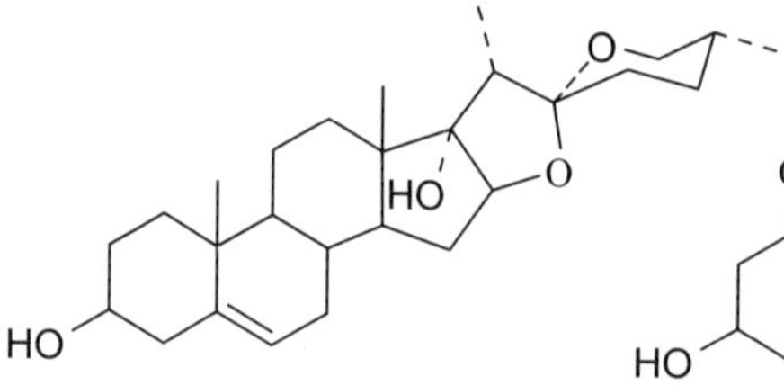

偏诺皂苷元

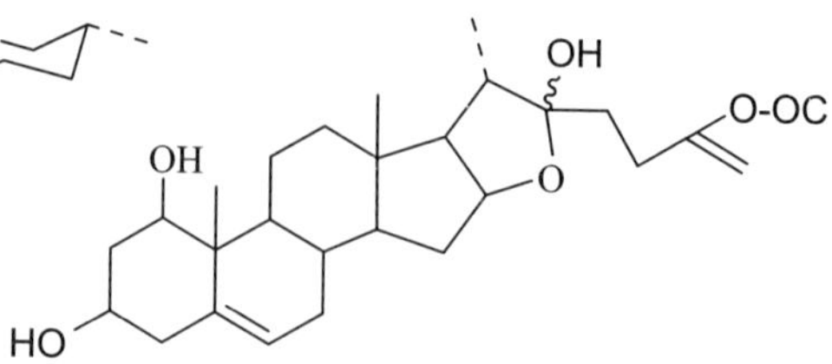

呋甾烷醇型甾体皂苷元

2. 高异黄酮类化合物：

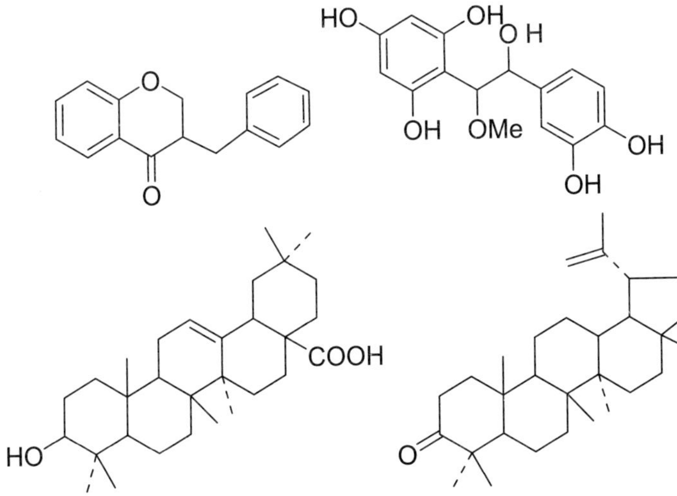

3.3　化学成分的理化性质：

（1）取本品横切面，表皮细胞 1 列，根被分为 3~5 列木化细胞。皮层宽广，散有含草酸钙针晶束的黏液细胞，有的针晶直径至 $10\mu m$。内皮层细胞壁均匀增厚，木化，有通道细胞，外侧为 1 列石细胞，其内壁及侧壁增厚，纹孔细密。中柱较小，韧皮部束 16~22 个，各位于木质部束的星角间，木质部由导管、管胞、木纤维以及内侧的木化细胞连接成环层。髓小，薄壁细胞类圆形。

（2）取本品的薄片，置紫外光灯（365nm）下观察，显浅蓝色荧光。

3.4　化学成分的分析方法：

利用乙醇回流提取，进行化合物成分的提取。再经硅胶柱色谱法，对所提取的化学成分进行分离。利用现代波谱分析技术，对所含单体化学成分进行分析，确定其化学结构。

3.5　化学成分的影响因素及变化规律：

慈溪和三台产的麦冬道地药材多糖含量显著高于其他产地麦冬药材，而皂苷含量显著低于其他产地麦冬药材。麦冬块根中多糖及总黄酮含量具逐年上升趋势，麦冬须根中多种活性成分含量显著高于块根。

李振丰等人研究不同采收期浙麦冬中总黄酮和总多糖含量变化规律，用浓硫酸-蒽酮显色法对不同采收期浙麦冬中总多糖含量进行测定，以芦丁为对照进行总黄酮含量测定，结果发现总黄酮在3月下旬至6月底前含量相对稳定，在6月底以后含量逐渐升高；总多糖含量从3月下旬始逐渐增加，至4月下旬有一个相对高点，其后含量稍有下降，至5月中旬以后又逐渐上升，至6月中旬含量达最高。

4. 药理研究进展

4.1 对心血管系统的作用：麦冬对蟾酥、大鼠和兔离体或在体以及体外培养的乳鼠心肌细胞均有一定的改善心肌缺血、增强心肌收缩力的作用。通过研究炙甘草汤中麦冬总皂苷对大鼠离体心脏心肌生理特性的影响及其在方中的地位，结果发现全方的作用（降低右心房肌自律性和左心房肌兴奋性，延长左心房肌功能不应期）随麦冬总皂苷浓度增高而加强，说明麦冬总皂苷能影响心肌的生理特性。麦冬不但能显著扩张小鼠微动、静脉的管径，改善其血液流态，加快血流速度，还能降低大鼠血小板的聚集率，而显示出其活血化瘀之功效。

4.2 对免疫系统的作用：研究显示，麦冬多糖可显著增加幼鼠的胸腺和脾脏重量，显著增强小鼠网状内皮系统（RES）的吞噬能力，提高血清溶血素含量，从而显示麦冬多糖具有良好的免疫增强和刺激作用。

4.3 抗衰老作用：研究发现，麦冬水提物能对抗D-半乳糖的致衰老作用，显著升高红细胞SOD、血清TAA含量，显著降低血清MDA含量，提示麦冬能降低机体自由基反应而发挥抗衰老作用。

4.4 保护脑缺血损伤作用：大鼠实验性脑缺血模型检测脑内乳酸含量研究，探讨了麦冬多糖对脑缺血损伤的抗缺氧作用，发现400mg和200mg麦冬多糖对脑内乳酸含量均有显著降低作用，从而提示麦冬多糖对实验性脑缺血有抗缺氧保护作用。

4.5 降血糖作用：在用麦冬多糖对正常和实验性糖尿病小鼠血糖的影响研究中发现，麦冬多糖灌胃给药对葡萄糖、四氧嘧啶及肾上腺素引起的小鼠高血糖均有抑制作用，对正常小鼠的血糖亦有降低作用。

4.6　抗肿瘤、抗放射及抗诱变作用：麦冬水提物对急性早幼粒白血病细胞株 HL60 有较明显的促分化作用，主要使其向粒细胞方向转化，其机理是可普遍降低白血病细胞癌基因的表达，从而能降低白血病的恶性增殖程度。

4.7　对生殖功能的作用：麦冬水提物对雄性小鼠生殖细胞非程序DNA 合成的影响，发现各剂量组诱导的非程序 DNA 合成与正常对照组比较差异无显著性。

4.8　其他作用：麦冬粉在平面皿上对白色葡萄球菌、枯草杆菌、大肠杆菌及伤寒杆菌等有抗菌作用，而 50% 全草煎剂对金黄色葡萄球菌、福氏痢疾杆菌和伤寒杆菌显示出良好的抑制作用。

5. 抗衰老及治疗老年疾病的应用

由生地黄、干地黄、熟地黄、天冬、麦冬等组成的固本酒具有滋阴补肾，益气驻颜之功效；将麦冬（鲜品，去心）捣烂，煮熟，绞取汁，加入蜂蜜放锅内以重汤煮，长服有滋补强壮、延年益寿之功效。

6. 资源评价与开发利用

从麦冬的基础研究和新药开发的角度来看，对某个病症或某个成分的研究尚缺乏层次和系统性，其作用机制亦不明确。同时，在与中医理论结合方面的研究和探索不够深入。对麦冬的养阴润肺、益胃生津、清心除烦的功效尚未用现代研究成果予以阐明，这都有待更进一步地深入。如果能以其中某个单体化合物为重点，既研究其确切可靠的疗效，又探索麦冬滋阴润燥的机理，必将引起关注。

7. 参考文献

[1] 蒋慧莲. 麦冬特征性成分及其质量标准研究 [D]. 浙江中医药大学，2013：6-11.

[2] 田友清，余伯阳，寇俊萍. 麦冬药理研究进展 [J]. 中国医学生物技术应用杂志，2004，78（05）：1-5.

[3] 陈卫辉，钱华，王慧中. 麦冬多糖对正常和实验性糖尿病小鼠血糖的影响 [J]. 中国现代应用药学杂志，1998，15（4）：21-23.

[4] 李振丰, 徐建中, 孙乙铭, 蒋国荣, 俞旭平, 聂晶. 不同采收期对浙麦冬总黄酮和总多糖含量的影响 [J]. 时珍国医国药, 2015, 26 (03): 734 -736.

[5] 蒋凤荣, 张旭, 范俊, 等. 麦冬药理作用研究进展 [J]. 中医药学刊, 2006, 24 (02): 236-237.

[6] 范俊, 张旭. 麦冬对心脑血管系统药理作用研究进展 [J]. 南京中医药大学学报, 2006, 22 (04): 270-272.

[7] 汤军, 黄琦, 徐志瑛, 等. 麦冬多糖的免疫活性研究 [J]. 中国中医基础医学杂志, 1998, 4 (9): 44-46.

[8] 林晓, 周强峰, 徐德生. 麦冬药理作用研究进展 [J]. 上海中医药杂志, 2004, 38 (06): 59-61.

[9] 黄光辉, 孙连娜. 麦冬多糖的研究进展 [J]. 现代药物与临床, 2012, 27 (05): 523-529.

[10] 汤军, 钱华, 黄琦, 等. 麦冬多糖平喘和抗过敏作用研究 [J]. 中国现代应用药学杂志, 1999, 16 (2): 16-19.

[11] 顾双林, 纪克, 等. 麦冬对实验性心肌梗塞及心肌缺氧时亚微结构的影响 [J]. 上海中医药杂志, 1983 (7): 45.

[12] 高广猷, 宋晓亮, 等. 山麦冬总氨基酸对大鼠实验性心肌缺血的保护作用 [J]. 中国药理学通报, 1993, 9 (4): 281-283.

[13] 陈屏, 徐东铭, 雷军. 麦冬化学成分及药理作用的研究现状 [J]. 长春中医学院学报, 2004, 20 (01): 35-36.

[14] 周跃华, 徐德生, 冯怡, 等. 麦冬提取物对小鼠心肌营养血流量的影响 [J]. 中国实验方剂学杂志, 2003, 9 (1): 22-23.

[15] 黄厚才, 倪正. 麦冬对小鼠小鼠耳郭微循环的影响 [J]. 2003, 23 (1): 57-58.

[16] 周惠芳, 张旭, 吴德芹. 麦冬对诱导性血管平滑肌细胞增殖的拮抗作用 [J]. 浙江中西医结合杂志, 2003, 13 (9): 531-533.

苍 耳 子

1. 概述

苍耳子 *Xanthium sibiricum* Patrin ex Widder 。白药：脂、书我果；傣药：牙西温，雅其温；哈尼药：折噶；瑶药：美农米；么佬药：咯噶；壮药：棵威伦；侗药：念把甲；水药牛虱子、独供；傈僳药：他他能；阿昌药：苍耳；彝药：红刺树尖；苗药：比广棍、加欧、整家修、挑噶摆；藏药：切才耳；蒙药：浩尼-獞古、纳德玛；维药：苍耳叶；畲药：苍耳草、羊带来、粘肉葵、道人头、野茄子；土家药：羊屎果。苍耳子在彝药中具有敛疮生肌之功效（《彝植药》），在多种少数民族药中用来治疗风湿性关节炎以及各种皮肤病。

2. 来源与分布

2.1 来源：菊科植物苍耳带总苞的果实。

2.2 生境与分布：生于山地、草坡及路旁。全国各地均有分布。

2.3 采收与加工：9~10 月果实成熟，由青转黄，叶已大部分枯萎脱落时，选晴天，割下全株，脱粒，扬净，晒干。取苍耳子，置预热炒制容器内，用中火加热，炒至表面深黄色刺焦，内部浅黄色时取出，晾凉，碾去刺，筛净，用时捣碎。

3. 化学成分研究概况

3.1 化学成分基本类型：

挥发油类、倍半萜类、木脂素类、二萜类、杂环类、芬酸类、甾醇类、黄酮类、蒽醌类等。

3.2 主要化学成分结构和特点：

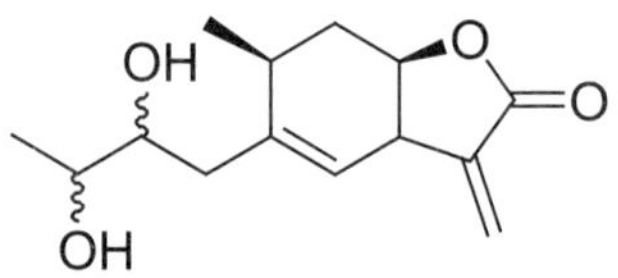

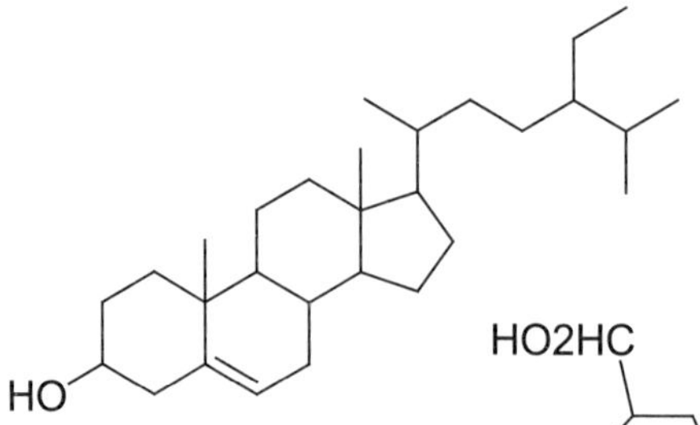

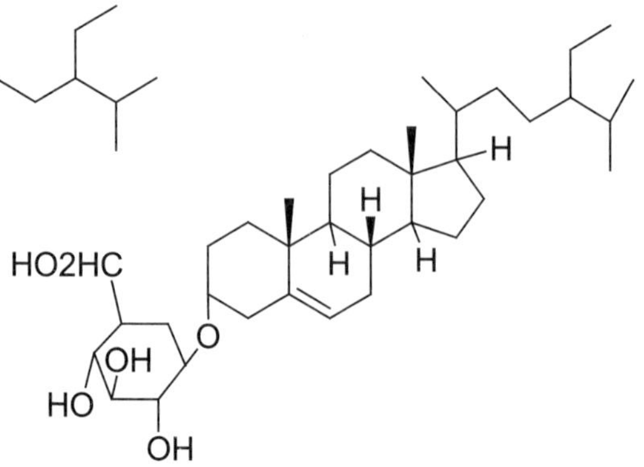

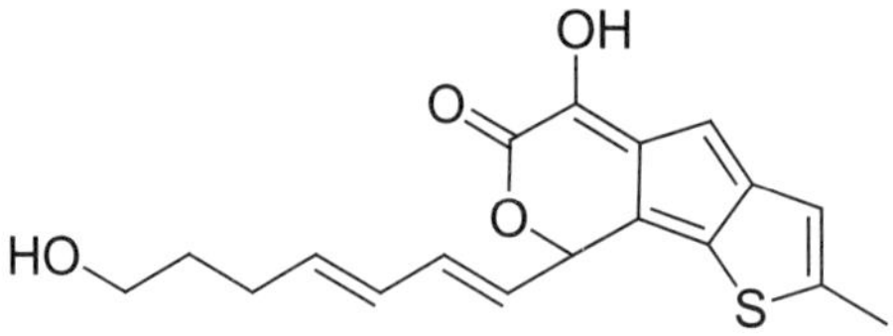

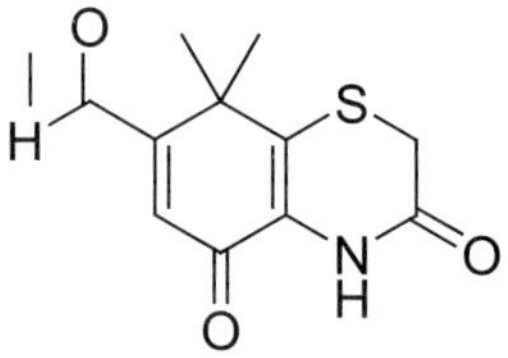

3.3 化学成分的理化鉴别：

（1）取样品粗粉 10g，用 0.5% 盐酸乙醇溶液 70ml，回流 10 分钟，滤过。取滤液 2ml 加三氯化铁液 1 滴，显绿色。（检查酚性成分）

（2）将上述滤液用氨试液调至中性，蒸干，残渣用少量 5% 硫酸溶解，分成两份，一份加硅钨酸试剂 1 滴，显浅黄色沉淀，另一份加碘化铋钾试剂 1 滴，显橘红色沉淀。（检查生物碱）

（3）薄层层析 样品制备：取样品粗粉 10g，用甲醇振摇提取 3 次，合并提取液，减压浓缩到少量，供点样用。用芦丁对照，于硅胶 G，以正丁醇-醋酸-水（4∶1∶5 上层）展开至 10.5cm，用氨蒸汽。显色斑点呈黄色。

3.4 化学成分的分析方法：

候慧采用 [1]H－NMR、[13]C－NMR、[1]H－^{1}H COSY、HSQC、HMBC 和 NOESY 等 1D 及 2D-NMR 波谱学测试技术，并结合 HR-ES1-MS、FAB-MS 等质谱技术进行了鉴定，陈洁等利用正相硅胶柱色谱、反相 ODS

柱色谱、Sephadex LH-20 柱色谱、重结晶等方法进行分离和纯化，根据理化性质和波谱数据进行结构鉴定。

3.5 化学成分的影响因素与变化规律：

金传山等人研究发现，不同的炮制方法对苍耳子化学成分有一定的影响，以炒后碾去刺品的水浸出物含量最高，脂肪油含量最低，阵痛作用最强，毒性最小。

4. 药理研究进展

4.1 抗氧化、抗衰老作用：苍耳子能有效地减少脂质过氧化作用，降低组织过氧化脂质（LPO）含量，有效避免有害物质对组织细胞结构和功能的迫害作用。对超氧化物歧化酶（SOD）活性有提高趋势，表明苍耳能增强机体对自由基的清除能力，减少自由基对机体的损害。王如阳等实验结果表明苍耳子提取液具有较好的清除超氧自由基和一定的清除羟自由基的作用，其中苍耳子水提液清除超氧自由基的抗氧化活性较好，醇提液清除羟自由基的抗氧化活性较好，总黄酮提取量水提液与醇提液相同。

4.2 降血糖作用：宋振玉等发现，以 1.25~5 mg/kg 的苍耳子水浸液中的苷类物质腹腔注射于正常大鼠，使血糖和肝糖原水平显著降低，以 10mg/kg 时，给药后 2 小时血糖降低至惊厥水平（35 mg% ~ 45 mg%）。能对肾上腺素的升血糖作用（可能与肝糖原减少有关），对四氧嘧啶糖尿病大鼠无治疗作用。

4.3 对免疫功能的影响：ELISA 法研究发现苍耳子水煎剂对体液免疫作用明显，对下丘脑和血装中的内啡肽有显著降低作用，对白细胞介素-2（IL-2）受体表达有明显抑制作用，而这种作用是苍耳子用来治疗过敏性疾病的机制之一。苍耳子水煎剂（40g/kg）能显著抑制 DNP-BSA 致敏 BABL/C 小鼠 IgE 抗体的生产，明显抑制腹腔巨噬细胞的吞噬功能和淋巴细胞的转化，延迟和减轻卵蛋白致敏豚鼠的 I 型超敏反应，对 IgG、IgM 的合成影响不大，对免疫应答主要起负调节作用。

4.4 降血压作用：苍耳子煎剂能减慢心率、降低收缩力，同时对实验兔的血管有扩张作用。

4.5 镇痛抗炎作用：苍耳子甲醇提取物 1000mg/kg 皮下注射小鼠，醋酸扭体反应的抑制率为 10%～30%，表明苍耳子具有镇痛抗炎作用。

5. 抗衰老及治疗老年疾病的应用

《神农本草经》中记载，苍耳子为祛风湿的良药，临床上苍耳子多配伍辛夷、白芷、薄荷（苍耳子散）加减用于慢性鼻炎、过敏性鼻炎、鼻窦炎、副鼻窦炎等鼻部疾病，尚可治疗皮肤病、关节痛、牙痛等疾病。市售治疗鼻炎的中成药如鼻渊舒口服液、通窍鼻炎片（颗粒）、防芷鼻炎片、鼻舒适片、鼻炎灵片、滴通鼻炎水、芩芷鼻炎糖浆等均含苍耳子。

将苍耳子制成 30% 针剂，用于腰部扭伤、腰肌劳损，坐骨神经痛、肥大性腰椎炎、腰椎隐裂等引起的腰腿痛计 163 例，总有效率达 89%。奏效快者 1 次注射后即减轻，一般 3～5 次奏效。对急性腰部扭伤或腰肌劳损疗效较好。对由于骶椎隐裂及肥大性腰椎炎所致的腰痛，疗效不稳定。

6. 资源评价与开发利用

自古以来，苍耳子就是中医治疗鼻渊的要药，具有良好的疗效，但由于缺乏对其药效的理论基础研究，导致其有效部位和活性成分并不是特别明确。目前，对苍耳子有效成分的研究主要集中在挥发油和脂肪酸类化合物方面。近年来，由于其显著的临床应用效果，人们更加关注苍耳子，此外，从苍耳子中分离的抗氧化成分表现出较高的活性，可用于保健品等的开发研究。

7. 参考文献

［1］王蓓，赵卫星．苍耳化学成分研究及应用［J］．化工时刊，2011，25（07）：47-49.

［2］胡冬燕，杨顺义，袁呈山，等．苍耳化学成分的分离与鉴定［J］．中草药，2012，43（04）：640-644.

［3］陈洁，王瑞，师彦平．苍耳子的化学成分研究［J］．中草药，2013，44（13）：1717-1720.

［4］ 金传山，吴德林，张京生．不同炮制方法对苍耳子成分及药效的影响
　　　［J］．安徽中医学院学报，2000，19（01）：55-57．

［5］ 阁云山，罗燕梅，李喜香．复方苍耳子滴鼻液的药效学实验研究［J］．临
　　　床实践生职业教育，2005，23（17）：142-143．

［6］ 马萍，李红．苍耳子的研究进展［J］．中草药，1999，30（8）：634．

［7］ 王龙妹，傅惠梯，周志兰．枸杞子、白术、细辛、苍耳子对内细胞介素-
　　　2受体表达的影响［J］．中国临床药学杂志，2000，9（3）：172．

［8］ 宋振玉，张凌云，谢明智，等．苍耳子的力巧成分及其药理作［J］．药学
　　　学报，1962，9（11）：678．

［9］ 樊景坡．苍耳子、细辛、枸杞子、白术对小鼠组织自由基代谢的影响
　　　［J］．中医药信息，1994（2）：48．

［10］ 姜克元，黎维勇，苍耳提液抗病谨做出的研究［J］．时珍国药研究，
　　　1997，8（3）：217．

［11］ 崔秀荣，马海波，张旗，等．苍耳子的化学成分和临床应用研究进展
　　　［J］．现代药物与临床，2012，27（06）：614-618．

［12］ 苏新国，黄天来，王宁生．苍耳子的抗氧化成分研究［J］．中药新药与
　　　临床药理，2007，18（01）：47-49．

［13］ 苏新国，宓穗卿，王宁生，等．苍耳子药用研究进展［J］．中药新药与
　　　临床药理，2006，17（01）：68-72．

［14］ 张明发，沈雅琴．苍耳子药理与临床［J］．中南药学，2006，4（03）：
　　　216-218．

［15］ 王如阳，刘晓芳，刘满红，等．苍耳子提取液的抗氧化活性研究与总黄
　　　酮含量测定［J］．云南中医中药杂志，2008，29（09）：42-43．

杜 仲 叶

1. 概述

杜仲叶 *Eucommia ulmoides* Oliv. 。彝药：茎皮治肾虚腰痛，筋骨无力，风湿骨痛，浑身酸痛。《哀牢》水药：必梅杜仲：茎皮用于降压，肾炎水肿《水医药》；傈僳药：四共子：树皮治腰痛，风湿，头晕目眩，高血压《怒江药》；毛难药：Meiduzhong 美杜中；苗药：Nduizhoux sod 都仇都索，Det dent 都顿，Detuabudfab 豆蛙五番：茎治老年腰痛《苗医药》高血压《湘蓝考》；哈尼药：其打；德昂药：Sikjicq 治高血压，头晕目眩，肾虚尿频《德宏药录》；傣药：牙惹高（德傣）；侗药：美茶恩，Meixsabtenl 尚美基任；藏药：达布桑：树皮治胃热，眼疾，《藏本草》；佤药：萝考洋衣：树皮治慢性肾病，高血压。

2. 来源与分布

2.1 来源：杜仲科杜仲的干燥树叶。

2.2 生境、分布：

生态环境：生于海拔 300~500m 的低山、谷地疏林中。

资源分布：分布于陕西、甘肃、浙江、河南、湖北、四川、贵州、云南等地，现各地广泛栽种。

2.3 采收与加工：药用或保健用叶在秋季或最晚至霜降前，叶子未发黄前采收，除去杂质，阴干或蒸气处理使胞内酶失活后，阴干。

炮制：（1）杜仲叶：除去杂质，切丝，筛去灰屑。（2）盐炒杜仲叶：取净杜仲叶，用盐水喷匀，稍闷，炒至有焦斑，每 100kg 杜仲叶，用食盐 2kg。

3. 化学成分研究概况

3.1 化学成分基本类型：叶中含有木脂素类、环烯醚萜类、苯丙素类、黄酮类化合物、脂肪酸和挥发油等多种成分。

3.2 主要化学成分结构和特点：

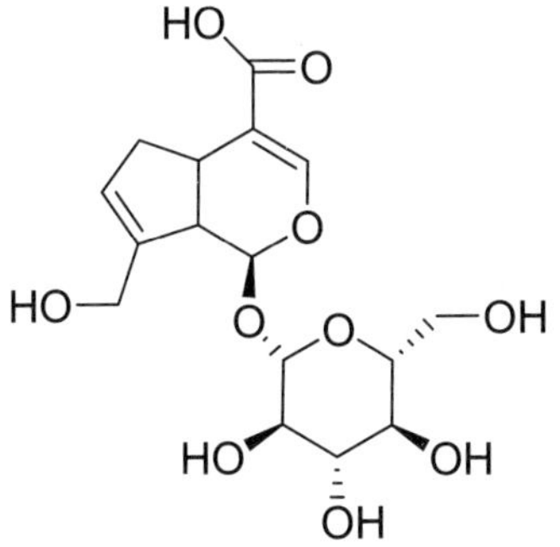

京尼平苷酸

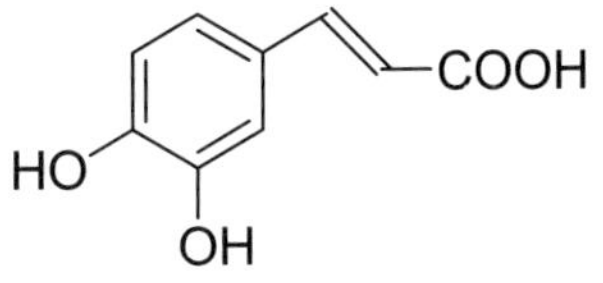

咖啡酸

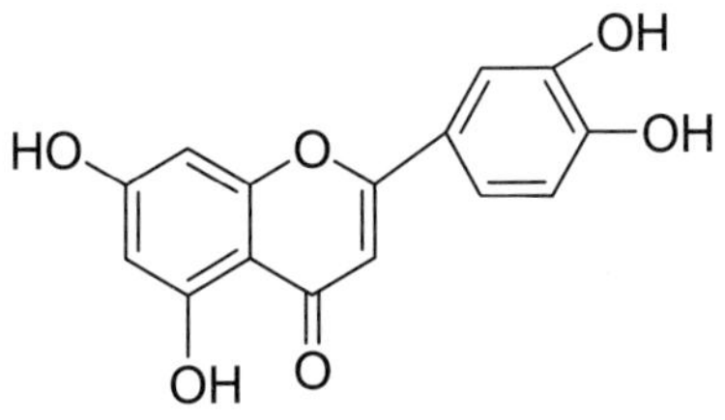

槲皮素

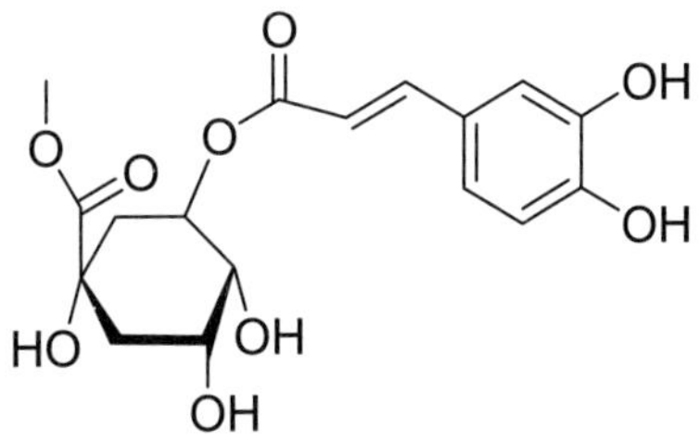

绿原酸甲酯

3.3 化学成分的理化鉴别：

（1）取本品粗粉约 1g，加水 10ml，浸泡 30 分钟，滤过，滤液滴加铁氰化钾-三氯化铁试液 2 滴，显深蓝色。（检查绿原酸）

（2）取本品粗粉约 2g，加 50%乙醇 20ml，浸泡 2 小时，滤过，滤液加活性炭少量，搅匀放置约 10 分钟，滤过。取滤液 5ml，加乙醇 5ml，0.5%甲氨基苯甲醛乙醇溶液 5ml，盐酸 1ml，置热水浴（温度不超过 80℃）上加热 1 分钟，显暗紫色，逐渐显蓝色。（检查桃叶珊瑚甙）

4. 药理研究进展

4.1　降低血压作用：杜仲被认为是现在世界最高质量的无副作用的天然降压药物，其降低血压的有效成分是松脂醇二葡萄糖苷。杜仲叶浸膏对麻醉猫具有非常明显的降压作用，降压强度随剂量增加而增加，降压维持时间也随之延长。

4.2　抗炎抗病毒作用：杜仲叶中所含的绿原酸具有广泛的抗菌、利胆、止血及增高白血球数量的作用。

4.3　对免疫功能的作用：曲范仙等研究发现杜仲叶醇提物能明显增强脾细胞对 ConA 的增殖反应，明显增强腹腔巨噬细胞的吞噬功能。

4.4　补肾、强筋健骨作用：胡金家等研究发现杜仲叶部位可以促进 Atp 的分泌。

4.5　抗衰老作用：研究发现杜仲叶水提物和甲醇提取物都可促进胶原合成，达到抗衰老的目的，效果最好的实验组含大量环稀醚萜苷。杜仲叶甲醇提取物还可提高增龄变化模型大鼠的皮肤角质层转换。杜仲叶水提取物能提高 D-半乳糖衰老小鼠组织及血 SOD 、GSH-Px 、CAT 活性，降低 MDA 含量。

4.6　安胎作用：杜仲叶冲剂和黄体酮一样，对垂体后叶所引起的小鼠流产有明显的对抗作用，能使流产动物数明显减少，产仔数相对增加。

4.7　调节血脂的作用：将 55% 的杜仲叶、25% 的山楂、20% 的葛根制成复方杜仲叶提取液，以不同的剂量灌胃给予大鼠 28 d，10.0 mL/kg.b.w 剂量的血清 TC 、TG 均有明显的降低 （P<0.05），各剂量组的血清 HDL-C 有一定程度的升高，证明复方杜仲叶提取液具有一定的调节血脂的作用。

4.8　抗氧化作用：用 D-半乳糖建立小鼠代谢紊乱实验性衰老模型，给予不同剂量的杜仲叶水提取物，观察其对小鼠肺和细胞中超氧化物歧化酶（SOD）、谷胱甘肽过氧化物酶（GSH-Px）及肺血浆中丙二醛（MDA）含量的影响，结果提取物组各项指标明显优于对照组和模型组，所以杜仲叶水提取物对 D-半乳糖导致的衰老小鼠氧化性损伤具有保护作用。

5. 抗衰老及治疗老年疾病的应用

由地黄、人参、菟丝子、枸杞子、柏子仁、石菖蒲、川牛膝、杜仲、地骨皮、川当归、川巴戟组成的不老神方，具有安养营卫，补益五脏，和调六腑，滋充百脉，润泽三焦，活血助气，添精实体，使髭乌发亦乌的作用。饮用杜仲茶，能调节血压，恢复血管弹性，保护心脑，补肝肾，强肋骨等。

6. 资源评价与开发利用

杜仲温补肝肾，长于强筋健骨，为治肝肾不足，腰膝酸痛的要药。现代用以治疗高血压，有可靠的降压功效。对老年人肾虚血压高者，可与桑寄生、怀牛膝、淫羊藿等配伍，能增强机体的免疫功能。

按照营养互补的原理，将杜仲叶、核桃仁的营养成分进行合理复配，研究出具有延年益寿、抗疲劳功效的杜仲、核桃复合饮料。目前一些杜仲产区有关厂家生产的杜仲茶、杜仲速溶粉、杜仲冲剂、杜仲晶、杜仲咖啡、杜仲可乐及杜仲酒等保健品也先后上市，并远销日本、韩国、加拿大、美国及中国的港澳地区。可以预见，利用杜仲皮或杜仲叶提取物作为保健食品添加剂，有着极为诱人的前景。

我国的杜仲叶资源丰富，但近年来，杜仲叶大部分出口到日本等国，我们自己的产品尚处于初级阶段，我国应该借鉴日本近年来发展杜仲产业的经验，杜仲产业的发展必须走规模化、产业化及科、工贸一体化的道路，不断生产出高科技名牌产品。杜仲叶在医药、保健食品方面发展前景广阔，但同时应加强杜仲叶的临床疗效、制备工艺、质量标准方面的研究，只有这样，才能更好地进行杜仲叶的深度开发。

7. 参考文献

[1] 叶文峰. 杜仲叶中化学成分、药理活性及应用研究进展 [J]. 林产化工通讯, 2004, 38 (05): 40-44.

[2] 袁天翊, 方莲花, 吕扬, 等. 杜仲叶的药理作用研究进展 [J]. 中国中药杂志, 2013, 38 (06): 781-785.

[3] 辛晓明, 冯蕾, 王浩, 等. 杜仲的化学成分及药理活性研究进展 [J]. 医

学综述，2007，13（19）：1507-1509.

[4] 黄武光，曾庆卓，潘正兴，等. 杜仲叶冲剂主要药效学及急性毒性研究 [J]. 贵州医药，2000，24（6）：325-326.

[5] 胡佳玲. 杜仲研究进展 [J]. 中草药，1999，30（5）：394.

[6] 张瑛朝，张延敏，郭代立，等. 复方杜仲叶合剂对人体降压作用的实验研究 [J]. 中成药，200（6）：418-421.

[7] 曲范仙，韩德俊. 杜仲叶醇提物对小鼠免疫功能的影响 [J]. 长治医学院学报，1996（1）：8-9.

[8] 胡金家，王曼莹. 杜仲叶提取物对体外培养成骨细胞代谢功能调节研究 [J]. 中国中医基础学杂志，2001，7（4）：288-289.

[9] 萧凤岐. 杜仲叶的生理功能 [J]. 四川食品与发酵，1995（4）：17.

[10] LI Y M，METRORI K，etal. Improvement in the turnoverrate of the stratum corneum in false aged model rats by theadminstratin of geniposidic acid inEucommiaulmoidesOliv. lesves [J]. Bio Pharm Bull，1999，22（6）：582-585.

[11] 佐藤贵洋. 杜仲叶有效成分的研究（胶原合成促进因子）[J]. 国外医学（中医中药分册），1999，21（3）：61.

[12] 张瑛朝. 复方杜仲叶提取液对大鼠血脂的调节作用实验研究 [J]. 中成药，2000，22（4）：7-8.

[13] 周华珠，陈翠华，孙立，等. 杜仲叶提取物对衰老小鼠抗氧化功能的影响 [J]. 徐州医学院学报，1998，18（6）：463-464.

[14] LI Y M，METRORI K，et al. Improvement in the turnoverrate of the stratum corneumin falseaged model rats bytheadminstratinofgeniposidicacidinEucommiaulmoidesOliv. lesves [J]. BioPharmBull，1999，22（6）：582-585.

[15] 佐藤贵洋. 杜仲叶有效成分的研究（胶原合成促进因子）[J]. 国外医学（中医中药分册），1999，21（3）：61.

[16] KIYAMAK，et al. Manufacture of fermented liquid teafromoliveleaves [J]. Kokai Tokkyo Koho JP，1998（85）：131.

[17] 李宗信，李斌，黄小波，等. 中药单味药及其有效成分抗氧自由基的动物实验及临床研究 [J]. 河北中医药学报，2002，17（04）：23-28.

何 首 乌

1. 概述

何首乌 *Fallopia multiflora*（Thunb.）Haraldson。蒙药：西莫图-西莫力，制后用于头晕耳鸣，头发早白，腰膝酸软，肢体麻木，高血脂症，《蒙药》；壮药：扣旦，扣栗，那勾，蚯蚓，麻狼暖。块根、茎、叶治少年白发，体弱，干瘦症，风湿骨痛，神经衰弱；侗药：教门野 Jaol maenc yeex，教门行 Jaol maenc xingc，块根主治身体虚弱，补体补血，《侗医学》。门拢，胶咪，块根治少年白发，贫血，体弱《桂药编》；水药：骂告，块根治黄疸型肝炎《水医药》；毛难药：拉门泵，块根治肾虚，贫血，体弱《桂药编》；苗药：西那虽，块根之劳神经衰弱，慢性肝炎；Bid xid giongb 比谢龚，Vob hmuk wongx 窝朴翁，Uab nangs 蛙朗，Ghal luf leb 高怒奶，块根及茎治病后头晕，颜面黄色《苗医药》；仡佬药：秒门榨，块根治少年白发，贫血，体弱，风湿骨痛《桂药编》；瑶药：红茎藤叶，野番米，野红术，叶凡台，块根治少年白发，贫血衰弱，神经衰弱；茎治风湿关节痛；土家药：红苔莲（gong chao lian），块根治亏血，梦多，肾虚早白头，《土家药》。

2. 来源与分布

2.1　来源：蓼科植物何首乌的干燥块根。

2.2　生境、分布：生长于草坡、路边、山坡石隙及灌木丛中。分布于河南、山东、安徽、江苏、浙江、福建、广东、广西、江西、湖南、湖北、四川、贵州、云南等地。主产于河南、湖北、贵州、四川、江苏、广西等地。此外，浙江、安徽、广东、山东、江西、湖南亦产。

2.3 采收与加工：秋、冬二季叶枯萎时采挖，削去两端，洗净，个大的切成块，干燥。

炮制：除去杂质，洗净，稍浸，润透，切厚片或块，干燥。

3. 化学成分研究概况

3.1 化学成分基本类型：蒽醌类，主要为大黄酚和大黄素，其次为大黄酸、痕量的大黄素甲醚和大黄酚蒽酮等（炙过后无大黄酸）。

3.2 主要化学成分结构和特点：

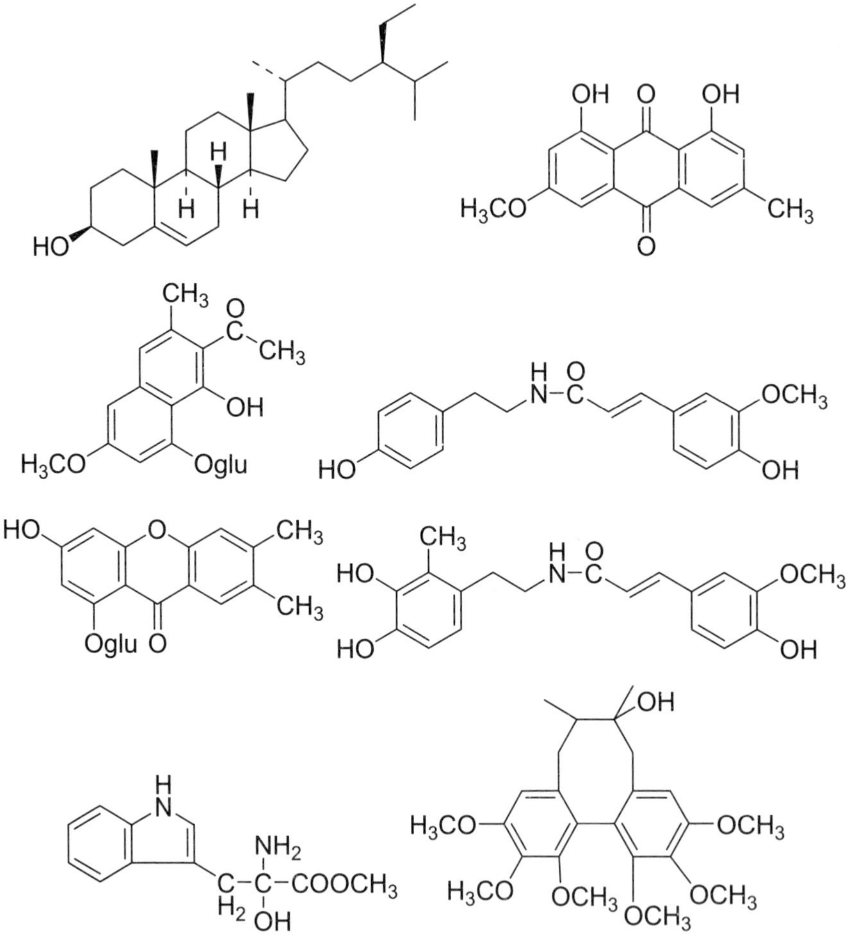

3.3　化学成分的理化性质：

取本品粉末 0.25g，加乙醇 50ml，加热回流 1 小时，滤过，滤液浓缩至 3ml，作为供试品溶液。另取何首乌对照药材 0.25g，同法制成对照药材溶液。用薄层色谱法试验，吸取上述两种溶液各 $2\mu l$，分别点于同一羧甲基纤维素钠为黏合剂的硅胶 H 薄层板上使成条状，以苯–乙醇（2：1）为展开剂，展至约 3.5cm，取出，晾干，再以苯–乙醇（4：1）为展开剂，展至约 7cm，取出，晾干，置紫外光灯（365nm）下检视。供试品色谱中，在与对照药材色谱相应的位置上，显相同颜色的荧光条斑，再喷以磷钼酸硫酸溶液（取磷钼酸 2g，加水 20ml 使溶解，再缓缓加入硫酸 30ml，摇匀），稍加热，立即置紫外光灯（365nm）下检视，供试品色谱中，在与对照药材色谱相应的位置上，显相同颜色的条斑。

3.4　化学成分的分析方法：

用比色法测定恩醌类化合物的含量，用薄层扫描法或高效液相色谱法测定主要蒽醌类成分大黄素、大黄素甲醚的含量。用高效毛细管电泳法测定二苯乙烯苷的含量。应用荧光分光光度法、酶化学发光法等法测定二苯乙烯苷。

3.5　化学成分的影响因素与变化规律：

（1）何首乌中的主要成分其含量高低与产地和炮制工艺有关，经过炮制后 3 类成分的含量均会发生变化，二苯乙烯苷含量在炮制后有所下降，部分结合蒽醌在炮制后转变为游离蒽醌，含量下降，磷脂类成分在炮制后含量均会下降。

（2）不同产地何首乌中化学成分的含量差异很大，广东德庆产生药（小叶）中两种抗衰老有效成分（PMEG、ST）的总含量均最高。江西井冈山产生药次之，四川成都产生药居第三。其余依次为广东德庆（大叶）、河南灵宝、河南柘城、山东平邑、河南禹州、安徽琅琊山，云南昆明产生药含量最低。从药理作用强度来说，广东德庆产（小叶）及江西井冈山产何首乌最佳。就泻下活性成分决明酮–8–O–β–D–葡萄糖苷的含量而言，除云南昆明及安徽琅琊山产含量很低（在检测限以下）外，其余各产地含量相近。广东德庆何首乌（小叶）、江西井冈山何首乌中的含量略高于其他产地，但考察有效成分含量/泻下成分含量的比值，广东德庆（小叶）与江西井冈山产何首乌在最高水平，表明它们不仅有效成分含量高，而且具有较高的安全性，即品质最优。四川成都、广东德庆（大叶）、河南灵宝产何首乌处于中等水平，质量中等。异地移栽2年后，除山东产何首乌在移栽后化学成分的含量发生较大变异外，其余各样品化学成分的含量基本保持了原来的特性。何首乌化学成分的差异主要源于种质差异，而环境因素的影响不大。

4. 药理研究进展

4.1　抗衰老作用：研究表明何首乌中的二苯乙烯苷类成分具有较强的体外抗氧化能力和清除活性氧作用，且具有良好的量效关系，是一种较强的抗氧化剂。宋士军等报道，何首乌70%乙醇提取物可通过降低小鼠脑组织和肾组织的脂褐素含量，升高心肌 Na^+/K^+-ATP 酶活性和肝脏 SOD 活性来有效对抗 D-半乳糖所致的小鼠亚急性衰老。此外，何首乌能显著抑制老年小鼠血、脑、心脏脂质过氧化物的生成。提高小鼠SOD 活性，降低 LPO 水平的作用。

4.2　对心脑血管的作用：实验表明，何首乌的50%乙醇提取物可对抗结扎抗沙土鼠大脑中动脉造成的局部脑缺血，减少大脑梗死近50%。何首乌乙酸乙酯提取物中的蒽醌部分对缺血再灌注大鼠心肌有保护的作用，其原因可能是这部分保持了谷胱甘肽的抗氧化活性。戴友平等发现，何首乌还能提高犬心肌缺血再灌注受损心肌中 SOD、CAT 的活性，明显减小心肌梗塞范围、降低梗死程度。

4.3　抗炎与免疫作用：吕金胜等报道，何首乌乙醇提取物可明显抑制二甲苯所致的小鼠耳急性炎症肿胀和角叉菜胶所致的足跖肿胀，且维持时间较长；对醋酸所致的小鼠腹腔毛细血管通透性亢进及蛋清所致的大鼠足肿胀有显著抑制作用。在醋酸所致小鼠扭体反应实验中发现，其还有一定的镇痛作用。

4.4　影响代谢的作用：血和尿中的羟脯氨酸含量与年龄密切相关，可反应个体生长发育水平。白秀珍等对4、5月龄小鼠进行分组观察，发现何首乌制剂可显著降低小鼠血清中羟脯氨酸的含量，表明其具有促进生长发育, 缩短幼年期的作用。

4.5 保肝作用: 生首乌和制首乌对四氯化碳、醋酸强的松和硫代乙酰胺引起的小鼠肝损伤后的肝脂蓄积均有一定的作用, 且生首乌优于制首乌, 这可能与生品中所含的结合性蒽醌类成分有关。

4.6 抗癌、抗诱变作用: 有学者对何首乌的不同溶剂提取物进行了抗癌活性筛选, 发现其乙酸乙酯部分可对抗苯并芘的致癌作用, 显著降低肿瘤的发生。

5. 抗衰老及治疗老年疾病的应用

华佗交藤丸神方由何首乌、茯苓、牛膝, 具有固肾补精, 驻颜长寿, 祛百疾的功效。由何首乌和牛膝组成的何首乌丸, 具有强筋骨、黑髭发、驻颜容的功效。何首乌降压丸和首乌片用于补肝肾, 强筋骨, 降血压。另外何首乌黄芪鸡蛋煲可以补肝滋肾, 适用于气血虚体引起的须发早白、脱发过多、未老先衰, 对"虚不受补"者疗效更佳。

6. 资源评价与开发利用

《本草纲目》对何首乌有这样的描述, 此物气温味苦涩, 苦补肾, 温补肝, 涩能收敛精气, 所以能杨雪益肝, 固精益肾, 健筋骨, 乌鬓发, 为滋补良药。何首乌能增强消化、循环、内分泌和免疫系统功能, 具延缓衰老、增强记忆、抑菌、抗肿瘤等效用, 被广泛运用于临床。以何首乌为主药组成的多种中成药广泛用于防治衰老, 如七宝美髯丹、首乌延寿丹及何首乌丸等。首乌补肾胶囊（主要含何首乌粉及其提取物）治疗老年肾虚患者, 以何首乌为主药制成的首乌固本口服液治疗无明显器质性疾病的老年人, 口服液改善衰老症状和提高机体功能作用优于猕猴桃汁, 何首乌单味及复方制剂可使血脂显著降低。用何首乌浸膏片治疗血管性痴呆患者, 血管性痴呆主要是脑血管病变所致的智能障碍临床综合征, 是一种慢性阶梯性进展的疾病。何首乌为滋补性中药, 对中枢乙酰胆碱能神经元及其投射纤维有保护作用, 故对脑血管病变有较好的治疗效果。

近年来, 虽然对何首乌化学、药理和临床的研究及应用已取得了不小的进展，并将其广泛应用到降血脂药及补益药中。但仍有不少问题需要进一步阐明和研究，如各药理作用的有效成分、抗衰老及降血脂作用的机制，尤其对老年性疾病的防治及其机制，以及临床对治疗白发、脱发、哮喘等的物质基础和作用机制，还有待于进行更深入的研究，相信随着研究的深入，何首乌的应用领域将会有更新的突破。

7. 参考文献

[1] 管淑玉，苏薇薇. 何首乌的化学成分和药理作用研究进展［J］，2008，06（04）：454-455.

[2] 吴晓青. 何首乌的化学成分和药理作用研究进展［J］，2009，20（01）：146-147.

[3] 罗瑞芝，贾伟，赵利斌，等. 何首乌研究进展［J］，2005，36（07）：1097-1100.

[4] 李建北，林茂. 何首乌化学成分的研究［J］. 中草药，1993，24（3）：115-118.

[5] 杨秀伟，谷哲明，马超梅，等. 从何首乌的根中分离得到的一个新的吲哚衍生物［J］. 中草药，1998，2（1）：5-11.

[6] 陈万生，杨根金，张卫东，等. 制首乌中两个新化合物［J］. 药学学报，2000，35（4）：273-276.

[7] 陈万生，樊伟，杨根金，等. 制首乌化学成分的研究［J］. 第二军医大学学报，1999，20（7）：438-440.

[8] 刘成基，张清华，周琼. 何首乌及其炮制品中二苯乙烯苷的含量测定［J］. 中国中药杂志，1991，16（8）：469-472.

[9] 陈万生，刘文庸，杨根金，等. 制首乌中1个新的四羟基二苯乙烯苷的结构鉴定及其心血管活性研究［J］. 药学学报，2000，35（12）：906-908.

[10] 周立新，林茂，李建北，等. 何首乌乙酸乙酯不溶部分化学成分的研究［J］. 药学学报，1994，29（2）：107-110.

[11] 许益民，任仁安. 赤、白首乌中磷脂成分的分析［J］. 药物分析杂志，1990，10（2）：105-107.

[12] 陈万生，杨根金，张卫东，等. 制首乌中二种新磷脂类化合物［J］. 中国药学杂志，2001，36（3）：155-157.

[13] 许益民，任仁安. 赤白首乌中游离氨基酸的定量分析［J］. 南京中医学

院学报，1988（2）：47-49.

[14] 钱汝红，丁镛发，宋宇红．首乌对大鼠外周淋巴细胞 DNA 损伤修复能力的影响［J］．上海中医药杂志，1994（4）：41-42.

[15] 赵仁邦，葛微，崔同，等．高效液相色谱法测定何首乌中大黄酸、大黄素、大黄素甲醚的含量［J］．食品科学，2001，22（2）：64-67.

[16] 姚桂根，崔吉卫，龙晓英，等．何首乌的质量研究——Ⅲ高效液相色谱法测定何首乌及其片剂中的蒽醌类成分［J］．中成药研究，1984（3）：8-9.

[17] 戚爱棣．首乌中二苯乙烯苷提取工艺的优选及炮制对其含量的影响［J］．中草药，2002，33（7）：609-611.

[18] 李宗信，李斌，黄小波，敖平．中药单味药及其有效成分抗氧自由基的动物实验及临床研究［J］．河北中医药学报，2002，17（04）：23-28.

[19] 刘厚淳，陈万生．何首乌水溶性成分 2，3，5，4′-四羟基二苯乙烯-2-0-β-D 葡萄糖苷的体外抗氧化作用研究［J］．药学实践杂志，2000，18（4）：232-233，237.

[20] 宋士军，李芳芳，岳华，等．何首乌的抗衰老作用研究［J］．河北医科大学学报，2003，24（2）：90-91.

[21] 苗明三，方晓艳．制何首乌多糖对衰老模型小鼠抗氧化作用的研究［J］．中药药理与临床，2002，18（5）：23-24.

[22] 宋士军，李芳芳，岳华，等．何首乌的抗疲劳及耐缺氧作用研究［J］．河北中医药学报，2003，18（3）：32-33.

[23] 张志英，刘荣建，王绍坤．下丘脑室周核内生长抑素能神经元的衰老变化及何首乌的抗衰老作用［J］．中华老年医学杂志，1996，15（4）：223-225.

[24] 姚谦明，蒋宇刚，何启．何首乌对脑细胞 Bcl-2 基因表达的影响实验性研究［J］．现代临床医学生物工程学杂志，2002，8（2）：83-86.

[25] 杨秀伟．何首乌醇提物对易老化小鼠肝脏和脑单胺氧化酶活性的影响［J］．中国中药杂志，1996，21（1）：48-49.

[26] 程冠生，刘理，彭培国．何首乌对老年大鼠纹状体神经细胞 D2 受体的影响［J］．中华老年医学杂志，1996，15（2）：80-82.

[27] 陈计，夏炎兴，杨秋美，等．何首乌吸收成分对大鼠二倍体细胞生长和传代的影响［J］．上海中医药杂志，1995（8）：43-44.

诃 子

1. 概述

诃子 *Terminalia chebula* Retz. 。傣药：码腊、藏青果、戈麻酐；崩龙药：摆马的；藏药：阿肉拉、阿如拉、阿如热；德昂药：摆马纳；阿昌药：阿诃来；维药：艾里勒；蒙药：阿如勒。诃子的成熟果实在藏药中用来治疗高血压（《滇省治》），在阿昌药中用来治疗慢性支气管炎（《德宏药录》），在蒙药中果实主治虚弱（《蒙药》），此外，诃子在维药中用来治疗视物不清、高血压以及皮肤湿疮等（《维药志》）。诃子：手中甘露（最胜诃子），能消除百病，是药中之王。《八支》说：诃子味淡，消化后味甘，性糙，无咸味，较热，故可助消化，长精神。总括各种诃子的作用，可以说有强壮补命脉，助消化，健胃等作用。

2. 来源与分布

2.1 来源：为君子科植物诃子或绒毛诃子的干燥成熟果实。

2.2 生境、分布：生于海拔 800~1800m 的疏林中，或者生于海拔800~1100m 的阳坡、林缘。分布于云南西部和西南部，广东，广西亦有栽培。

2.3 采收与加工：秋末冬初果实成熟时，选晴天采摘。采收的成熟果实，晒干或烘干即为药材诃子。采收未木质化的幼果，放入水中烫2~3分钟后，取出晒干即为藏青果。

3. 化学成分研究概况

3.1 化学成分基本类型：诃子所含的化学成分丰富多样，主要包括鞣质类、酚酸类、三萜类、黄酮类、挥发油等成分。

3.2　主要化学成分结构和特点：

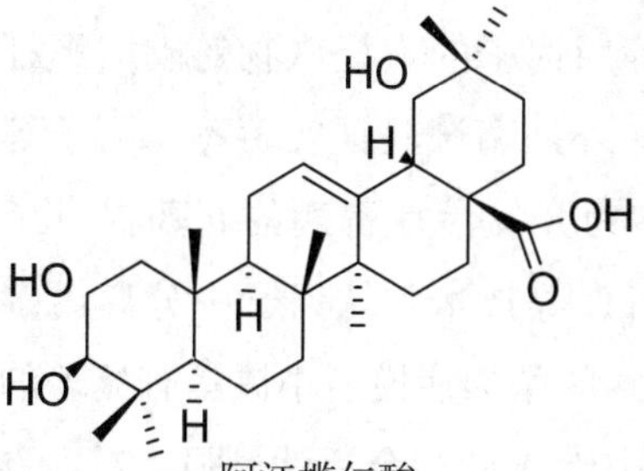

阿江榄仁酸 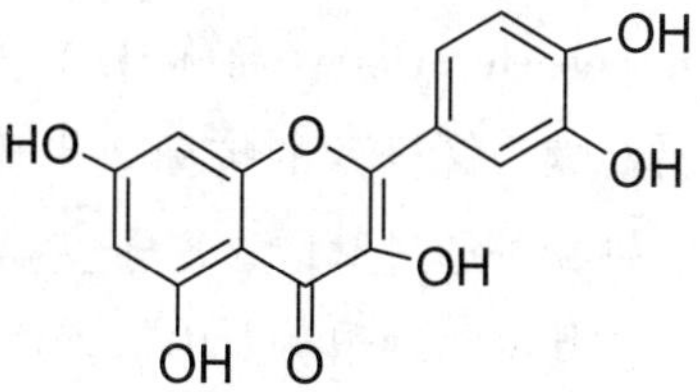　　　　　　　　　　　槲皮素

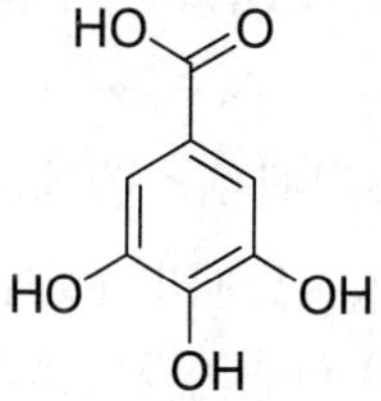

没食子酸 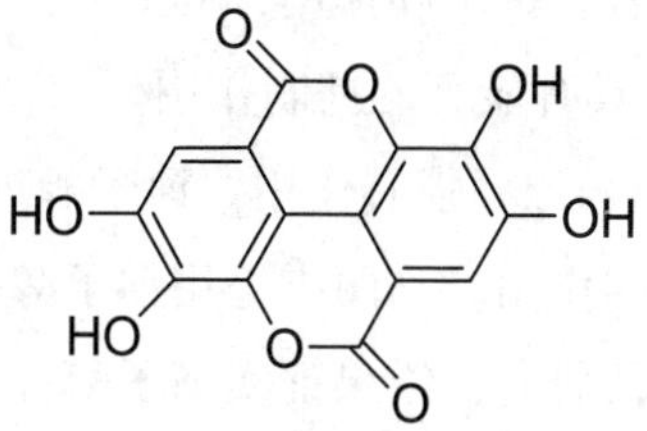　　　　　　　　　　　鞣花酸

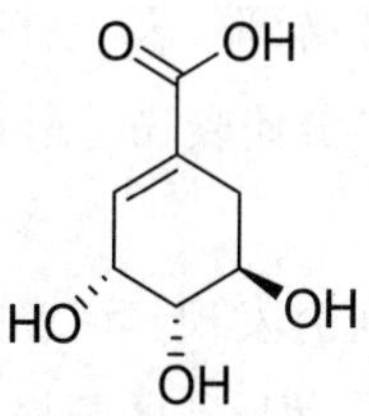

莽草酸 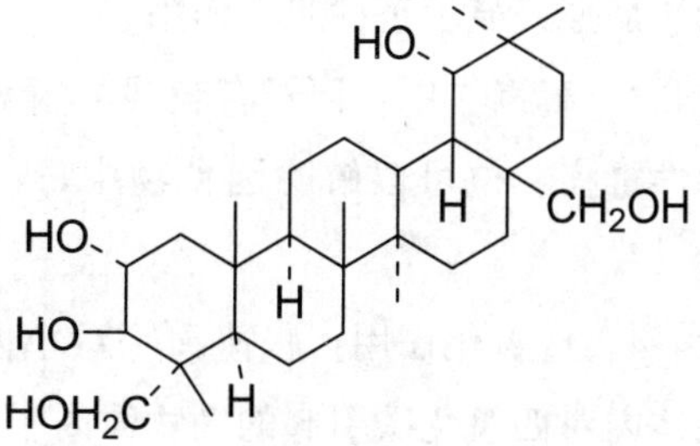　　　　　　　　　　　诃五醇

3.3　化学成分的理化性质：

取该品粉末 3g，加水 30ml，浸泡 3 小时，滤过。取滤液 2ml，加三氯化铁试液 1 滴，发生深蓝色沉淀。另取滤液 2ml，加明胶试液 1 滴，发生白色沉淀。（鞣质反应）。

3.4　化学成分的分析方法：

诃子中单体成分可利用硅胶柱层析、硅胶薄层层析、凝胶层析等方法分离纯化；利用薄层扫描法和高效液相色谱结合毛细电泳法，快速逆流色谱结合高效液相色谱，^{1}H-NMR，^{13}C-NMR，GC-MS 等方法进行含量及结构测定。

4. 药理研究进展

4.1 抗菌抗病毒作用：杜平华等用诃子的水提取物对幽门螺杆菌 Heli-cobaeterpylori（简称 HP）进行体外抑菌试验证实黄芩、诃子等中药材对幽门螺杆菌的抗菌效果显著，为开发治疗胃病的新药提供了依据。姚婕等通过萃取、离子交换-HPLC 等技术，从诃子中分离出多种组分，其中 3 种组分对内毒素攻击所致的脓毒症模型小鼠具有显著的保护作用。进而又证实诃子第 3 组分与类脂 A 的结合活性最强，对内毒素具有直接中和作用，同时对内毒素刺激的小鼠 RAW264.7 细胞释放 TNF-a 具有显著的抑制作用。

4.2 强心作用：诃子醇提物具有加强心房肌细胞收缩功能和兴奋性的作用。马丽杰等用诃子醇提物对离体豚鼠心房肌电生理特性的影响进行研究，结果证实诃子醇提物在正常台氏液和低钙台氏液中均可使带窦房结的豚鼠右心房肌收缩频率加快，收缩幅度加大，使右心房肌的收缩功能加强，显示正性肌力作用。

4.3 解毒作用：诃子有较强的解毒功效，既能解邪气聚于脏腑的内源性毒症，也可以解除因食物中毒、药物中毒、虫蛇咬伤等外源性毒症。

4.4 抗氧化作用：张速禹等对小鼠进行试验研究发现，诃子提取物在体内对四氯化碳引起的动物体内脂质过氧化反应而导致的肝损伤可以起到保护作用，体外温孵未见明显影响。表明其作用机理不是对酶的直接作用，而是与其抗脂质过氧化，对肝细胞膜的保护作用有关。魏安池等对多种天然植物进行抗氧化筛选，结果表明诃子粉末具有很强的抗氧化活性。进一步就诃子中抗氧化物质的提取和鉴定进行了初步研究，表明诃子抗氧化性能优于合成抗氧化剂 BHA，介于 BHA 和茶多酚之间。

4.5 抗肿瘤作用：诃子中的鞣质类化合物有明显的抗肿瘤作用。白桦等用蒙药阿如拉（诃子）对 S180 荷瘤小鼠肿瘤生长及血清 IL-2、IL-6 的影响进行研究。结果表明，在诃子作用下，S180 瘤细胞、细胞器与细胞核发生改变，细胞表面微绒毛消失或减少。诃子能提高带瘤宿主及免疫受抑小鼠血清 IL-2 水平，可拮抗荷瘤机体 1L-6 的过度产生。

4.6　促进气管平滑肌收缩作用：庞锦江等研究发现，生诃子对乙酰胆碱和氰化钾诱发的气管平滑肌收缩无明显作用，而炙诃子对乙酰胆碱诱发的气管平滑肌收缩有明显的抑制作用。

4.7　抗衰老作用：诃子作为一种潜在的天然抗氧化剂，魏安池等报道了诃子粉末具有很强的抗氧化活性，傅乃武等研究发现诃子的乙醇提取物有较强的清除活性氧的作用，贝玉祥等人通过超声波辅助提取制得诃子多酚提取物。研究表明诃子含有丰富的植物多酚，诃子多酚具有较强的清除·OH 和抑制脂质过氧化作用。

4.8　对血糖的作用：近年来，学术界研究学者认为氧化应激反应也是糖尿病的发病机制之一。目前许多研究都报道了诃子提取物具有良好的抗氧化应激和抗糖尿病的活性。有学者通过连续 30d 口服给予链霉素诱导的实验性糖尿病大鼠 $200\ mg \cdot kg^{-1}$ 剂量的诃子果实乙醇提取物证实，诃子果实乙醇提取物有明显的抗氧化和抗糖尿病活性，显著控制硫代巴比妥酸反应物质、氢过氧化物、酶类和非酶类抗氧化剂水平的改变。研究结果表明，诃子中的酚酸类和黄酮类组分是诃子抗氧化和抗糖尿病的主要活性成分，这对于阐明诃子的药效物质基础提供了有力的证据。

4.9　其他作用：诃子果实含有大量的鞣质，也具有收敛、止泻、解痉挛等作用；在蒙医、藏医中，诃子还用于生肌长骨、消除病邪等。近年来研究发现，诃子的提取物具有抗溃疡性结肠炎等功效。

5. 抗衰老及治疗老年疾病的应用

由诃子（去核）、红花、豆蔻、余甘子、姜黄、小檗皮、蒺藜、金礞石、刺柏、刀豆、熊胆、牛黄等十八味组成的十八味诃子利尿丸，藏语名称吾斯尼阿日布适用于急、慢性前列腺炎、前列腺增生、前列腺肥大及引起的尿频、尿急、淋漓不尽、排尿不畅、性功能减退、射精疼痛、糖尿病等症。由诃子皮、大腹、甘草、白术、草豆蔻、人参组成诃子散，主要用于老人夏月脾胃忽生冷气，心腹胀满疼闷，泄泻不止。

6. 资源评价与开发利用

民族药诃子资源丰富，并富含植物多酚，具有多种生物活性，诃子多酚对植物油和动物油均具有良好的抗氧化作用，能有效抑制油脂过氧化，添加柠檬酸可产生明显的协同增效作用，且诃子原料成本低于茶多酚，具有较好的开发前景。

诃子及其提取物在抗菌、抗病毒、抗氧化、强心、抗肿瘤等方面具有较强的促进作用，含诃子的中药复方还具有抗艾滋病毒的活性。诃子的开发具有很大的市场潜力。然而，目前化学成分与药理研究的结合程度还不够，药理作用研究深度不够，临床验证也很薄弱。我国的诃子资源丰富，在人类疾病预防、治疗以及兽药、饲料添加剂等都有广泛的开发价值，尤其是在抗肿瘤及抗艾滋病毒作用应用方面更值得重视。希望通过对诃子的化学、药理及临床等方面的进一步研究，更好地开发利用诃子资源。

7. 参考文献

[1] 吴士云. 诃子抗氧化活性的研究 [D]. 江苏大学, 2010: 6-8+21-22.

[2] 罗霄山, 陈玉兴, 张诚光. 诃子不同炮制品抗氧化作用的实验研究 [J]. 中药材, 2008, 31 (07): 966-967.

[3] 刘芳, 秦红飞, 刘松青. 诃子化学成分与药理活性研究进展 [J]. 中国药房, 2012, 23 (07): 670-672.

[4] 蔡小华, 谢兵, 杜海军. 诃子化学成分及药理作用的研究进展 [J]. 药学进展, 2008, 32 (05): 212-215.

[5] 冯世鑫, 马小军, 闫志刚. 诃子化学成分及药理作用的研究进展 [J]. 安徽农业科学, 2008, 36 (25): 10938-10939+10941.

[6] 魏安池, 周瑞宝, 瞿水忠. 诃子抗氧化性能的研究 [J]. 郑州粮食学院学报, 1998, 19 (1): 8-12.

[7] 胡博路, 孟洁, 胡迎芬, 等. 30种中草药清除自由基的研究 [J]. 青岛大学学报, 2000, 13 (2): 38-40.

[8] 杨怀霞, 马庆一, 杨林莎, 等. 茶叶及诃子等植物提取物的抗氧化作用 [J]. 郑州大学学报: 医学版, 2003, 38 (3): 413-415.

[9] 魏安池, 周瑞宝. 诃子抗氧化剂的研究 [J]. 中国油脂, 1998, 23 (3): 43-45.

[10] 孟洁, 杭瑚. 诃子抗氧化作用的研究 [J]. 食品科学, 2000, 21 (2): 9-12.

[11] 孟洁, 杭瑚. 诃子对食用油脂抗氧化作用的研究 [J]. 食品科技, 2000 (2): 36-38.

[12] 孔琪, 李葵, 吴春, 等. 鞣质对动植物油脂的抗氧化活性研究 [J]. 哈尔滨商业大学学报: 自然科学版, 2004, 20 (1): 95-97.

[13] 马丽杰, 马渊, 张述禹, 等. 诃子醇提物对离体豚鼠心房肌电生理特性的影响 [J]. 中国民族医药杂志, 2006 (5): 55-56.

[14] 王梦德, 张述禹, 包存刚, 等. 诃子对草乌水煎液双酯型二萜类生物碱溶出率的影响 [J]. 中国民族医药杂志, 2001, 7 (3): 29-30.

[15] 潘燕, 张连禹, 侯金凤. 诃子对乌头碱致心肌细胞损伤的影响 [J]. 中国民族医药杂志, 2002, 8 (1): 32-33.

[16] 王梦德, 张述禹, 翟海燕. 诃子对草乌煎剂毒动学影响的研究 [J]. 内蒙古医学院学报, 2002, 2 (4): 219-222.

[17] 潘燕, 张述禹, 侯金凤, 等. 诃子对大鼠心肌酶的影响 [J]. 中国中药杂志, 2004, 29 (4): 382-383.

[19] 白桦, 包狄, 刘法. 蒙药阿如拉对 S180 荷瘤小鼠肿瘤生长及血清 IL-2、IL-6 的影响 [J]. 中国民族医药杂志, 2001, 7 (1): 36-37.

[20] 陈翠花, 刘爱学. 中药在肿瘤治疗中的应用 [J]. 河南中医, 2004, 24 (3): 74-75.

[21] 吕维柏. 中药治疗艾滋病研究探讨 [J]. 中国中西医结合杂志, 2003, 23 (7): 533-535.

[22] 庞锦江, 郑天珍, 张小郁, 等. 生、炙诃子对气管平滑肌收缩活动的影响 [J]. 中药材, 2001, 24 (2): 120-122.

[23] 李志恒, 那生桑, 赫向峰, 等. 诃子在蒙药中的应用 [J]. 中医药信息, 1994, 11 (4): 34.

[24] 王虹, 陈凯. 溃结宁汤治疗溃疡性结肠炎 65 例 [J]. 陕西中医, 2005, 26 (9): 914-915.

[25] 贝玉祥, 郭英, 范逸平, 高云涛. 诃子多酚清除活性氧自由基及体外抗氧化作用研究 [J]. 云南民族大学学报 (自然科学版), 2009, 18 (01): 51-54.

刺五加

1. 概述

刺五加 *Acanthopanax leucorrhizus* Harms。蒙药：刺五加，根皮、根、根茎及茎、叶用于风湿痹痛，腰膝酸软，气虚无力，神疲体倦，食欲不振，神经衰弱，冠心病，糖尿病，水肿，小便不利，寒湿脚气《蒙植药志》；朝药：刺五加芽，带叶嫩芽治风湿性关节炎，阳痿、气虚《朝药录》。

2. 来源与分布

2.1　来源：为五加科植物刺五加的根、茎、叶。

2.2　生境、分布：生于海拔 500~2000m 的落叶阔叶林、针阔混交林的林下或林缘。分布于东北及河北、山西等地。

2.3　采收与加工：

人工栽培的分蘖株要生长 3~4 年后采收，实生苗需要更长的时间才能采收。9 月下旬至 10 月中旬或春季树液流动前采收根、根茎，去掉泥土，切成长 30~40cm 的段，晒干后捆成小捆，或切成 5cm 长小段，晒干后装袋保存。有的地区于夏、秋两季挖取根部，洗净，剥取根皮，晒干后，放干燥处贮存。

3. 化学成分研究概况

3.1　化学成分基本类型：刺五加根茎含有多种苷类及糖类，其叶和花中含有黄酮，果实含有水溶性多糖，全株均含有挥发油。刺五加根和根茎中的主要成分为酚苷类化合物，是主要的生物活性成分。

3.2　主要化学成分结构和特点：

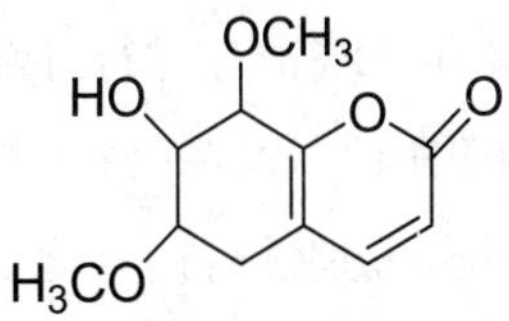

异异秦皮啶

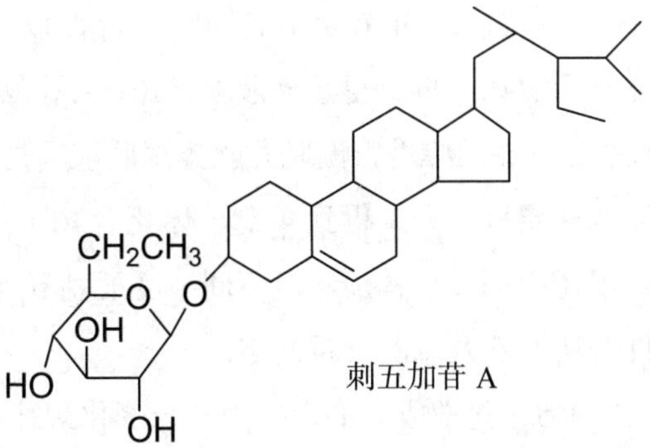

刺五加苷 A

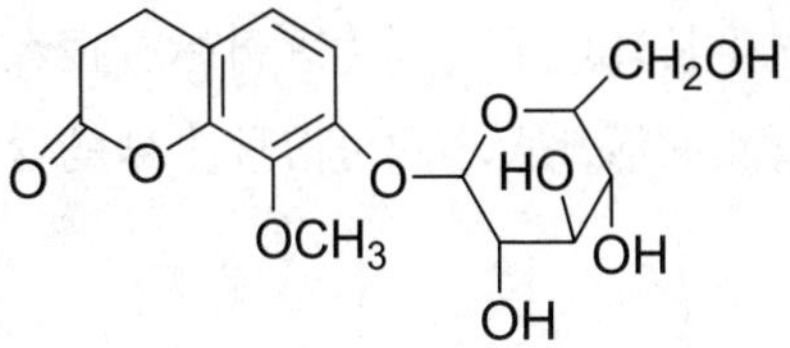

刺五加苷B1

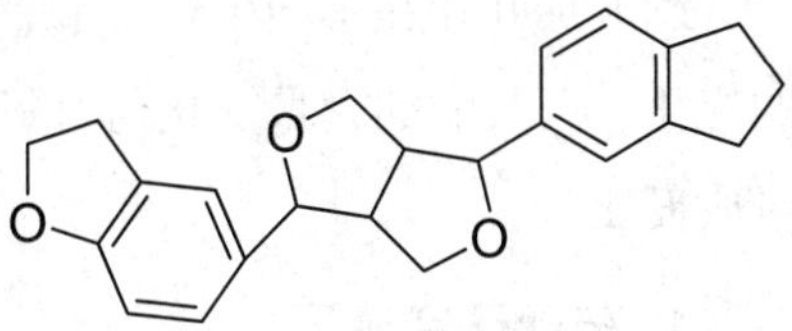

芝麻脂素

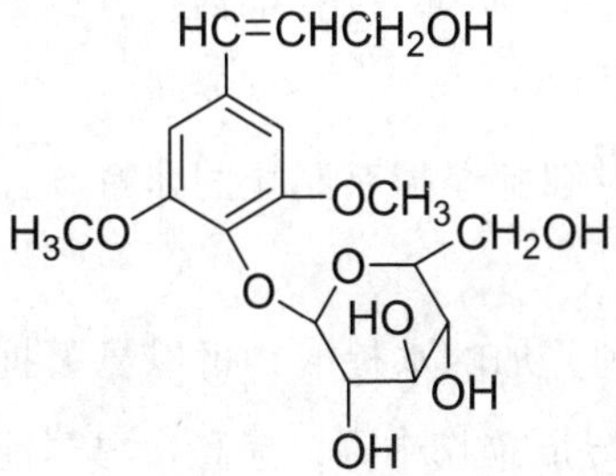

刺五加苷 B

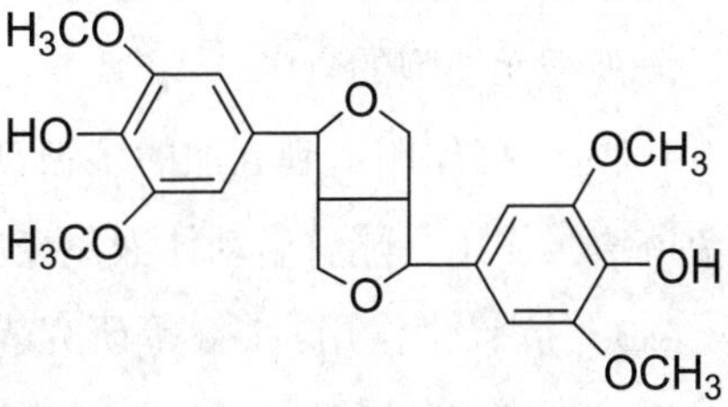

紫丁香树脂粉

3.3 化学成分的理化性质：

理化鉴别：取本品2g，加甲醇适量，制成100%（W/V）溶液，作供试品溶液。另取紫丁香甙、异贝壳杉烯酸、β谷甾醇于氯仿–甲醇–水（7：3：1，下层澄清液）展开至15cm，喷以10%硫酸试液，105℃恒温箱中烘4分钟显色。供试品溶液色谱中，仅与对照品紫丁香甙、β谷甾醇色谱的相应位置上，显相同的色斑。

3.4 化学成分的分析方法：

采用50%乙醇溶液浸泡一夜，超声提取三次，每次30分钟，频率

100Hz，温度为30℃对刺五加叶进行提取，合并滤液（除去滤渣），浓缩至无醇味。将所得浓缩液上 D101 大孔树脂，依次用水，10%、30%、50%、95%乙醇进行洗脱并收集洗脱液，选择 10% 和 30% 部分进行硅胶反复柱层析，分离得到 4 个单体化合物。采用 DPPH 法、ABTS 法、铁离子还原法及福林酚法对不同浓度下刺五加叶各部分分别进行抗氧化活性、还原性及总酚含量测定。

3.5　化学成分的影响因素与变化规律：

刺五加叶片在不同生长季节、不同生长环境下，其生理指标有很大的变化。丙二酸的含量变化与过氧化物酶的活性大小和可溶性多糖的含量成反比。

4. 药理研究进展

4.1　抗衰老作用：刺五加可以促进小鼠脑内蛋白质、DNA 和 RNA 的生物合成，提高衰老神经细胞的 MTT 活性，降低 LDH 的活性，有效地延缓神经元细胞的衰老。

4.2　免疫作用：刺五加的多糖部分对细胞保护有明显的非特异性的免疫增强作用，能够启动体液免疫应答。

4.3　抗氧化作用：Lee 等研究表明刺五加的水提取物可以显著抑制血清谷丙转氨酶活性，抑制四氯化碳诱导肝损伤中毒，提高自由基清除酶的活性，刺五加苷 B 也表现出温和的自由基清除作用。

4.4　对心脑血管系统的作用：黄良国等实验证明，刺五加注射液可明显减轻 ICH 后脑水肿，阻断神经细胞和神经胶质细胞的凋亡，降低血浆 ET-1 水平，血浆 ET-1 水平与其脑组织含水量之间呈正的直线相关关系。

4.5　抗肿瘤作用：叶红军等证实刺五加叶皂苷可促进体外培养肝癌细胞凋亡，且随着时间的增加和剂量加大，诱发凋亡程度增高。

4.6　对血糖的影响：刺五加的主要成分之一紫丁香苷具有较好的降糖作用。Liu 等的研究结果表明，紫丁香苷能够提高 Wistar 大鼠从神经末梢释放乙酰胆碱（Ach）的量，Ach 转而刺激胰腺细胞中的毒蕈碱

M_3受体导致胰岛素释放量增加从而降低了血糖。

4.7 其他作用：刺五加还具有抗炎、抗疲劳等作用。

5. 抗衰老及治疗老年疾病的应用

刺五加在临床上对老年慢性支气管炎、高血压、低血压、冠心病、糖尿病、性机能减退等均有较好疗效。刺五加对全身各重要器官功能的双向调节、促进阴阳平衡，气血的调和，十分有利于延缓衰老的进程。刺五加安全范围大，几乎无毒性，各种剂型的应用使治疗简单化、合理化和科学化。刺五加注射液主治平补肝肾，益精壮骨，用于肝肾不足所致的短暂性脑缺血发作，脑动脉硬化，脑血栓形成，脑栓塞等，亦用于冠心病，心绞痛合并神经衰弱和更年期综合征等。

目前，已开发出由长白山珍贵植物刺五加叶制备的刺五加叶颗粒和袋泡茶，经质量评价显示其中含有大量对人体有益的生物活性成分，长期饮用可调节机体免疫力及预防心脑血管疾病。另外，刺五加叶脑欣通的研究成果是继"刺五加冻干针剂（粉针）研制"而获得的另一重要成果，该制剂可以有效改善血流变指标，包括降低及聚集全血和血浆黏度、抗血小板黏附、抑制大鼠体内血栓形成等方面均具有很好的效果。

6. 资源评价与开发利用

刺五加从历史的经验来看，有延缓衰老，强壮筋骨之功效。现代医院研究资料表明刺五加有增强适应能力、抗疲劳、调节中枢神经系统、双向调节免疫功能、心血管系统功能及内分泌系统功能、促进骨髓造血机能、抗辐射、防肿瘤等增进健康诸多功能。大量的科学研究证明，刺五加具有抗衰老功效的成分主要为刺五加多糖及刺五加苷类，但其作用机理有待更深入研究，相信随着科学研究的深入，刺五加抗衰老的作用也将得到更进一步的应用。

7. 参考文献

［1］张晶，刘芳芳，陈彦池，等. 刺五加化学成分及药理学研究进展［J］. 中国野生植物资源，2008，27（2）：6-10.

［2］董梅，李廷利. 刺五加化学成分及药理作用研究进展［J］. 中医药学报，

2011, 39 (3)：98-100.

[3] 徐春玲. 刺五加叶活性成分研究及其产品开发 [D]. 吉林：吉林农业大学中药材学院, 2012：1-50.

[4] 程昆木. 刺五加化学成分研究 [D]. 吉林：吉林农业大学中药材学院, 2007：1-56.

[5] 王荣光, 王霞文. 五味子和刺五加抗衰老作用探讨 [J]. 中药药理与临床, 1991, 7 (6)：31.

[6] 杜井喜, 高凤兰, 高雪梅, 等. 刺五加的研究和应用 [J]. 中国林副特产, 1997 (2)：32.

[7] 吴立军, 郑健, 姜宝虹, 等. 刺五加茎叶化学成分 [J]. 药学学报, 1999, 34 (4)：294-296.

[8] 程昆木. 刺五加化学成分研究 [D]. 吉林农业大学, 2007 (1)：12-16.

[9] 贾继明, 王宏涛, 王宗权, 等. 刺五加的药理活性研究进展 [J]. 中国现代中药, 2010, 12 (02)：7-10+18.

[10] 孟繁磊, 陈瑞战, 张敏, 等. 刺五加多糖的提取工艺及抗氧化活性研究 [J]. 食品科学, 2010, 31 (10)：168-174.

[11] 韩忠明, 韩梅, 吴劲松, 等. 不同生境下刺五加种群构件生物量结构与生长规律 [J]. 应用生态学报, 2006, 17 (07)：1164-1168.

[12] 黄德滨, 刘晓海. 刺五加注射液对衰老模型大鼠学习记忆障碍及海马单胺类神经递质的影响 [J]. 湖北民族学院学报 (医学版), 2008, 25 (3)：1-4.

[13] 樊如强, 傅宏征, 金学英, 等. 刺五加有效成分提取工艺考察及不同产地刺五加中有效成分量的比较 [J]. 中草药, 2014, 45 (02)：260-264.

[14] 涂正伟, 周渭渭, 单淇, 等. 刺五加的研究进展 [J]. 药物评价研究, 2011, 34 (03)：213-216.

[15] 徐峰, 赵江燕, 刘天硕. 刺五加提取物抗疲劳作用的研究 [J]. 食品科学, 2005, 26 (09)：435-438.

刺　　梨

1. 概述

刺梨：*Rosa roxburghii Tratt*。苗药：笑多、嘎龚豆不脱、官龚整烟杠、干炯整烟杠、强枳薄喝、刺梨；彝药：刺梨、斯匹、入苦玛玛、楚麻麻、斯达吉、摆都宰；侗药：专翁括、尚翁括；布依药：刺梨；水药：翁卡、翁掉、刺梨；仡佬药：朱朱莫街；土家药：刺梨、鸟不沾、刺力子、刺球草。《贵州民间方药集》："健胃，消食积饱胀，并滋补强壮。"《四川中药志》："解暑，消食。"

2. 来源与分布

2.1　来源：蔷薇科植物缫丝花的果实和根。

2.2　生境与分布：生于海拔 500~2500m 的向阳山坡、沟谷、路旁及灌丛中。分布于西南及陕西、甘肃、安徽、浙江、江西、福建、湖北、湖南、西藏等地。

2.3　采收与加工：自 8~9 月底均有果实陆续成熟，应以果实深黄色，并有果香味散发时分批采摘为好。采摘时应轻放防压，采后立即出售。干果加工简便，将果实晒干，烘干即可。干制品存放时间约为 1年，应在入库前将每吨干制品用硫黄粉 2 千克熏 2 小时，然后用麻袋包装，外套薄膜袋贮藏。1 年后维生素 C 仅损失 2.85%。如不经熏硫处理，1 年后维生素 C 损失会高达 80.1%。

3. 化学成分研究概况

3.1　化学成分基本类型：

刺梨的化学成分包括维生素 C、β-谷甾醇、蔷薇酸、委陵菜酸、刺梨酸、刺梨苷、野蔷苷、委陵酸、原儿茶酸及脂肪酸等。

3.2　主要化学成分结构和特点：

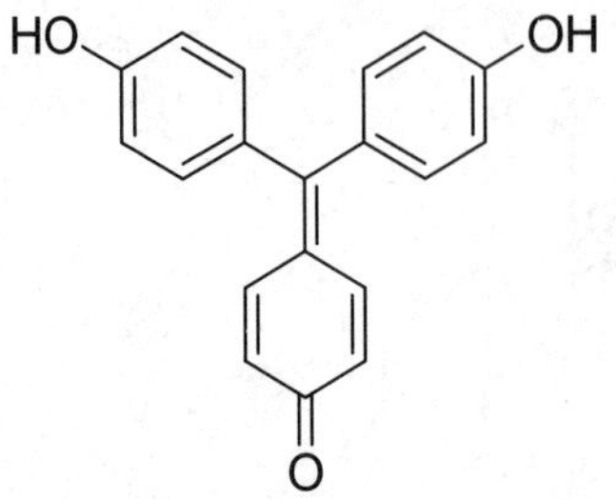

蔷薇酸

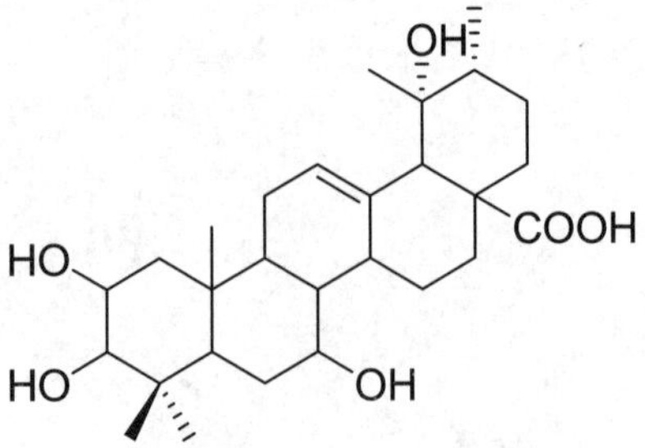

刺梨酸

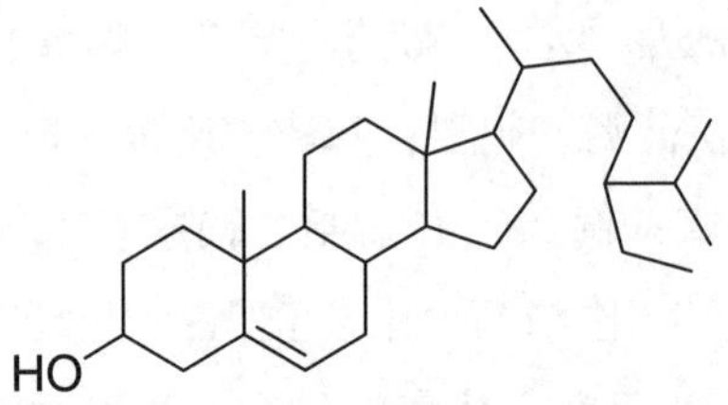

β-谷甾醇

3.3　化学成分的理化鉴别：经系统预实验证明，主要化学成分为三萜类化合物、有机酸、多种维生素等。（1）取样品粗粉 5g，置于100mL 的三角烧瓶中，加蒸馏水 50~60mL，室温浸泡过夜，置于水浴上 60℃ 左右热浸 30 分钟，趁热过滤，滤液供以下试验用。取粗粉水浸液，pH 试纸测定为黄色，pH 约为 5。（检查有机酸）。（2）取样品粗粉10g，加 95% 乙醇，于水浴上回流 1 小时，稍冷后加入蒸馏水使其含醇量为 70%，冷至室温，过滤，滤液用石油醚萃取，分出乙醇提取液，浓缩，加 95% 乙醇溶解后过滤，滤液供以下试验。取乙醇提取液 2mL，置水浴锅上蒸干，残留物加冰醋酸 1mL 溶解，再加醋酐 1mL，然后滴加浓硫酸 1 滴，反应液颜色为黄-红-紫红色。（检查三萜类化合物）。

3.4　化学成分的分析方法：常用的水果香气物质的分离提取方法主要有同时蒸馏萃取法（simultaneous distillation extraction，SDE）、溶剂提取法（solvent extraction，SE）、顶空固相微萃取法（head-space solid phase micro-extraction，HS-SPME）和超临界流体萃取（supercritical fluid extraction，SFE）等。

4. 药理研究进展

4.1 增强免疫作用：刺梨对动物非特异性免疫功能影响明显，如增强巨噬细胞吞噬功能，提高血清溶菌酶水平。对特异免疫功能也有作用，可使 B 淋巴细胞增多，分泌抗体的功能增强，还可使小鼠外周血 T 淋巴细胞增加。

4.2 抗衰老作用：刺梨汁具有延缓衰老的作用。刺梨汁具有延长小鼠的平均寿命、半数存活时间，提高小鼠存活率，降低小鼠心肌和肺组织中 LPO 和大脑组织中脂褐素含量的作用。中年期开始饮用 20% 刺梨汁的小鼠平均寿命较对照组延长 27.6 d。青年期开始饮用 20% 刺梨汁的小鼠半数存活时间延长 67 d 以上，在为期 358 d 的实验期内的存活率显著高于对照组。罗素元等发现，刺梨汁能提高 Na^+、K^+–ATP 酶活性，降低小鼠脑组织单胺氧化酶活性，保护衰老小鼠肝、肾损伤。此外，刺梨汁能降低家蝇脑自由基水平，延长家蝇寿命。文献报道刺梨汁具有 SOD 清除脑内自由基的作用，临床试验证明，以刺梨汁为底料添加从刺梨中粗提的 SOD 制成"874"糖浆可提高人体内的 SOD 活力，降低人体内的 LPO，有明显的抗衰保健作用。

4.3 健胃作用：刺梨根煎液具有防治胃病、保护胃黏膜的药用价值，可显著减轻应激性溃疡导致胃粘膜损伤的严重程度，明显降低过氧化脂质的升高，并显著提高 SOD 的活力。

4.4 抗肿瘤作用：刺梨可阻断亚硝胺的体内合成，从而使得鼠肿瘤发生率减少 86%，可使亚硝胺在人体内合成量减少 75%。刺梨汁对人白血病 K562 细胞生长的影响也可以探讨刺梨汁的抗癌作用。

4.5 降低机体内重金属负荷作用：刺梨汁能显著降低机体内铅、锰、镉、汞等重金属元素的负荷。能增加铅中毒大鼠的铅排出量，补充体内 SOD，显著升高 SOD 活性和减少脂质过氧化物（LPO）含量，增强小鼠免疫功能。还可增加粪锰排出量，降低血清和脑组织锰含量，并可补充血清和脑组织锌的含量。此外，刺梨汁还有驱镉作用，能拮抗自由基，脂质过氧化的损害和保护肾功能，可显著增加尿汞排泄和血清维生素 C 含量，并使慢性汞中毒引起的血清、肝、脑和肾 GSH 含量显著回升。

5. 抗衰老及治疗老年疾病的应用

刺梨胶囊具有效延缓衰老，全面改善人体健康的高级营养保健食品，并获国家卫生部批准证书，其核心成分 SOD、VC、VP。它经过中国预防医学科学院食品与卫生研究所的动物实验和人体临床观测，其结果为升高人体抗衰酶 GSH-Px 含量升高、活性增强，降低致衰因子 MDA，具有显著延缓衰老的功效，且无任何副作用。

6. 资源评价与开发利用

刺梨富含超氧化物歧化酶（简称 SOD），SOD 是国际公认具有抗衰、防癌作用的活性物质，还具有抗病毒、抗辐射的作用，在心血管、消化系统和各种肿瘤疾病防治方面，应用十分广泛。

刺梨果实有很高的营养价值和医疗价值。其味酸、涩、平；消食健脾，收敛止泄，用于治疗积食腹胀、痢疾、肠炎、维生素 C 缺乏症等。刺梨汁还具有阻断 N-亚硝基化合物在人体内合成并具有防癌作用，对治疗人体铅中毒有特殊疗效。刺梨提取物中有效成分维生素 C，有抗衰老、延长女性青春期等作用。在 1996 年，刺梨果实价格一度飙升，其最主要的原因是当时风靡医药界的三株口服液采用刺梨提取物成分。

刺梨是天然、无毒、富含多种营养成分和高能量物质的植物，已有多种刺梨营养品问市。目前，刺梨类食品有罐头、可乐、啤酒、果酒、果脯、饼干、醋等，其广泛的药用价值已受到普遍关注。刺梨富含维生素、多酚类物质、PRRT 和多种微量元素等，这些成分具有清除体内自由基、降低 LPO、减少脂褐素、增强免疫功能、防止动脉粥样硬化、抗细胞突变作用，并能防止 NNC 在体内的形成及致癌作用。由于刺梨成分复杂，深入研究其有效活性成分及其作用机制成为合理开发应用刺梨的当务之急。

7. 参考文献

[1] 赵转地，张爱华，洪峰. 刺梨及其产品的营养及保健药用价值研究进展 [J]. 环境与职业医学，2007，24（01）：82-84.

［2］董李娜，潘苏华．刺梨的研究进展［J］．江苏中医药，2007，39（08）：78-80.

［3］唐玲，陈月玲，王电，等．刺梨产品研究现状和发展前景［J］．食品工业，2013，34（01）：175-178.

［4］何伟平，朱晓韵．刺梨的生物活性成分及食品开发研究进展［J］．广西轻工业，2011（11）：1-3.

［5］梁光义，郑亚玉，田源红．刺梨化学成分研究初报［J］．贵阳中医学院学报，1984（04）：41-42.

［6］王薇，夏炳南．刺梨的研究进展［J］．中国药学杂志，1996，31（11）：3-5.

［7］张晓玲．刺梨黄酮及其生物学活性研究［D］．华东师范大学，2005：14-18.

［8］罗素元，谭兵兵，李栋．刺梨抗小鼠肾脏衰老作用的光镜和电镜定量研究［J］．中国老年学杂志，2002，22（05）：412-413.

［9］程务本，庄庆祺．刺梨的药理和开发应用（摘要）［J］．中国民族民间医药杂志，2000（04）：187-191.

［10］田源．刺梨叶、巫山淫羊藿、册亨清风藤三种民族药化学成分的研究［D］．贵州大学，2007：10-19.

［11］涂国云，刘利花．刺梨的营养成分及保健药用［J］．中国林副特产，2006（01）：68-70.

［12］石太能．刺梨的抗衰老功能［J］．江苏调味副食品，2006（01）：5.

［13］张春妮，周毓，汪俊军．刺梨药理研究的新进展［J］．医学研究生学报，2005，18（11）：93-95.

［14］戴支凯，余丽梅．刺梨的药理作用［J］．中国药房，2007，18（21）：1668-1669.

［15］简崇东．刺梨药理作用的研究进展［J］．中国医药指南，2011，9（29）：38-40.

［16］桂镜生，韦群辉，谭文红，马回民．民族药刺梨的生药学研究［J］．云南中医中药杂志，2009，30（02）：24-25+2.

虎　杖

1. 概述

虎杖 *Polygonum cuspidatum* Siebold & Zucc.。阿昌药：若小陀、岩小陀；白药：枳拖、槟拖；布依药：戈商梅；傣药：摆毛、比比罕、彼馗蒿、彼馗楞；哈尼药：我欠我别、摆毛、说麻墨、说麻嘿；景颇药：岩陀；朝药：日遮普；毛南药：壮旺茎；苗药：弓量、古洛、诺哥底、阿金、窝巩料、蛙粪龙、茹古冷；纳西药：邦压、邦庄；畲药：岗结；佤药：日挨陀骁、共事虾辛；壮药：棵孟卖、棵伴、棵添岗、土大黄、阴阳乎、懂梦来、那叭退、骼片；瑶药：红林、麻赶、麻赵、阿别连；彝药：些咩和、虎杖；侗药：夹登胜、桑松、尚送、贯芎；水药：骂果烘；崩龙药：摆毛；土家药：拿乌杆。虎杖在白药、毛南药中用来治疗烧伤烫伤（《滇药录》《桂药编》），在苗药中治疗支气管炎、风湿关节炎等（《民族药志二》），在佤药中用于调经益气（《滇药录》）、调理气血（《滇省志》），在瑶药中用于治疗肝硬化腹水、风湿性关节炎等（《民族药志二》）。

2. 来源与分布

2.1　来源：蓼科植物虎杖的根茎及根。

2.2　生境、分布：生于湿润而深厚的土壤，常见于山坡、山麓及溪谷两岸的灌丛边、沟边草丛及田野路旁，常成片生长。分布于华东、中南、西南及河北、陕西、甘肃、贵州等省区。

2.3　采收与加工：分根繁殖第 2 年或播种第 3 年，春秋季将根挖出，除去须根，洗净，晒干，鲜根可随采随用。

3. 化学成分研究概况

3.1　化学成分基本类型：虎杖中主要含蒽酮类、二苯乙烯类、黄酮类、香豆素类等多酚性化合物。本品含游离蒽醌，及鞣质、多糖等。另含酚类衍生物，包括白藜芦醇苷、藜芦酚及数种聚糖。

3.2　主要化学成分结构和特点：

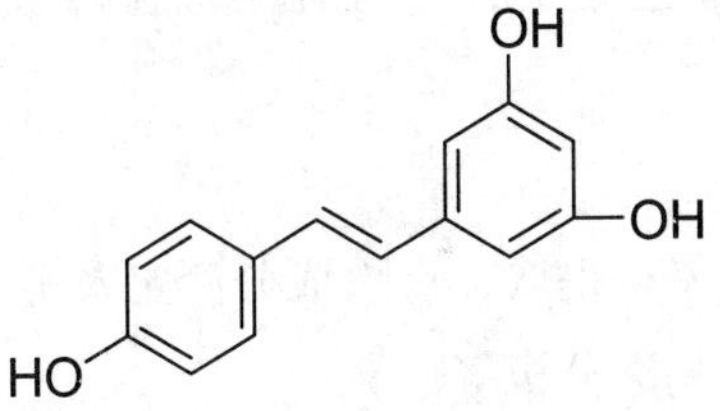

白藜芦醇

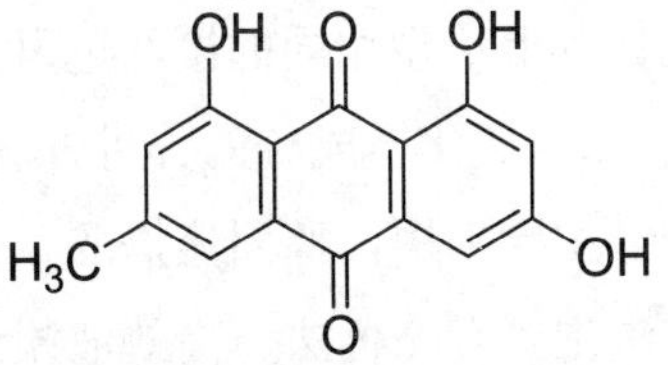

大黄素

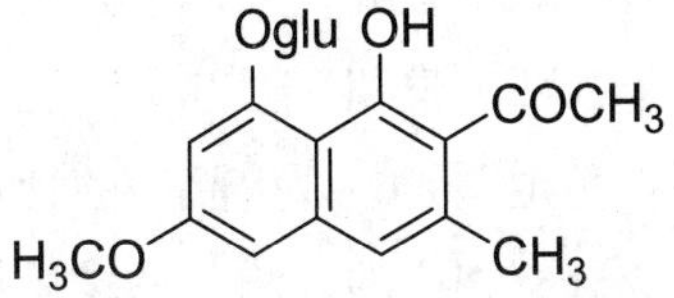

决明松-8-O-D-葡萄糖苷

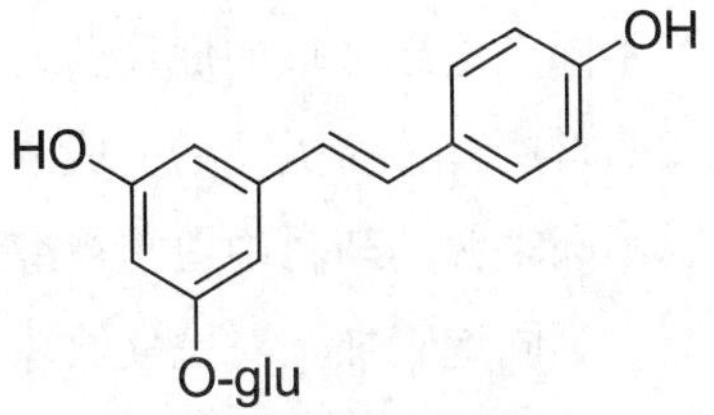

虎杖苷

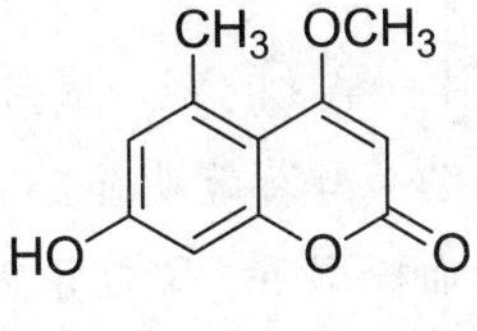

7-羟基-4-甲氧基-5-甲基香豆素

3.3　化学成分的理化性质：

（1）取本品粗粉 5g，加乙醇 25ml，浸渍 2 小时，过滤。滤液蒸干，残渣加水约 2ml，充分搅拌，取上清液，加氯仿 10ml，振摇提取，分取氯仿液，蒸干。残渣加氢氧化钠试液 2 滴，显樱红色。

（2）取上项氯仿提取后的水层液，加醋酸乙酯 10ml，振摇提取，分取醋酸乙酯液，蒸干。残渣加水约 5ml，再用乙醚 5ml 提取。分取乙醚液，蒸干，残渣加乙醇 1ml 溶解后，点于滤纸上，置紫外光灯下观察，显亮蓝色荧光。（检查酚类化合物）

（3）取上项氯仿提取后的下层水层液，加三氯化铁试液 2 滴，显污绿色。（检查缩合型鞣质）

（4）薄层色谱：取本品粉末（40 目）5g，用甲醇回流提取，浓缩后作供试液。另取大黄素、大黄素甲醚、大黄酚制成对照品溶液，分别吸取溶液。点样于硅胶 G 薄层板上，以苯-无水乙醇（8：2）为展开剂，展距 13cm，以氨蒸气显色。供试品色谱中，在与对照品色谱的相应位置上，显相同的樱红色斑点。

3.4　化学成分的分析方法：

主要采用稀醇回流提取，也有采用超声提取，有效成分测定及分析方法主要有比色法、高效液相法、红外光谱分析等。

3.5　化学成分的影响因素：

不同产地或区域的虎杖药材有效成分有一定的差异。来源于四川的虎杖药材所含蒽醌类及酚类成分含量均高于江西、贵州、江苏、浙江等地，不同来源的药材中白藜芦醇的含量存在一定差异。以生品中的含量为高，不同炮制加工对虎杖饮片所含有效成分有相应的影响。如鞣质炒炭后含量增加，蒽醌类成分在酒制法中含量较高，炒炭后成分降低。

4. 药理研究进展

4.1　对心血管系统作用：虎杖的有效成分白藜芦醇苷有显著的扩张血管、降低血压作用。白藜芦醇苷能明显抑制 ADP，AA 和 Ca^{2+} 诱导的血小板聚集，能显著减少血栓湿重。能使重度失血性休克大鼠存活时间显著延长，效果优于多巴胺及 654-2。白藜芦醇苷能明显降低血清胆固醇含量，虎杖片在临床上能降低人胆固醇和甘油三酯。

4.2　对消化系统作用：（1）增大胃肠道肠管肌力作用。（2）保肝利胆作用：虎杖煎剂具有改善损伤肝组织的微循环，促进肝细胞再生、修复损伤。虎杖能明显增加胆汁分泌。

4.3　抗菌作用：虎杖中大黄素等醌类化合物对金黄色葡萄球菌，肝炎双球菌，临床常用 100 株厌氧菌有明显抑制作用，复方虎杖液对红色癣菌、石膏样小孢子菌、白色念珠菌、裴氏着色菌 4 种临床致病性真菌均有抑菌作用。

4.4 抗病毒作用：大黄素等蒽醌类物质具有抗病毒作用，可抑制乙型肝炎抗原阳性，治疗慢性肝炎，急性黄疸性肝炎。

4.5 抗肿瘤作用：大黄素对人早幼白细胞，小鼠肉瘤、肝瘤、乳腺癌、艾氏腹水癌、淋巴肉瘤、黑色素瘤及大白鼠瓦克癌等均有抑制作用。

4.6 抗氧化作用：白藜芦醇苷有较强的抗氧化作用，对自由基引发的脂质过氧化反应有抑制作用，且明显降低组织中的丙二醛含量，提高 SOD、CAT、GSH-Px 的活性，对脑缺血及组织损伤有保护作用。

4.7 止血抗炎作用：虎杖煎剂外用，对外伤出血有明显的止血作用，并有良好的镇痛作用。对烫伤、烧伤创面有收敛、防止感染和消炎的作用，内服对上消化道出血也有止血作用。

4.8 抗衰老作用：虎杖中的白藜芦醇是一种生物活性很强的天然多酚类物质，具有抗衰老作用，其机制包括激活 SIRT 抑制衰老、激活 AMPK 抑制衰老、抗氧化抑制衰老、抑制炎性衰老及免疫衰老等。

5. 抗衰老及治疗老年疾病的应用

虎杖味苦善泄，性寒解热。治疗风湿麻痹，常与鸡血藤、西河柳等配伍。本品治疗高脂血症、上消化道出血、肠道感染与其他药物配伍有一定疗效。

复方虎杖汤灌肠给药，通过直肠黏膜吸收，直达炎症部位。虎杖片降脂疗效与辛伐他汀相近，适用于各种类型的高胆固醇血症。复方虎杖清热胶囊治疗急性上呼吸道感染风热症疗效好，起效快。

6. 资源评价与开发利用

随着对虎杖药理作用研究的深入，其传统的活血定痛、清热祛湿、解毒消肿等功效已有了现代药理学对其机制的探讨。而且近年来，其药理活性又有了新的发现和热点，虎杖对血液系统、心血管系统的作用和抗肿瘤活性将继续成为研究的重点。此外，虎杖中的白藜芦醇的雌激素作用值得关注。至今，对虎杖的毒理研究一直很少，这将不利于揭示其作用机理和该植物的广泛利用。在这方面的个别报道及对该属植物的毒理研究应该引起足够的重视，对已分离到的化学成分的安全性、有效性及临床应用前景的研究有待深入。

7. 参考文献

[1] 伍晓春，陆豫．虎杖的药理作用及临床应用研究进展 [J]．中医药信息，2005，22（02）：22-25.

[2] 黄海量．中药虎杖药理作用研究进展 [J]．西部中医药，2012，25（04）：100-103.

[3] 李凤新．虎杖提取物抗病毒物质基础、药理作用及代谢研究 [D]．吉林大学，2009：2-5+18-22.

[4] 潘明新，王晓阳．虎杖的化学成分及其药理作用 [J]．中药材，2000，23（01）：56-58.

[5] 薛岚．中药虎杖的药理研究进展 [J]．中国中药杂志，2000，25（11）：11-13.

[6] 裴莲花，吴学，金光洙．虎杖化学成分及药理作用研究现状 [J]．延边大学医学学报，2006，29（02）：147-149.

[7] 詹兴海，黄根山，高红钢．虎杖的药理作用研究 [J]．总装备部医学学报，2001，3（01）：42-43.

[8] 刘丹，汤海峰，张三奇，等．虎杖中有效成分提取方法的研究 [J]．中成药，2007，29（04）：516-521.

[9] 孔晓华，周玲芝．中药虎杖的研究进展 [J]．中医药导报，2009，15（05）：107-110.

[10] 张伟，孙涛，夏世金．部分抗衰老药物研究进展 [J]．中国老年学杂志，2014，34（18）：5294-5297.

[11] 樊慧婷，丁世兰，林洪生．中药虎杖的药理研究进展 [J]．中国中药杂志，2013，38（15）：2545-2548.

[12] 王桂芹，郑玉华，钱进芳．虎杖根茎中蒽醌类成分的体外抗氧化活性 [J]．植物资源与环境学报，2011，20（02）：43-48.

[13] 江海燕，严守霞，金钊．不同产地、加工及提取工艺对虎杖有效成分影响研究进展 [J]．亚太传统医药，2012，8（05）：215-216.

[14] 俸灵林．虎杖的化学成分及其质量研究 [D]．沈阳药科大学，2003：30-34.

[15] 潘晓辉，罗文谦．安康产虎杖化学成分研究 [J]．安康师专学报，2003，15（01）：64-65+69.

[16] 张喜云．虎杖的化学成分、药理作用与提取分离 [J]．天津药学，1999，11（03）：13-14.

明 党 参

1. 概述

明党参 *Changium smyrnioides* H. Wolff。德昂药：刀格绕决；阿昌药：买牙独。在德昂药中治疗胃虚呕吐、食欲不振等（《德宏药录》）。

2. 来源与分布

2.1 来源：本品为伞形科植物明党参的干燥根。

2.2 生境、分布：生于山地稀疏藻林下土壤肥厚处或山坡岩石缝隙中。分布于江苏、浙江、安徽、江西及湖北等地。

2.3 采收与加工：

移栽后的第 3 年 5 月中、下旬收获，晴天割去地上部分，将根挖出，洗净泥土，按大、小分级，而后分别放入沸水中煮 10～15 分钟，煮至内无白心，捞出放清水中漂洗数次，刮去外皮，晒干。如不经汤煮，直接刮去外皮晒干入药者，商品名"粉沙参"。用清水稍浸后捞出，润透切片，晒干。在江苏、浙江地区，拣取粗壮者，不经煮沸，直接晒至半干，刮去外皮，再晒干。

3. 化学成分研究概况

3.1 化学成分基本类型：主要化学成分有挥发油类、三萜皂角甙类、甘油硬脂酸酯类、生物碱类、烯烃和烯烃糖苷类、多糖类、丹参酮。

3.2 主要化学成分结构和特点：

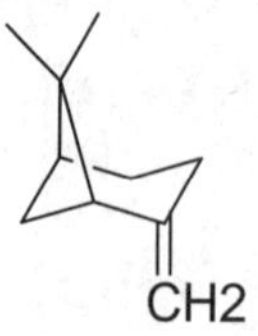

β蒎烯

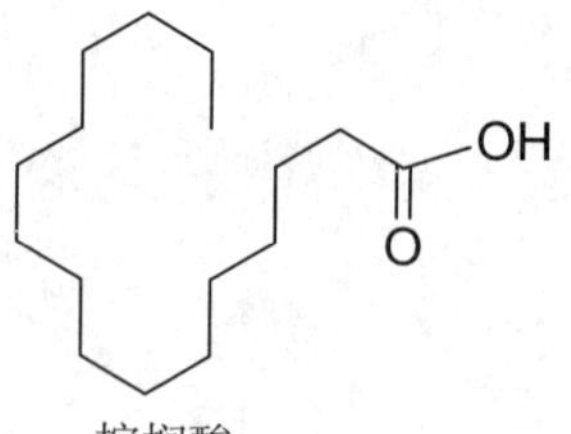

棕榈酸

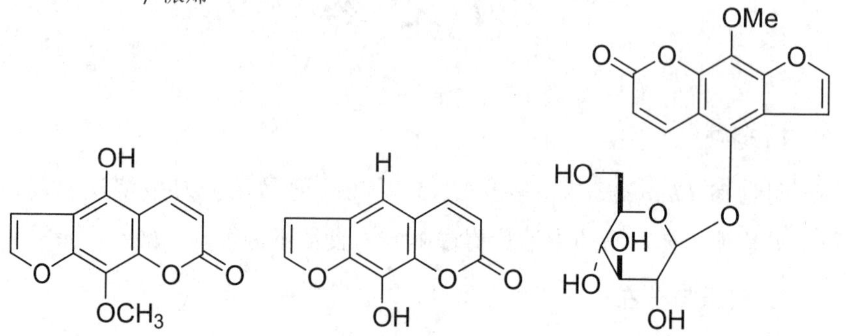

呋喃香豆素

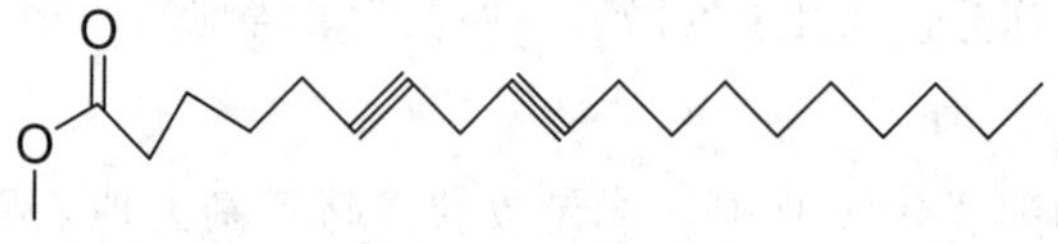

6，9-十八碳二炔酸甲酯

3.3 化学成分的理化性质：

取本品粉末 1g，加稀乙醇 20ml，超声处理 20 分钟，滤过，滤液蒸干，残渣加酸性稀乙醇（用稀盐酸调节 pH 值至 2~3）1ml 使溶解，作为供试品溶液。另取明党参对照药材 1g，同法制成对照药材溶液。吸取上述两种溶液各 5μl，分别点于同一硅胶 G 薄层板上，以正丁醇-冰醋酸-水（19：5：5）为展开剂，二次展开，第一次展至 5cm，第二次展至 10cm，取出，热风吹干，喷以茚三酮试液，加热至斑点显色清晰。供试品色谱中，在与对照药材色谱相应的位置上，显相同颜色的斑点。

3.4 化学成分的分析方法：

运用 HPLC 和比色法对明党参植株内不同部位的多糖、甘露醇、胆碱、生理性灰分和水溶性成分进行分析，并用夹角余弦法计算水溶性成分的相似系数。

3.5　化学成分的影响因素与变化规律：

明党参根的不同部位间甘露醇、多糖、水溶性浸出物和生理性灰分含量均差异显著。多糖和浸出物含量在根的横向不同部位间差异不显著；同时，多糖含量在根的纵向不同部位间差异也不显著。整体上，4种化学成分含量在根的纵向上呈自上而下递减的趋势；横向上甘露醇、多糖和水溶性浸出物的含量均呈自外向内递增的趋势，生理性灰分含量与之相反，向内递减。

4. 药理研究进展

4.1　对免疫功能的影响：明党参具有促进小鼠 NK 活性，激活巨噬细胞 Cb 受体，增强机体防癌抗感染的能力。

4.2　抗脂质过氧化物作用：吴慧平等报道，明党参的乙酸乙酯、丙酮、甲醇提取物对体外大鼠肝匀浆上清液中过氧化脂质生成具有明显的抑制作用，其中以甲醇提取物作用最强。

4.3　抗衰老作用：明党参不同提取物对体外大鼠肝匀浆上清液脂质过氧化物生成具有显著抑制作用，尤以甲醇提取物抑制最强，与对照组比较 $P<0.001$，说明明党参有抗脂质过氧化物作用。甲醇提取物和水提取物均可提高高胆固醇血症大鼠体内超氧化歧化酶（SOD）、全血谷胱甘肽过氧化酶（GSH-Px）的活性，降低血清脂质过氧化物产生丙二醛的含量。

4.4　降血脂作用：实验性高脂血症大鼠喂饲明党参水提液（2.5g、5g、10g/kg/d）和醇提物（125mg、250mg、500mg/kg/d），以降血脂药物安妥明作阳性对照，连续给药四周。结果表明，各给药组均有不同程度的降血胆固醇作用，水提液优于安妥明，而降低血清甘油三酯作用较弱，但可提高高密度脂蛋白胆固醇/总胆固醇的比值。由此推测，明党参降血脂作用主要是通过抑制 HMG-CoA 还原酶合成胆固醇，使血胆固醇浓度下降，起到降血脂作用。

4.5　抑制血小板聚集和抗凝血作用：体外试验表明，明党参不同提取物能显著延长家兔凝血酶原时间（PT）和凝血酶时间（TT）。以甲醇提取物效果最明显 $P<0.01$，并可显著抑制 ADP 诱导的血小板聚集，甲醇提取物、水提取物的血小板聚集抑制率分别为 75.80% 和 79.75%，与丹参注射液相当（77.79%）。体内试验表明，明党参甲醇提取物和水煎液均能显著延长小鼠凝血时间，提示明党参在防治血管内凝血和血栓形成方面具有一定作用。

5. 抗衰老及治疗老年疾病的应用

明党参是常用的补气中药，具补中益气、和胃养血等功效，最宜用于平素倦怠乏力，精神不振，自觉气短，稍一活动就喘促的气虚患者。由于补气也有助于生血，所以党参也适用于气血两虚面色苍白，头昏眼花，胃口不好，大便稀软，容易感冒的病人。尽管党参的作用比人参弱，但功能基本相似，且价格远比人参低，所以除病情危急者外，一般都可用党参代替人参。以党参为主药的中成药也很多，如参芪膏、参术苓草合剂等，气虚或气血两虚的病人，可酌情选用。

党参为温和的滋补药，增强体力，具有补气、补肺和脾脏的功效，可以增加精力，有助于新陈代谢的平衡。用于手足疲劳、全身困倦和消化系统疾病。可用于治疗高血压，如高血压食谱黑米党参山楂粥、薏苡仁党参粥。

6. 资源评价与开发利用

临床观察表明，明党参具有清燥、润肺化痰、生津作用。对肺虚咳嗽、慢性支气管炎、肺心病、肺结核有效，临床控制 13%，显效 43.15%，好转 39.11%，总有效率为 95.16%，并能明显改善患者的食欲。明党参既是一味药性缓和的补益中药，又是一味较好的祛痰止咳平喘良药。前者主要表现在增强免疫功能、降低血胆固醇、抑制血小板聚集、清除自由基、抗突变、增进食欲等方面。后者主要表现在通过药物吸收后产生润肺化痰止咳、平喘，缓解或减轻症状，为开发防治老年病的新药提供了实验基础。

7. 参考文献

[1] 任东春，钱士辉，杨念云，等. 明党参化学成分研究 [J]. 中药材，

2008，31（1）：47-49.

[2] 李祥，陈建伟，方泰惠，许惠琴，陆平成 . 中国特有植物明党参化学成分和药理研究进展 ［J］. 中国野生植物资源，1998，17（02）：15-18.

[3] 王长林，郭巧生，程搏幸，等 . 不同株龄明党参化学成分分析 ［J］. 中国中药杂志，2010，35（22）：2945-2949.

[4] 王长林，郭巧生，程搏幸，等 . 明党参化学成分分布规律研究 ［J］. 中国中药杂志，2010，35（20）：2662-2665.

[5] 沈爱宗，刘圣，田莉 . 明党参化学成分及药理作用概述 ［J］. 基层中药杂志，1998，12（1）：52-53.

[6] 黄宝康，郑汉臣，张朝晖 . 明党参的研究概况 ［J］. 中药材，1998，21（08）：425-428.

[7] 刘晓宁，巢建国，侯芳洁，等 . 濒危植物明党参研究新进展 ［J］. 中华中医药学刊，2008，26（09）：1966-1967.

[8] 段志富 . 明党参活性成分及其累积分布与定量分析研究 ［D］. 南京中医药大学，2008：16-50.

[9] 张莹，陈建伟，徐建亚，等 . 明党参中香豆素成分的组织定位、分布和荧光相对定量研究 ［J］. 时珍国医国药，2011，22（03）：625-627.

知　母

1. 概述

知母 *Anemarrhena asphodeloides* Bunge。景颇药：Mose mvan 治糖尿病（《德宏药录》）；德昂药：阿更带；蒙药：陶来音-芒给日。

2. 来源与分布

2.1　来源：为百合科植物知母的干燥根茎。

2.2　生境、分布：生于海拔 1450m 以下的山坡、草地或路旁较干燥或向阳的地方，分布于黑龙江、吉林、辽宁、河北、河南、山东、山西、内蒙古、陕西、甘肃等地。

2.3　采收与加工：知母栽种 2~3 年开始收获。春秋两季可采挖，以秋季采收较佳，除去须及泥沙，晒干，习称"毛知母"，除去外皮，晒干。切片入药，生用，或盐水炙用。

3. 化学成分研究概况

3.1　化学成分基本类型：甾体皂苷类、双苯吡酮类、黄酮类、木脂素类等。

3.2　主要化学成分结构和特点：

皂苷成分有：菝葜皂苷元（sarsasapogenin），马尔可皂苷元（markosapogenin），新吉托皂苷元（negitogenin），薯预皂苷元（diosgenin），以及其他 5 种苷元结构相似的化合物，均为螺甾皂苷。

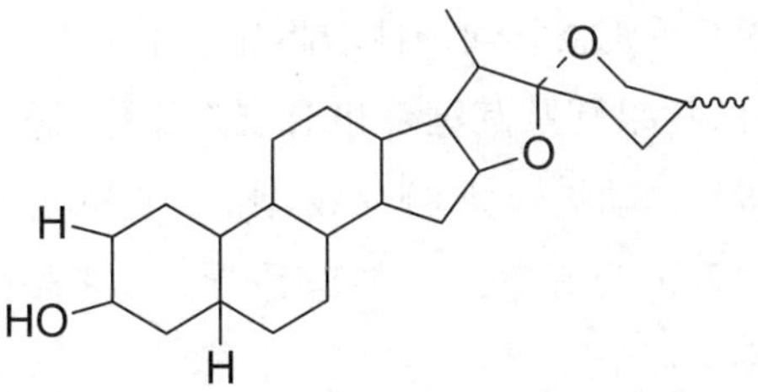

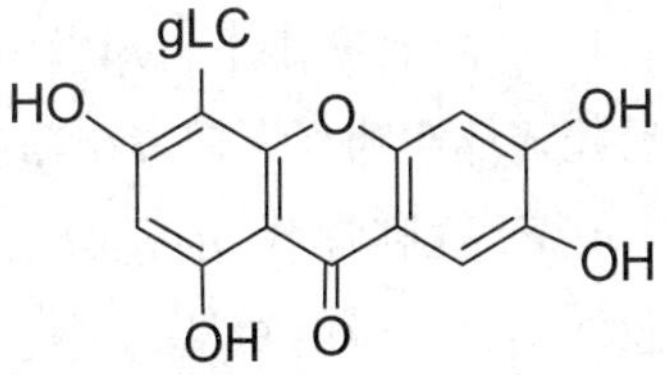

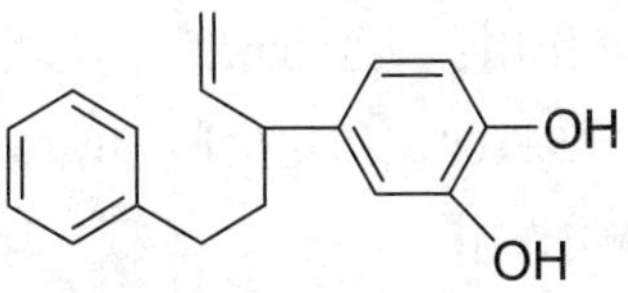

3.3　化学成分的理化性质：

1. 取该品粉末 2g，加乙醇 10ml，振摇后放置 20 分钟，吸取上清液 1ml，蒸干，残渣加硫酸 1 滴，初显黄色，继变红色、紫堇色，最后显棕色。

2. 取该品粉末 2g，加乙醇 20ml，加热回流 40 分钟，取上清液 10ml，加盐酸 1ml，加热回流 1 小时后浓缩至约 5ml，加水 10ml，用苯 20ml 振摇提取，提取液蒸干，残渣加苯 2ml 使溶解，作为供试品溶液。另取菝葜皂苷元对照品，加苯制成每 1ml 含 5mg 的溶液，作为对照品溶液。照薄层色谱法试验，吸取上述两种溶液各 $7\mu l$，分别点于同一硅胶 G 薄层板上，以苯-丙酮（9∶1）为展开剂，展开，取出，晾干，喷以 8% 香草醛无水乙醇溶液与硫酸溶液（7→10）的混合液（0.5∶5），在 100℃ 加热至斑点显色清晰。供试品色谱中，在与对照品色谱相应的位置上，显相同颜色的斑点。

3.4　化学成分的影响因素与变化规律：

1. 气候因子与皂苷类成分的关系分析：实验证明，菝葜皂苷元含量与以上 6 个指标（当地的年均温、7 月均温、年降水量、蒸发量、日照时数、无霜期）成负相关关系，但相关性均不显著（$P>0.05$），菝葜皂苷元与蒸发量的相关系数较高，为 -0.37。

2. 栽培措施对皂苷类成分含量影响：包括施肥种类和施肥量对其含量影响和施肥配比对其含量影响。

4. 药理研究进展

4.1　抗炎作用：知母总多糖具有抗炎作用，可以显著改善二甲苯致小鼠耳郭肿胀、醋酸致小鼠腹腔毛细血管通透性增高等炎症反应。

4.2 降血糖作用：知母中的杧果苷及其糖苷也具有降糖作用，口服后能降低非胰岛素依赖型糖尿病，动物模型 KK-Ag 小鼠的血糖水平。

4.3 抗肿瘤作用：实验发现，菝葜皂苷元能够诱导人肝癌细胞 HepG2 凋亡，说明知母具有抗癌活性。

4.4 抗血小板聚集作用：实验证明，知母皂苷 AIII 对由二磷酸腺苷（ADP）、5-羟色胺（5-HT）和花生四烯酸（AA）诱导的兔和人血小板聚集均有很强的抑制作用。

4.5 抗氧化作用：知母中含有的杧果苷也是一种自由基清除剂和抗氧化剂，它能有效地清除·OH 和·O_2这两种活性氧。

4.6 抗衰老作用：马玉奎等人以 D-半乳糖衰老模型小鼠为实验对象，以其体质量、免疫器官质量、肝脑丙二醛（MDA）和脂褐素（LF）的含量、全血谷胱苷肽过氧化氢酶（GSH-Px）、红细胞过氧化氢酶（CAT）和脑中超氧化物歧化酶（SOD）的活力、脑中谷氨酸水平为指标，全面考察知母皂苷的抗衰老作用。结果发现，知母皂苷（100、200、400 mg·kg^{-1}，ip），能对抗连续 6 周给予 50g·L^{-1}D-半乳糖（0.025 mL·g^{-1}）所致小鼠脑组织中 LPO、LF 含量的升高；提高全血 GSH-Px、红细胞 CAT 和脑中 SOD 的活力。对抗小鼠体质量、脾脏及胸腺指数下降。知母皂苷能有效地对抗 D-半乳糖所致的小鼠多项衰老指标的出现，促进衰老小鼠的学习记忆能力。

4.7 其他作用：抗炎作用、改善老年性痴呆症状、改善骨质疏松症状、调节免疫等。

5. 抗衰老及治疗老年疾病的应用

本品能清肺泻火，滋阴润肺。根茎含多种甾体皂苷，并含多量的黏液质，证明有明显的解热、祛痰、利尿、降血糖作用。临床上，用知母、石膏、连翘、大青叶、大黄、丹皮研制而成的知石清解注射液，治疗急性肺炎、支气管周围炎和急性支气管炎等急性肺部感染疾患。知母与石膏都有清肺胃实热的功效，常相须为用，知母清热而不伤阴，善治里热重而津液伤者。

6. 资源评价与开发利用

知母含有多种有效化学成分，药理作用比较广泛，近年的药理研究有长足的发展，其中的皂苷类成分，如知母皂苷 BII、AIII 等，是治疗老年性痴呆、心血管疾病、抗癌，以及辅助改善骨质疏松症状等方面的有效成分，因此具有研究价值和非常好的开发前景。

7. 参考文献

［1］王颖异，郭宝林，张立军 . 知母化学成分的药理研究进展［J］. 科技导报，2010，28（12）：110-115.

［2］赵子剑，胡晓娟，张恩户，等 . 知母药理作用的文献再评价［J］. 中成药，2012，34（7）：1350-1353.

［3］倪梁红，秦民坚 . 知母资源化学及药理研究进展［J］. 中国野生植物资源，2005，24（4）：16-20.

［4］李习平，石继连，胡还甫 . 知母的研究概况［J］. 岳阳职业技术学院学报，2010，25（1）：90-93.

［5］边际，徐绥绪，黄松，等 . 知母化学成分的研究［J］. 沈阳药科大学学报，1996，13（1）：34-40.

［6］廖洪利，王伟新，赵福胜，等 . 知母化学成分研究进展［J］. 药学实践杂志，2005，23（1）：12-14.

［7］徐江平 . 知母皂苷对衰老大鼠脑 M、N 胆碱受体的调节作用［J］. 中国老年学杂志，2001，21（5）：379-380.

［8］何薇，曾祖平 . 知母皂苷及其苷元抗衰老作用的研究进展［J］. 北京中医，2006，25（6）：376-378.

［9］白世庆，刘艳红 . 知母的药理研究与临床应用［J］. 中国现代药物应用，2007，01（04）：66-67.

［10］申秀丽，闻永举 . 百合知母汤临床应用概述［J］. 宜春学院学报，2008，30（02）：111-113.

［11］马玉奎，周晓棉，王立辉，等 . 知母皂苷对 D-半乳糖衰老模型小鼠的作用［J］. 沈阳药科大学学报，2004，21（6）：450-452.

垂 盆 草

1. 概述

垂盆草 *Sedum sarmentosum* Bunge。苗药：锐先勾、蛙米凝、戛给谷；水药：骂女不低；彝药：尔嘎色、石蒜、狗牙瓣；土家药：狗牙瓣、狗牙齿。在土家药中，垂盆草用于治疗吐血、便血、头晕、癌症、烧烫伤等。

2. 来源与分布

2.1 来源：为景天科植物垂盆草的全草。

2.2 生境、分布：生于山坡阴湿地或石缝中。分布于贵州、辽宁、河南、河北、山东、山西、陕西、江苏、浙江、江西、四川、湖北、广西、云南等省区。

2.3 采收与加工：四季可采，晒干或鲜用。

3. 化学成分研究概况

3.1 化学成分基本类型：黄酮类、三萜类、甾醇、生物碱、蛋白质、氨基酸、糖类及垂盆草苷类。

3.2 主要化学成分结构和特点：

（1）黄酮类：

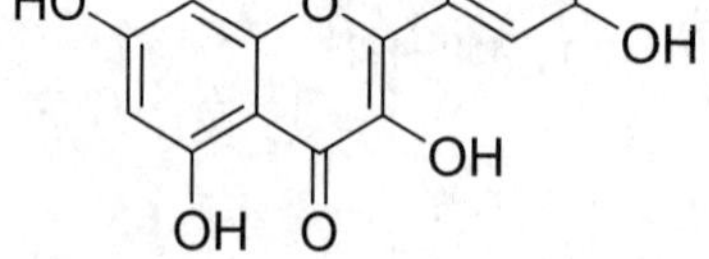

槲皮素 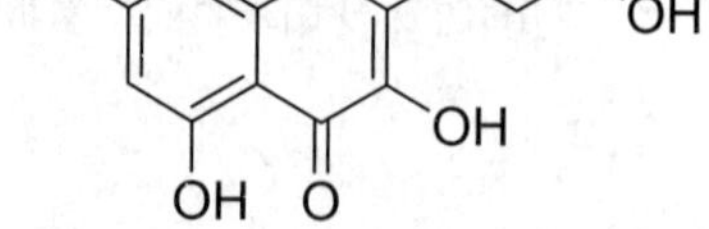　　　　　　　　　山奈素

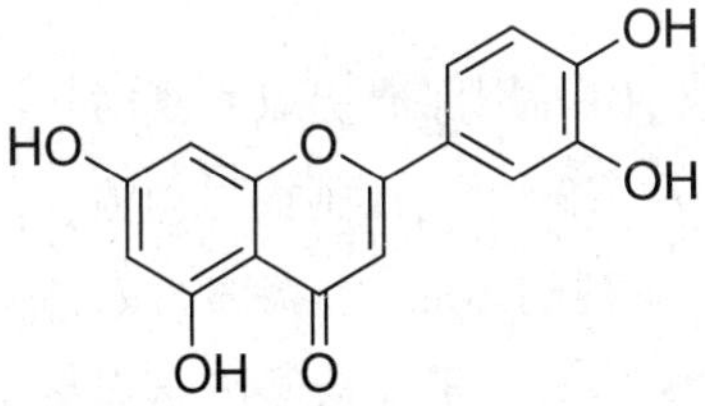

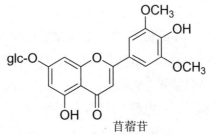

木犀草素

苜蓿苷

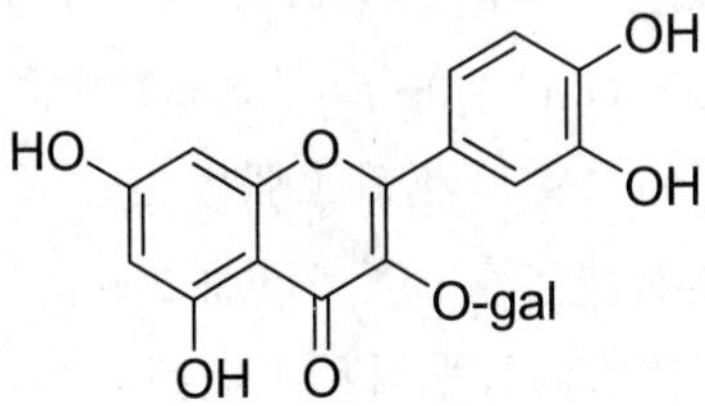

金丝桃苷

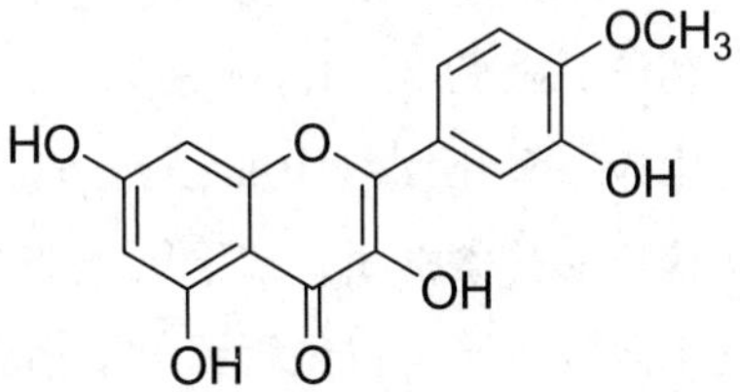

异鼠李素

（2）三萜及甾醇类：

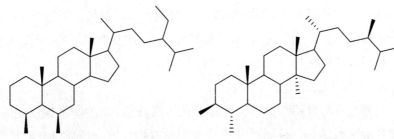

（3）生物碱：

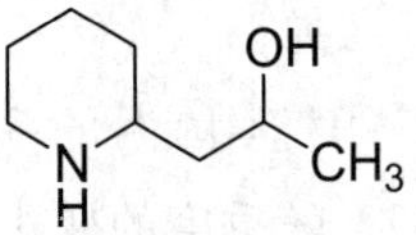

二氢-N-甲异石榴皮碱

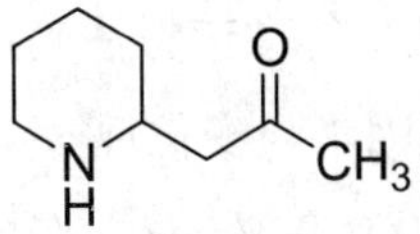

异石榴皮碱

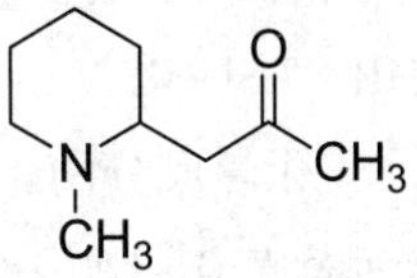

N-甲基异石榴皮碱

（4）氰苷类：

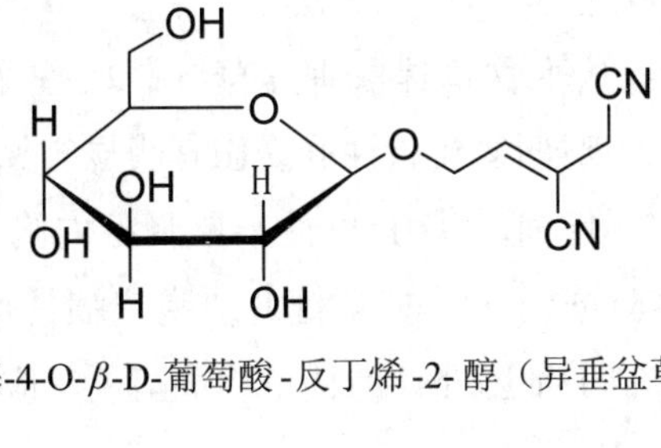

2-氰基-4-O-β-D-葡萄酸-反丁烯-2-醇（异垂盆草苷）

3.3 化学成分的理化性质:

取本品粉末 10g,置于索氏提取器中,用丙酮回流提取 6 小时,滤过。滤液减压浓缩至约 2ml,加等体积的水溶解,再减压抽尽丙酮,得叶绿素状物。加适量水溶解(少量多次,总共约 10ml),滤过。水液减压抽干,加甲醇 2ml 溶解,再加硅胶 1~2g 拌匀,干燥后装入盛有硅胶 10g 的层析柱上端(内径约 1.5cm),以氯仿-甲醇(5:1)冲洗,弃去最初洗脱液约 35ml,收集以后的洗脱液约 80ml,蒸干。取残渣少许,加固体二氧化锰约 10mg,于小试管中混匀,管口覆盖 1 张滤纸小片,用橡皮筋扎紧密闭,并于纸上加 10%硫酸亚铁溶液 1 滴,再加 20%氢氧化钠溶液 1 滴,将试管置火上小心加热,待管内冒烟后移去火源,加浓盐酸 1 滴于纸片上,即显蓝绿色(检查脂肪族氰基)。

上述洗脱液浓缩后为样品液,用垂盆草甙照品制成对照品溶液,取样品液及对照品液点样于同一硅胶 G 薄层板上,以氯仿-甲醇(8:3)展开,展距 6cm,喷以 30%~50%硫酸液,于 110℃下加热 5~10 分钟显色,样品液色谱在与对照品色谱相应位置处,显相同的黑色斑点。

3.4 化学成分的分析方法:

将垂盆草药材用水提取,通过大孔树脂柱,以乙醇-水梯度洗脱,收集乙醇洗脱部分,得到垂盆草总黄酮提取物,进一步通过硅胶柱层析、聚酰胺柱层析等多种现代分离手段对其成分进行了分离,最后通过 1D-NMR、ESI-MS、IR、UV 等波谱方法确定其结构。

3.5 化学成分的影响因素与变化规律:从 4 月至 10 月的垂盆草中都含有垂盆草苷,其含量为 0.09%~0.36%之间,随季度的变化逐月有所增高,其中以 10 月份含量最高。

4. 药理研究进展

4.1 护肝作用:从垂盆草提取垂盆草苷制成垂盆草片,按 0.5~0.1mg/只给小鼠灌药,对四氯化碳性肝损伤有明显的保护作用。

4.2 免疫抑制作用:垂盆草苷可使小鼠胸腺内胸腺细胞数明显降低,小鼠溶血空斑实验证明,它能抑制 T 细胞依赖抗原-SRBC 的抗体形成细胞数,还能抑制 T 细胞介导的移植物抗宿主反应。

4.3 抗氧化作用：垂盆草中含有多种抗氧化物质，垂盆草苷黄酮类化合物具有清除自由基和抗氧化的能力。Mun 等发现垂盆草甲醇提取物具有清除自由基的活性，表明其具有抗氧化作用。

4.4 降血压作用：Hyuncheol 等对垂盆草多种萃取部位进行试管外血管紧张素转化酶（ACE）抑制作用实验。结果表明，乙酸乙酯提取部位在 $400\,\mu g/ml$ 时具有很好的活性。血管紧张素转化酶在生理上将血管紧张素 I 转变为血管紧张素 II。血管紧张素 II 刺激肾上腺皮质合成和释放醛固酮，导致 Na^+ 滞留而使血压升高。垂盆草乙酸乙酯部位作为血管紧张素转化酶抑制剂，主要通过抑制血管紧张素转化酶，促使血管紧张素 I 不能转化为血管紧张素 II 以达到降血压的作用。

4.5 抗衰老作用：实验结果显示，垂盆草可以显著延长大鼠跑台运动力竭时间，使运动大鼠心脏、肝脏、肾脏、脑、股四头肌组织中 Na^+、K^+-ATPase 和 Ca^{2+}、Mg^{2+}-ATPase 活性显著升高。结论认为，补充垂盆草冲剂可以提高大鼠不同组织 ATPase 活性，延长大鼠跑台运动力竭时间，提高大鼠的运动能力。

5. 抗衰老及治疗老年疾病的应用

垂盆草舒缓面霜是采用垂盆草中具愈合修护功效的元素，精制而成的全新的神奇修护面霜，可以让肌肤散发光采的抗衰老滋养霜，适用于中性、干性、成熟、色素沉淀及过敏性肌肤，是一种结合传统知识与最新科技的神效活肤滋润面霜。

利用垂盆草、甘草等中草药制成复方垂盆草颗粒或冲剂，主要用于清热解毒、活血利湿，有降低丙氨酸氨基转移酶的作用。临床上用于急、慢性肝炎的活动期。

为了提高垂盆草的生物利用度，增强其疗效，发明了纳米垂盆草制剂药物；以垂盆草提取纯化物为主要成分制成垂盆草滴丸；利用垂盆草萃取物和提取液，制成不同口味的保健型垂盆草口服液。

6. 资源评价与开发利用

迄今为止，以垂盆草为原料的药品相继出现，垂盆草这种天然多汁植物，几个世纪以来便常被用来当作急救的草药，它可舒缓过敏，减少色素沉淀，且不刺激地净化肌肤，是良好的保健品以及化妆品的天然来源。此外，垂盆草还常常作为一种辅助药材出现在各类产品中，如日晒防治膏、健肝冲剂、慢肝宁等。

7. 参考文献

[1] 郭辉，张玲. 垂盆草化学成分和药理作用的研究进展 [J]. 食品与药品，2006，08（01）：19-22.

[2] 万忠民，鞠兴荣，姚琦等. 中草药提取物对油脂抗氧化的比较研究 [J]. 食品科学，2006，27（11）：89-92.

[3] 方圣鼎，严修泉，李静芳，等. 有效成分垂盆草苷的分离与结构 [J]. 药学学报，1997（9）：431.

[4] 方圣鼎，严修泉，李静芳，等. 垂盆草化学成分的研究 [J]. 化学学报，1982（3）：40.

[5] 叶淳渠，李静芳. 垂盆草化学成分的研究 [J]. 化学学报，1980，38（6）：601-605.

[6] 刘淑卿，高清涌，李静芳. 红外数据台软件一定量程序在药物分析中的应用垂盆草甙的红外光谱定量 [J]. 药物分析杂志，1984，4（5）：276-279.

[7] 吕湘林，曹秀玲，张叔良，等. 垂盆草及其制剂的分析研究 [J]. 药学学报，1984，19（12）：914-920.

[8] 潘金火，何满堂，罗兰. 垂盆草药材质量控制方法研究 [J]. 成都中医药大学学报，2002，25（1）：45.

[9] 欧惠春，钱德民，王德良. 南京地区垂盆草、佛甲草中垂盆草苷含量的季节性变化 [J]. 中草药通讯，1979（10）：14-15.

[10] 宋玉华，李春雨，郑艳. 垂盆草的研究进展 [J]. 中药材，2010，33（12）：1973-1976.

[11] 张洪超，兰天，张晓辉. 垂盆草化学成分与药理作用研究进展 [J]. 中成药，2005，27（10）：1201-1203.

[12] 苏振阳. 垂盆草对训练大鼠不同组织 ATPase 活性的影响 [J]. 北京体育大学学报，2006，29（11）：1505-1507.

[13] 薛继艳，魏怀玲，刘耕陶. 垂盆草对小鼠和大鼠肝脏脂质过氧化损伤的

防护作用 [J]. 中西医结合肝病杂志，1993，3（01）：14-16+2.

[14] 包汝泼，梁伟. 垂盆草片提取工艺及制剂处方的研究 [J]. 中成药，2014，36（03）：646-649.

[15] 董亚男，陈逸云，张富永，等. 垂盆草的现代实验和临床研究综述 [J]. 云南中医学院学报，2014，37（01）：93-96.

荆　芥

1. 概述

荆芥 *Nepeta cataria* L. 。傣药：沙板嘎；傈僳药：薄松兰；藏药：辛木头勤。荆芥在傣药中用于祛风发汗、解热、止血（《傣医药》），在傈僳药中用于治疗跌打损伤（《怒江药》）。

2. 来源与分布

2.1　来源：本品为唇形科植物荆芥的干燥地上部分。

2.2　生境、分布：生于山坡路旁或山谷。海拔在 540～2700m 之间。多栽培，亦有野生。分布于黑龙江、辽宁、山西、陕西、甘肃、青海、河南、河南、四川、贵州、江苏、浙江、福建、云南等地。

2.3　采收及贮藏：秋季花穗绿色时采收。北方是距地面数厘米处割取地上部分，晒至半干捆成小把，再晒至全干。南方是连根拔出，晒干，捆把。也有先单独摘取花穗晒干，称"荆芥穗"，再割取茎枝晒干，称"荆芥"。

3. 化学成分研究概况

3.1　化学成分基本类型：

荆芥的主要成分有挥发油类、单萜苷类、黄酮类、有机酸类、三萜类、甾体类等。

3.2　主要化学成分结构和特点：

1. 挥发油类化合物荆芥属植物所含挥发油类成分比较复杂，主要含有脂类、萜类、酮类及烯烃类等化合物。其中荆芥内酯、1，8-桉树脑、胡薄荷酮、薄荷酮、柠檬醛、石竹烯、芳樟醇等成分的含量较高。

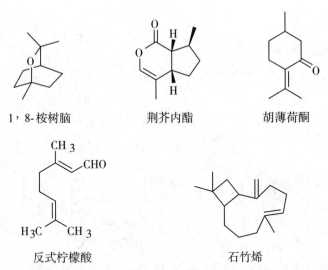

1，8-桉树脑　　　　　　荆芥内酯　　　　　　胡薄荷酮

反式柠檬酸　　　　　　　　　　石竹烯

2. 黄酮及其苷类：荆芥属中较常见的黄酮类化合物如芦丁、木樨草素-7-O-葡萄苷类、木樨草素、芹菜素、山柰酚、蓟黄素和鼠尾草素等。

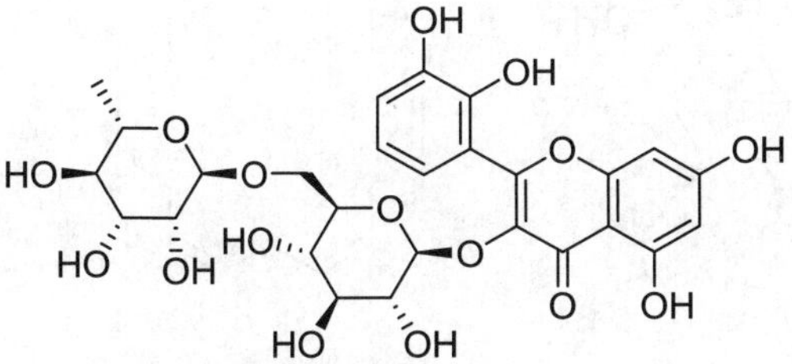

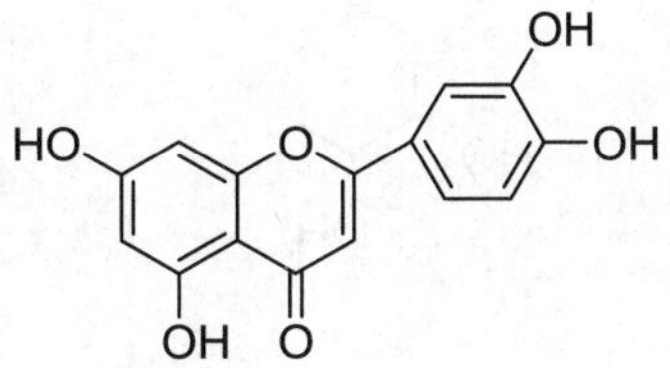

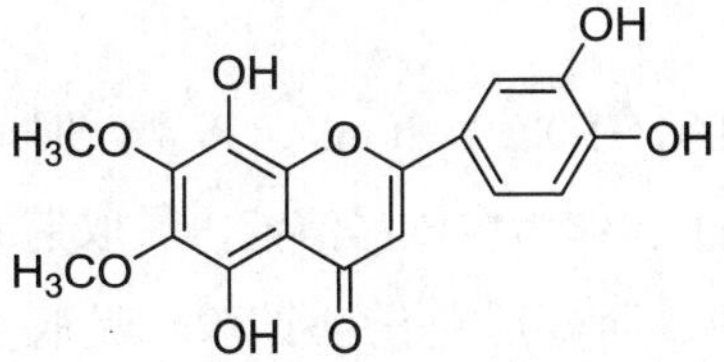

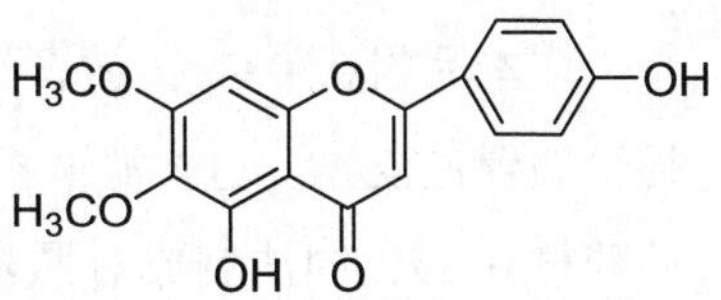

3. 萜类：从荆芥中分离得到的萜类化合物，单萜、倍半萜类化合物主要存在于荆芥挥发油中。

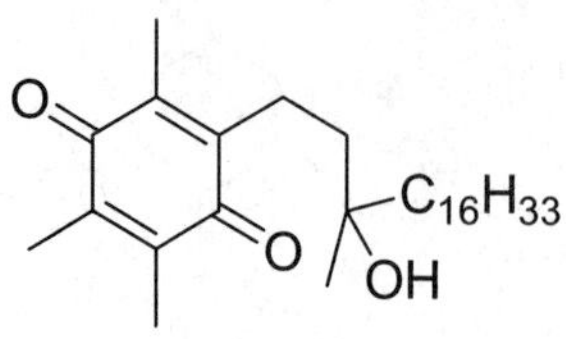

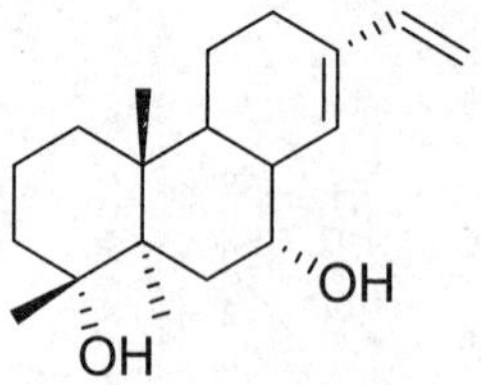

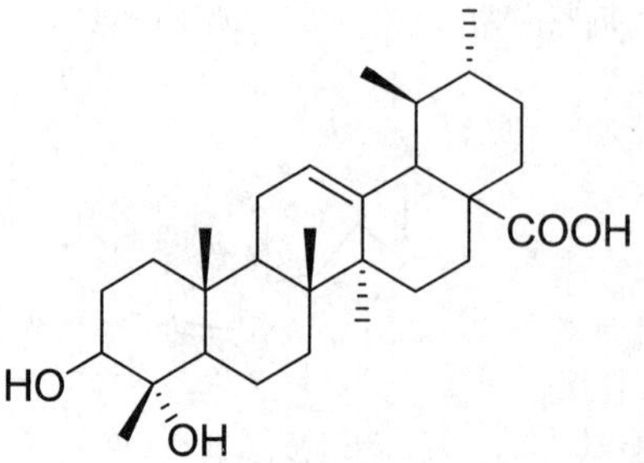

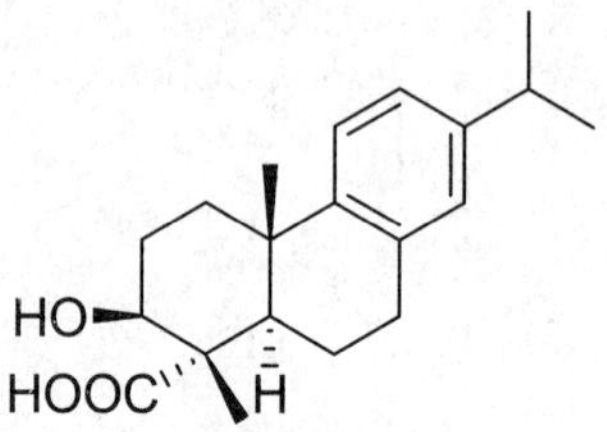

4. 荆芥中的其他成分还有绿原酸、β-谷甾醇和亚麻酸。

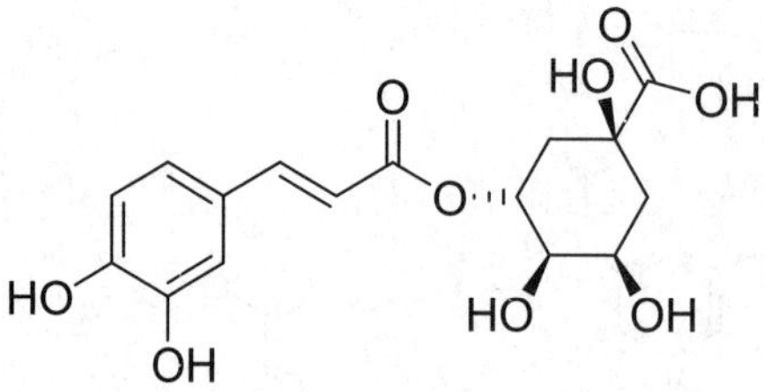

绿原酸

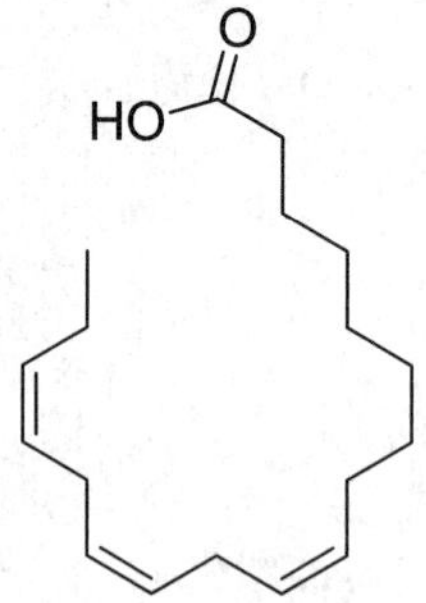

亚麻酸

3.3 化学成分的理化性质：

取本品粗粉 0.8g，加石油醚（60℃～90℃）20ml，密塞，时时振摇，放置过夜，滤过，滤液挥散至 1ml，作为供试品溶液。另取荆芥对照药材 0.8g，同法制成对照药材溶液。照薄层色谱法试验，吸取上述两种溶液各 10μl，分别点于同一硅胶 H 薄层板上，以正己烷-醋酸乙酯（17∶3）为展开剂，展开，取出，晾干，喷以 5%香草醛的 5%硫酸乙醇溶液，在 105℃加热至斑点显色清晰。供试品色谱中，在与对照药材色谱相应的位置上，显相同颜色的斑点。

3.4 化学成分的分析方法：

本文以乙醇回流提取得浸膏，经石油醚和二氯甲烷萃取、硅胶柱层析、重结晶等方法对全草中的化学成分进行了分离提纯，通过理化性质、TLC、核磁共振技术，分别鉴定了它们的结构。

4. 药理研究进展

4.1　解痉作用：通过家兔离体空肠实验表明，荆芥挥发油的抗痉挛活性与戊脉安及罂粟碱相似。

4.2　抗氧化作用：荆芥挥发油的一些组分与抗氧化活性有关，BektasTepe 等通过 2，2-dipheny-lpicryl-hydrazyl（DPPH）和 β-胡萝卜素、亚油酸分析，发现土耳其荆芥挥发油具有明显的抗氧化活性。挥发油组分中 1，8-按树脑具有显著的抗氧化活性，总酚含量也与提取物的抗氧化活性成正相关。

4.3　抗炎、镇痛作用：发现甲醇提取物熊果酸和多酚成分，对大鼠足跨水肿的试验模型，具有明显抑制足部水肿的抗炎活性。

4.4　镇静作用：荆芥对中枢神经系统具有抑制作用，可产生镇静和抗惊厥作用。地上部分甲醇提取物，对中枢神经系统可产生增强戊巴比妥钠的作用和抗惊厥作用。

4.5　抗微生物作用：选用了枝孢酶、绿色木霉、长穗双极菌及两种链格孢属类真菌，实验发现挥发油对这五种真菌的菌丝生长有抑制作用。

4.6　抗衰老作用：现代研究发现，木樨草素主要存在于金银花、菊花、荆芥等天然植物中，木樨草素是一种天然黄酮类化合物，石玉青通过线虫寿命试验表明，木樨草素可延长线虫寿命，随着木樨草素浓度的升高效果逐渐增加，$50\mu m$ 时可延长线虫生长一周，从而证实木樨草素具有抗衰老活性。

4.7　其他作用：从荆芥中提取到的荆芥内酯是强有力的节肢动物驱避剂，可作为重要经济作物的杀虫剂。

5. 抗衰老及治疗老年疾病的应用

荆芥所含的橙皮苷成分，有抑制过氧化酶的作用，使生物膜脂质过氧化产生的氧自由基减少，因而能抗衰老，防治心血管、肿瘤等老年常见病。荆芥性温、味辛，亦有人认为其性平或凉，其生品具有祛风解表、宣毒透疹、散瘀止血之功效，主治风寒感冒、咽喉肿痛及多种皮肤病，为中医临床常用药物。荆芥炒炭后功专止血，可用于吐血、衄血、便血、崩漏、产后血晕等。

6. 资源评价与开发利用

目前国内外对荆芥的炮制、化学成分、临床应用以及药理作用都有比较深入的研究。荆芥作为一味芳香类药材，国内对其所含挥发油成分的研究比较多，包括挥发油的种类、含量，炮制对挥发油的影响，挥发油含量的多少与药材质量的关系。然而，对荆芥中其他化学成分的研究并不全面，如黄酮类、鞣质、有机酸等化合物。应加大对这些成分的研究力度，为荆芥的临床应用提供基础。

国内外有关研究主要集中在炮制方法、化学成分、药理作用和临床应用等方面。有关种质资源多样性、不同种质之间鉴定等方面研究尚属空白。荆芥作为中国一味栽培历史悠久、药用范围广泛的植物，其不同品种、不同产地生产出的药材质量良莠不齐。而中药材质量的均一性、稳定性和可控性是保证中药饮片质量和中成药疗效的首要环节，优良的种质是生产优良药材的基础。

7. 参考文献

[1] 泽仁拉姆. 藏荆芥化学成分与提取工艺的研究 [D]. 西南交通大学，2011：1-10.

[2] 聂小妮，梁宗锁，段琦梅，等. 土荆芥挥发油的化学成分及抗菌活性研究 [J]. 西北农林科技大学学报（自然科学版），2010，38（11）：151-155.

[3] 聂小妮. 土荆芥挥发油成分分析及药用活性研究 [D]. 西北农林科技大学，2011：15-26.

[4] 黄雪峰，李凡，陈才良，等. 土荆芥化学成分的研究 [J]. 中国天然药物，2003，1（01）：32-34.

[5] 张援虎，胡峻，石任兵，等. 荆芥化学成分的研究 [J]. 中国中药杂志，2006，31（13）：1118-1119.

[6] 吴婷，丁安伟，张丽. 荆芥现代研究概况 [J]. 江苏中医药，2004，25

（10）：64-67.

［7］ 李栓．荆芥药性质疑［J］．河南中医，1986，6（6）：44.

［8］ 胡峻．荆芥（穗）有效部位化学成分及其质量标准研究［D］．北京中医药大学，2005：39-47.

［9］ 胡琬君，马丹炜，王亚男，等．土荆芥挥发油对蚕豆根尖细胞的氧化损伤［J］．应用生态学报，2012，23（04）：1077-1082.

［10］ 臧林泉，胡枫，韦敏，等．荆芥挥发油抗肿瘤作用的研究［J］．广西中医药，2006，29（04）：60-62.

［11］ 赵立子，魏建和．中药荆芥最新研究进展［J］．中国农学通报，2013，29（04）：39-43.

［12］ 权美平．荆芥挥发油药理作用的研究进展［J］．现代食品科技，2013，29（06）：1459-1462.

［13］ 何婷，汤奇，曾南，等．荆芥挥发油及其主要成分抗流感病毒作用与机制研究［J］．中国中药杂志，2013，38（11）：1772-1777.

［14］ 周丽娜．荆芥的化学成分及药理作用研究［J］．中医药学刊，2004，22（10）：1935-1945.

［15］ 钱雯，单鸣秋，丁安伟．荆芥的研究进展［J］．中国药业，2010，19（22）：17-20.

［16］ 聂勋才．土荆芥的研究进展［J］．光明中医，2008，23（10）：1635-1636.

［17］ 石玉青．木樨草素的抗衰老作用及其机制研究［D］．山西农业大学，2014（10）：35-38.

南 沙 参

1. 概述

沙参 *Adenophora aurita* Franch.。土家药：奶浆参。沙参在苗药中用于治疗虚痨久咳（《湘蓝考》），在侗药中用于治疗虚弱症（《侗医学》）。

2. 来源与分布

2.1　来源：商品系桔梗科植物轮叶沙参或沙参的干燥根。

2.2　生境、分布：南沙参适应性较强，喜温暖凉爽和光照充足的气候条件，能耐阴、耐寒。对土壤要求不甚严格，但以湿润、肥沃的土壤为好。忌积水，能耐旱。

南沙参在我国分布很广，以贵州产量最大，四川其次，另外云南、湖北、河南、山西、山东、陕西、甘肃、新疆、内蒙古、江苏、浙江、安徽、黑龙江、吉林等地均有出产。

2.3　采收与加工：播种后 2~3 年采收。秋季倒苗后挖取。挖出后，除去残枝和须根，趁鲜，用竹刀刮去外皮洗净，晒干或烘干，也可干燥至七八成干时切片，再晒干或烘干。

3. 化学成分研究概况

3.1　化学成分基本类型：多糖类、β-谷甾醇及其衍生物、三萜类、酚苷类、磷脂类、香豆素类、微量元素和氨基酸。

3.2　主要化学成分结构和特点：

南沙参的三萜类化合物主要以四环三萜和五环三萜的形式存在。

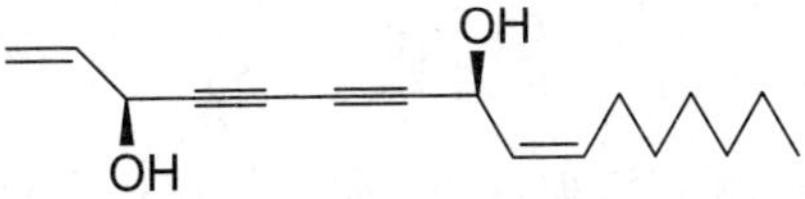

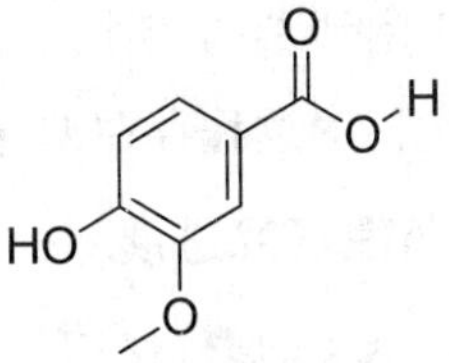

香草酸

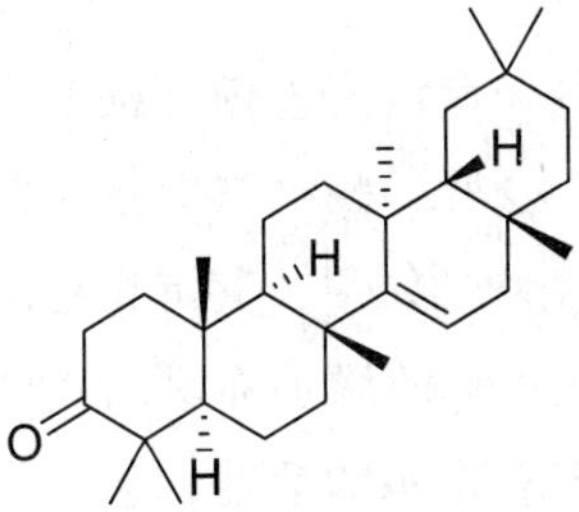

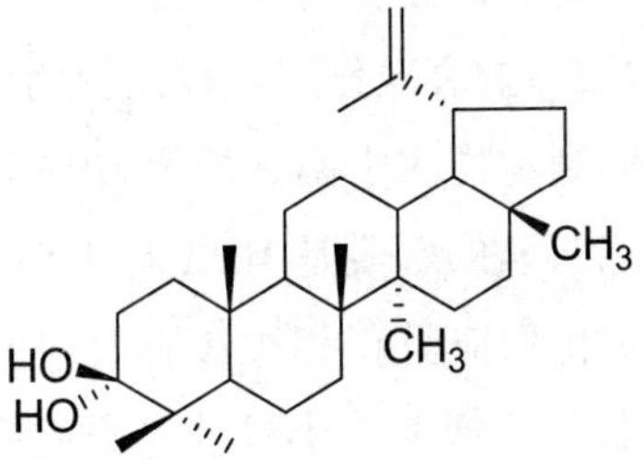

蒲公英萜酮

3.3 化学成分的理化性质：

取本品粗粉 2g，加水 20ml，置水浴中加热 10 分钟，滤过。取滤液 2mL，加 5%α-萘酚乙醇液 2～3 滴，摇匀，沿试管壁缓缓加入硫酸 0.5mL，两液接界处即显紫红色环。（检查糖类）

另取滤液 2ml，加碱性酒石酸铜试液 4～5 滴，置水浴中加热 5 分钟，生成红棕色氧化亚铜沉淀。（检查糖类）

取药材粉末 2g，置索氏提取器中，加氯仿 60ml 回流提取 4 小时，回收氯仿后，残渣以 1ml 氯仿溶解作为供试液。另取 β-谷甾醇及 β-谷甾醇棕榈酸酯各 1mg，加氯仿 1ml，作为对照液。分别吸取上述供试液和对照液各 10μl 点于同一硅胶 G 薄板上，以氯仿-苯（9∶1）展开至 1/2 处，吹干，再以氯仿-苯（7∶3）展开。取出，晾干，喷以 10% 硫酸乙醇液，110℃加热 5 分钟，样品液色谱在与对照液色谱相应位置上显相同颜色的斑点。

3.4 化学成分的分析方法：

采用水蒸气蒸馏法提取南沙参中挥发油，用气相色谱/质谱（GC/MS）联用技术对提取的挥发油进行了分离鉴定。

3.5 化学成分的影响因素与变化规律：

由于南沙参的产地、土壤、气候、海拔、植物生境等条件不同，使植物次生代谢过程存在差异。也可能是由于样品前处理过程不同所致。

4. 药理研究进展

4.1 免疫调节作用：南沙参水煎浓缩液 1g/ml，每日一次对小鼠 ip0.5 ml/只，连续 6 d，可提高小鼠细胞免疫和非特异性免疫，且可抑制体液免疫，具有调节免疫平衡功能。

4.2 抗衰老作用：以白鼠为实验材料，南沙参多糖（RAP）可以明显抑制生物体中丙二醛（MDA）的产生及肝、脑组织中脂褐素的形成（脂褐素的形成是 MDA 与生物大分子交联的结果，其沉积程度与脂质过氧化反应呈正相关，脂褐素的含量随年龄的增加而增加）。同时，RAP 也能降低老龄小鼠肝、脑组织中单胺氧化酶的活性，意味着该药物对小鼠的衰老有抑制作用。

南沙参多糖可明显降低老龄小鼠肝、脑脂褐素含量，并增加老龄小鼠血清中睾酮的含量，降低血清皮质醇含量，同时可使老龄小鼠肝、脑中 B 型单胺氧化酶的活性降低。实验研究发现，南沙参多糖对东莨菪碱、亚硝酸钠、乙醇引起的小鼠学习记忆的损害具有明显的改善作用，可对抗乙醇引起的小鼠脑中 MAO-B 活性 MDA 含量升高，SOD 含量减少的作用。

4.3 清除自由基的作用：南沙参多糖对小鼠肺癌病变引起的 SOD 和 GSH-Px 活力下降有保护和恢复作用，并且使 MDA 下降，减轻损伤。体外实验对超氧阴离子，尤其是危害性极大的羟自由基有直接的清除作用。

4.4 保肝作用：梁莉等观察南沙参多糖治疗慢性乙型病毒性肝炎患者的疗效及不良反应，对 60 例慢性乙型病毒性肝炎患者分组观察治疗，总疗程均为 24 周，结果表明南沙参多糖的安全性好，不良反应少，对慢性乙型肝炎患者有较好的保肝、降酶、改善肝炎患者临床症状等作用。

4.5 抗肿瘤作用：沙参所含的花椒毒素稀释至 1：10000 对肿瘤的抑制率为 50 %，对艾氏腹水癌及肉瘤抑制作用最强。

5. 抗衰老及治疗老年疾病的应用

沙参性味甘微苦凉，具有养阴清肺、祛痰止咳等功效。主治肺热燥咳、虚咳久咳、阴伤咽干喉痛等。《本草纲目》载："清肺火，治久咳、肺痿。"常食此菜能树人正气，增强抗病防病能力，润泽肌肤。

将沙参、玉竹、莲子、百合洗净，同鸡蛋连壳一起下锅，同炖半小时，取出鸡蛋除壳，再同炖至药物软烂，制成的沙参玉竹莲子百合汤。本汤所取中药均是润肺养阴，健脾和胃之品，特别是鸡蛋，不但食疗价值高，且能补阴除烦，益血安神，可治肺胃阴伤，失音咽痛之症，所以能滋阴清热，润肺止咳。用于治气虚久咳，肺燥干咳，见咳嗽声低，痰少不利，体弱少食，口干口渴等。

6. 资源评价与开发利用

南沙参始载于《神农本草经》，味苦微寒，主血积惊气、除寒热、补中益肺气、久服利人。是清肺养阴、祛痰镇咳的常用中草药之一，具有广阔的开发应用前景。

7. 参考文献

[1] 梁莉，王婷，常威，等．南沙参中多糖的含量测定 [J]．中国药房，2011，22（11）：1001-1003．

[2] 魏巍，吴疆，郭章华．南沙参的化学成分和药理作用研究进展 [J]．药物评价研究，2011，34（04）：298-300．

[3] 高亦珑，赵淑红．南沙参的药理作用 [J]．中国药师，2007，10（06）：594-595．

[4] 辛晓明，张倩，王浩，徐晓燕，朱玉云，高允生．南沙参的化学成分及药效学研究进展 [J]．中国实用医药，2008，3（28）：188-189．

[5] 农训学．野生南沙参的采收加工 [N]．民族医药报，2006-11-17003．

[6] 李春红，李泱，李新芳，等．南沙参多糖抗衰老作用的实验研究 [J]．中国药理学通报，2002，18（04）：452-455．

[7] 梁莉，王婷，乔华，等．南沙参多糖的药理作用研究进展 [J]．西北药学杂志，2008，23（05）：334-335．

[8] 高亦珑，赵淑红．南沙参的药理作用 [J]．中国药师，2007，10（06）：

594-595.

[9] 赵婧. 南沙参药材质量标准研究 [D]. 山东中医药大学, 2011: 2-10.

[10] 宋义虎. 南沙参研究进展 [J]. 兰州医学院学报, 1997, 23 (01): 64
-66.

[11] 许家琦. 不同产地南沙参商品药材挥发性化学成分的研究 [D]. 湖北中
医药大学, 2012: 4-22.

[12] 卢金清, 郭或, 李雨玲, 等. HS-SPME-GC-MS 对不同产地南沙参挥发
性化学成分的研究 [J]. 湖北中医杂志, 2013, 35 (03): 71-73.

[13] 朱冠秀, 王宇光, 李飞, 等. 采用均匀设计研究南沙参、北沙参配伍藜
芦相反的毒性作用规律 [J]. 中国中西医结合杂志, 2013, 33 (05):
686-690.

[14] 魏巍, 吴疆, 郭章华. 南沙参的化学成分和药理作用研究进展 [J]. 药
物评价研究, 2011, 34 (04): 298-300.

[15] 孙亚捷, 李新芳. 南沙参多糖对小鼠的抗衰老及清除氧自由基作用研究
[J]. 中国药师, 2005, 8 (09): 713-716.

[16] 李宗信, 李斌, 黄小波, 敖平. 中药单味药及其有效成分抗氧自由基的
动物实验及临床研究 [J]. 河北中医药学报, 2002, 17 (04): 23-28.

枸　　杞

1. 概述

枸杞 *Lycium chinense* Mill. 。畲药：根皮、果实治肾虚腰痛，劳热，惊悸，失眠，消渴（《畲医药》）；藏药：折才尔玛，旁加。果实主治心热病，陈旧热病，妇科病（《中国藏药》）；苗药：野枸杞，全株治虚痨精亏，腰肾酸痛，肝肾不足（《湘蓝考》）；Reibqabmloul 锐义谍，Detuabbol 斗蛙播（《苗药志》）；朝药：枸杞子果实治肾虚，视力减退，虚劳腰痛，神经衰弱，吐血症（《朝药志》）；侗药：散花穴 Sang wapxeec。枸杞子（《本草经集注》）补益精气，强盛阴道。本品含甜菜碱、多糖、粗蛋白、粗脂肪、核黄素、胡萝卜素、抗坏血酸及钙、磷、铁、锌等元素。对造血功能有促进作用，有抗衰老、抗肿瘤，保肝及降血糖等作用。

2. 来源与分布

2.1　来源：为茄科植物枸杞或宁夏枸杞的成熟果实。

2.2　生境、分布：生于山坡荒地、路旁及村寨旁。全国大部分地区有分布。

2.3　采收与加工：果实于 6～11 月成熟时分批采收，晾干；根于早春、晚秋采挖，晒干；叶于春季至初夏时采摘，多鲜用。

3. 化学成分研究概况

3.1　化学成分基本类型：主要含枸杞多糖（LBP）、甜菜碱（beta-ine）、类胡萝卜素及类胡萝卜素酯、维生素 C、莨菪亭（scopoletin）、多种氨基酸及微量元素 K、Na、Ca、Mg、Cu、Fe、Mn、Zn、P 等成分。

3.2　主要化学成分结构和特点：

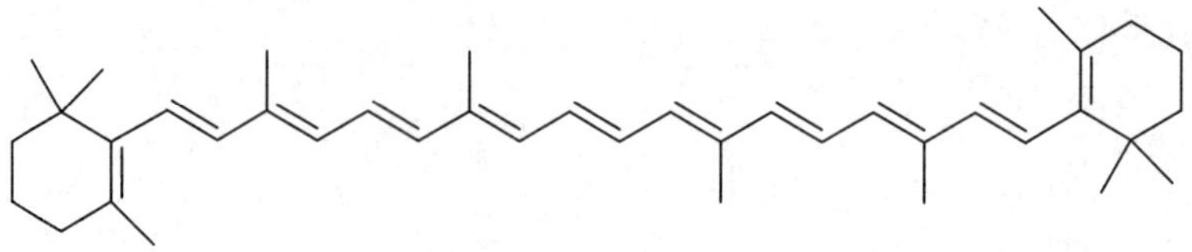

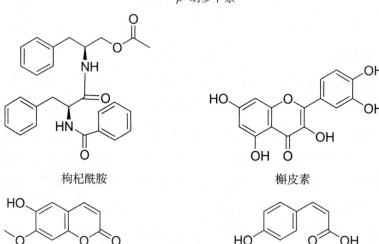

β-胡萝卜素

枸杞酰胺

槲皮素

异莨菪亭

顺式对羟基肉桂酸

3.3　化学成分的理化性质：

取本品 0.5g，加水 35ml，加热煮沸 15 分钟，放冷，滤过，滤液用醋酸乙酯 15ml 振摇提取，提取液浓缩至约 1ml，作为供试品溶液。另取枸杞子对照药材 0.5g，同法制成对照药材溶液。照薄层色谱法试验，吸取上述两种溶液各 5μl，分别点于同一硅胶 G 薄层板上，以醋酸乙酯－氯仿－甲酸（3∶2∶1）为展开剂，展开，取出，晾干，置紫外光灯（365nm）下检视。供试品色谱中，在与对照药材色谱相应的位置上，显相同颜色的荧光斑点。

3.4　化学成分的分析方法：

色谱技术进行分离，MS，NMR 和 IR 光谱解析及与对照品比较鉴定化合物。

4. 药理研究进展

4.1 对非特异性免疫功能的调节作用：小鼠灌服枸杞子水提取液或肌注醇提取物和灌服 LBP 均有提高巨噬细胞的吞噬能力。结果表明，给药组小鼠的脾腺和脾脏重量较对照组显著增加（$P<0.01$），且能显著增强小鼠静脉注射胶体碳粒的廓清速率（$P<0.01$），显著增强小鼠网状内皮系统对印度墨汁的吞噬功能（$P<0.01$），同时可增强正常小鼠的 NK 细胞的杀伤功能，杀伤率由 12.4% 提高到 18%。

4.2 对特异性免疫功能的调节作用：老年人服用枸杞制剂后，淋巴细胞应答能力增强 3.28 倍。此外，LBP 对脾脏和胸腺 T 细胞有显著刺激作用，灌注 LBP 可提高小鼠脾脏 T 淋巴细胞的增殖功能，增强 CTL 的杀伤率，特异性杀伤率由 33% 提高到 67%，同时还可对抗环磷酰胺对小鼠 T 细胞、CTL 细胞和 NK 细胞的免疫抑制作用。王玲等报道 LBP 能使照射所致的小鼠 B 淋巴细胞对有丝分裂原诱导的反应性恢复。

4.3 抗氧化作用：刘艳红等以 Wistar 大鼠进行动物实验，结果表明枸杞煎剂可使老年大鼠降低的 SOD 活力显著提高，血浆 LPO 含量显著下降，血浆 T3、T4 和皮质醇含量增高。李为等测定老年人口服枸杞后血中 SOD、LPO 和 Hb 的含量，结果 SOD 升高 48%，LPO 降低 65%，Hb 升高 12%。

枸杞乙醇提取物对 D-半乳糖所致衰老小鼠学习记忆能力的下降有明显提高作用，并可减少心、肝、脑组织脂。

4.4 抗衰老作用：褐质浓度，提高红细胞 SOD 活力。枸杞多糖可明显升高游泳耗竭小鼠全血、肝组织、肌组织 SOD 活力、肝组织 GSH-Px 活力。枸杞提取物可延长果蝇寿命，有效地降低唾液腺细胞脂褐素及过氧化脂质含量。枸杞胶囊能显著延长果蝇的平均最高寿命及雌蝇的平均寿命，雌蝇体内 SOD 活性明显升高，雌雄果蝇体内的 MDA 含量均降低。

临床研究发现，枸杞子提高老年人血中超氧化物歧化酶活性，降低过氧化脂质含量，枸杞和枸杞多糖能显著地延长果蝇平均寿命，提高或显著提高和改善老年人上述诸领域中的绝大部分指标（溶菌酶活力，

IgG 含量，T 细胞转化率，IFN 和 IL-2 含量，T3 含量，cAMP 和 cGMP 含量，SOD 和 LPO 含量，使这些指标向年轻化方向逆转。

4.5　降血脂作用：王德山等用枸杞子液给实验性高脂血症大鼠灌胃，不同剂量枸杞子液均有明显降低血中血清总胆固醇（TC）、甘油三酯（TG）、低密度脂蛋白胆固醇（LDL-C）的作用以及降低肝内 TC、TG 的作用。迟国兴等报道 LBP 可降低肝组织丙二醛含量，可使 CCl_4 肝损伤小鼠肝糖原含量显著提高，提高抗体的能量贮备。

4.6　降血糖作用：杨新波等分别给正常小鼠灌胃 LBP 50mg/kg 及 100mg/kg，发现可使血糖明显降低（$P<0.05$，$P<0.01$）；给四氧嘧啶 72mg/kg，中毒小鼠 LBP 100mg/kg 灌胃，高血糖水平亦明显降低（$P<0.05$）；预防给药 LBP 100mg/kg 及 50mg/kg，可使四氧嘧啶中毒小鼠血糖接近正常或维持较低水平（$P<0.01$）；糖耐量实验表明，可明显对抗正常小鼠给 5g/kg 等糖引起的血糖升高（$P<0.01$）。实验结果表明，LBP 对正常糖尿病模型动物均有降血糖作用。

4.7　抗肿瘤作用：LBP 对 S180 荷瘤细胞免疫功能有增强作用和相应的抑瘤作用，与环磷酰胺合用有协同抗肿瘤作用。张永祥等报道 LBP 能增强经 ConA 处理的小鼠巨噬细胞抑制肿瘤增殖的活性。曹广年等利用 LBP 联合 LAK/IL-2 治疗晚期肿瘤，其有效率为 40.9%，而单 LAK/IL-2 组有效率仅为 16.1%，表明 LBP 具有良好的抗肿瘤作用。

4.8　抗诱变作用：张涛等以小鼠为研究对象，发现枸杞子具有明显的抗诱变，并且证实这种作用在雌雄小鼠间无明显差异。抗诱变作用既可预防，减少体细胞的癌变，又可保证人类生殖细胞的正常生长发育，减少遗传病、畸形的发生。因此，抗诱变作用的研究不仅对肿瘤防治，而且对优生优育均有重要意义。

4.9　其他作用：枸杞子中含 anyiotemsin 转化酶抑制剂，可用于治疗高血压。枸杞子浸出液对金黄色葡萄球菌等 17 种细菌有较强的抑菌作用，具有对铅免疫毒性的拮抗作用。李宗山等报道枸杞具有抗辐射作用。

5. 抗衰老及治疗老年疾病的应用

绿谷枸杞胶囊，其中枸杞多糖 LBP 具有滋肝补肾、增强免疫、延缓衰老、降血糖、降血脂；β-胡萝卜素具有明目，增强视网膜的感光性能，能维持视网膜的正常技能；甜菜碱具有降血压、保肝、促进肝细胞再生。抗衰养颜滋补保健膏主要由大枣、蜂蜜花粉、黄芪、枸杞等组成，具有抗衰养颜之功效。二精丸由黄精、枸杞子组成，具有助气固精，补肾丹田，活血驻颜之功效。另外不老丹和甘菊花丸，其主要组成均为枸杞子，都具有美容驻颜之功效。

6. 资源评价与开发利用

现代医学研究证实，枸杞具有补肾养肝、润肺明目、增强免疫力、防衰老、抗肿瘤、抗氧化，抗疲劳及协同防癌等多方面的药理作用。枸杞还是营养增补剂（功能食品）、食品的重要原料，受到中外医家与食疗家的高度重视。随着近现代医学对枸杞子药理成分的深入研究以及人们对健康的新认识，其消费量迅速增加，宁夏枸杞栽培面积和范围也逐步扩大，促进了枸杞产业的迅猛发展。

枸杞子主治滋补肝肾，益精明目。用于虚劳精亏，腰膝酸痛，眩晕耳鸣，内热消渴，血虚萎黄，目昏不明。枸杞子中含有 14 种氨基酸，并含有甜菜碱、玉蜀黄素、酸浆果红素等特殊营养成分，使其具有不同凡响的保健功效。枸杞子含有丰富的胡萝卜素、多种维生素和钙、铁等健康眼睛的必需营养物质，故有明目之功，俗称"明眼子"。历代医家治疗肝血不足、肾阴亏虚引起的视物昏化和夜盲症，常常使用枸杞子。著名方剂"杞菊地黄丸"，就以枸杞子为主要药物。

7. 参考文献

[1] 周晶，李光华. 枸杞的化学成分与药理作用研究综述 [J]. 辽宁中医药大学学报，2009，11（06）：93-95.

[2] 倪慧，何爱华. 新疆枸杞多糖的提取及含量测定 [J]. 中成药，1993，15（1）：39.

[3] 陈绥清，枸杞成分的研究 [J]. 中国药科大学学报，2001，21（1）：53.

［4］ 王杰. 济南枸杞子化学成分分析［J］. 中国药学杂志，1991，26（5）：269.

［5］ 吕炳义，樊瑞芳. 枸杞子研究近况［J］. 安徽中医学院学报，2001，4（4）：70.

［6］ 许月红. 枸杞的免疫药理研究进展［J］. 中药材，2000，23（5）：295-298.

［7］ 许月红. 枸杞的免疫药理研究进展［J］. 中药材，2000，23（5）：295-298.

［8］ 王强. 枸杞及地骨皮多糖对小鼠免疫系统的作用［J］. 中药药理及临床，1993，9（3）：39.

［9］ 钱玉昆. 中药苦参及枸杞对免疫细胞和细胞因子的实验研究［J］. 中华微生物学和免疫学杂志，2001，8（5）：312.

［10］ 王柏昆，刑善田，周金黄. 枸杞多糖对小鼠 T 杀伤及 NK 细胞的免疫药理作用及抗环磷酰胺的免疫抑制作用［J］. 中国药理学与毒理学杂志，2000，4（1）：59.

［11］ 张永祥. 枸杞药理作用研究进展［J］. 中国药理学与毒理学杂志，2002，4（5）：58.

［12］ 耿长山. 枸杞对老年人免疫系统的影响［J］. 中国老年学杂志，1998，8（4）：236.

［13］ 高向东. 枸杞药理作用研究进展［J］. 中国药科大学学报，2002，21（1）：43.

［14］ 钱玉昆. 枸杞药理作用研究进展［J］. 北京医科大学学报，1998，21（1）：31.

［15］ 戴寿芝. 枸杞对老年人免疫系统的影响［J］. 中国老年学杂志，1999，7（4）：36-39.

［16］ 罗琼，闫俊，李瑾玮，等. 纯品枸杞多糖对小鼠免疫功能的影响［J］. 中国老年学杂志，1999，19（1）：38-41.

［17］ 黄琳娟，林颖，田庚元，等. 枸杞子中免疫活性成分的分离、纯化及物理化学性质的研究［J］. 药学学报，1998，33（7）：512-516.

［18］ 杨东辉，王积福，魏璐雪. 枸杞子浸膏甜菜碱的含量测定［J］. 中国中药杂志，1997，22（10）：608-610.

[19] 彭光华，李忠，张声华．薄层色谱法分离鉴定枸杞子中的类胡萝卜素 [J]．营养学报，1998，20（1）：76-78.

[20] 陈耀明．枸杞子浓缩汁维生素 C 含量测定法 [J]．第四军医大学学报，1994，15（4）：304-305.

[21] 李春生，杜桂芝，赵全成，等．枸杞子化学成分的研究 [J]．中国中药杂志，1990，15（3）：43-44.

[22] 李继成，陈勇夫，李红霞，等．宁夏枸杞子中氨基酸和微量元素含量测定 [J]．河南医科大学学报，1992，27（4）：346-347.

[23] 钱彦丛，宇文萍．枸杞子的化学成分及药理研究新进展 [J]．中医药学报，2000，28（04）：33-35.

[24] 李宗信，李斌，黄小波，等．中药单味药及其有效成分抗氧自由基的动物实验及临床研究 [J]．河北中医药学报，2002，17（04）：23-28.

柠　　檬

1. 概述

柠檬 *Citrus limon*（L.）Burm. f.。傣药：麻脑（西傣）汁配伍治关节炎《德傣药》；麻格因（德傣）。

2. 来源与分布

2.1　来源：为芸香科植物柠檬的果实和根。

2.2　生境、分布：喜温暖湿润气候，不耐寒，年平均气温在15℃以上，冬季绝对最低气温在-2℃～-3℃以上，当在-5℃时易遭冻害。夏季可耐40℃～42℃。年降雨量在950～1300mm。适宜于冬季较温暖、夏季不酷热、气温较平稳的地区生长。以疏松肥沃、富含腐殖质、排水良好的砂质土壤或壤土栽培为宜。广东、广西和云南等地有栽培。

2.3　采收与加工：秋季采收成熟果实，鲜用。柠檬果实近圆形或扁圆形，长约4.5cm，直径约5cm，一端有短果柄，长约3cm，另端有乳头状突起。外表面黄褐色，密布凹下油点。纵剖为两瓣者，直径3～5cm，部囊强烈收缩。横剖者，果皮外翻显白色，瓤翼8～10瓣，种子长卵形，具棱，黄白色。质硬、味酸、微苦。

3. 化学成分研究概况

3.1　化学成分基本类型：挥发油（柠檬烯、α-松油烯、α-蒎烯、β-蒎烯、柠檬醛）、香豆素、VA、VB$_1$、VB$_2$、VB$_3$、VC、黏质、黄酮类、有机酸、甾醇等。另含有柠檬苦素、柠檬膳食纤维、柠檬多酚类化合物以及柠檬多肽。

3.2　主要化学成分结构和特点：

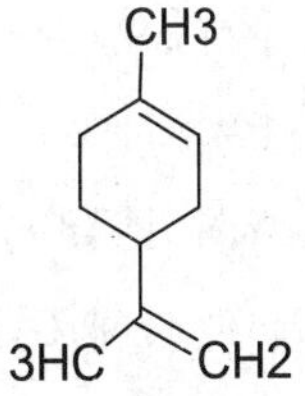

柠檬烯 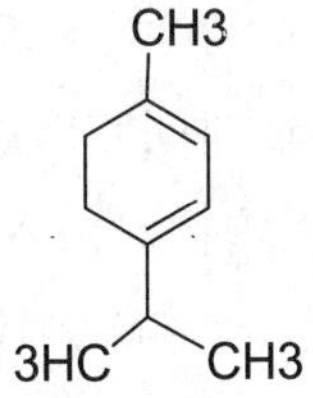　　　　　　α-蒎烯 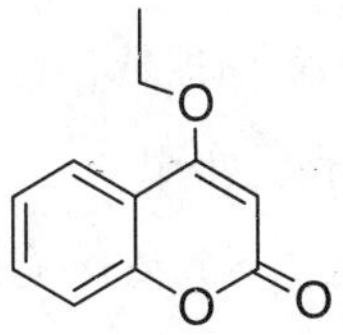　　　　　　香豆精

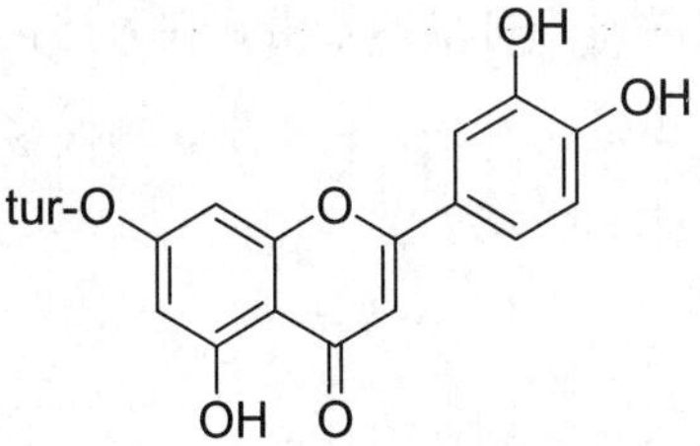

圣草枸橼苷 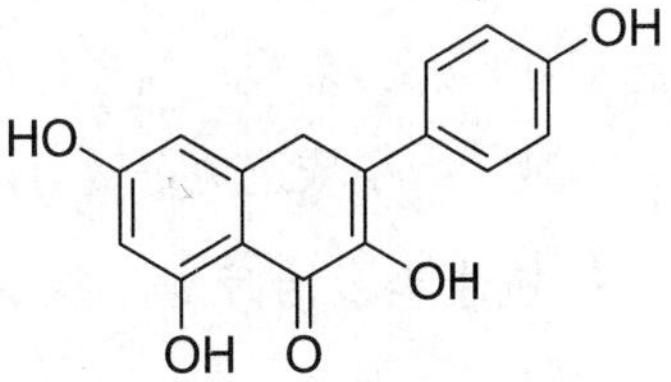　　　　　　　　　　山奈酚

3.3　化学成分的分析方法：

采用顶空固相微萃取技术联合运用气质联用技术进行果皮香气成分的分析测定。利用气质联用技术（GC-MS）分析果皮精油挥发性成分种类及相对含量，比较不同品种挥发性成分差异。通过气相色谱-质谱联用技术，结合计算机质谱库检索，对柠檬草精油进行了成分鉴定。

3.4　化学成分的影响因素与变化规律：

柠檬不同品种果实果皮精油成分种类及含量存在差异，共有成分为烯烃类、醇类、醛类、酯类、酮类，烯烃类物质含量最高，相对含量均超过75%。除萜烯类物质外，醇类和醛类均占较大比例，酯类和酮类次之，酸类仅在尤力克柠檬中检出。

4. 药理研究进展

4.1　抗菌抗病毒作用：

柠檬成分咖啡酸有广泛抗菌作用，在体内被蛋白质灭活，橙皮苷能预防水疱性口炎病毒及流感病毒。抗病毒活性可被透明质酸酶所清除。

4.2　抗炎作用：

香叶木苷腹腔注射对角叉菜胶所致大鼠足跖水肿有消炎作用。橙皮苷给予豚鼠能增强维生素C的作用。香叶木苷具有维生素P样作用，可降低家兔毛细血管渗透性，并具有维生素C样作用，能增强豚鼠毛细血管的抵抗力。

4.3 止血作用：咖啡酸能收缩、增强毛细血管，降低通透性，提高凝血功能及血小板数量，缩短凝血时间和出血时间 31%~71%。

4.4 抗氧化作用：柠檬甲醇提取物对由 NADPH-ADP 诱导的大鼠肝脏微粒体脂质过氧化有抑制作用。咖啡酸灌服能延长亚硝酸钠（$NaNO_2$）中毒小鼠和氰化钾（KCN）中毒小鼠的存活时间，腹腔注射能对抗垂体后叶素引起的大鼠急性心肌缺血。过量的自由基在人体内可引起多种疾病，多羟基酚类化合物能够提供质子结合自由基，清除多余的自由基，减小或避免过量自由基对人体的损伤。

5. 抗衰老及治疗老年疾病的应用

柠檬水具有较强的抗氧化和促进胶原合成的作用，每天早上一杯柠檬水，可修复自由基对人体造成的损害，缓解人体衰老的进程，延缓皱纹的形成。常饮柠檬水可增强肝脏的排毒功能，促进胆汁的生成，从而起到净化肝脏的效果每天一杯柠檬水，可以改善消化道健康状况、促进胃液分泌、清理肠道、防治便秘、缓解消化不良、烧心和腹胀等症状的作用。

柠檬果醋含有丰富的有机酸，可以促进人体内糖的代谢、消除疲劳、抗衰老、延年益寿、抑制和降低人体衰老过程中氧化物的形成。柠檬茶是将柠檬汁或柠檬叶辅以其他配料制成，国外学者测定了柠檬花茶中多酚化合物和香气成分。柠檬加工成柠檬干片代替茶喝，能防止和消除皮肤色素沉着，还可以防治心血管疾病。柠檬皮是很好的膳食纤维来源，膳食纤维具有促进排便、降胆固醇、降血糖的生理作用。

6. 资源评价与开发利用

柠檬的主要功效为消炎、抗风湿、抗菌、抗氧化、退热、能够预防动脉粥样硬化。柠檬中双黄酮类化合物可以增加血管壁强度，对静脉和毛细血管尤为有效，有助于治疗静脉曲张和皮下瘀血。对多数慢性病来说，柠檬可作为机体的调补药，是一种维持机体健康的食品。柠檬具有滋补作用，可补肝和胰腺、增强食欲、降低胃酸度、缓解溃疡、关节炎、痛风以及风湿病。

　　有学者用绿色木霉发酵柠檬皮制取膳食纤维，其样品所含的水溶性纤维和水不溶性纤维含量较高，且溶胀性、持水力都较好。因此，该法是一项将柠檬皮渣变废为宝的有效措施，具有良好的开发前景。

7. 参考文献

［1］何朝飞，冉玥，曾林芳，等．柠檬果皮香气成分的GC-MS分析［J］．食品科学，2013，34（06）：175-179.

［2］廖玉琴．柠檬果皮精油提取、微胶囊化工艺及抑菌性研究［D］．西华大学，2013：1.

［3］全晓艳．柠檬生物活性物质分离纯化及工艺研究［D］．西华大学，2013：20-22.

［4］高俊燕，朱春华，李进学，等．柠檬加工综合利用的研究进展［J］．亚热带农业研究，2009，5（01）：64-68.

［5］赵文红，黄桂颖，陈悦娇，等．柠檬果皮精油挥发性成分的GC-MS分析［J］．食品工业科技，2009，30（12）：113-115.

［6］杨欣，姜子涛，李荣，等．柠檬草精油的成分分析和抗氧化能力比较［J］．食品科技，2010，35（08）：311-316.

［7］李鹏飞．柠檬生物活性成分分析及其组织培养技术研究［D］．西华大学，2014：2.

［8］廖玉琴，包清彬，李松柏，等．柠檬精油提取工艺的优化及其GC-MS分析［J］．食品与机械，2012，28（01）：186-189.

［9］朱春华，李进学，高俊燕，等．GC-MS分析柠檬不同品种果皮精油成分［J］．现代食品科技，2012，28（09）：1223-1227.

姜

1. 概述

姜 *Zingiber officinale* Roscoe。本品性味辛热，能通脉回阳，故可治疗心肾阳虚，阴寒内盛所致亡阳厥逆，脉微欲绝者，常与附子配伍，如回逆汤。傣药：肯梗、生姜、喝逮坑、喝心、辛、辛姜、万、辛讲；佤药：西井；壮药：棵横；侗药：应；瑶药：姜松、松；畲药：姜姆、生姜、干姜；水药：信；傈僳药：雀瘩；阿昌药：腔；哈尼药：嵯子；彝药：查皮、拢底土、姜棵脚土、齐匹；苗药：山、凯；藏药：加嘎、曼嘎；蒙药：宝如-嘎；基诺药：超柯。

姜在傣药中用于治疗胸腹胀痛、关节炎、跌打损伤等（《滇药录》）。经常食用姜，可使面色红润、改善睡眠。

2. 来源与分布

2.1 来源：为姜科植物姜的根茎和叶。

2.2 生境、分布：我国的部分地区均有栽培。我国中部、东南部至西南部各省广为栽培。

2.3 采收与加工：挖去根茎洗净，切片晒干或鲜用。10~12月茎叶枯黄时采收。挖起根茎，去掉茎叶、须根。拣去杂质，洗净泥土，用时切片。取鲜生姜，洗净，捣烂，压榨取汁，静置，分取沉淀的粉质，晒干，或低温干燥。制导鲜美粉，取净生姜，用纸六七层包裹，水中浸透，置火灰中煨至纸色焦黄，去纸用。

3. 化学成分研究概况

3.1 化学成分基本类型：姜的化学成分复杂，已发现的有100多种，可归属挥发油、姜辣素和二苯基庚烷 3 大类。主要化学成分：有挥发油（姜烯）、油树脂（姜辣素、姜烯酮）。

3.2　主要化学成分结构和特点：

姜辣素是姜中的辣味成分，是多种物质构成的混合物，其结构中均含有 3-甲氧基-4-羟基苯基官能团，根据该官能团所连接脂肪链的不同，可把姜辣素分为姜酚类、姜烯酚类、姜酮类、姜二酮类、姜二醇类等不同类型。

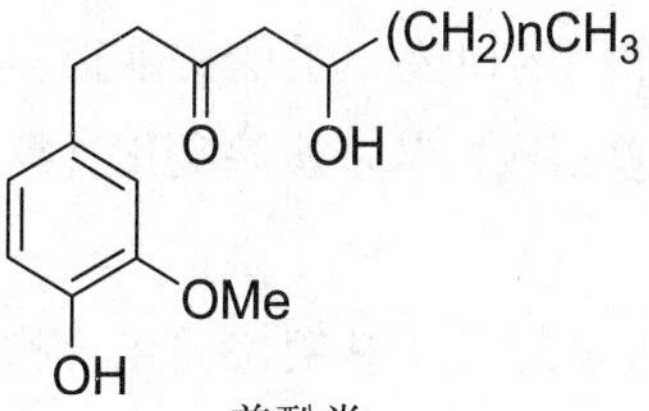

姜酚类 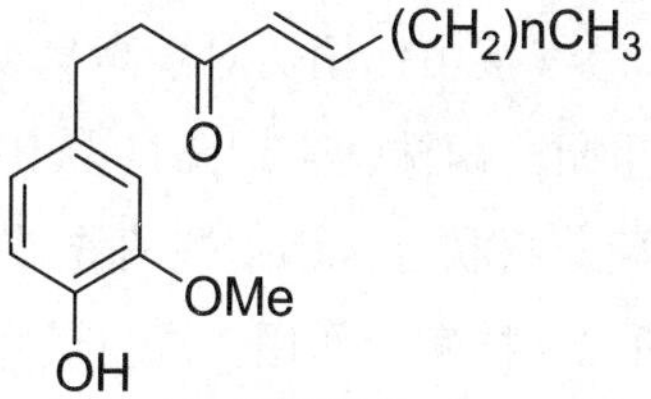　　　　　　　　　　　姜烯酚类

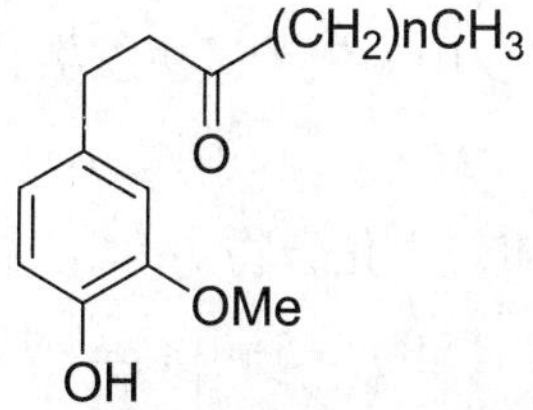

姜酮类 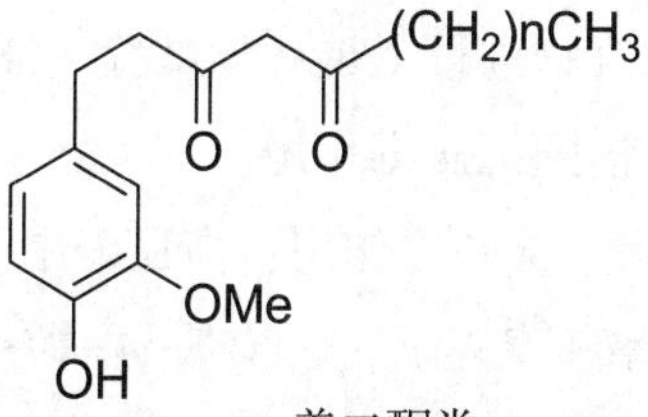　　　　　　　　　　　姜二酮类

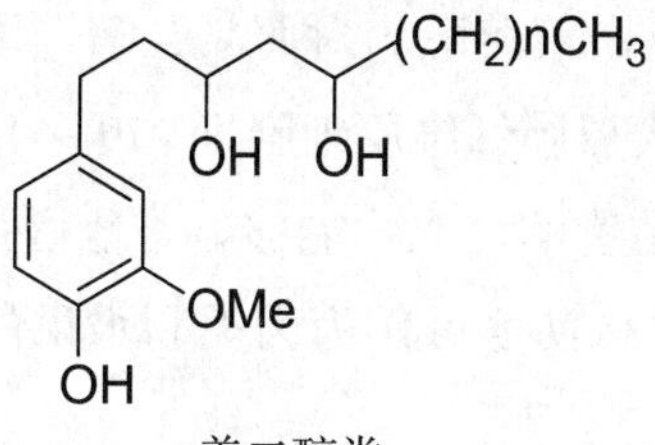

姜二醇类 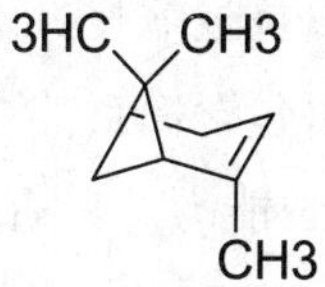　　　　　　　　　α-蒎烯

3.3　化学成分的理化性质：

分别取干姜 1g，生姜 5g 磨碎，各加甲醇适量，振摇后静置 1 小时，滤过。滤液浓缩至约 1ml，作供试液。以芳樟醇、1，8-桉油素为对照品，分别点样于同一硅胶 G 薄层板上，用石油醚-乙酸乙酯（85：15）展开，以 1%香草醛硫酸液显色。供试液色谱在与对照品色谱的相应位置上，显示相同的斑点。

3.4 化学成分的分析方法:

姜的化学成分组分分析可分为挥发油组分分析和姜辣素组分分析两部分,分析过程贯穿着薄层层析法(TLC)、液相色谱(LC)、气相色谱(GC)、气质联用(GC-MS)、高效液相色谱(HPLC)和抗原结合分段与质谱联用(FAB-MS)等手段,为了达到良好的组分分析效果,大都是几种方法配合使用。

4. 药理研究进展

4.1 抗菌作用:对于高良姜抗菌作用的研究报道的文献很多,针对多重耐药菌株,采用高良姜中的高良姜素或二苯基庚烷类化合物与其他抗菌药物联合应用,抗菌效果明显。

4.2 抗病毒作用:高良姜中含有大量的二苯基庚烷类化合物,该类化合物具有多种生物活性。KotaroKomio 等对高良姜中 9 种二芳基庚烷类化合物进行了抗病毒试验。证明了高良姜中的二苯基庚烷类化合物具有广谱的抗病毒作用。

4.3 抗肿瘤作用:高良姜中的二芳基庚烷类化合物 7-(4'-羟基-3-甲氧基苯基)-1-苯基-4-烯-3-庚酮和(SR)-5-甲氧基-7-(4'-羟基苯基 1-苯基-3-庚酮具有诱导成人神经细胞瘤凋亡的药理作用。

4.4 抗氧化作用:SiEunLee 等以白黎芦醇为对照品,筛选了 9 种植物提取物对抗过氧化氢诱导的中国大鼠肺纤维原细胞(V79-4)的凋亡作用,结果包含高良姜在内的 5 种植物的提取物能够显著地增强 V79-4 细胞的生长能力。另有文献报道,高良姜可作为肉类和水果的天然保鲜剂和抗氧化剂。

4.5 抗胃肠道出血作用:将高良姜、艾叶、甘草、葡萄和刺荨麻混合以后应用,通过影响内皮组织、血细胞繁殖和血流动力学来发挥疗效,治疗胃肠逆出血性疾病。

4.6 抗胃溃疡和胃粘膜保护作用:江涛等对高良姜中总黄酮类成分抗胃溃疡和增强胃薄膜保护作用进行了比较深入的研究,并对其作用机理进行了初步阐释。

4.7 抗衰老作用:最新研究成果还显示,常食生姜可除"体锈"。

老年人体表的"老年斑",是体内自由基作用于皮肤引起的"锈斑",若其作用于各脏器,则形成类似的"体锈"。人体自由基过度活跃,可致人早衰,想延缓衰老、延年益寿,就必须及时清除体内的自由基。而生姜含有多种活性成分,其中的姜辣素便有很强的对付自由基的本领。它比人们所熟知的抗衰老能手维生素E的功效还要强得多。因此,常食生姜可及时清除人体内致衰老因子。

5. 抗衰老及治疗老年疾病的应用

姜中的辛辣成分辣姜素进入体内吸收消化时,可产生一种有益机体的抗衰老物质,能抑制体内过氧化脂质的产生,防止褐质色素老年斑的形成。因此,适量食用嫩姜,可达到防病保健的功效。民间有句俗话,晨起三片姜,赛过喝参汤。牛乳丸和容颜不老方的主要成分都为生姜,具有美容养颜,抗衰老的功效。

6. 资源评价与开发利用

高良姜作为一种常用中药,用药历史悠久。近年来随着对其化学成分研究的不断深入,其现代药理研究也得到了较大的发展,发现无论是高良姜粗提物还是其中所包含的具体的化学成分都表现出较好的药理活性。尤其是高良姜中的二芳基庚烷类化合物和黄酮类化合物的药理活性的研究比较广泛,它们在抗肿瘤、抗氧化以及与其他药物联合应用抗多重耐药菌株方面的应用日益受到人们的关注。今后在探讨高良姜的药理活性时,更应该注重同类成分之间的相互比较,寻找药理活性必须基团,明确构效关系,深入探讨作用机制,进一步促进高良姜药材的综合开发利用。

7. 参考文献

[1] 王哲. 干姜化学成分的研究 [D]. 吉林大学, 2013: 2-20.

[2] 卢传坚. 姜的化学成分分析研究概述 [J]. 中药新药与临床药理, 2003, 14 (03): 215-217.

[3] 李洪福、李永辉、王勇, 等. 高良姜化学成分及药理活性研究进展 [A].

海南省药学会.第六届海南省科技论坛"医药科技创新与药品质量安全"专题论坛、海南省药学会 2012 年学术年会论文集[C].海南省药学会,2012：198-218.

[4] 李洪福,李永辉,王勇,等.高良姜化学成分及药理活性的研究[J].中国实验方剂学杂志,2014,20(07)：236-244.

[5] 李计萍,王跃生,马华,等.干姜与生姜主要化学成分的比较研究[J].中国中药杂志,2001,26(11)：26-29.

[6] 黄慧珍,杨丹.高良姜的化学成分及其药理活性研究进展[J].广东化工,2009,36(01)：77-80.

[7] Masuda Y, Kikuzaki H, HisamotoM, et al1Antioxidant propertiesofgingerol related compounds from ginger1Biofactors, 2004, 21(1-4)：2931.

[8] 韩燕全,洪燕,高家荣,等.基于 UPLC 特征指纹图谱和指标成分定量测定研究炮姜的炮制工艺[J].中草药,2013,44(01)：42-46.

[9] 霍仕霞,康雨彤,彭晓明,等.高良姜提取物促进黑素生成的谱效关系分析[J].中草药,2013,44(08)：995-1002.

[10] 王维皓,李娟,高慧敏,等.从 HPLC 特征图谱分析姜在炮制过程中的化学成分变化[J].药物分析杂志,2009,29(08)：1248-1252.

[11] 胡佳惠,闫明.高良姜的研究进展[J].时珍国医国药,2009,20(10)：2544-2546.

[12] 蒋苏贞,宓穗卿,王宁生.姜辣素的化学成分研究概述[J].中药新药与临床药理,2006,17(05)：386-389.

[13] 郭英华,张振贤,关秋竹.姜的研究进展[J].长江蔬菜,2005(09)：38-42.

栝　　楼

1. 概述

栝楼 *Trichosanthes kirilowii* Maxim.。彝药：老鼠拉冬瓜、尼能莫绍拜、天花粉；蒙药：巴斯-布如-滋陶克；苗药：栝楼、苦花粉、野西瓜、黑瓜打。

《重庆堂随笔》："栝楼实，润燥开结，荡热涤痰，夫人知之；而不知其舒肝郁，润肝燥，平肝逆，缓肝急之功有独擅也。"

2. 来源与分布

2.1　来源：葫芦科植物栝楼及中华栝楼的根、果壳。

2.2　生境、分布：常生长于海拔 200~1800m 的山坡林下、灌丛中、草地和村旁田边，或在自然分布区域，广为栽培。分布于华北、中南、华东及辽宁、陕西、甘肃、四川、贵州、云南等地。

2.3　采收与加工：霜降至立冬果实成熟，果皮表面开始有白粉并为淡黄色时，即可采收。连果柄剪下，将果柄编结成串，先堆积屋内 2~3天，再挂于阴凉通风处晾干（2个月左右），然后剪去果柄，用软纸逐个包裹，以保持色泽。防止撞伤破裂，否则易生虫发霉。将果实去柄，洗净，置蒸笼内蒸至稍软，压扁，切成块。

3. 化学成分研究概况

3.1　化学成分基本类型：挥发油类、油脂类及有机酸、氨基酸及微量元素、甾醇类、萜类、生物碱类及某些含氮类化合物、黄酮及酚类成分、糖类成分、蛋白质和多肽。

3.2 主要化学成分结构和特点：

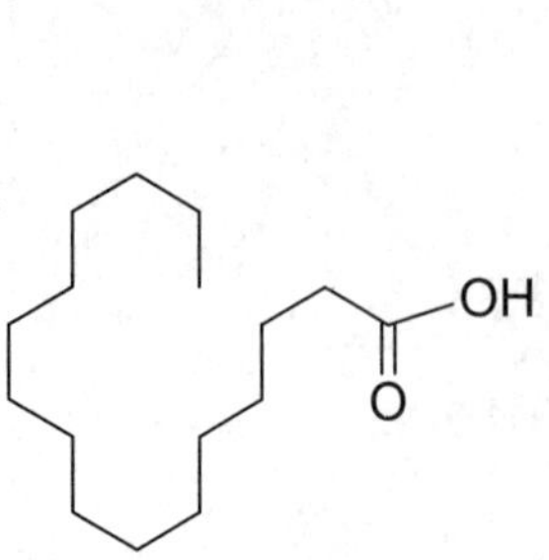

棕榈酸 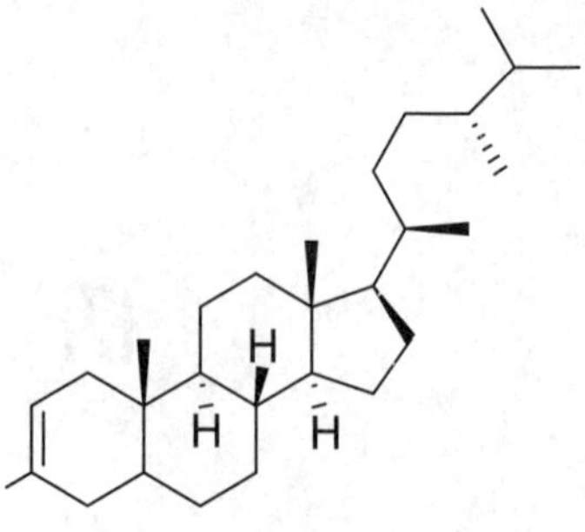　　　　　　　　　　　菜油甾醇

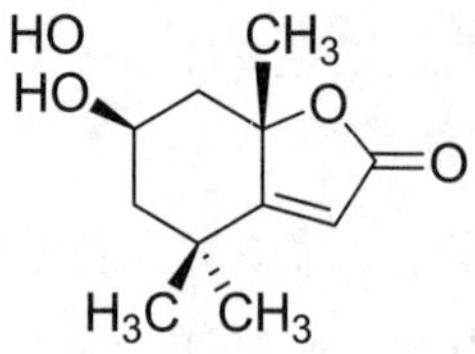

萜类成分：栝楼种子中含有大量的四环三萜和五环三萜类化合物，四环三萜类主要是羊毛甾烷型，五环三萜类主要是齐墩果烷型。

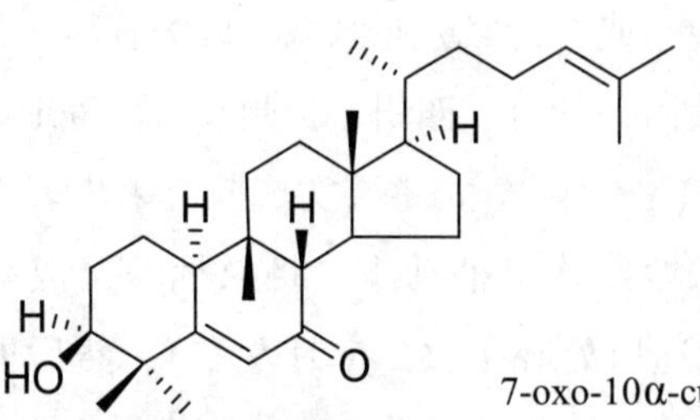

7-oxo-10α-cucurbitadienol

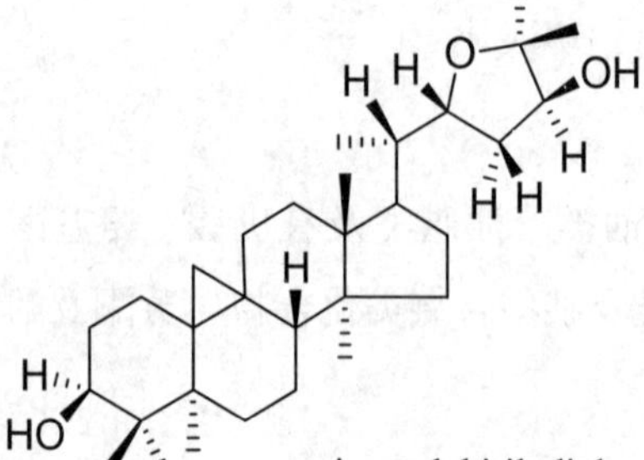

isocyclokirilodiol 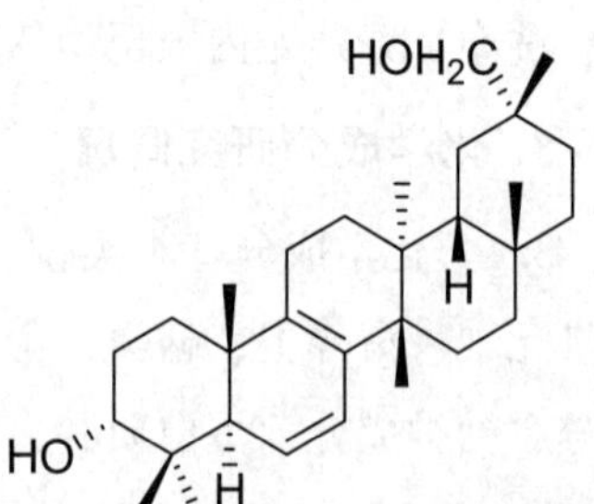　　　　　　　　isokarounidiol

4. 药理研究进展

4.1　对心脏的作用：栝楼皮、子、仁等在给药量极低时就能显著增加离体豚鼠心脏冠脉流量，作用强度依次为栝楼皮>栝楼仁>栝楼子壳。以栝楼皮和种子制备的注射液可扩张离体豚鼠心脏冠状动脉、增加冠脉流量，栝楼皮注射液作用尤为显著。

4.2　对血管的作用：栝楼皮注射液能够显著降低血瘀证模型大鼠的全血比黏度、血浆黏度、红细胞聚集指数及血相对黏度。明显改善血瘀证模型大鼠的血液流变学，并且与活血化瘀疗效确切的复方丹参注射液相比无显著差异，说明其有活血化瘀，改善微循环的作用。

4.3　抗血小板聚集作用：栝楼（皮）注射液（$125 \sim 250 \mathrm{mg/ml^{-1}}$）能明显抑制二磷酸腺苷（ADP）或花生四烯酸（AA）诱导的家兔血小板聚集和 TXA_2，且效应与剂量相关。

4.4　对血清胆固醇、血糖的影响：栝楼有降低日本大耳兔血清总胆固醇的作用。其水提物可使血糖先上升后下降，最后复原。对肝糖原、肌糖原无影响。

4.5　对消化系统的作用：栝楼醇提取物 500 mg/kg、1000 mg/kg 均明显降低大鼠胃酸分泌和胃酸浓度，100 mg/kg 则使上述指标有所上升；100 mg/kg、500 mg/kg、1000 mg/kg 对结扎幽门引起的溃疡均有抑制作用，抑制率分别为 44.4%、68.2% 和 84.2%。同剂量使水浸压法诱发的大鼠胃损伤分别减轻 16.5%、51.0% 和 66.9%；500 mg/kg、1000 mg/kg 均能对抗 5-羟色胺诱发的胃黏膜损伤，抑制率分别为 59.1% 和 63.6%。对组胺引起的胃黏膜损伤虽有减轻，但无显著意义。

4.6　对呼吸系统的作用：从栝楼中分离得到的氨基酸具有良好的祛痰效果。其所含天门冬氨酸能促进骨髓 T 淋巴细胞前体转化为成熟的 T 淋巴细胞，提高细胞免疫，有利于减轻炎症，减少分泌物。半胱氨酸能裂解痰液黏蛋白，使痰液黏度下降而易于咳出，蛋氨酸可变为半胱氨酸及胱氨酸而起协同作用。

4.7　抗肿瘤作用：栝楼皮的体外抗癌效果较栝楼仁强，子壳和脂肪油均无效。自栝楼皮醚浸出液中得到的类白色非晶体性粉末也有体外抗癌作用。动物实验发现，栝楼对肉瘤比对腹水癌细胞作用强，对腹水癌作用不明显，也不稳定，1∶5栝楼煎剂在体外能杀死小鼠腹水癌细胞。

4.8 抗菌作用：100%栝楼皮煎剂对痢疾杆菌、肺炎球菌、溶血性链球菌及白喉杆菌等均有抑制作用。1∶2栝楼水浸剂可抑制奥杜盎小孢子菌、星形奴卡菌，但在培养基中添加一定浓度的栝楼浸提物，能明显促进光合细菌生长，即使将栝楼浸提液稀释500倍作用仍很明显。

4.9 抗缓衰老作用：2.5%栝楼酸醇提成分，观察对果蝇生殖力的影响，在10~15天子代果蝇数目对照组为65.8±13.0只，而栝楼组为130.2±12.6（与对照组高峰期比较 $P < 0.01$）。40~45天时，对照组的子代果蝇数目为4.9±1.6只，而栝楼组为25.5±1.8只（与对照组相应时间比较 $P < 0.01$）。说明栝楼可明显增强果蝇生殖力，延缓其随龄退化。

5. 抗衰老及治疗老年疾病的应用

食用栝楼籽，有扩张心脏冠脉，增加冠脉流量作用，对急性心肌缺血有明显的保护作用。对糖尿病有一定的治疗作用，对高血压、高血脂、高血黏度有辅助疗效。能提高肌体免疫功能，并有瘦身美容之功效。近年来随着人们绿色食品意识的增强，以及我国人口老龄化程度的提高，针对大多数老年人患有"三高"和便秘等疾病，食用栝楼籽必将成为中老年人群首选的休闲绿色保健食品。由山药、栝楼仁、白芷和当归制成的山药栝楼面膜，可以柔嫩肌肤，除皱抗老。

6. 资源评价与开发利用

栝楼具有多种生理活性，临床应用广泛，尤其在治疗心血管系统疾病具有独特的疗效，而且价格低廉、药源丰富、毒副作用小，具有重要的开发利用价值。栝楼皮醇提取物钙拮抗作用明显，这可能与栝楼皮可用于治疗心脑血管疾病有关，但至今对发挥作用的具体化合物仍不清楚。目前，栝楼、栝楼皮、栝楼子的有效成分尚不明确，在药材质量控制方面仍然缺乏有效的成分含量指标，应进一步加强化学成分分离鉴定与药理相结合的研究工作，尽快建立栝楼药材质量评价技术体系。

7. 参考文献

［1］叶肖栗，汤海燕，任国飞，等．栝楼提取物的 α-葡萄糖苷酶抑制活性研究［J］.西北药学杂志，2008，23（5）：306-307.

［2］王玲娜，于京平，张永清．栝楼化学成分研究概述［J］.环球中医药，2014，7（01）：72-76.

［3］黄美兰，贝伟剑．大子栝楼和栝楼的药理作用比较［J］.广东药学，2000，10（1）：47-49.

［4］王润华，郑硕，沈倍奋．括楼素的纯化及其免疫毒素的制备［J］.生物化学杂志，1993，9（05）：586-590.

［5］田村泰．栝楼仁中含有的栝楼酸对人血小板功能的影响［J］.国外医学中医药分册，1998，10（2）：52.

［6］刘岱琳，曲戈霞，王乃利，等．栝楼的抗血小板聚集活性成分研究［J］.中草药，2004，35（12）：1334-1336.

［7］杨海露．栝楼对家兔急性心肌缺血再灌注的保护作用［J］.湖北医学院学报，1991，12（2）：129-131.

［8］时岩鹏，姚庆强，刘拥军，等．栝楼化学成分的研究及其 α-菠菜甾醇的含量测定（Ⅰ）［J］.中草药，2002，33（01）：16-18.

黄　芩

1. 概述

黄芩 *Scutellaria baicalensis* Georgi。蒙药：希日-巴布、吉子；鄂伦春药：乌龙目俄菜。黄芩在蒙药中用来治疗胎动不安、高血压等（《蒙药》），在鄂伦春药中叶主治食欲减退。

2. 来源与分布

2.1　来源：本品为唇形科植物黄芩的干燥根。

2.2　生境、分布：生于海拔 1300~3000m 的草地或松林下。分布于贵州、四川、云南等省区。

2.3　采收与加工：栽培 2~3 年收获，于秋后茎叶枯黄时，选晴天挖取。将根部附着的茎叶去掉，抖落泥土，晒至半干，刮去外皮，晒干或烘干。

3. 化学成分研究概况

3.1　化学成分基本类型：

黄芩主要有效成分为黄酮类物质，主要包括黄芩苷元，黄芩苷，汉黄芩素，汉黄芩苷，黄芩新素等。此外还含有酚、醇、有机酸、苷类、萜类、酶及其微量元素等化学成分。

3.2　主要化学成分结构和特点：

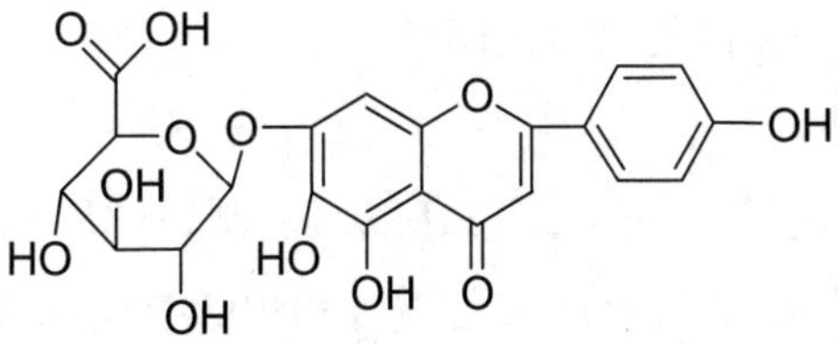

黄芩苷

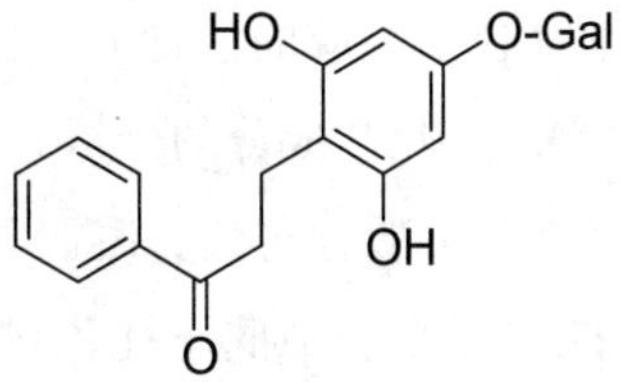

滇黄芩苷

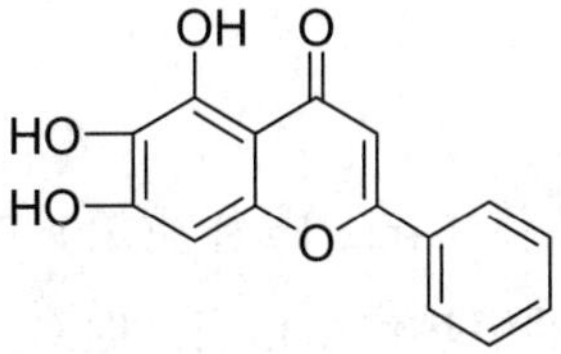

黄芩素

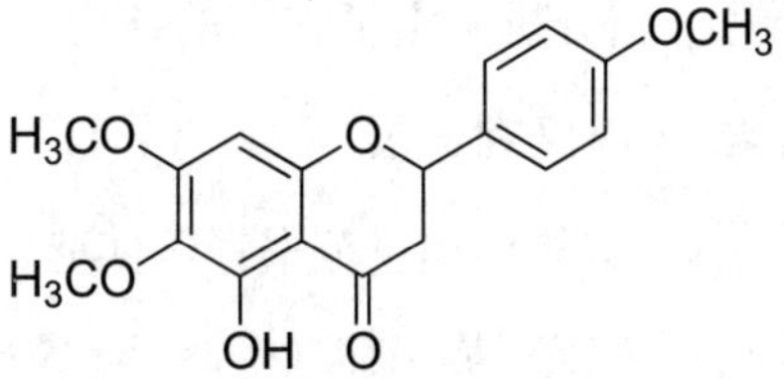

鼠尾草素 Salvigenin

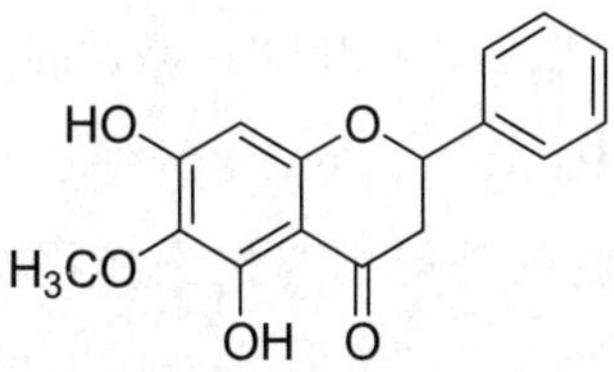

千层纸素 Oroxylin A

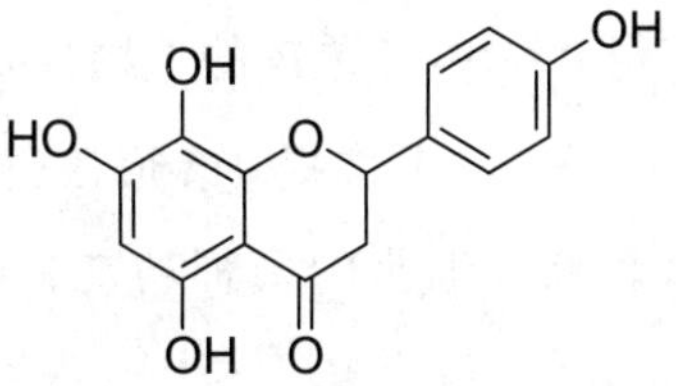

红花素

3.3　化学成分的理化性质：

取粉末 2g，置 100ml 锥形瓶内，加乙醇 20ml，置水浴上回流 15 分钟，滤过，取滤液 1ml，加醋酸铅试液 2~3 滴，即发生橘黄色沉淀。另取滤液 1ml，加镁粉少量与盐酸 3~4 滴，显红色（检查黄酮）。

取本品粉末 1g，加甲醇 20ml，超声处理 20 分钟，滤过，滤液蒸干，残渣加甲醇 1ml 使溶解，作为供试品溶液。另取黄芩对照药材 1g，同法制成对照药材溶液。再取黄芩苷对照品，加甲醇制成每 1ml 含 1mg 的溶液，作为对照品溶液。照薄层色谱法试验，吸取上述三种溶液各 5μl，分别点于同一以含 4% 醋酸钠的羧甲基纤维素钠溶液为黏合剂的硅胶 G 薄层板上，以醋酸乙酯–丁酮–甲酸–水（5：3：1：1）为展开剂，预平衡 30 分钟，展开，取出，晾干，喷以 1% 三氯化铁乙醇溶液。供试品色谱中，在与对照药材色谱相应的位置上，显相同颜色的斑点；在与对照品色谱相应的位置上，显一相同的暗绿色斑点。

3.4 化学成分的分析方法：

利用硅胶柱色谱、凝胶柱色谱（sephadex LH-20）、制备薄层色谱（PTLC）、反相中低压柱色谱、制备高效液相色谱（PHPLC）等方法，从黄芩的50%乙醇提取物的正丁醇萃取物中分离化合物，通过理化性质分析和波谱分析鉴定了它们的结构。

4. 药理研究进展

4.1 解热作用：范书铎等实验发现黄芩苷（4mg/kg 体质量）的解热作用与复方氨基比林（0.1g/kg 体质量）的解热作用相当，但对正常大鼠无作用。实验表明黄芩具有降低发热体质的体温的作用。

4.2 抗炎作用：侯艳宁等认为黄芩苷能显著抑制大鼠腹腔白细胞内白三烯 B_4 和白三烯 B_3 的生物合成以及人工三肽（MFLP）激发的白细胞内 Ca^{2+} 升高，并能提高多形核白细胞（PMNL）内 cAMP 水平，说明其显著影响白细胞的多种功能，而白细胞的功能则与抗炎作用机理有关。

4.3 抗病毒作用：黄芩对革兰染色阳性菌、阴性菌、真菌及病毒有抑制作用，是广谱抗病毒药物。黄芩苷降低青霉素和青霉素抗病毒的最低有效浓度。黄芩苷可以恢复类 β-内酰胺抗菌素的抗菌作用。

4.4 免疫调节作用：黄芩具有增强吞噬细胞的对病毒吞噬能力。蔡氏等研究发现黄芩苷对淋巴细胞增殖具有双向调节作用，并有相应的量效关系，即低剂量明显促进，高剂量明显抑制，同时黄芩苷可提高小鼠脾脏单个核细胞中 cAMP 含量，对环磷酸鸟苷（cGMP）含量无影响。

4.5 抗氧化作用：黄芩有效成分中具有酚羟基结构，因此具有抗氧化作用。黄芩可清除自由基增加抗氧化的作用。汉黄芩素具有抑制还原性辅酶Ⅱ（NADPH）所导致的脂质过氧化作用。

4.6 对消化系统作用：黄芩素可以治疗肝炎。卢春风等研究表明黄芩素、黄芩苷均能显著降低 CCl_4、肝损伤大鼠血清丙氨酸转氨酶、天冬氨酸转氨酶、减轻肝细胞变性坏死，具有一定的保肝降酶作用，其作用机制可能与抗脂质过氧化作用有关。

4.7　抗肿瘤作用：黄芩能够诱导胃癌、肝癌、肺腺癌细胞的凋亡，抑制癌细胞的增殖。主要抑制癌细胞增殖作用的有效成分为黄芩苷、黄芩素和汉黄芩素。

4.8　对缺血再灌注损伤的保护作用：通过结扎大鼠试验表明，黄芩苷对心肌缺血再灌注损伤大鼠左心室功能具有保护作用。

4.9　抗衰老作用：王岚等通过实验研究表明，采用快速老化模型小鼠 P/8（SAM-P /8），探讨黄芩提取物的抗衰老作用。将 SAM-P /8 小鼠随机分为对照组（ig 生理盐水），阳性药组（ig Vit E），黄芩水提物高、中、低剂量组，均 ig 4 周。末次给药 1 小时后取胸腺和脑称重并计算脏器系数，测定小鼠血清及脑组织超氧化物歧化酶（SOD）、过氧化氢酶（CAT）、谷胱甘肽过氧化物酶（GSH-Px）活性及丙二醛（MDA）含量。结果表明，黄芩水提物显著降低衰老小鼠的胸腺系数和脑系数，还可不同程度的提高衰老小鼠体内 SOD，GSH-Px，CAT 活性，抑制 MDA 含量的升高。黄芩水提物通过提高机体的抗氧化能力而达到抗衰老的作用。

5. 抗衰老及治疗老年疾病的应用

黄芩素铝胶囊主治细菌、病毒引起各种急、慢性肠炎。痢疾杆菌感染引起的急、慢性痢疾。将黄芩制成酊剂，服药前血压均在 180/100 毫米汞柱以上，服药 1~12 月后血压下降 20/10 毫米汞柱以上。本药虽经较长时期服用，仍能发挥继续降压作用，无明显副作用。与其他药物配合，可用于治疗高血压、动脉硬化等。

6. 资源评价与开发利用

黄芩是一种较常用的中药，有解热、降压、利胆、保肝、降低毛血管通透性及抑制肠胃蠕动等功效。黄芩临床应用广泛，近年来对其抗氧化、抗肿瘤和抗 HIV 病毒的研究日趋深入，开发黄芩及其活性成分作为降血压、治疗冠心病以及防治肿瘤和艾滋病药物的前景十分广阔。但是对黄芩有效成分和方剂的研究，大部分还缺少作用环节或作用机制方面的深入探讨。因此，通过黄芩作用机理及药理等方面研究，深入阐述其药理作用的实质，仍是今后的研究重点。

7. 参考文献

［1］包德春．鄂伦春民族药调查简介．中药材，1944，17（3）：16.

［2］康杰芳，任婷婷．中药黄芩的研究进展［J］.陕西农业科学，2009，10（04）：128-131+133.

［3］温华珍，肖盛元，王义明，等．黄芩化学成分及炮制学研究［J］，天然产物研究与开发，2004，16（6）：575-580.

［4］杨得坡，张小莉．中药黄芩挥发性化学成分的研究［J］，中药新药与临床药理，1999，10（4）：234-236.

［5］张箭，王红燕，董淑华，等．黄芩 CO2 超临界萃取物的化学成分研究［J］，中国药学杂志，2003，38（6）：471.

［6］王岚，梁日欣，杨滨，等．黄芩及红花水提物对快速老化模型小鼠的抗衰老作用研究［J］.中国实验方剂学杂志，2010，16（13）：159-161+166.

［7］孙丽莉，范锡英，张冬红．黄芩微量元素的含量分析［J］，微量元素与健康究，2005，22（1）：68.

［8］梁英，何雯娟，任成才．黄芩有效成分的提取分离与临床应用的研究现状与前景［J］.黑龙江八一农垦大学学报，2008，20（03）：57-60.

［9］童静玲．黄芩炮制方法及其临床应用［J］.实用中医内科杂志，2008，22（08）：62.

［10］杨燕飞．黄芩汤的临床应用及其机理［J］.山西中医，1998，14（03）：37-38.

［11］王孟华，曲玮，梁敬钰．黄芩的研究进展［J］.海峡药学，2013，25（09）：6-13.

［12］徐玉田．黄芩的化学成分及现代药理作用研究进展［J］.光明中医，2010，25（03）：544-545.

［13］李帅，韩梅，李岳桦．药用植物黄芩研究进展［J］.吉林农业，2011，（04）：312-314.

［14］尹辉．中药黄芩临床应用研究新进展［J］.齐齐哈尔医学院学报，2014，35（24）：3670-3671.

［15］叶茹，徐立鹏，仝小林．黄芩临床用量研究［J］.中国临床医生，2014，42（10）：84-86.

黄　精

1. 概述

黄精 *Polygonatum sibiricum* Redouté。藏药：拉尼；蒙药：查干霍尔；土家药：罗汉七。黄精在藏药中用于治疗诸虚劳损（《藏标》），在蒙药中用于治疗身体虚弱、肾寒、阳痿、头晕目眩、腰腿痛等（《蒙植药志》），根茎用于滋补壮阳，在土家药中用于久病体虚（《土家药》）。

2. 来源与分布

2.1　来源：为百合科植物多花黄精的根茎。

2.2　生境、分布：多花黄精生于山林、灌丛、沟谷旁的阴湿肥沃土壤中，或人工栽培。分布于中南及江苏、安徽、浙江、江西、福建、四川、贵州等地。

2.3　采收与加工：栽后 3 年收获，9~10 月挖起根茎，去掉茎秆，洗净泥沙，除去须根和烂疤，蒸到透心后，晒干或者烘干。

3. 化学成分研究概况

3.1　化学成分基本类型：黄精多糖、黄酮类、生物碱类、醌类、皂苷类、木脂素类、氨基酸等。

3.2　主要化学成分结构和特点：

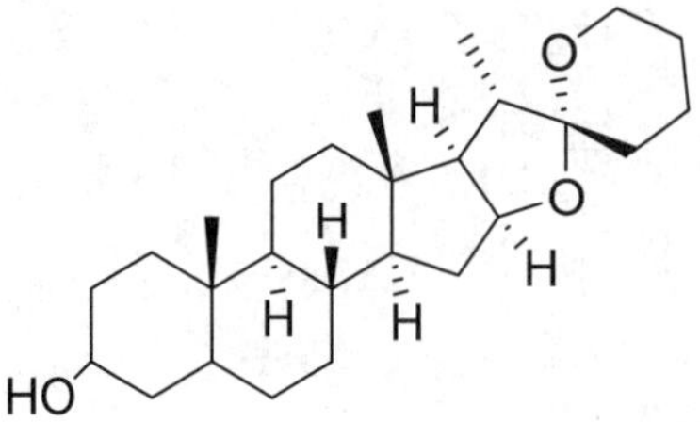

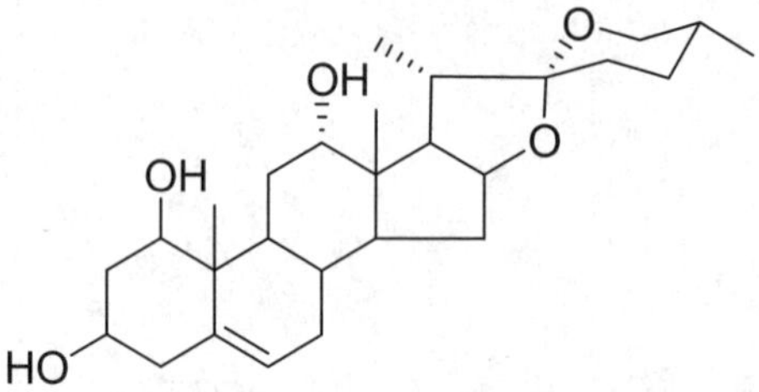

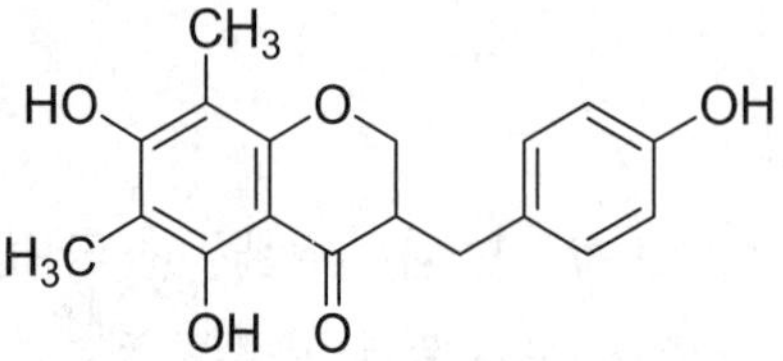

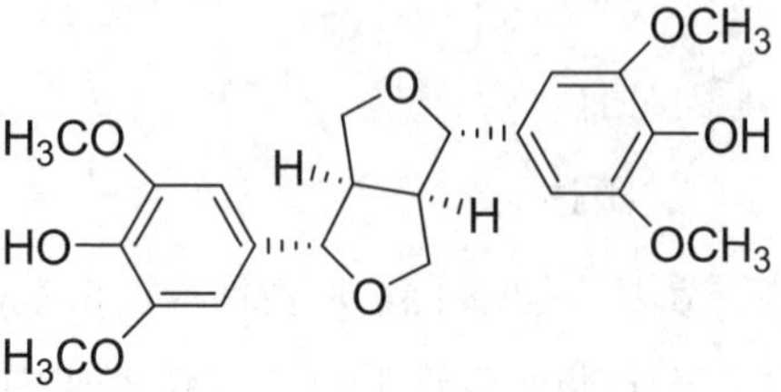

3.3 化学成分的理化性质：

取粗粉 1g，加水 20ml，水浴温热 30 分钟，滤过，滤液进行下列试验。①取滤液 2ml 置试管中，加 α-萘酚试剂 2~3 滴，摇匀，沿管壁加硫酸 1ml，两液面交界处有红色环（糖类反应）。②取滤液 2ml，加混合的斐林试剂 3ml，摇匀后置水浴中加热片刻，有砖红色沉淀产生。（糖类反应）

取粉末 3g，加甲醇 50ml，回流 4 小时，弃去甲醇，药渣加水适量煎 2 小时，滤过，得滤液约 20ml，加乙醇使成含醇量 65% 的溶液，得白色絮状沉淀，冷藏过夜，滤过。沉淀加 1mol/L 硫酸 1ml，置沸水浴中加热，成透明溶液，加水少量，用碳酸钡调至 pH6-7，滤过，滤液中加氢型强酸型离子交换树脂 1 小勺，放置过夜，滤去树脂，滤液浓缩做供试液。另以半乳糖醛酸、甘露糖、葡萄糖为对照品，分别点样于同一滤纸上，用萘酚-水-浓氨水（40g：10ml：5 滴）下行展开，以邻苯二甲酸-苯胺（1.66g：0.93ml 溶于水饱和的正丁醇）喷零，105℃烤 20 分钟。供试品色谱在与对照品色谱的相应位置上显相同的色斑。

3.4 化学成分的分析方法：

采用超声波辅助浸提提取黄精，工艺条件为乙醇浓度 70%，料液比 1：15，超声时间 10 分钟，超声功率 80W。用 AB-8 大孔吸附树脂对黄精进行吸附。

4. 药理研究进展

4.1　抗衰老作用：刘中申等用质量分数 20% 黄精煎液，按每只每天 13ml 剂量饮喂 JC 系小白鼠，27d 后处死，测定其肝脏 SOD 和心肌脂褐质含量。结果表明，黄精能明显提高小鼠肝脏中 SOD 活性（$P<0.01$），明显降低小鼠心肌脂褐质的含量（$P<0.01$），防护自由基及其代谢产物对机体的损伤，减少因自由基反应所引起的脂类过氧化而对生物膜结构功能造成损害，从而起到抗衰老作用。

4.2　降血脂、降血糖作用：研究表明，黄精水煎剂和乙醇提取物拌和饲料喂高脂血症大鼠，能显著降低其血清总胆固醇（TC）及甘油三酯含量。

4.3　免疫调节作用：黄精具有提高 CY 所致小鼠骨髓造血机能，使白细胞和红细胞数增加，骨髓多染红细胞（PCE）微核率（MNR）下降（$P<0.01$），能提高小鼠腹腔巨噬功能。

4.4　对心血管系统的作用：0.15% 黄精醇制剂可使离体蟾蜍心脏收缩力增强，但对心率无明显影响。而 0.4% 黄精液或水液则使离体兔心心率加快。

4.5　抗炎、抗病原微生物作用：黄精作为一种中药抗霉菌药物早已应用于中医临床。实验研究表明，黄精对多种细菌和真菌均具有抑制作用，具有增强免疫、抗病毒、抗真菌和抑制脂质过氧化等多种功能。对治疗大鼠免疫性关节炎的原发病灶和继发病变有显著疗效，黄精多糖具有良好的抗炎作用。

4.6　抗动脉粥样硬化作用：给实验性动物动脉粥样硬化兔肌注黄精赤勺注射液每天 2ml，连续 6d，停药 2d，共给药 14wk，结果给药组动物主动脉壁内膜上的斑块及冠状动脉粥样硬化程度均较对照组略轻。

4.7　提高和改善记忆作用：黄芳等研究表明，黄精多糖能显著改善老龄大鼠学习记忆及记忆再现能力，降低错误次数。给药组与阳性对照相比能明显缩短迷宫测试中大鼠的潜伏时间。

5. 抗衰老及治疗老年疾病的应用

在临床上，黄精多被用于降低血糖、血脂以及延长动物寿命。因此很多用于降糖的中药制剂中都含有黄精，例如降糖丸（以黄精为主药），治疗 20 例非胰岛素依赖型糖尿病患者，症状均明显改善，尿糖、空腹血糖、餐后 2 小时血糖均显著降低。还有三黄消渴汤（以黄精为主药），治疗 40 例 2 型糖尿病，总有效率 85%。采用消渴灵胶囊（内含黄精、玉竹）治疗 2 型糖尿病效果同样十分明显。在对活性氧自由基的清除作用上，黄精也有一定的作用，而且不同的炮制方法，清除作用也不同，酒制黄精大于蜜炙黄精。此外黄精还有提高免疫力、升白细胞、抗肿瘤、抗病毒、扩张冠脉、强心升压的作用。

6. 资源评价与开发利用

目前对黄精药理作用的物质基础研究不够深入。黄精中的甾体皂苷、多糖、黄酮、生物碱等与中医传统药性的相关性研究，不同植物来源的药材在成分的组成、含量以及药理活性的差异研究，甾体皂苷类和多糖成分药理作用的构效关系及作用机制等尚未见文献报道，这些问题均值得深入研究探讨。

7. 参考文献

［1］王冬梅，朱玮，张存莉，李登武．黄精化学成分及其生物活性［J］．西北林学院学报，2006，21（2）：142-145．

［2］陈晔，孙晓生．黄精的药理研究进展［J］．中药新药与临床药理，2010，21（3）：328-330．

［3］朱红艳，许金俊．黄精延缓衰老研究进展［J］．中草药，1990，30（10）：795-797．

［4］黄瑶，石林．黄精的药理研究及其开发利用［J］．华西药学杂志，2002，17（4）：278-279．

［5］庞玉新，赵致，袁媛，付明学，曹定涛．黄精的化学成分及药理作用［J］．山地农业生物学报，2003，22（6）：547-550．

［6］石林，蒙义文，李伟．黄精及黄精多糖的药理作用［J］．天然产物研究与开发，1999，11（3）：67-71．

［7］孙隆儒，王素贤．中药黄精中的新生物碱［J］．中国药物化学杂志，1997，7（2）：129．

［8］ 王志容. 黄精的药理作用 ［J］. 江西中医学院学报，2000，12（3）：147
　　 -148.

［9］ 赵红霞，蒙义文，曾庆华. 黄精多糖对老龄大鼠生理生化指标的影响
　　 ［J］. 应用与环境生物学报，1996，2（4）：356-360.

［10］ 沃兴德，楼兰花. 补气药对正常小白鼠血浆核脾组织 cAMP、cCMP 含量
　　 的影响 ［J］. 浙江中医杂志，1984，19（5）：232-233.

［11］ 林琳，林寿全. 黄精属药用植物聚类分析 ［J］. 中药材，1994，17
　　 （6）：16.

［12］ 刘中申，李占伟. 黄精对小鼠超氧化物歧化酶褐心肌脂褐素的影响 ［J］.
　　 中医药学报，1990（3）：44-45.

［13］ 陈淑清. 当归、枸杞、黄精、黄芪、褐竹苏总皂苷的实验研究：对小鼠
　　 羟脯酸含量耐缺氧和抗疲劳作用的影响 ［J］. 中药药理与临床，1990，6
　　 （3）：28.

菟 丝 子

1. 概述

菟丝子 *Cuscuta chinensis* Lam.。傣药：嘿罕（西傣），喝哈（德傣）；藏药：牛匣琼瓦，们依是：治心脏病《滇省药》；朱匣琼瓦：全株用于治糖尿病；蒙药：希日-奥日-阳古，希拉-乌日阳古，斯日古德；侗药：化朗当（Wap lanh dangh）。多治男女虚冷，添精益髓，去腰痛膝冷，又主消渴热中。

2. 来源与分布

2.1　来源：为旋花科植物金灯藤的种子。

2.2　生境、分布：生长在山坡路旁、河边，多寄生在豆科、菊科、蓼科等植物上；分布于华北、华东、中南、西北及西南各省。

2.3　采收与加工：菟丝子种子在 9～10 月收获，采收成熟果实，晒干，打出种子，簸去果壳、杂质。

3. 化学成分研究概况

3.1　化学成分基本类型：含生物碱、蒽醌、香豆素、黄酮、苷类、甾醇、鞣酸、糖类等。

3.2　主要化学成分结构和特点：

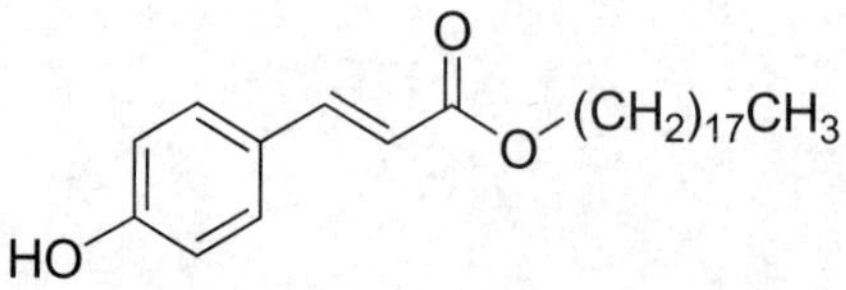

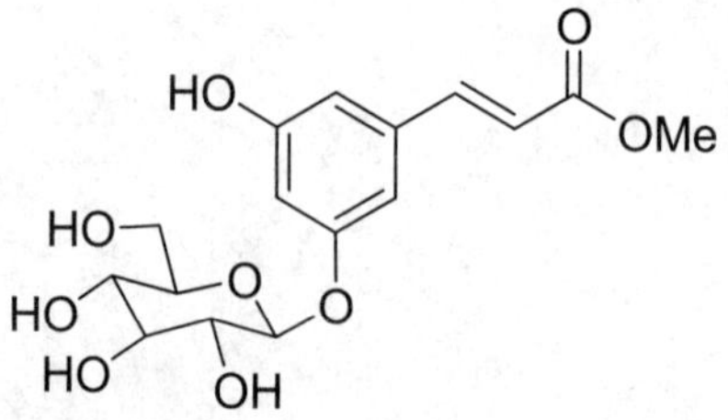

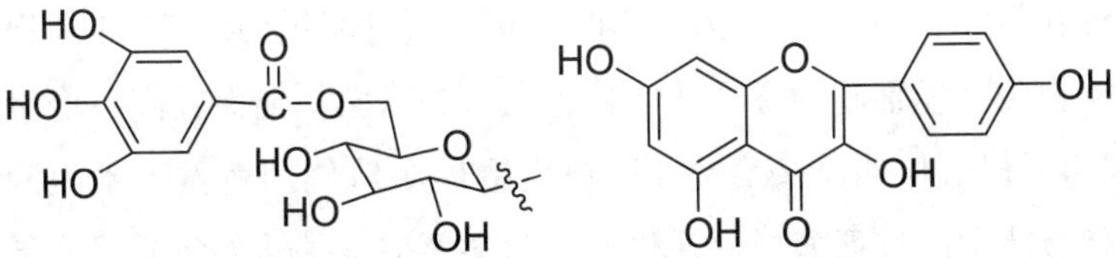

3.3 化学成分的理化性质：

取菟丝子 1g，加水 10ml，冷浸 12 小时，滤过，取滤液 2ml，加 α-萘酚试液 2~3 滴，沿管壁加硫酸 1ml，与硫酸的接触面产生紫红色环。取菟丝子 1g，加甲醇 10ml，冷浸 12 小时，滤过，取滤液 2ml，加镁粉少许及盐酸数滴，溶液呈桃红色。

3.4 化学成分的分析方法：

本实验利用乙醇提取，经聚酰胺、硅胶和凝胶柱层析分离，并利用 IR，UV，MS，NMR 等波谱数据分析。

3.5 化学成分的影响因素与变化规律：

南方菟丝子寄生显著增加空心莲子草茎的单宁、总酚、三萜皂苷含量，增强其防御能力。生物量与茎部木质素、三萜皂苷、单宁和总酚含量均呈现显著负相关性受到南方菟丝子寄生胁迫后，空心莲子草改变自身的生长防御策略，减少营养生长投入而将更多的资源投向克隆繁殖，同时增强对防御物质的投入，增强其防御能力，以利于后代生存和繁衍。

4. 药理研究进展

4.1 抗衰老作用：

菟丝子是《太平圣惠方》收载抗衰益寿方剂中出现概率最多的十大药物之一。刘栋等在健脾补肾活血方延缓衰老的实验研究中，以 GI 半乳糖致衰老小鼠为模型，给予健脾补肾活血方（由黄芪、白术、何首乌、菟丝子、丹参等组成），探讨其抗衰老作用机制。结果表明，该方能提高机体清除自由基的能力，改善神经递质代谢，从而达到延缓衰老的目的。

4.2 延缓白内障形成：

动物实验发现，菟丝子可延缓大鼠白内障形成，给服用半乳糖致白内障的大鼠灌胃菟丝子水提液，每日 4g/kg，连续 30d。结果显示可以延缓大鼠白内障形成，其有效率为 33.3%。

4.3 免疫调节作用：

动物实验发现，以菟丝子黄酮类的成分之一

金丝桃苷 50 mg/kg 腹腔注射 1 周时，正常雌性小鼠脾脏 T、B 淋巴细胞增殖和腹腔巨噬细胞的吞噬功能具有明显的增殖功能而提高免疫力。

4.4 保肝作用：在给慢性肝损伤造模小鼠使用菟丝子水煎液时发现，其血清中的谷氨酸氨基转移酶、门冬氨酸氨基转移酶明显降低，而 SOD 则升高，同时小鼠的肝组织损伤情况明显好转，体现了保肝功效。

4.5 降血糖作用：菟丝子多糖灌胃糖尿病模型小鼠后血糖值明显下降、体质量增加、肝糖原的含量也增加，显示其有抗糖尿病的作用。

5. 抗衰老及治疗老年疾病的应用

山庾丸由山庾、仙灵脾、车前子、菟丝子组成，具有悦颜色之功效。由菟丝子、肉苁蓉、黑芝麻、粳米煮制而成的菟丝子芝麻粥，有益寿防衰，乌发泽肤，润肠通便之效。

6. 资源评价与开发利用

菟丝子产地分布广，药性中和，甘辛微温，入肝肾经，抗衰老作用十分明显。其黄酮及多糖成分均显示出抗氧化、清除自由基的活性，同时它能调节免疫功能，保护心脑血管，对于改善亚健康状态，延缓衰老，增强体质具有很好的作用。研究开发菟丝子的保健药品和保健食品前景十分广阔。

7. 参考文献

［1］ 夏卉芳，李啸红. 菟丝子的药理研究进展［J］. 现代医药卫生，2012，28（3）：402-403.

［2］ 王焕江，赵金娟，刘金贤，王磊，林建强，林慧彬. 菟丝子的药理作用及其开发前景［J］. 中医药学报，2012，40（6）：123-125.

［3］ 李道中，彭代银，徐先祥，等. 菟丝子多糖降糖作用机制研究［J］. 中华中医药学刊，2008，26（12）：2717.

［4］ 林倩，贾凌云，孙启时. 菟丝子的化学成分［J］. 沈阳药科大学学报，2009，26（12）：968-971.

［5］ 潘文灏，许志超，赵余庆. 菟丝子的生物活性与临床应用研究进展［J］. 亚太传统医药，2008，4（04）：47-51.

［6］ 张振明，蔡曦光，葛斌，等. 女贞子多糖和菟丝子多糖的协同抗衰老作用

及其机制［J］. 中国药理学通报，2005，21（05）：587-590.

[7] 蔡曦光，许爱霞，葛斌，等. 菟丝子多糖抑制衰老小鼠模型中氧自由基域的作用［J］. 第三军医大学学报，2005，27（13）：1326-1328.

[8] 张庆平，石森林. 菟丝子对小鼠免疫功能影响的实验研究［J］. 浙江临床医学，2006，8（06）：568-569.

[9] 夏卉芳，李啸红. 菟丝子的药理研究进展［J］. 现代医药卫生，2012，28（03）：402-403.

[10] 高佃华. 菟丝子化学成分的研究［D］. 吉林大学，2009：7-17.

[11] 徐先祥，李道中，彭代银，等. 菟丝子多糖改善糖尿病大鼠糖脂代谢作用［J］. 中国实验方剂学杂志，2011，17（18）：232-234.

[12] 王磊. 菟丝子饼的炮制工艺及其质量标准研究［D］. 山东中医药大学，2013：4-8.

[13] 林慧彬，林建强，林建群，等. 山东四种菟丝子补肾壮阳作用的比较［J］. 中成药，2002，24（05）：32-34.

菊　花

1. 概述

菊花 *Dendranthema morifolium*（Ramat.）Tzvelev. 。德昂药：相巴劳；阿昌药：模品拍；傈僳药：义兰伟；瑶药：棵卡芬；蒙药：乌达巴拉-其其格。菊花在傈僳药和苗药中用于治疗目赤、眩晕（《怒江药》《湘蓝考》）。

2. 来源与分布

2.1　来源：分布于河北、河南、山东、安徽、江苏、浙江、广东、广西、湖南、湖北、四川、贵州、云南等地。亳菊主产于安徽亳县、涡阳及河南商丘，在药菊中品质最佳。滁菊花主产于安徽滁县，品质最佳。贡菊花主产于安徽（徽菊）、浙江德清（清菊）。杭菊花（白茶菊、黄甘菊）主产于浙江嘉兴、桐乡等地。

2.2　生境、分布：栽培于气候温暖、阳光充足、排水良好的壤土或沙质壤土，含腐殖质较多的土壤为宜。

2.3　采收与加工：一般在 10 月上、中旬，最好在霜降前后采收，选择晴天在露水干后或下午进行。亳菊花是将花枝折下，捆成小把，倒挂阴干，然后剪下花头。滁菊花是摘取头状花序，经硫黄熏过，晒至六成干时，用筛子筛，使头状花序成圆球形，再晒干。有时在筛前撒上绿豆粉。贡菊花采摘下头状花序后，用炭火烘干。杭菊花是摘下头状花序，有规则的平铺 1~2 层，上笼屉蒸后，用硫黄熏，然后晒干。

3. 化学成分研究概况

3.1　化学成分基本类型：目前，国内外对菊花化学成分的研究主要集中在菊花的挥发油类、黄酮类、氨基酸、微量元素和绿原酸等方面。

3.2　主要化学成分结构和特点：

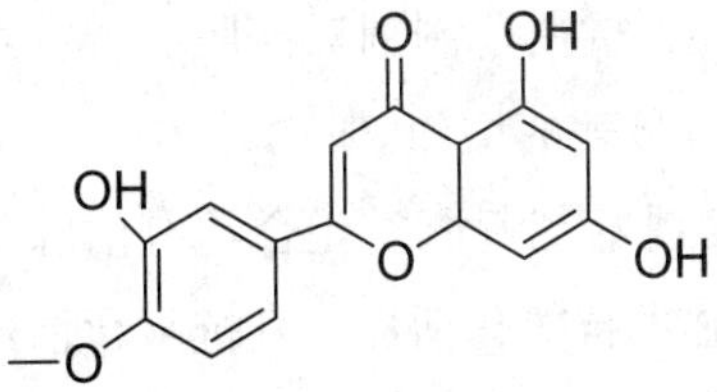

香叶木素 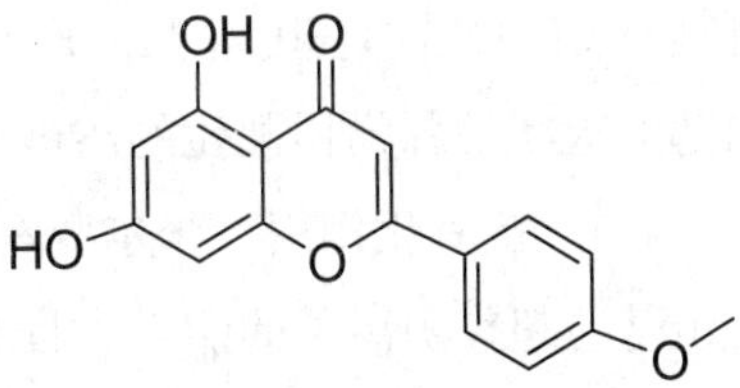　　　　　　　　　　　金合欢素

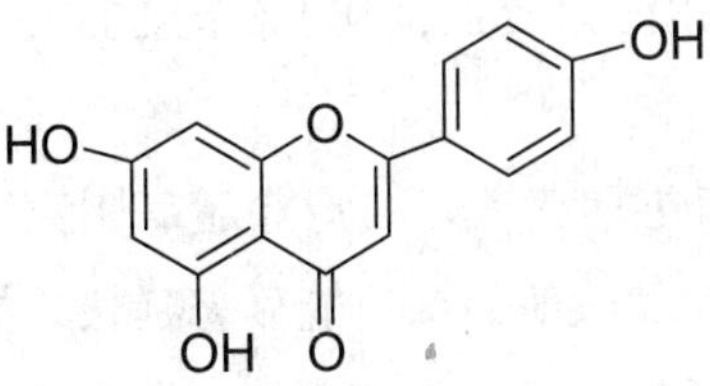

芹菜素 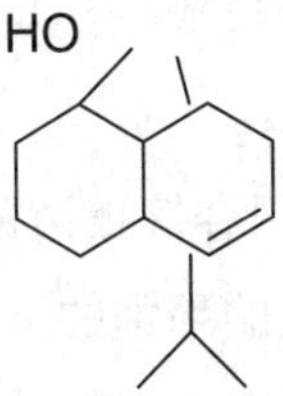　　　　　　　α-荜澄茄醇 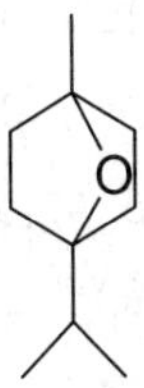　　　　1，8-桉叶醚 cineole

3.3　化学成分的理化性质：

乙醇浸出液，加 5% 的盐酸及锌粉少许，微热，溶液显淡红色。（检查黄酮）取其挥发油 2 滴于小试管中，加乙醇 2ml 及 2，4-二硝基苯肼试剂数滴，产生红色沉淀。

4. 药理研究进展

4.1　抗炎作用：戴敏等发现菊花挥发油灌胃给药对 2，4-二硝基苯酚致热大鼠体温有明显降温作用。谈宇武等发现鲜白菊花可增强毛细血管抵抗力，抑制毛细血管通透性而有抗炎作用。

4.2　抗病毒作用：赵灿熙等研究表明毫菊乙醇提取物及氯仿分离物能明显抑制红内期疟原虫的生长发育，毫菊乙酸乙酯提取物能抑制恶性疟原虫的生长。

4.3　抗菌作用：李英霞等发现不同产地的菊花（济菊、杭菊、怀菊、滁菊），其挥发油对金黄色葡萄球菌、白色葡萄球菌、肺炎双球菌、变形杆菌、乙型溶血性链球菌均有一定的抑制作用，尤其对金黄色葡萄球菌的抑制作用效果最明显。

4.4　对心血管系统的作用：浙江医科大学生理教研组对杭白菊的心脏作用进行研究，表明由杭白菊水提醇沉浸膏制成的制剂能够浓度依赖性地增加离体家兔，在体狗心脏的冠脉流量。在相同剂量下，杭白菊制剂对 CF 的增加程度远大于丹参。此外，杭白菊制剂对高胆固醇食物引起的冠状动脉粥样硬化的离体兔心也有显著的增加 CF 的作用。

4.5　抗氧化作用：张尔贤等研究发现菊花黄酮类化合物有清除氢自由基、超氧阴离子的能力，且有着较强的抗氧化活性，且抗氧化活性与黄酮类化合物含量相关。秦卫东等研究了菊花不同溶剂提取物对豆油的抗氧化活性，发现乙醇提取物的抗氧化能力较强，其 1% 浓度的抗氧化能力强于 0.02% 的 BHA。

4.6　抗衰老作用：胡春等报道的菊花具有良好的清除超氧阴离子自由基能力。唐莉莉等人的果蝇的生存实验表明，菊花能显著延长果蝇的平均寿命，半数死亡时间，且能明显延长果蝇的最高寿命，表明菊花具有抗衰老作用。胡春的研究发现菊花提取物对由于超氧阴离子所致的红细胞膜流动性的降低具有明显的保护和修复作用。研究发现菊花能明显减少（或清除）脂褐素的作用，是其抗衰老的又一实验依据。

5. 抗衰老及治疗老年疾病的应用

用菊花酿成的菊花酒是历来受养生者喜爱的强壮剂之一，它不仅可延年益寿，强身壮体，而且还可兼治头晕、咳嗽、便秘等病症，实为居家养生之良品。菊花枸杞茶是用菊花和枸杞当茶一样泡喝。菊花枸杞茶能预防和治疗各种眼病，对糖尿病、高血压、冠心病都有好处，最适宜老年人饮用。

6. 资源评价与开发利用

菊花能明显延长家蚕的寿命，可增强谷胱甘肽过氧化降低。菊花提取物可以提高小鼠心脑耐缺氧能力，延长生存时间。杭白菊还有清除自由基的能力。胡春等研究菊花提取物对生物膜的超氧阴离子自由基损伤的保护作用，发现菊花提取物可以进入细胞膜的甘油酯后而起保护作用，这一发现表明菊花具有新兴的功能性食品，特别是抗衰老食品中发挥作用。

7. 参考文献

［1］ 王莹，杨秀伟. 不同炮制品怀小白菊挥发油成分的 GC-MS 分析 ［J］. 中国中药杂志，2006，31（6）：456-459.

［2］ 秦民坚，龚建国，顾瑶华. 黄山贡菊的挥发油成分分析 ［J］. 植物资源与环境学报，2003，12（4）：54-56.

［3］ Hu L, Chen Z. Sesquiterpenoid alcohols from Chrysnthemummorlfolium ［J］. Phytochemistry, 1997, 44（7）: 1287-1290.

［4］ 唐莉莉，赵建新，胡春，徐金娣. 菊花提取物抗衰老作用的实验研究 ［J］. 无锡轻工大学学报，1996，15（02）：119-122.

［5］ 李鹏，陈崇宏，张永红. 四种药用菊花内在质量的比较研究 ［J］. 海峡药学，2006，18（2）：66-68.

［6］ 殷红，杨鑫骥，盛静. 不同情况下杭白菊中挥发油成分的分析 ［J］. 药物鉴定，2004，13（2）：47.

［7］ 谷彦杰. 我国八种主流菊花商品药材中木樨草素含量测定 ［J］. 山东中医药大学学报. 2000，24（1）：65.

［8］ 徐文斌，郭巧生，李彦农，等. 药用菊花不同栽培类型内在质量的比较研究 ［J］. 中国中药杂志，2005，30（21）：1645-1648.

［9］ 胡立宏. 正戊基果糖苷的结构测定 ［J］. 植物学报，1997，39（2）：181-184.

［10］ 郑芸，刘柳，方积年. 菊花中一个新的多糖的研究 ［J］. 植物学报，2004，46（8）：997-100.

［11］ 王亚君. 药用菊花化学成分及质量分析 ［D］. 南京农业大学，20072-9+19-23.

［12］ 张清华，张玲. 菊花化学成分及药理作用的研究进展 ［J］. 食品与药品，2007，9（02）：60-63.

［13］ 张晓媛，段立华，赵丁. 菊花化学成分及药理作用的研究 ［J］. 时珍国医国药，2008，19（07）：1702-1704.

［14］ 徐文斌，郭巧生，李彦农，等. 药用菊花不同栽培类型内在质量的比较研究 ［J］. 中国中药杂志，2005，30（21）：5-8.

［15］ 张健，李友宾，钱大玮，等. 菊花化学成分及药理作用研究进展 ［J］. 时珍国医国药，2006，17（10）：1941-1942.

［16］ 王硕. 菊花化学品质的比较及杭白菊提取物制备工艺的研究 ［D］. 沈阳药科大学，2005：11-17.

雪　　莲

1. 概述

雪莲花 Saussurea involucrata（Kar. & Kir.）Sch. Bip.。蒙药：帮孜达娃；维药：塔古来力斯；哈萨克药：霍加却扑。在蒙药中治疗腰腿疼痛。在维药中治疗风湿性关节炎，肾虚腰痛（《维药志》）。

2. 来源与分布

2.1　来源：菊科植物雪莲花的干燥地上部分或全草。

2.2　生境、分布：生于海拔 2600～4000m 的高山冰碛砾石坡地及石缝土壤中。分布于新疆的天山、昆仑山高山区。

2.3　采收与加工：6~7 月开花时采收，除去泥沙，晒干。

3. 化学成分研究概况

3.1　化学成分基本类型：

黄酮类化合物、生物碱类化合物、苯丙素类化合物、倍半萜内酯及其苷类、多糖类化合物、挥发油等。

3.2　主要化学成分结构和特点：

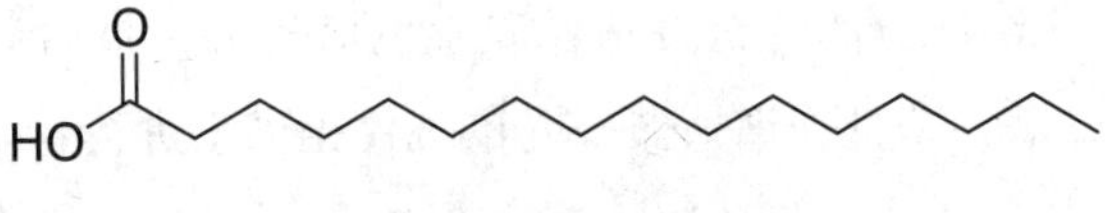

十六碳酸（软脂酸）

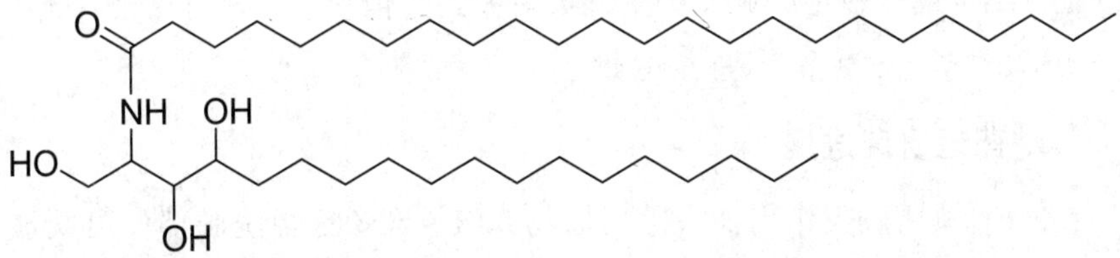

（2S，3S，4R）-2-二十四碳酰胺基-十八碳-1，3，4-三醇

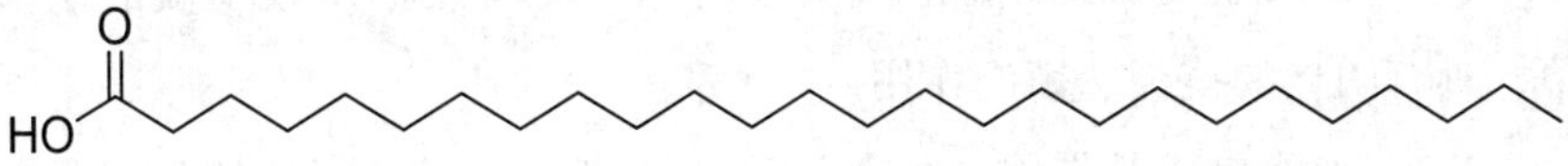

二十六碳酸

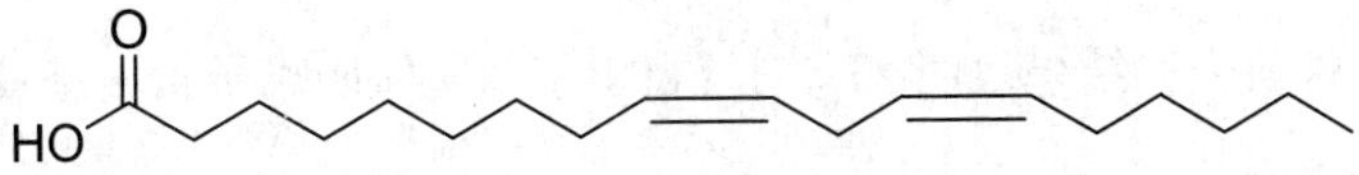

亚油酸

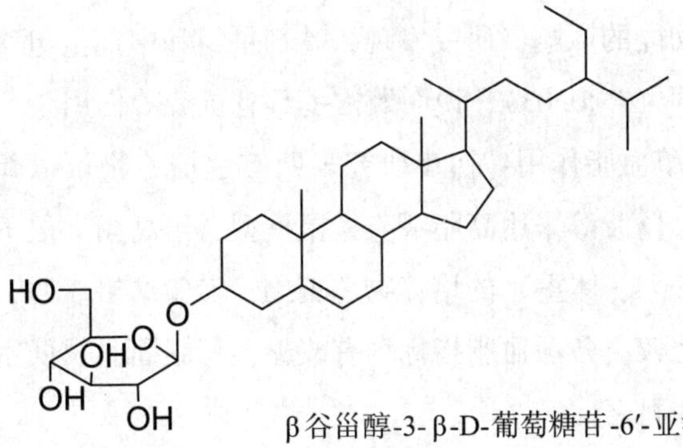

β谷甾醇-3-β-D-葡萄糖苷-6′-亚油酸酯

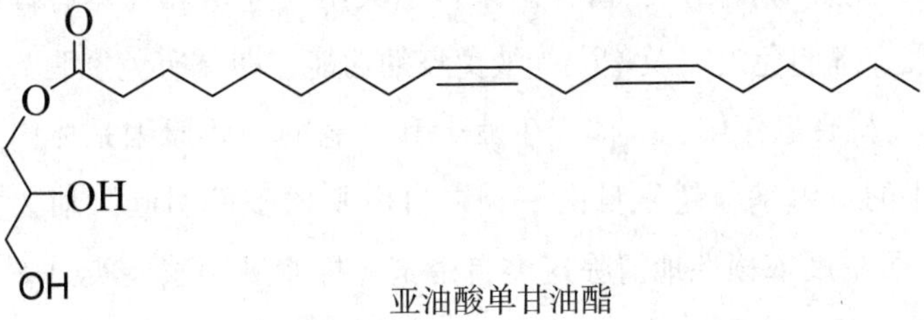

亚油酸单甘油酯

3.3 化学成分的分析方法：硅胶色谱柱分离混合物、利用核磁共振、红外光谱、紫外光谱、紫外光谱现代光谱学进行化学结构鉴定。

3.4 化学成分的影响因素与变化规律：不同干燥方法对天山雪莲细胞黄酮含量有一定影响，黄酮含量由大到小依次为：冷冻干燥>自然干燥>40℃烘干>真空干燥>60℃烘干。

4. 药理研究进展

4.1 镇痛抗炎作用：雪莲提取物 30%~50%乙醇洗脱部位可明显抑制二甲苯所致小鼠耳郭的肿胀度和冰醋酸致小鼠腹腔毛细血管通透性增高。对抗醋酸所致小鼠的扭体次数增加，提高热板所致小鼠的痛阈值，具有明显的抗炎、镇痛作用。

4.2 消除自由基作用：刘春兰等采用热水浸提醇沉法从新疆雪莲中提取水溶性粗多糖 XL，并对其中 XL_{31} 多糖进行清除自由基活性及抑菌活性研究，结果表明 XL_{31} 对羟自由基及超氧阴离子自由基具有明显的清除效果。

4.3 抗疲劳作用：宁鹏课题组研究了藏雪莲水提取物对小白鼠耐受力和免疫功能的影响，研究发现，高剂量组和中剂量组均能延长小白鼠的游泳时间（$P<0.05$），说明藏雪莲具有抗疲劳作用。

4.4 调节血脂作用：初步研究表明雪莲培养物可以降低血脂，改善血液循环。杨波等采用高脂喂养大鼠模型，给高脂大鼠不同剂量（高剂量为 500 mg/kg 体重）的培养物总黄酮，实验结果表明，高剂量组与高脂模型组比较，各项血脂指标均有改善，总胆固醇及低密度脂蛋白胆固醇降低尤为显著。

4.5 免疫调节作用：研究结果显示天山雪莲培养物具有抑制非特异性免疫、细胞免疫以及增强体液免疫的功能，即具有免疫调节作用。

4.6 抗衰老作用：人体产生疲劳和衰老的主要原因是体内正常代谢所产生的自由基、超氧自由基和羟自由基增多而引起。动物实验表明，SIP 可浓度依赖性地清除这类自由基，抑制肝匀浆脂类过氧化，降低整体耗氧量，延长游泳时间从而达到抗疲劳和抗衰老的作用。

5. 抗衰老及治疗老年疾病的应用

复方雪莲软胶囊具有镇痛消炎作用，复方雪莲烧伤膏对烧伤创面有收敛作用，能减少创面渗液，有较好的消炎、消肿作用。雪莲美容敷面膏可加速皮肤的新陈代谢，减少皱纹，使皮肤保持光泽、丰满。延缓衰老，并且对面部雀斑、肝斑等有良好的疗效。

6. 资源评价与开发利用

雪莲是珍贵的药用植物资源，有着久远的用药历史和丰富的民族药和民间药应用基础。含有黄酮、生物碱、挥发油、酚类、糖类、鞣质等非常丰富的化学成分。在护肤保健、防治心血管疾病、治疗风湿疼痛症、治疗妇科病症、延缓衰老、抗癌和计划生育等方面有着很大的开发利用潜力。

7. 参考文献

［1］翟科峰，王聪，高贵珍，等．天山雪莲的研究进展［J］.湖北农业科学，2009，48（11）：2869-2873.

［2］贾景明，吴春福．天山雪莲培养物的毒性实验研究［J］.中国民族医药杂志，2007（3）：52-55.

［3］徐春明，李婷，王英英，等．不同干燥方法对天山雪莲细胞黄酮含量及生物可接受率的影响［J］.现代食品科技，2014，30（01）：126-130.

［4］刘雅萍，陈晓霞，刘汉石．天山雪莲培养物对辐射损伤的保护功能研究［J］.中国中医基础医学杂志，2011，17（09）：968-970.

［5］王瑛，张本印，陶燕铎，等．雪莲的化学成分与药理作用研究进展［J］.光谱实验室，2013，30（02）：530-535.

［6］任玉琳，杨峻山，陈建民．雪莲鞘胺醇的结构鉴定［J］.中国药学杂志，2002，37（06）：14-16.

［7］尹辉．雪莲化学成分、药理活性及临床应用研究［J］.齐齐哈尔医学院学报，2013，34（07）：1010-1012.

［8］刘雅萍．雪莲培养物的抗辐射抗疲劳抗氧化功能评价［D］.大连理工大学，2012：5-7.

［9］赵莉，王晓玲．新疆雪莲的化学成分、药理作用及其临床应用［J］.西南

民族大学学报（自然科学版），2003，29（04）：424-428.

[10] 刘华，臧润国，张新平，等．天山中部3种自然生境下天山雪莲的光合生理生态特性［J］．林业科学，2009，45（03）：40-48.

[11] 邢建国，翟科峰，何承辉，等．大孔吸附树脂纯化天山雪莲中有效成分的研究［J］．中草药，2009，40（07）：1062-1066.

[12] 麦军利，刘景．我国雪莲研究及进展［A］．中华中医药学会、北京中医杂志．98全国中药研究暨中药房管理学术研讨会论文汇编［C］．中华中医药学会、北京中医杂志，1998：142-143.

[13] 欧元，袁晓凡，徐春明，等．天山雪莲HPLC指纹图谱研究［J］．中草药，2008，39（01）：105-108.

[14] 侯朋艺，黄健，孙博航，等．新疆雪莲化学成分的分离与鉴定［J］．沈阳药科大学学报，2011，28（02）：120-123.

[15] 肖皖，李宁，波拉提马卡比力，等．雪莲化学成分和药理活性研究进展［J］．现代药物与临床，2011，26（05）：344-348.

银 杏 叶

1. 概述

银杏叶 *Ginkgo biloba* L.。壮药：白果（马山语）；景颇药：shaplvo gam：种子治支气管哮喘，叶治冠状动脉硬化性心脏病，心绞痛，血清胆固醇过高症《德宏药录》；阿昌药：白果；德昂药：别布拉；傈僳药：四不鲁；白药：银杏，白果；蒙药：孟根-归勒素，哈木噶尔；苗药：Ndutmlangd 都麻，Zendbafgheddet 真巴沟豆，Zangdbafgheddet 姜巴沟豆。叶用于肺虚咳喘，冠心病，心绞痛《湘蓝考》。侗药：蒂榜（Duilbagx），豆巴（Duilbagx），美银汉（Meixnyaenchanp）；土家药：阿十介布利（a sir puf lix）。

2. 来源与分布

2.1　来源：银杏树（*Ginkgo biloba* L.）的叶子。

2.2　生境、分布：喜生于向阳、湿润、肥沃壤土及沙壤土中一般均为栽培，我国华北、华南、华东、西南等地均有种植。

2.3　采收与加工：6~9月采收叶，除去杂质，即时干燥。

3. 化学成分研究概况

3.1　化学成分基本类型：黄酮类化合物及二萜内酯，其他还含有酚类、酸类、聚异戊烯醇、甾类、糖类及微量元素。

3.2　主要化学成分结构和特点：

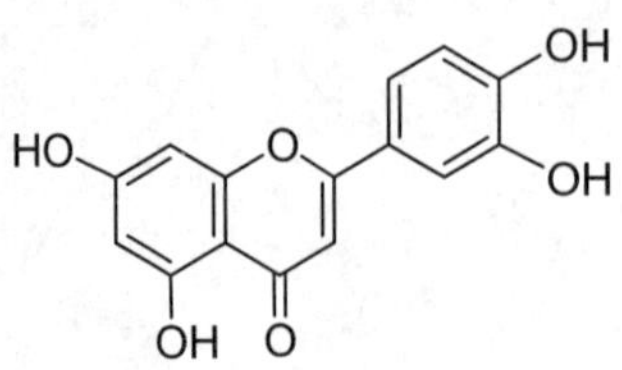

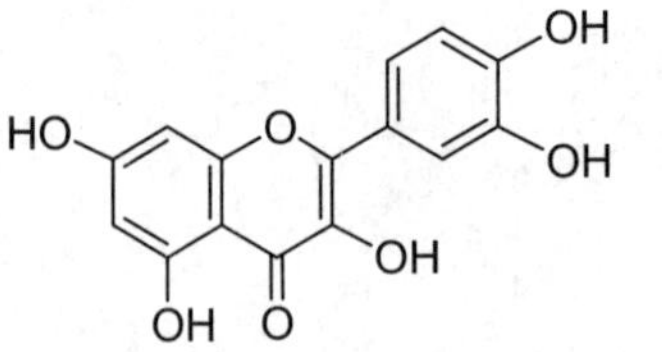

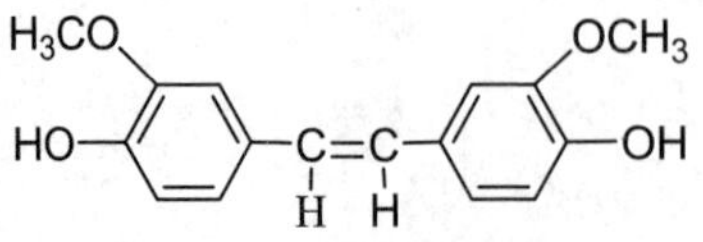

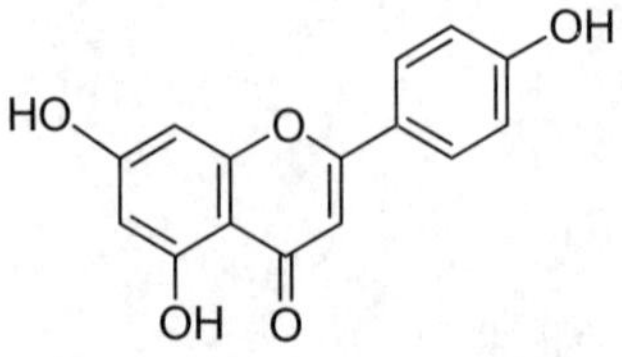

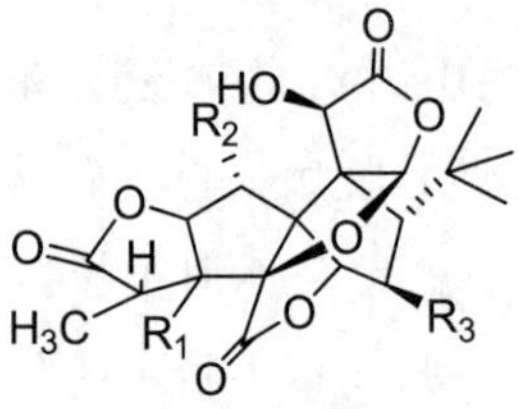

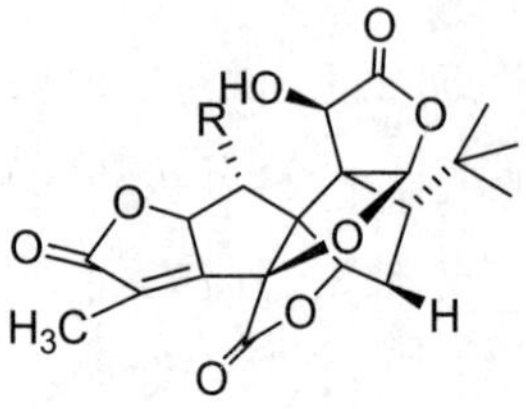

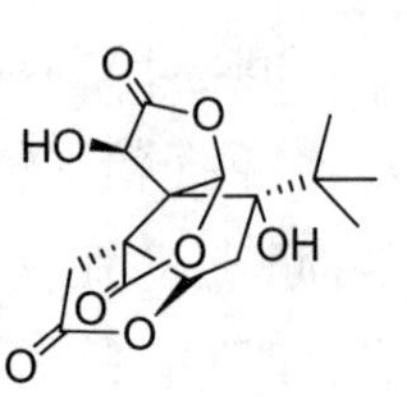

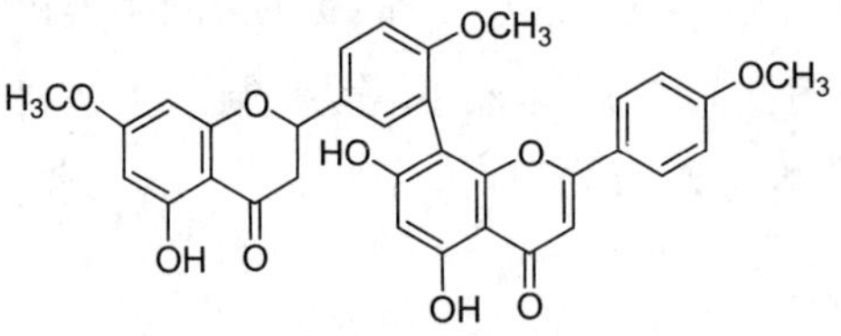

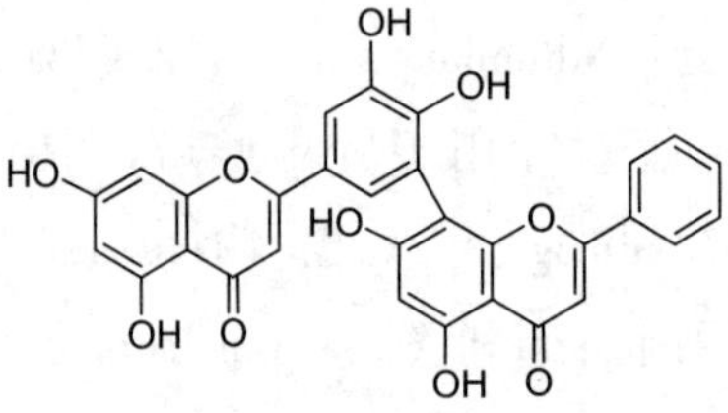

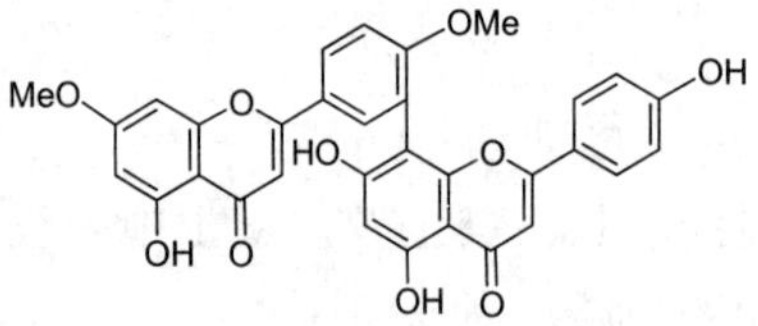

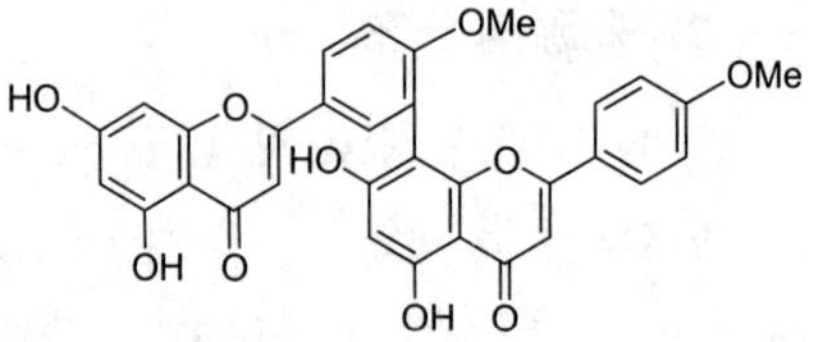

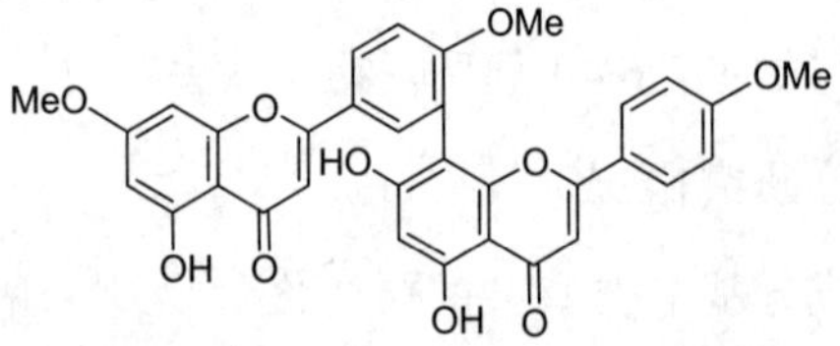

3.3 化学成分的理化性质：取该品粉末 4g，加 50% 丙酮 100ml，加热回流 3 小时，放冷，用脱脂棉滤过，滤液蒸去丙酮，放冷，残液用醋酸乙酯提取 2 次，每次 50ml，合并提取液，蒸干。残渣用 15% 乙醇溶解，加于聚酰胺柱上，用 5% 乙醇洗脱，收集洗脱液 200ml，浓缩至 50ml，放冷，浓缩液用醋酸乙酯提取 2 次，每次 50ml，合并提取液，蒸

干，残渣用丙酮 5ml 使溶解，作为供试品溶液。另取银杏内酯 A、B、C 及白果内酯对照品，加丙酮制成每 1ml 各含 0.5mg 的混合溶液，作为对照品溶液。照薄层色谱法试验，吸取上述两种溶液各 5μl，分别点于同一含 4% 醋酸钠的羧甲基纤维素钠溶液制备的硅胶 H 薄层板上，以甲苯-醋酸乙酯-丙酮-甲醇（10：5：5：0.6）为展开剂，在 15℃以下展开，取出，晾干，在 140℃~160℃加热约 30 分钟，置紫外光灯（365nm）下检视。供试品色谱中，在与对照品色谱相应的位置上，显相同颜色的荧光斑点。

3.4　化学成分的分析方法：硅胶与 Sephadex LH-20 柱色谱等手段对银杏落叶所含化学成分进行分离、纯化，通过理化性质和波谱数据鉴定其结构。

3.5　化学成分的影响因素与变化规律：

银杏叶中总黄酮与总内酯的含量随年龄和产地变化差异较大，不同树龄银杏叶中总黄酮与总内酯的含量树龄大的较低，树龄小的较高。雄树银杏叶总黄酮与总内酯含量高于雌树银杏叶总黄酮与总内酯含量。地理因素对银杏叶总黄酮与总内酯含量影响也较大。银杏叶中银杏酸的含量随年龄和产地变化差异较大，10~30 年生银杏叶总银杏酸含量偏低，按地区分布，江苏及周边山东、安徽、浙江等总银杏酸含量较低。

银杏叶中黄酮及其内酯的含量，在不同生长期、不同树龄、不同产区差异很大，它是影响银杏提取物（GBE）质量和成本的关键。银杏幼树（1~6 年生）实生苗叶中，黄酮与其内醋的含量较高，而大树叶黄酮、略内酯含量低。对于不同生长期，一般情况是 4、5 月份黄酮含量最高，6 月份逐渐下降。内醋含量随生长期不同亦变化，5 月份较低，6 月份开始上升，一般在 9 月份为最高。兼考虑黄酮、萜内酯含量及总生物量高低，根据不同地区的气温等因素，在 7、8、9 月份采叶较为适宜。

4. 药理研究进展

4.1　对中枢神经系统的作用：改善记忆力、减轻脑损伤、对痴呆与脑功能不全的作用、脑微血管平滑肌细胞的保护作用、对神经的保护作用。

4.2 对心血管系统的作用：银杏叶具有抗血栓与抗凝作用、降低毛细血管的通透性。

4.3 保肝作用：银杏叶提取物可延缓肝纤维化的形成，具有保护肝脏的作用。华彩成等证明银杏叶提取物可通过抑制 Leptin 表达而起到保护酒精性脂肪肝大鼠肝脏的作用。

4.4 抗氧化作用：银杏叶提取物（GBE）功能类似人体分泌的抗氧化物 SOD，提高 SOD 活性及清除自由基作用，对诱发的细胞膜脂质过氧化反应有抑制作用，作用强度随提取物浓度增加而增加，表明 GBE 可防治疾病和抗衰老。

4.5 提高免疫作用：银杏叶水或乙醇提取物明显增强小鼠淋巴细胞线粒体脱氢酶的活性和中性粒细过氧化物酶的释放，提高小鼠机体免疫细胞功能。

4.6 抗衰老作用：郑英勇等人分别用 0.08g/ kg 、0.15g/kg 、0.45g/ kg 的银杏叶制剂，以灌胃方式给以受试物（Wistar 种雄性大鼠，体重 182~214 克），对照组饮用蒸馏水，连续 30 天。第 31 天，各组动物摘眼球取血，离心，取血清。测定血中过氧化脂质降解产物丙二醛（MDA）含量和血中超氧化物歧化酶（SOD）活力。结果受试物 0.45g/ kg 剂量组与对照组相比，差异有显著性。另外，收集 8 小时内新羽化的果蝇成虫，乙醚麻醉下区分雌雄随机分组，分别称重后进行试验。普通对照组给予普通玉米粉培养基，试验组分别给予含不同浓度受试物的培养基。在气温（25 ±1）℃，相对湿度 60%~80% 的条件下，每 4 天更换新鲜配制的培养基一次。每 2 天观察记录果蝇生存数和死亡数，直到全部果蝇死亡为止。计算出半数死亡时间、平均寿命和平均最高寿命（由寿命最长的 10 只果蝇计算得出）。结果发现受试物 0.27 % 剂量组雌、雄果蝇的平均寿命和平均最高寿命与对照组相比，均存在显著性差异。由此，可证明银杏叶具有抗衰老活性。

5. 抗衰老及治疗老年疾病的应用

银杏叶用于治疗大脑血液循环功能不完善、保证充足的血液流向中枢神经系统，提高记忆力、注意力，对哮喘也有疗效。

彭文达等人对银杏叶片联合阿司匹林治疗老年痴呆的临床疗效进行了探讨，结果发现，实验组的治疗效果远远优于对照组。

在法国和德国，很多中老年人坚持每天服用以维持和促进大脑血液循环、增强记忆力和减少中风的可能性，也许还是治疗老年痴呆的一种最有效的草药。

6. 资源评价与开发利用

银杏叶及其提取物用于治疗心脑血管疾病和神经系统疾病，其中银杏叶黄酮、萜内酯和聚异戊烯醇是主要的药效成分，具有溶解胆固醇、扩张血管的作用，对脊髓损伤、脑功能障碍等有明显治疗效果，且无明显副作用。

银杏叶提取物的药用和临床治疗价值，推动了国内外医学界对它的深入研究。银杏叶随着化学检测手段及临床应用的深入研究，在银杏叶的制剂工艺、成分分析、药理作用、毒理实验和临床试验等方面国内外都有许多报道。银杏叶中含有各种黄酮苷和萜内酯等主要药效成分，对心脑血管和中枢神经系统有显著的保护作用，且安全范围大，已逐渐获得各国医学界的认可，有广阔的应用前景。

7. 参考文献

[1] 楼凤昌，凌娅，唐于平. 银杏萜内酯的分离、纯化和结构鉴定 [J]. 中国天然药物，2004，2（1）：11-15.

[2] VanBeek TA. Ginkgolides and bilobalide：their physical，chromatographic and spectroscopic properties [J]. BioorgMedChem, 2005, 13（17）：5001-50112.

[3] Wang Y, Sheng LS, Lou FC. Analysis and structureidentificationof trace constituent in the total ginkgolidebyusingLCPDADPESIPMS [J]. Yao XueXueBao. 2001, 36（8）：606-608.

[4] 夏晓晖，张宇，郗砚彬，等. 银杏叶化学成分研究进展 [J]. 中国实验方剂学杂志，2009，15（09）：100-104.

[5] 姚碧文，陈伟. 银杏叶药理研究进展 [J]. 浙江中西医结合杂志，2005，15（03）：62-63.

[6] 罗顺德，周本宏，吴克媛．银杏叶药理作用研究进展［J］.中医药学报，1995（06）：48-49.

[7] 彭文达，董波，周艳．探讨银杏叶片联合阿司匹林治疗老年痴呆的临床疗效［J］.中医药导报，2014，20（11）：59-60.

[8] 王雪梅．银杏叶主要成分药理研究进展［J］.亚太传统医药，2014，10（18）：59-60.

[9] 姚鑫．不同来源银杏叶资源化学研究［D］.南京中医药大学，2013：30-41+52-56.

[10] 王捷，龙禹，汪小祝，等．银杏叶药理作用、临床应用及制剂研究综述［J］.中外医疗，2011（05）：116-117+119.

[11] 陈晶．银杏叶，银杏叶提取物及其注射液中化学成分及酚酸含量的研究［D］.北京中医药大学，2013：7-19.

[12] 汪素娟，康安，狄留庆，等．银杏叶提取物主要活性成分药动学研究进展［J］.中草药，2013，44（05）：626-631.

[13] 姚鑫．不同来源银杏叶资源化学研究［D］.南京中医药大学，2013：30-43.

[14] 夏秀华．银杏叶多糖的分离纯化和降血糖功效研究［D］.江南大学，2006：37-42.

[15] 孙笑槐．银杏叶中有效成分的研究进展［J］.中国科技信息，2011（04）：111-116.

[16] 聂黎行，戴忠，鲁静，等．银杏叶、银杏叶提取物及其制剂质量控制研究进展［J］.中国药事，2011，25（02）：171-174.

[17] 谢培山．银杏叶标准提取物 EGb761^R 及银杏叶制剂的质量评价（待续）［J］.中国中药杂志，1999，24（01）：4-6.

[18] 张英，吴晓琴，俞卓裕．竹叶和银杏叶总黄酮含量及其抗自由基活性的比较研究［J］.中国中药杂志，2002，27（04）：17-20+83.

[19] 牟玲丽，寇俊萍，朱丹妮，等．银杏叶的化学成分及其抗氧化活性［J］.中国天然药物，2008，6（01）：26-29.

[20] 张鹏．银杏叶黄酮的微波提取及其抗氧化性研究［J］.安徽农业科学，2009，37（12）：5496-5497+5730.

[21] 郑勇英，杨隽，潘喜华，等．银杏叶抗衰老和调节血脂的实验研究［J］.上海预防医学杂志，2000，12（02）：22-23.

猕 猴 桃

1. 概述

猕猴桃 *Actinidia chinensis* Planch.。苗药：Ghabjiongxzangdgitgheib（嘎龚姜格给），藤梨果，根用于风湿性关节炎，淋巴结核《湘蓝考》；畲药：胡毛党，白毛桃，大蛋袋，胡毛猪仔；壮药：冬兵，冬耐，根用于补气健胃《桂药编》；侗药：冬因，阳桃，登已挂，功用同壮药；土家药：根或根皮治风湿关节痛。

2. 来源与分布

2.1　来源：猕猴桃科植物猕猴桃的果实、根。

2.2　生境、分布：生于山地林间或灌丛中。分布于黄河流域中、下游及长江流域以南各省区。

2.3　采收与加工：9月中、下旬至10月上旬采摘成熟果实，鲜用或晒干用。

3. 化学成分研究概况

3.1　化学成分基本类型：三萜类、植物甾醇类、酚性化合物、黄酮类、维生素、糖、有机酸、鞣质、游离氨基酸等。

3.2　主要化学成分结构和特点：

1. 三萜类：

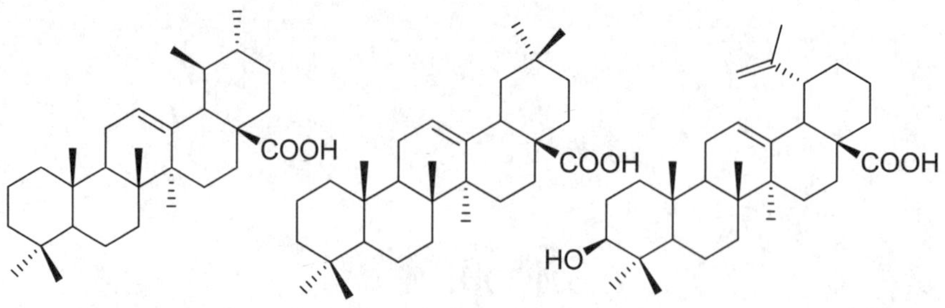

2. 酚性化合物：

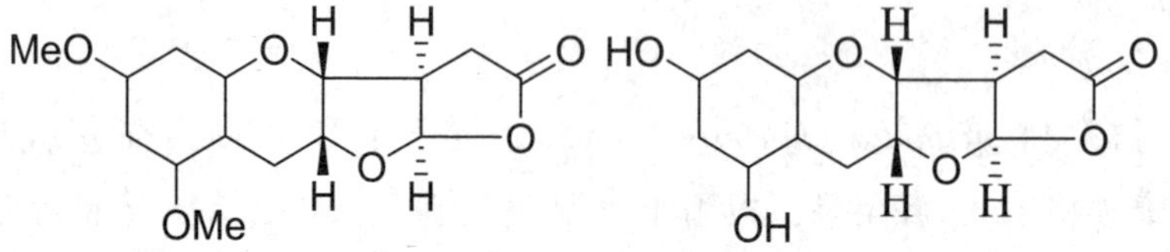

3.3 化学成分的理化性质：

取猕猴桃粗粉 5g，置带塞的锥形瓶中，加水 50ml，水浴（70℃~80℃）温浸 2 小时，前 1 小时内时时振摇，滤过。取滤液置小烧杯中，于紫外光灯下观察，显亮绿色荧光。取本品横切面置紫外光灯下观察，显亮黄色荧光。上述水浸液 1ml，加碘化铋钾试液 1~2 滴，立即显污绿色沉淀。改用碘-碘化钾试液，则显黑绿色沉淀。取上述水浸液，滴在点滴板上，滴加等量的碘化汞钾试液，显深蓝色，继而渐转灰褐色。

3.4 化学成分的分析方法：

分别采用固相微萃取法和水蒸气蒸馏法对猕猴桃中的挥发性成分进行提取，通过 GC-MS 联用法对两种方法提取的样品中的挥发性成分进行定性分析并比较其组分差异。采用索氏提取法提取猕猴桃样品中的脂肪油，通过 GC-MS 联用法分析测定样品脂肪油中甲酯化后的脂肪酸。高效液相色谱-蒸发光散射检测法测定猕猴桃中的 5 种必需氨基酸的含量，并对猕猴桃中维生素 C 含量进行了定量分析。用流动注射化学发光法对猕猴桃样品的抗氧化性能进行研究。

3.5 化学成分的影响因素与变化规律：

不同品种的猕猴桃，化学成分的含量有所不同。猕猴桃的抗氧化能力与其中的 VC 和总酚含量之间呈现较高相关性，表明猕猴桃的抗氧化作用与其中所含的 VC 和酚类物质关系密切。猕猴桃样品的抗氧化性能的高低顺序依次为中华猕猴桃>新西兰奇异果>吉林软枣猕猴桃>辽宁软枣猕猴桃。所有的猕猴桃样品中均含有 2 种不饱和脂肪酸即亚麻酸和亚油酸，其中亚麻酸的含量为最高，全部达到 75%以上。

4. 药理研究进展

4.1　延缓衰老作用：给中老年人服用猕猴桃浸膏，每次 20ml，每日 2 次，70 天后红细胞中超氧化物歧化酶（SOD）活性明显高于服药前及未服药组。此作用可能与其所含大量维生素 C 和黄酮类化合物有关，也可能与其促进蛋白质合成，加快酶蛋白生成有关。

4.2　抗氧化作用：猕猴桃含有多种酚性化合物，具有较强的抗氧化作用。中华猕猴桃中的维生素 E 具有良好的清除氧自由基和抗氧化作用。

4.3　抗肿瘤作用：楼丽君等采用体内外抗肿瘤实验证实了猕猴桃根的抗肿瘤活性，猕猴桃根可能是一个潜在的广谱抗肿瘤中药。

4.4　免疫调节作用：研究发现，健康人服用猕猴桃汁后，红细胞与血清丙二醛水平显著降低，免疫球蛋白呈上升趋势。

4.5　其他：猕猴桃的药理活性还包括降血脂、降血糖、抗炎、保肝、抗菌等。

5. 抗衰老及治疗老年疾病的应用

猕猴桃、苹果、香蕉分别洗净，切成小丁。将桃丁、苹果丁、香蕉丁放锅内，加适量水煮沸，再加白糖，用湿淀粉勾芡，出锅即成。此膳有清热解毒，生津止渴的功效。适用于烦热，消渴，食欲不振，消化不良，石淋等病症。常人使用能增强防病抗病能力，泽肤健美。

猕猴桃可以增白、淡斑、除暗疮、排毒抗衰老。平均每 500g 红心猕猴桃的维生素 C 含量高达 95.7mg，号称水果之王。维生素 C 和维生素 E 能美丽肌肤、抗氧化、有效增白、消除雀斑和暗疮及增强皮肤的抗衰老能力。

猕猴桃还具有减肥健美的功效，猕猴桃果实含糖量低，是营养最丰富全面的水果之一。人们可从猕猴桃、甜瓜、番木瓜、柠檬果实中单位热量获得最平衡的营养。

猕猴桃被认为是一种免疫辅助剂，主要是由于其含有大量的 VC 和抗氧化物质。

6. 资源评价与开发利用

猕猴桃作为营养价值极高的水果，一直以来受到人们的青睐，富含维生素 C 及多种微量元素，具有抗氧化、降血脂、抗炎、抗突变等作用。近年来，已被临床应用于治疗肿瘤、肝病等疾病。我国盛产猕猴桃，发展潜力巨大。此外，猕猴桃还可以作为保健品或者减肥药物被开发利用。

7. 参考文献

[1] 李亚敏，姬海宁. 硒对猕猴桃抗氧化活性的促进作用［J］. 现代食品科技，2012，28（01）：27-29.

[2] 关君霞，甄丹丹，丘琴，等. 美味猕猴桃化学成分及药理作用研究近况［J］. 中国民族民间医药，2012，21（14）：48-49.

[3] 宋美晶. 不同品种猕猴桃的成分研究［D］. 辽宁师范大学，2012：44-48.

[4] 郑长慧，罗洁，陆清园，等. 猕猴桃对 D-半乳糖致衰老小鼠的抗衰老作用研究［J］. 中外医学研究，2015，13（05）：15-16.

[5] 赵金梅，高贵田，薛敏，等. 不同品种猕猴桃果实的品质及抗氧化活性［J］. 食品科学，2014，35（09）：118-122.

[6] 李百云. 不同钾肥处理对猕猴桃果实质量的影响［D］. 西北农林科技大学，2008：40-50.

[7] 王鑫杰，缪浏萍，吴彤，等. 中华猕猴桃根化学成分与药理活性研究进展［J］. 中草药，2012，43（06）：1233-1240.

[8] 徐一新，项昭保，陈海生. 猕猴桃属植物化学成分和生物活性研究进展［J］. 解放军药学学报，2011，27（02）：164-170.

[9] 史彩虹，李大伟，赵余庆. 软枣猕猴桃的化学成分和药理活性研究进展［J］. 现代药物与临床，2011，26（03）：203-207.

葛　　根

1. 概述

葛根 *Pueraria lobata*（Willd.）Ohwl。瑶药：葛薯，用于感冒发热，麻疹不透，牙痛；五层风，心绞痛，高血压。朝药：葛花《朝药志》；蒙药：珠日勒达玛勒-额布苏；侗药：Nyingv 奴吝，登华（麻疹）《侗医学》；散仰（sanglnieengv）；阿昌药：葛根，根治口渴，头痛，项强，肠梗阻，高血压《德宏药录》；德昂药：格绕佤瑶；水药：碑海；瑶药：青葛藤；土家药：阿不夜那（a bu ye la）；基诺药：且能。

2. 来源与分布

2.1　来源：多年生豆科植物葛根的根。

2.2　生境、分布：山坡草丛中或路旁及较阴湿的地方。主要分布于辽宁、河北、河南、山东、安徽、江苏、浙江、福建、台湾、广东、广西、江西、湖南、湖北、四川、重庆、贵州、云南、山西、陕西、甘肃等地。

2.3　采收与加工：

用粉葛根头繁殖种植的，1~2 年可以采收，其他繁殖方法种植的，3~4 年便可采收。冬季叶片枯黄至次年春萌动前采收，采收时先拔除支架，然后割除地上藤蔓，将植株周围的土挖开，见到块根后，小心把块根挖出，不要挖伤，除去泥土，运回加工。将运回的葛根块根用清水洗去泥沙，刮去外皮，在水中浸泡 12 小时，捞出用清水洗 1 次，晾干。用硫黄熏至软透心时停止烧黄，留在熏炉或柜内 24~36 小时，待其黄水滴出，再用清水洗净，摊放在太阳下暴晒至五成干，然后切成 13~

17cm 长一段，直径在 10cm 以上纵剖成两瓣，也可切成长、宽、厚各为 1~1.5cm 的方块或 0.6-1cm 宽的长形片，继续晒至足干。遇阴雨天则摊放在干燥通风处，在阴雨天气忌用火烘烤，防止表面积聚油脂，影响产品质量。

3. 化学成分研究概况

3.1 化学成分基本类型：葛根的功效成分主要有葛根素、葛根素木糖甙、大豆黄酮、大豆黄酮甙及β-谷甾醇、花生酸、豆甾醇等。

3.2 主要化学成分结构和特点：

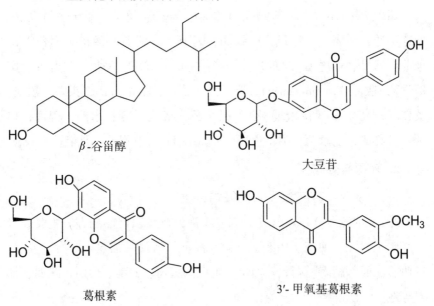

β-谷甾醇

大豆苷

葛根素

3'-甲氧基葛根素

3.3 化学成分的理化性质：

本品粉末淡棕色、黄白色或淡黄色。淀粉粒甚多，单粒球形、半圆形或多角形，直径 3~37μm，脐点点状、裂缝状或星状，复粒由 2~10 分粒组成。纤维多成束，壁厚，木化，周围细胞大多含草酸钙方晶，形成晶纤维，含晶细胞壁木化增厚。石细胞少见，类圆形或多角形，直径 38~70μm。具缘纹孔导管较大，具缘纹孔六角形或椭圆形，排列极为紧密。

取本品粉末 0.8g，加甲醇 10ml，放置 2 小时，滤过，滤液蒸干，残渣加甲醇 0.5ml 使溶解，作为供试品溶液。另取葛根素对照品，加甲醇制成每 1ml 含 1mg 的溶液，作为对照品溶液。照薄层色谱法试验，吸取上述两种溶液各 10μl，分别点于同一硅胶 H 薄层板上，使成条状，以氯仿-甲醇-水（7 : 2.5 : 0.25）为展开剂，展开，取出，晾干，置紫外光灯（365nm）下检视。供试品色谱中，在与对照品色谱相应的位置上，显相同颜色的荧光条斑。

3.4 化学成分的分析方法：

采用回流法，浸取法，超声波提取法纯化，大孔树脂分离法、盐析纯化法、铅盐沉淀法定性。紫外分光光度法、薄层层析-比色法、络合-分光光度法进行定量。

3.5 化学成分的影响因素与变化规律：

随产地和季节的不同，干燥野葛中总黄酮含量高达 5%～10%，干燥粉葛中总黄酮含量也达 0.5%～4%，野葛中葛根素含量远远大于粉葛。

4. 药理研究进展

4.1 对心脑血管系统的影响：

（1）降低血压、减慢心率、降低心肌耗氧量：葛根对正常和高血压动物均有一定的降压作用。静脉注射葛根浸膏、总黄酮、葛根素及其脂溶性部分 PA 和水溶性部分 PM，均能使正常麻醉狗的血压短暂而明显的降低。口服葛根水煎剂［2g/2kg］或酒浸膏［2g/2kg］或总黄酮和葛根素对高血压狗也有一定的降压作用。

（2）扩张冠状血管，改善正常和缺血心肌的代谢：葛根总黄酮和葛根素明显扩张冠状血管，可使正常和痉挛的冠状血管扩张，且其作用随着剂量的增加而加强。给正常狗静脉不变，所以对葡萄糖代谢并无影响，静脉注射葛根黄酮可使缺血压氧含量增加，乳酸含量减少，表明葛根能改善正常和缺血心肌的代谢。

（3）抗心律失常：葛根黄酮、黄豆苷元和葛根醇提取物对乌头碱、氯化钡、氯化钙、氯仿以及肾上腺素所导致的心律失常有明显的对抗作用。

（4）降血糖、降血脂作用：口服葛根素能使四氧嘧啶性高血糖小鼠血糖明显下降，血清胆固醇含量减少。当选用最低有效剂量的葛根素与小剂量（无效量）阿司匹林组成复方后，降血糖作用加强，且可维持 24h 以上，并能明显改善四氧嘧啶性小鼠的糖耐量，明显对抗肾上腺素的升血糖作用，且认为葛根素可能是葛根治疗糖尿病的主要成分。

4.2　抗氧化作用：体内外实验表明，葛根异黄酮明显抑制小鼠肝、肾组织及大白兔血、脑组织的脂质过氧化产物丙二醛的升高，且对提高血、脑组织中超氧化物歧化酶活性有极显著作用。

4.3　抗肿瘤作用：大豆苷元可抑制白血细胞 HL-60 的增殖，大豆苷元在 $10 \sim 20 mg/ml$ 浓度范围内明显抑制黑色素瘤 B16 细胞的增殖。另外，葛根提取物对 ESC 癌、S18O 肉瘤及 Lewis 的肺癌均有一定的抑制作用。

4.4　抑制血小板聚集作用：葛根素浓度为 0.25、0.5 及 1.0mg/ml 时，在试管内均能不同程度地抑制 ADP 诱导的鼠血小板聚集。静脉注射葛根素亦有抑制作用，葛根素浓度为 $0.25 \sim 3.0mg/ml$ 在试管内对 ADP 和 5-HT 诱导的家兔、绵羊和正常人的血小板聚集也有抑制作用。

4.5　对免疫系统作用：葛根使巨噬细胞（M4）的异物吞噬功能活化，而使初期感染状态下的异物排除功能增强；同时通过活化的 M4 对细胞性免疫施以影响。

4.6　对记忆作用：据刘干中等用小鼠跳台法和大鼠操作式条件反射法观察了葛根醇提取物及总黄酮对动物学习记忆功能的影响。结果显示，两者均能对抗东莨菪碱所致的小鼠记忆获得障碍和 40% 乙醇所致的记忆再障碍，葛根醇提取物尚能对抗东莨菪碱所致的大鼠操作式条件反射的抑制。

4.7　抗衰老作用：钟星明等人通过实验研究发现，取 SD 大鼠 40只，随机分为 5 组，生理盐水（老龄）对照组、小剂量（老龄）给药组、大剂量（老龄）给药组、VE（老龄）对照组、（少龄）对照组，给药 4 周，颈椎脱白处死，检测心、脑、肝等组织中的 SOD 的活性和

MDA 的含量。结果葛根素对大鼠心、肝等组织中 SOD 活性显著升高，心、脑、肝等组织中 MDA 含量显著下降。结果表明葛根素具有抗衰老作用，其抗衰老作用的主要作用机制可能是提高 SOD 活性，低 MDA 含量起作用的。

5. 抗衰老及治疗老年疾病的应用

葛根具有抗氧化作用，可改善机体免疫力，对血糖及血压均有双向调节作用，可改善微循环，具有提高学习记忆的功能，且具有抗肿瘤作用。葛根还能降低血乙醇浓度，有解酒作用等。在我国有悠久的应用历史，葛藤、葛叶、葛花都有应用之法。经历代医药家不断总结和试验，得出葛根具有性凉、气平、味甘，具清热、降火、排毒诸功效。用现代医学方法进一步分析表明，葛根中富含多达 13 种异黄酮类物质，包括葛根素、葛雌素、葛根素木糖甙、大豆黄酮等，葛根素对高血压、高血脂、高血糖和心脑血管疾病有疗效。

粉葛在增强免疫力、防治心脑血管疾病、降低血糖等方面有显著效果，对冠心病、心绞痛、突发性耳聋、中老年骨质疏松症等有特殊功效，并有降血糖、降血脂、解酒、解除便秘等保健功能，是一种理想的绿色健康食品。

葛根是中国卫生部公布的药食两用品，又是世界医学界公认无副作用的含丰富天然雌性激素的圣品。适合女性在家庭应用，对女性美容、健身及生理保养有重要的“以食疗疾”作用。葛根美胸疗法在泰国女性中特别盛行，并流传欧美。

6. 资源评价与开发利用

葛根药用价值较大，具有多种药理作用，并且具有毒性低、安全范围广、药源丰富的优点。葛根素、葛根苷元在体内分布广且快，消除也快，不易积累，无代谢饱和现象，为临床安全合理用药提供了重要依据。国内外已将葛根开发成葛根口服液、葛根面包、葛根面条、葛根粉丝、葛根冰淇淋、葛根饮料、葛冰、葛冰罐头、葛根混合精、葛粉红肠等系列保健食品。作为一种尚未完全开发利用的天然野生植物资源，随着其药理、药化、临床应用、有效成分提取、检测等方面研究的不断深入，其药理功能、保健作用和应用价值将会日益引起人们的重视。值得强调的是，葛根对严重威胁人类生命健康的心脑血管疾病具有重要的药理和治疗作用，在心脑血管系统疾病高发的今天，葛根将会更加引人注目。加强对葛根的研究，开发各种药用制剂和保健食品必将具有重要的社会意义和经济价值。

7. 参考文献

［1］裴凌鹏，张帅，李文卅，等. 北京联合大学学报（自然科学版），葛根黄酮的提取和抗氧化研究［J］，2003，17（03）：78-82.

［2］陈荔炟，陈树和，刘焱文，等. 时珍国医国药，葛根资源、化学成分和药理作用研究概况［J］，2006，17（11）：2305-2306.

［3］尹丽红，李艳枫，孟繁琳. 葛根的化学成分、药理作用和临床应用［J］. 黑龙江医药，2010，23（03）：371-373.

［4］张东华，董强波，彭曙光. 葛根的化学成分、药理作用和临床应用研究［J］. 首都医药，2007，6（12）：44-45.

［5］钟星明，江丽霞，肖海，等. 葛根素抗衰老作用的研究［J］. 时珍国医国药，2006，17（12）：2430-2431.

［6］郑皓，王晓静. 葛根的药理作用研究概况［J］. 光明中医，2006，21（03）：49-51.

［7］郭建平，孙其荣. 葛根化学成分及临床应用研究概况［J］. 药学实践杂志，1996，14（3）：146.

［8］董丽萍. 葛根对免疫机制的作用［J］. 中国药理学报，1998，19（4）：339.

［9］景永奎，韩锐. 大豆甙元（S86019）与乳香有效成分 Bc-4 或阿糖胞甙对 HL-60 细胞分化的联合诱导［J］. 药学学报，1993，28（1）：11.

［10］何惟胜. 葛根及其提取物治疗心脑血管疾病药理和临床研究进展［J］. 时珍国医国药，2001，12（5）：470-471.

［11］岳江文，胡小琴. 葛根及葛根素对心血管系统的药用价值［J］. 中国中西医结合杂志，1996，16（6）：38.

［12］王晓青，傅静. 葛根的药理作用研究进展［J］. 北京中医药大学学报，

1994，17（3）：39.

[13] 段重高，李庶伟．葛根素对金黄地鼠脑微循环的影响［J］．中华医学杂志，1991，71（9）：516.

[14] 范礼理，曾贵云．葛根的药理研究——Ⅱ葛根黄酮对冠状循环心脏血流动力学和心肌代谢作用［J］．中华医学杂志，1995，55（10）：724.

[15] 张庆莲．葛根注射液眼科临床应用［J］．长春中医学院学报，1999，15（3）：45.

[16] 杨金云．葛根抗心律失常研究［J］．中国现代药理杂志，1998，8（2）：53.

[17] 张光成，方恩鸣．葛根异黄酮的抗氧化作用［J］．中药材，1997，20（7）：358.

[18] 张葵，童亚飞，田应昌，等．葛根汁饮料对饮酒后血醇浓度和全血比粘度的影响［J］．中草药，1995，26（7）：364.

普洱茶

1. 概述

普洱茶 *Camellia sinensis*（L.）O. Kuntze。傣药：噫喇、腊；哈尼药：拂帛。《滇南闻见录》云："团茶，能消食理气，去积滞，散风寒，最为有益之物。"《随息居饮食谱》云："茶微苦微甘而凉，清心神醒睡，除烦，凉肝胆，肃肺胃，明目解渴。"

2. 来源与分布

2.1　来源：为山茶科植物普洱茶的叶。

2.2　生境、分布：海拔 100~1500m 的向阳肥沃土地。

2.3　采收与加工：全年可用，晒干备用。鲜品随用随采。

3. 化学成分研究概况

3.1　化学成分基本类型：还原糖，鞣质，咖啡因，茶碱，茶多糖，茶黄素，茶红素，茶褐素，茶多酚，氨基酸，黄酮类。

3.2　主要化学成分结构和特点：

1. 多糖类成分：茶叶中约含有 10%~20% 的糖类化合物。它们存在的种类、含量多少与品质关系密切。茶叶中的糖类物质主要有单糖、双糖及多糖类物质。单糖是一类不能再被水解的最简单糖类物质，较有代表性的是葡萄糖。双糖是由两个相同或不同的单糖分子缩合而成，如蔗糖、纤维二糖。多糖类物质，主要有纤维素、半纤维素、淀粉和果胶物质等。

2. 黄酮类成分：茶叶是人体摄入黄酮醇的主要食物来源，而且有报道认为，每天饮用一定量的茶可以很大程度上降低得癌症的风险。黄酮醇具有很强的抗氧化能力，常见的黄酮醇主要包括杨梅素、槲皮素和山萘酚等三种化合物。

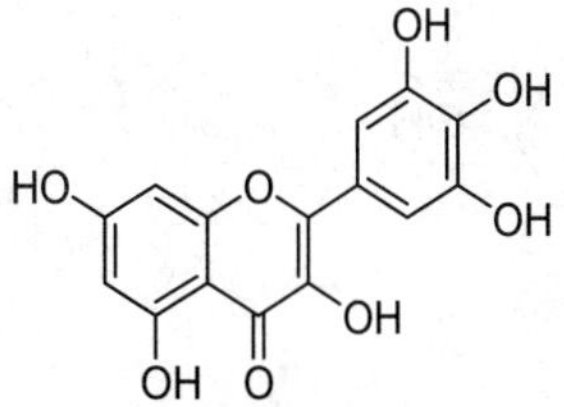

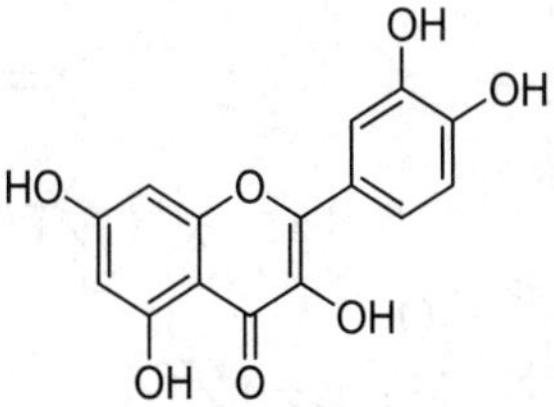

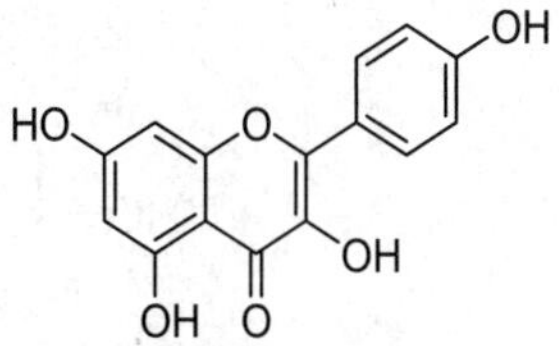

3. 多酚类成分：多酚类物质是茶叶中的重要活性物质，是多种酚类化合物的总称，是茶鲜叶的主要组成成分，其中以儿茶素为其主体成分，占多酚类物质总量的 60%~80%，与茶的汤色、滋味和香气都有密切的关系。

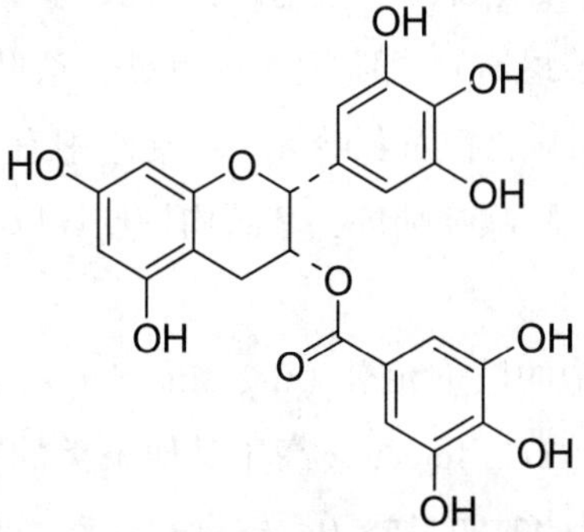

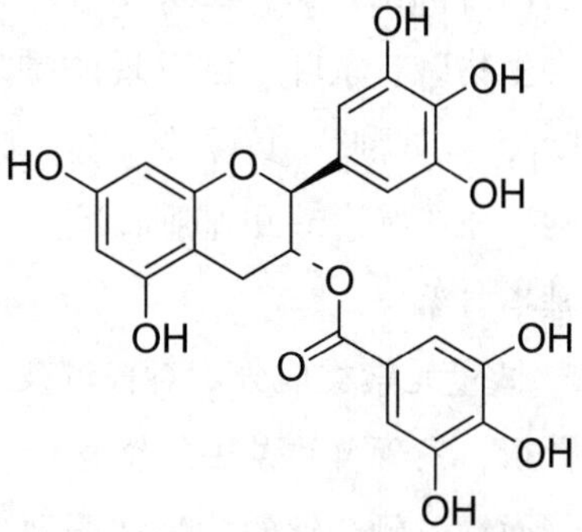

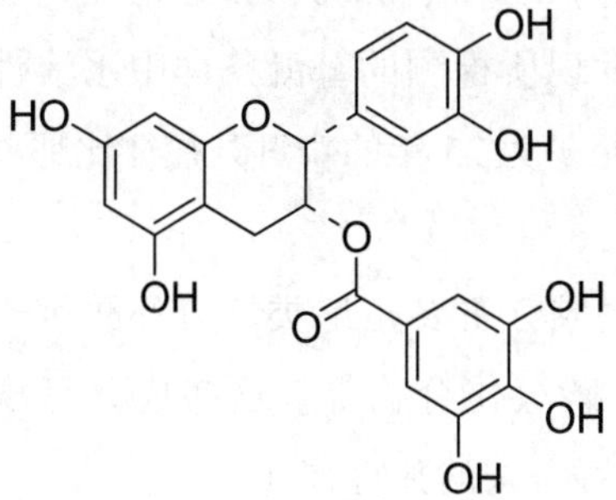

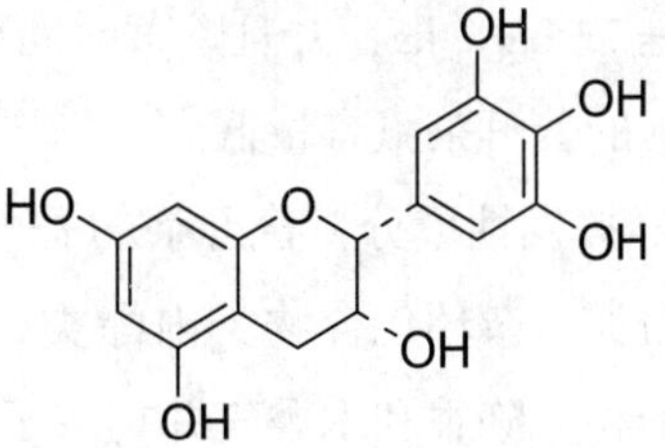

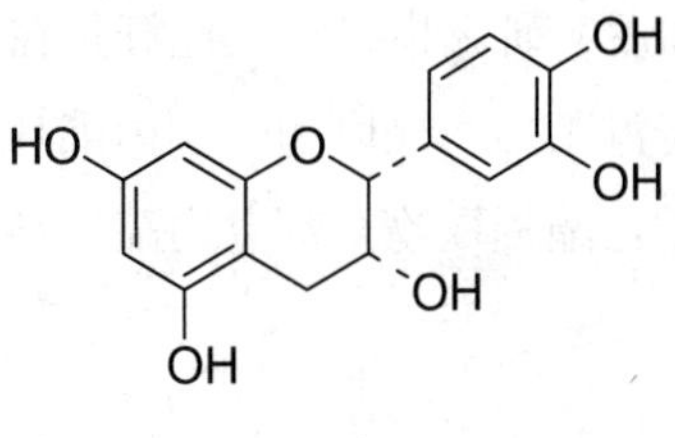

常见的水溶性多酚氧化产物主要包括茶黄素、茶红素和茶褐色三种产物。

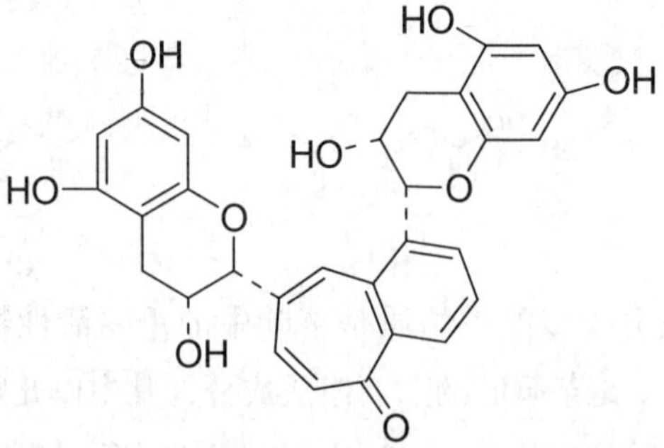

4. 普洱茶中生物碱成分：茶叶生物碱是茶树体内一类含氮杂环分子结构的有机化合物。在茶叶中，主要是嘌呤类生物碱，其次也有少量嘧啶类生物碱。茶叶中已发现的嘌呤碱有：咖啡因、可可碱、茶叶碱、腺嘌呤呤、鸟嘌呤、黄嘌呤、次黄嘌呤、拟黄嘌呤等。嘧啶碱中有：胞核嘧啶、尿嘧啶、5-甲基胞核嘧啶、胸腺嘧啶等，其结构特点均以嘌呤环为基本骨架。

5. 微量元素类成分：对普洱茶中的微量元素（Cr，Mn，Se，Zn）进行了分析，发现普洱茶中的铬含量（371.4mg/g）高于其他茶类的检测茶样，而锰，硒，锌的含量（分别为431.7、55.0、65.1mg/g）总体上与其他茶类相差不大。J. CAO 等发现所检测的普洱茶样中水溶性氟的含量是 77 mg／kg，并且贮藏时间至少为 25 年的普洱茶往往比那些贮藏时间短的普洱茶氟含量低。

6. 挥发性成分：普洱茶的香气成分主要是烯类、芳环醇类、醛酮类、酚类、杂环化合物、内酯类、碳氢化合物等。这些成分呈现出烤箱、酚香、陈香和木香气并构成了普洱茶的独特香气。

7. 其他类成分：L. S. H wang 等首先在普洱茶中发现洛伐他汀（lovastatin）。随后，研究指出洛伐他汀是在普洱茶中发现的唯一的他汀类化合物，在普洱茶的水提取物中有内酯环结构和羟基酸结构两种存在形式，而在乙酸乙酯提取物全部以内酯环结构存在。

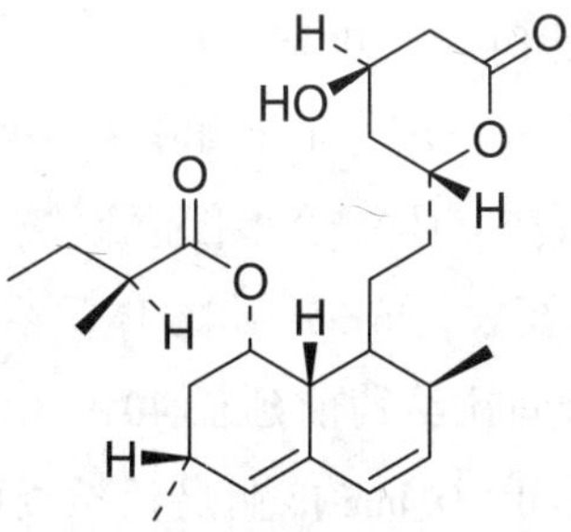

洛伐他汀

3.3 化学成分的分析方法：

用色谱等现代植物化学分离技术研究普洱茶中的化学成分，对分离得到的单化合物进行旋光测定和紫外光谱、红外光谱、核磁共振光谱、质谱等波谱分析，鉴定其化学结构，并进一步使用 DPPH 方法测定它们的抗氧化活性。

3.4 化学成分的影响因素与变化规律：不同采收季节、地点与其有效成分有关系。在渥发酵堆过程中，普洱茶的内在化学成分发生了显著性变化，表明儿茶素、茶红素、水溶性糖、氨基酸、茶多酚、原果胶等成分减少，而茶褐素、水溶性果胶、茶黄素、咖啡因及挥发性成分等增多。

不同贮存年限的普洱茶在香气，滋味和汤色方面有明显差异，年份长的普洱茶挥发性成分的种类和含量明显增多，包括吡嗪、吡咯、α-紫罗兰酮、β-紫罗兰酮、巨豆三烯酮、二氢猕猴桃内酯等。

在成品普洱茶贮藏过程中，茶多酚和可溶性糖等随着时间的延长和温度的提高而有所下降，9%左右的含水量最有利于普洱茶品质风格的形成。辐照后普洱茶中的氨基酸、可溶性糖、茶多酚总量以及茶多酚的氧化产物，一般都有所增加，但咖啡因、儿茶素（特别是脂型儿茶素）含量有所下降。

4. 药理研究进展

4.1 降血脂作用：周杰等通过研究茶多糖对小鼠血糖、血脂和免疫功能的影响发现，50mg/kg 茶多糖后，正常小鼠的血清胆固醇和血清甘油三脂只是略有下降，但高密度脂蛋白胆固醇（HDL-C）升高了，12

小时后上升 7.1%，24 小时后上升 15%。

4.2 预防心血管疾病作用：王淑如等在茶叶多糖的抗凝血及抗血栓作用中报道，按 50mg/kg 体重给小鼠灌胃茶多糖，30 分钟后采血，凝血时间与对照组比较延长。按 37mg/kg 体重给家兔灌胃，2.5 小时后心脏采血，凝血酶元时间比给药前延长 40%。对混合人血浆，0.05mg 茶多糖即可延长凝血时间，0.1mg 能明显延长凝血酶元时间，0.4mg 能使血浆 4 小时内不凝固。灌胃给药 37mg/kg 体重茶多糖，3 小时后可抑制实验性血栓形成，血栓形成时间明显延长，血栓长度缩短，血小板数减少 20%，血小板黏附率降低 43%，全血黏度及血浆黏度分别降低 16%、11%，红细胞压积降低 20%，血沉增加 75%。灌胃给药40mg/kg 体重，30 分钟后豚鼠纤维蛋白溶解酶活力比给药前增加 77%。这表明，茶多糖明显延长血栓形成时间，缩短血栓长度，从而起到抗血栓的作用。

4.3 抗氧化作用：抑制或直接清除自由基的产生。LinY. S. 等报道了普洱茶浸提物具有很强的清除轻自由基能力和抑制氧化氮自由基抑制脂质过氧化。据 YangT. T. 等研究表明，在动物试验中，普洱茶具有降低血清胆固醇水平的功效，但对血清中的高密度脂蛋白和甘油三酯的水平没有改变，高密度脂蛋白与总胆固醇的比值有显著提高，动脉粥样硬化指数得以降低。Duh. P. D. 等报道普洱茶水提物具有螯合金属离子，清除 DPPH 自由基和抑制巨噬细胞中脂多糖诱导产生 NO 的效果。普洱茶有很强的抗氧化性，能够清除 DPPH 自由基和抑制了诱导的低密度脂蛋白（LDL）氧化。

4.4 降血糖作用：王丁刚等在茶叶多糖的降血糖、抗炎及碳粒廓清作用中报道，给正常小鼠口服不同剂量茶多糖后，血糖浓度均不同程度下降，腹腔注射降血糖作用明显大于口服。

4.5 防龋作用：普洱茶的水溶性氟为 180.72 ~ 229.83mg/kg 之间，茶多酚含量在 87.42 ~ 99.16mg/kg 之间。饮用普洱茶，冲泡浓度为 0.5%的茶汤，50 分钟后，摄入氟量就达到安全有效的防龋剂量。

4.6 抗肿瘤作用：利用环磷酰胺诱导 C57 小白鼠的细胞突变，同时用茶汁灌胃发现普洱茶有抗细胞突变的作用，即其有抗癌的功效。

4.7 抗衰老作用：王媛等通过试验建立了 HDF 衰老细胞模型，用含低质量浓度（3.125，6.250 μg／mL），中质量浓度（12.500，25.000 μg／mL）和高质量浓度（50.000，100.000 μg／mL）的普洱茶提取物的培养基培养 1~7d，采用 MTT 法及荧光定量 PCR 比较细胞的增殖能力、相对存活率以及细胞 SOD1，SOD2，CAT，GPx 及线粒体 D310 和 D-loop 基因的表达量，结果显示低浓度的较普洱茶提取物能显著提高衰老 HDF 细胞的增殖能力。

4.8 其他药理活性：茶色素具有抗菌、抗病毒、预防龋齿等药理作用；对肉毒芽孢杆菌、肠炎杆菌、金黄色葡萄球菌、荚膜杆菌和百日咳杆菌等多种细菌有很强的抑制或杀灭作用；对流感病毒也有抑制作用。

5. 抗衰老与治疗老年疾病的应用

瘦身养生茶，决明子普洱茶片适合要控制体重的人饮用。瘦身养生茶主要成分，决明子、普洱茶、松花粉、白芸豆、梨果仙人掌，对上述植物过敏者慎服用，肠胃不适者慎用。瘦哆哩决明子普洱茶片是由决明子、普洱茶、松花粉、白芸豆、梨果仙人掌天然提炼而成的。

6. 资源评价与开发利用

茶叶中儿茶素类化合物具有抗氧化，抗衰老的作用。而云南大叶种茶所含儿茶素的总量高于其他茶树品种，抗衰老作用优于其他茶类。同时，普洱茶在加工过程中，大分子多糖类物质氧化降解转化成了大量新的可溶性单糖和寡糖，维生素 C 也成倍增加，这些物质对提高人体免疫系统的功能发着重要作用，起到了延年、养生的功效。

7. 参考文献

［1］吕海鹏. 普洱茶的化学成分分析及其抗氧化活性研究［D］. 中国农业科学院，2005：17-30.

［2］周志宏，杨崇仁. 云南普洱茶原料晒青毛茶的化学成分［J］. 云南植物研究，2000，22（3）：343-350.

［3］邵宛芳等. 红茶及普洱茶主要成分差异的初步研究［J］. 云南农业大学学报，1995，10（4）：285-290.

［4］折改梅，张香兰，陈可可，等. 茶氨酸和没食子酸在普洱茶中的含量变化［J］. 云南植物研究，2005，27（05）：572-576.

［5］周红杰，李家华，赵龙飞，等. 渥堆过程中主要微生物对云南普洱茶品质形成的研究［J］. 茶叶科学，2004，24（3）：212-218.

［6］X Xu, M Yan, Y Zhu. Influence of Fungal Fermentation on the Development of Volatile Compoundsin the Puer Tea Manufacturing Process［J］. Engineering in Life Sciences, 2005, 5（4）：382-386.

［7］龚淑英，周树红. 普洱茶贮藏过程中主要化学成分含量及感官品质变化的研究［J］. 茶叶科学，2002，22（1）：51-56.

［8］周树红，龚淑英. 不同辐照处理对普洱茶主要化学成分及感官品质的影响［J］. 茶叶科学，2003，23（1）：51-56.

［9］周杰，丁建平，王泽农，谢晓凤. 茶多糖对小鼠血糖、血脂和免疫功能的影响［J］. 茶叶科学，1997，17（1）：75-79.

［10］干淑如，王丁刚. 茶叶多糖的抗凝血及抗血栓作川［J］. 中药，1992，23（5）：254-256.

［11］VITA JA. Tea consumption and cardiovascular disease：effects onendothelial function［J］. JNutr, 2003, 133（10）：3293S-3297S.

［12］覃海诚. 小剂量茶色素对心脑动脉硬化性疾病病人血脂、血流变学的影响［J］. 广西医学，2000，22（4）：811-813.

［13］太建良，褚国嘉，孙新芳，等. 茶色素治疗缺血性脑血管病的临床观察［J］. 现代中医结合杂志，2004，13（1）：29-31.

［14］FREIB, HIGDON JV. Antioxidantactivity of tea polyphenolsin vivo：evidence from animal studies［J］. J Nutr, 2003, 133（10）：3275S-3284S.

［15］揭国良. 普洱茶抗氧化作用及减肥作用的研究［D］. 浙江大学，2008：67-68.

［16］王媛，荣华，初晓辉，等. 普洱茶提取物及普洱茶多糖对人成纤维细胞抗衰老作用机制研究［J］. 云南农业大学学报（自然科学），2015，30（02）：219-227.

蒺　　藜

1. 概述

蒺藜 *Tribulus terrestris* L.。纳西药：凄洌洌；白药：刺蒺藜；藏药：色玛、色麻、赛玛、随玛拉高；维药：欧哥里利凯恩；蒙药：益马干．章古、舍玛、伊曼-章古、仪曼章古；基诺药：左夺伯裂。蒺藜在白药中用来治疗高血压（《大理资质》），在蒙药中用来治疗肾虚（《蒙药》），久病体虚（《蒙植药志》）。

2. 来源与分布

2.1　来源：为蒺藜科植物蒺藜的果实。

2.2　生境、分布：喜生于荒丘、路边、田野、河岸等处，全国各地均有分布，长江以北最普遍，尤以河南、河北、山东、安徽、青海、新疆、辽宁、内蒙古等地区为多。世界各地亦均有分布。

2.3　采收与加工：秋季果实成熟时割下全草，晒干，打下果实，贮于干燥处。漂去泥沙，除净残留的硬刺。取去刺的蒺藜，用盐水拌匀，闷透，置锅内用文火炒至微黄色，取出，晒干。

3. 化学成分研究概况

3.1　化学成分基本类型：蒺藜主要含有皂苷类、黄酮类、生物碱类、多糖类等化合物，其他尚含甾醇类、氨基酸类、萜类、脂肪酸、无机盐等成分。现代药理学研究表明，甾体皂苷有增强性功能，抗衰老和治疗心血管病的作用。

3.2　主要化学成分结构和特点：

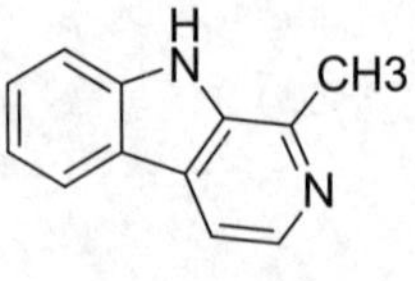

哈尔满

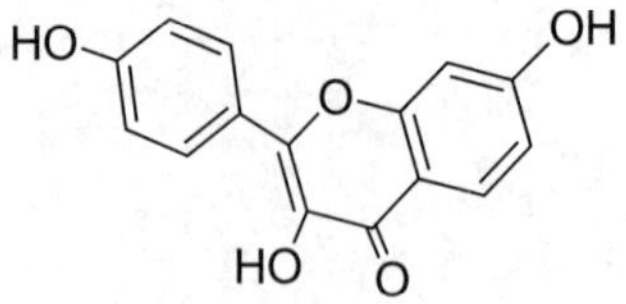

莰非醇

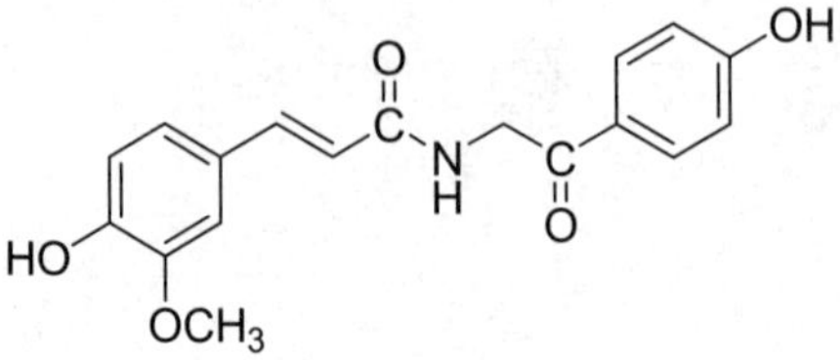

蒺藜酰胺

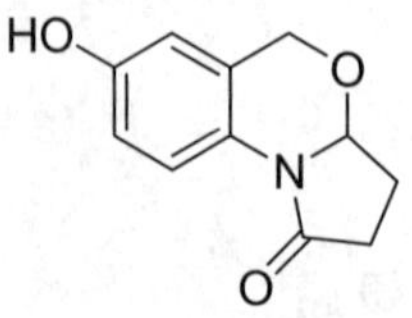

蒺藜素 A

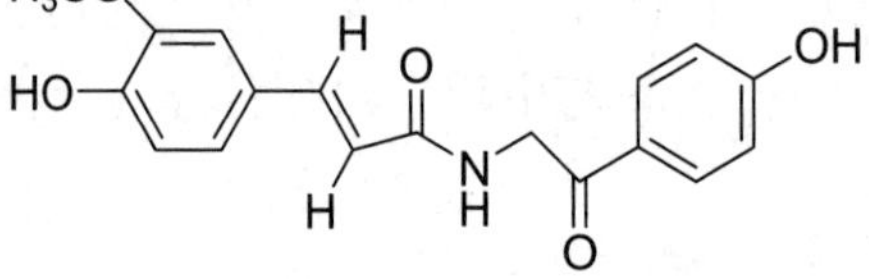

N-对羟基苯乙酮基阿魏酰胺

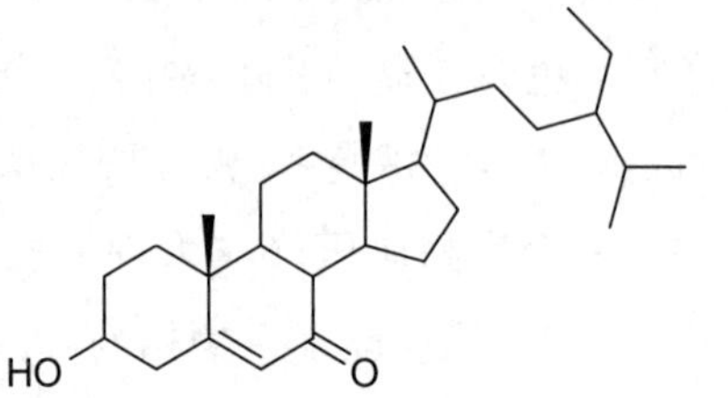

3-羟基-豆甾-5-烯-7-酮

3.3 化学成分的理化性质：

取本品粉末 0.5g，加甲醇 5ml，振摇后浸渍 1 小时，滤过，取滤液 0.5ml，置蒸发皿中蒸干，滴加三氯化锑氯仿饱和溶液 1~2 滴，再蒸干而显紫色。取本品粉末 0.2g，加醋研 2ml，在热水中加热 2~3 分钟，滤过，其滤液缓慢沿试管壁加入硫酸 0.5ml，则两液面交接处呈红棕色，最后变为暗棕色。

3.4 化学成分的分析方法：

采用硅胶柱层析对刺蒺藜的氯仿和乙酸乙酯萃取部分进行分离纯化，应用理化常数测定和光谱（IR，EI-MS，^{1}H-NMR，^{13}C-NMR）分析技术鉴定化合物的结构。

4. 药理研究进展

4.1 抗衰老作用：蒺藜总皂甙对 d-半乳糖所致的小鼠亚急性衰老模型动物的体重减轻、脾脏及胸腺萎缩有抑制作用，并降低其胆固醇及血糖水平，延长大鼠的游泳时间，增加幼年小鼠的肝及胸腺的重量，对老年小鼠皮内色素颗粒的沉着和聚集呈明显的改善趋势。在临床上也发现蒺藜皂甙增强肌体自然杀伤细胞活性，可用来防治老年人免疫功能降低。

4.2　对心血管系统作用：蒺藜总皂甙对缺氧再给氧，缺血再灌注心肌有保护作用，与提高机体内源性抗氧化能力，降低脂质的氧化有关。

4.3　对脑血管系统作用：蒺藜皂甙对脑动脉硬化症和脑血栓形成的后遗症有较好的疗效。研究显示，其能增加脑缺血部位的血供，起到改善脑循环、保护缺血脑组织的作用。环腺苷酸（cAMP）在各种生理过程中担任很重要的第二信使的任务。抑制钙依赖性的磷酸二酯酶（PDE）而使 cAMP 含量升高是脑血管、冠状动脉和外周血管扩张的一个重要机理。

4.4　调节血脂作用：动物及临床实验均显示蒺藜皂甙有调节血脂的作用，可降低血清甘油三酯、胆固醇、低密度脂蛋白胆固醇，提高 HDL／LDL 的比值，升高卵磷脂胆固醇的值，具有阻止动脉、心脏、肝脏的脂质的沉着作用。

4.5　性强壮作用：国内外学者研究发现，蒺藜总皂甙能促进精产生，增加性欲。促进雌性大鼠发情，提高生殖能力。临床研究发现可增加男人的精子数及活力，治疗男性性功能低下，增加女人卵巢的功能，并可预防更年期综合征。

4.6　抗菌、抑癌作用：在研究中还发现蒺藜醇提物中的蒺藜总皂甙可显著抑制人乳腺髓样细胞（Bcap-37）的增殖。研究发现 3 种螺甾醇皂甙（spirostanolsaponin）具有显著的抑制癌作用，而其余的 4 种呋甾醇皂甙（furostanolsapoin）则无上述作用。

4.7　降血糖作用：最初报道蒺藜水煎剂能显著降低正常四氧嘧啶糖尿病小鼠的血糖，改善小鼠的糖耐量。研究中发现水煎剂中的皂甙是降血糖的活性成分，且其降糖机理与促进肝糖元的合成，保护与促进胰岛细胞分泌胰岛素有关。

4.8　对视网膜神经细胞的保护作用：《中华人民共和国药典》中

记载蒺藜有"名目止痒"的作用，但起上述作用的活性成分一直未见报道。最近国内学者从蒺藜果实中分离得到一种单体成分—白蒺藜醇甙，经研究发现其具有类似神经营养因子的作用。

4.9　利尿作用：蒺藜果实的水浸液部分具有轻微的利尿作用，临床上对腹水及水肿病人有效。印度学者也曾报道蒺藜果实的乙醚浸出液对麻醉狗有利尿作用。国外研究发现蒺藜果实的醇提物可显著阻止实验诱导的尿石形成，且具有剂量依赖性，进一步研究发现10%的甲醇提取物疗效最佳。

4.10　抗菌、镇痛作用：研究发现蒺藜果实的水提物具有镇痛抗炎作用，能抑制金黄色葡萄球菌与大肠杆菌的生长，但其作用的物质基础尚不明确，有待进一步研究。

4.11　对酪氨酸酶的抑制作用：黑色素在表皮细胞的沉积可形成面部雀斑、黄褐斑、老年斑，影响容貌。酪氨酸酶是黑色素形成的关键酶，通过抑制酪氨酸酶的活性可抑制黑色素的形成。

5. 抗衰老及治疗老年疾病的应用

刺蒺藜提取物中蒺藜皂甙有降血压、降血脂、抗动脉粥样硬化，抗衰老及强壮作用。其中所含的过氧化物分解酶，具有明显的抗衰老作用，可以提高肌体免疫力。蒺藜皂苷是非荷尔蒙营养补剂，因为这种草本植物中不含三种主要的荷尔蒙（雌激素、孕酮和睾酮）中的任何一种。可以自然提升睾酮，增长力量和强壮作用，提高整体竞技状态，且无毒副作用。

6. 资源评价与开发利用

近年来国内外的研究人员对蒺藜的化学成分进行了广泛的研究，主要成分有皂苷、黄酮、生物碱、多糖和氨基酸等，其中对皂苷类成分研究较多，包括螺甾醇和呋甾醇两类，诸多研究已表明蒺藜皂苷具有明显的抗衰老作用。蒺藜皂苷能够通过多种途径作用实现抗衰老的功效，其抗衰老机理涉及自由基的清除、增加免疫功能、促进损伤细胞的修复和增强神经调节等，在抗衰老方面具有独特的优势。所以蒺藜皂苷作为一种有效的抗衰老药物，具有广阔的研究前景和开发价值。

7. 参考文献

[1] 倪尉，周刚，胡丽玲，等. 刺蒺藜提取物抗炎、耐缺氧及抗疲劳作用的实验研究 [J]. 时珍国医国药，2007，18（11）：2778-2779.

[2] 李君玲，杨松松. 蒺藜皂苷化学及药理研究概述 [J]. 中医药学刊，2006，24（08）：1509-1511.

[3] 武桂新. 刺蒺藜的药理及在运动中的应用研究 [J]. 吉林体育学院学报，2011，27（03）：1-3.

[4] 刘杰，陈海生，徐一新，等. 中药刺蒺藜化学成分的研究 [J]. 第二军医大学学报，2003，24（02）：221-222.

[5] 褚书地，瞿伟菁，李穆，等. 蒺藜化学成分及其药理作用研究进展 [J]. 中国野生植物资源，2003，22（04）：4-7.

[6] 朱辛为，李质馨，陈为. 蒺藜皂苷抗衰老作用的研究进展 [J]. 吉林医药学院学报，2010，31（02）：99-101.

[7] 吕阿丽，张囡，马宏宇，等. 蒺藜果实的化学成分研究 [J]. 中国药物化学杂志，2007，17（03）：170-172.

[8] 范冰舵. 蒺藜地上部分化学成分研究 [D]. 北京中医药大学，2014：6-24.

[9] 曹惠玲，陈浩宏，许士凯. 蒺藜及其有效成分的药理与临床研究进展 [J]. 中成药，2001，23（08）：58-61.

[10] 吕阿丽. 蒺藜果实的化学成分研究 [D]. 沈阳药科大学，2007：11-24.

[11] 师勤，余伯阳，徐珞珊，等. 反相高效液相色谱法测定蒺藜类 3 种水解黄酮苷元的含量 [J]. 药物分析杂志，1999，19（02）：3-6.

橄　　榄

1. 概述

橄榄 *Canarium album* Raeusch. 。傣药：麻梗，治肺结核，咽喉肿痛《傣医药》；蒙药：果实用于咽喉肿痛，咳嗽，暑热烦渴，肠炎腹泻，毒酒《蒙药》；维药：卡拉俄力勒，果实用于肺热咳嗽，咽喉肿痛，音哑，烦渴不安，痢疾腹痛，酒毒《维药志》。

2. 来源与分布

2.1　来源：为橄榄科植物橄榄的果实。

2.2　生境、分布：生在低海拔的杂木林中，有栽培。我国分布于福建、台湾、广东、海南、广西、四川、贵州、云南等地；国外分布于印度、巴基斯坦等地。

2.3　采收与加工：秋季采收。摘下成熟果实，晒干或阴干。用盐水浸渍后或开水烫过后，晒干亦可。

3. 化学成分研究概况

3.1　化学成分基本类型：橄榄果实中含有丰富的蛋白质、脂肪、维生素 C、碳水化合物、膳食纤维、胡萝卜素、视黄醇、维生素 B1、维生素 B2、尼克酸等营养成分和 Ca、B、Fe、Cr、Mn、Ni、Al 等微量元素。还含有滨蒿内酯，东莨菪内酯，(E) -3, 3-二羟基-4, 4-二甲氧基芪，没食子酸、逆没食子酸、短叶苏木酚、金丝桃苷和一些三萜类化合物，挥发油、黄酮类化合物。

3.2　主要化学成分结构和特点：

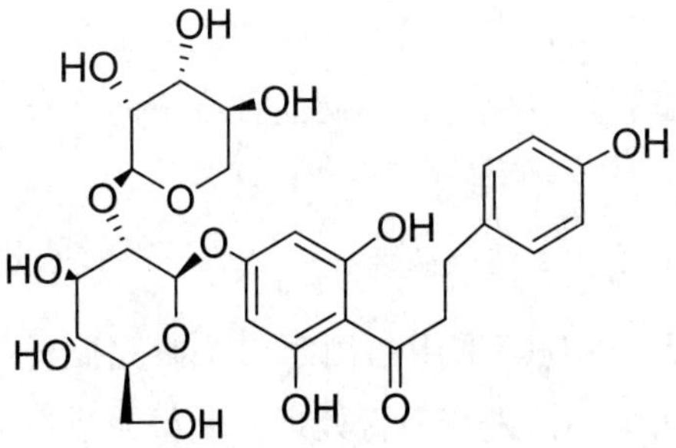

柚皮苷

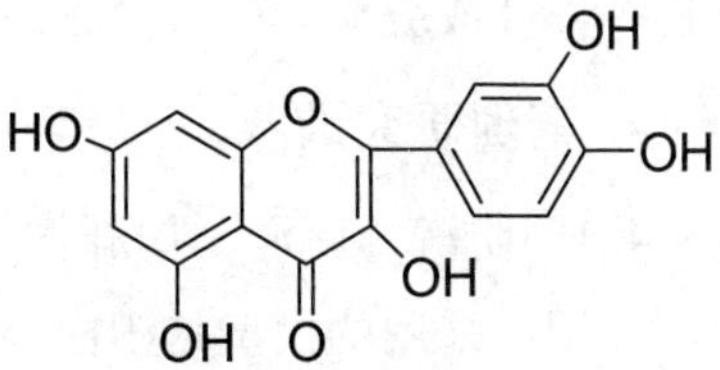

芦丁

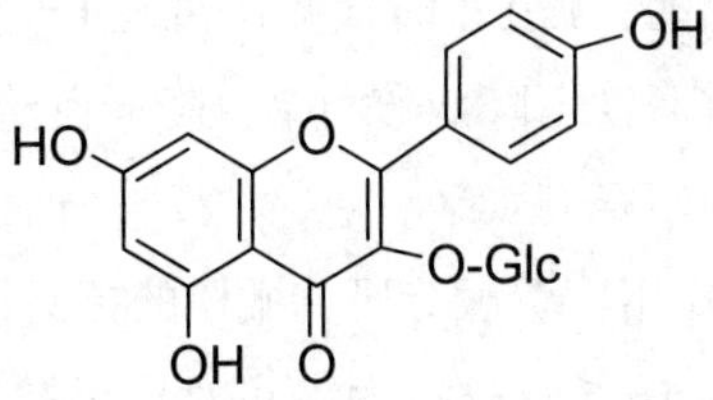

山奈酚-3-O-β-D-葡萄糖苷

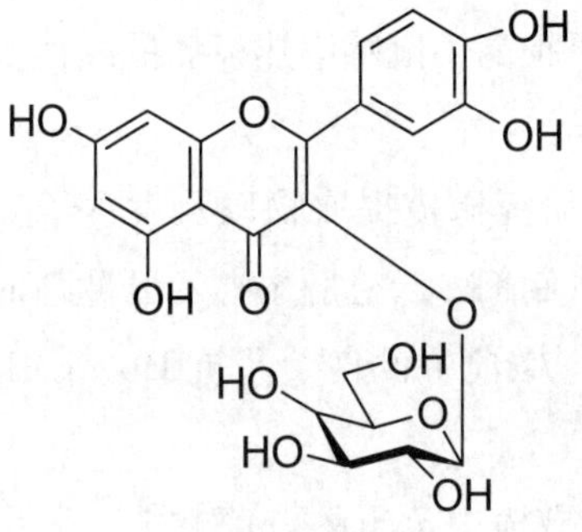

金丝桃苷

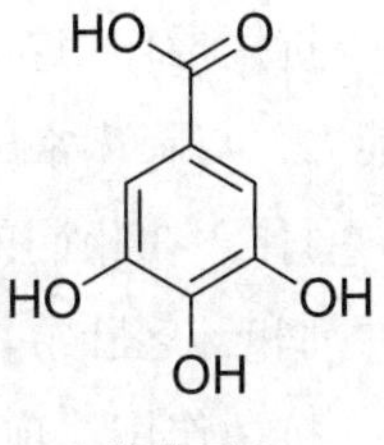

没食子酸

3.3 化学成分的分析方法：

采用溶剂浸提法，HPD-722 型大孔吸附树脂对橄榄叶吸附和解吸，对样品进行紫外光谱扫描，并利用高效液相色谱。

3.4 化学成分的影响因素与变化规律：

不同品种的橄榄果实挥发油成分有差异。钟明等分析表明广东优良橄榄品种"三棱榄"橄榄果实中挥发性成分共24种，"冬节圆"橄榄果实中挥发性成分共22种。方丽娜等对福建闽侯地区的优良橄榄品种"长营"橄榄果实分析，分离出22种挥发性成分，主要含烯类、苯类、萜类。其中含量最高的为石竹烯，其次是古巴烯。三种橄榄的主要挥发性成分为烯类，但成分相同的仅石竹烯氧化物，不同品种或不同产地的橄榄挥发性成分差异较大。

4. 药理研究进展

4.1 防醉、解酒、护肝作用：彭勃等采用白酒灌胃法研究橄榄的解酒作用，采用的模型是用白酒对大小鼠进行灌胃处理，使得大小鼠肝损伤。9 分钟后再对小鼠灌胃处理，同时记录大小鼠的醉酒率。72 小时后检测血清谷丙转氨酶，120 小时检测血清及肝匀浆谷丙转氨酶、谷草转氨酶，结果证明解酒饮可降低醉酒率，降低血清谷丙转氨酶，谷草转氨酶及肝脏组织谷丙转氨酶水平。

4.2 抗炎镇痛作用：贾敏等研究橄榄的抗炎镇痛作用，结果表明，当橄榄利咽含片为 2.5、5.0 g/kg 时，可对抗小鼠耳郭发炎引起的肿胀，在含量为 0.5、1.0、2.0 g/kg 时，能够抑制大鼠足跖发炎肿胀以及棉球肉芽肿增生。同时橄榄利咽含片可提高小鼠感应热板痛的阈值，以及减少冰醋酸导致的扭体次数。

4.3 抗病毒作用：孔庚星等研究橄榄提取物以及没食子酸的抗乙肝病毒能力，与临床常用的抗乙肝制剂、云芝肝泰、乙肝冲剂的抗乙肝病毒能力对比。在相同的条件下，橄榄中没食子酸抗 HbsAg/HBeAg 优于乙肝冲剂和云芝肝泰。

4.4 抗菌作用：项昭保测定橄榄中黄酮的抗菌性能，采用抑菌圈法实验证明，橄榄浸提液对细菌如变形杆菌和大肠杆菌等具有抑制作用。同时研究了橄榄中黄酮对微生物的抑制作用，橄榄黄酮的抑菌作用与橄榄中黄酮浓度呈线性相关。

4.5 抗氧化作用：幸宏伟用橄榄提取液研究对于猪油的自氧化能力的抑制作用。结果表明，橄榄提取液对于猪油的自氧化有明显的抑制作用。橄榄果肉和核仁中均含有不饱和脂肪酸，其中所含有的亚油酸，亚麻酸，都具有降血脂，抗血栓等作用，而且通常认为油酸作为单不饱和脂肪酸比多不饱和脂肪酸有更好的氧化稳定性。

4.6 抗衰老作用：李绍家等人研究发现，滇橄榄能够清除超氧阴离子自由基。老年人饮用滇橄榄果汁后，血液中红细胞 SOD 值明显升高。受试者为身体健康，年龄在 55~67 岁的老人，其中男性 11 人，女性 4 人，平均年龄 62.9 岁。实验前一周及试验过程中均未服用药物及任何滋补品。每人每天服滇橄榄果汁早晚各一次，2 个月为一疗程。在疗程开始与结束时，空腹抽静脉血 2ml 作 SOD 酶活力测定。且滇橄榄能够延长果蝇寿命，证明滇橄榄产品对生物体有延缓衰老的作用。

5. 抗衰老及治疗老年疾病的应用

2007 年 3 月 DSM 营养品部，于上海 FIC 期间推出了海德思 Hidros，这是一种地中海沿岸所产橄榄的提取物，为水溶性冻干粉，含 6%橄榄多酚和 2.5%羟基酪醇，是公认安全食品 GRAS，具有强抗氧性，对降低心血管病的发生有一定的功效，另具抗炎以及有效解除关节痛的功效。

我国广东云浮市天祥农业有限公司利用橄榄叶生产出橄榄茶，具有解毒生津、清肺利咽，经常饮用能预防咽喉肿痛、烦渴、咳嗽吐血、肠炎等疾病；并具有预防和控制血脂高、心脑血管病、结石、便秘、中老年骨质疏等功效。上海健奥生物技术有限公司从美国健源国际集团引进"橄榄苦甙"粉作为原料并配以枸杞子粉、黄精粉及橄榄油等研究生产出"橄榄液 OLE 软胶囊"，是一种功能性食品。经上海预防医学院、湖南疾病预防控制中心及湖南省人民医院内分泌科等单位的检，证明其主要功效为高效广谱抗菌、抗病毒、辅助降血糖、降压、抗氧化、增强免疫力等。

我国民间有许多橄榄药膳方，能起到食补食疗作用，如青果茶，由青果与乌龙茶组成，可生津利咽，用作咽喉癌、食管癌、胃癌的辅助治疗饮料。青龙白虎汤，由青果、萝卜组成，可治疗急慢性咽喉炎及脘腹胀满。

青橄榄，学名 Emblica 余甘子，几千年来被种植于中国南部，是传统中医药的重要成分，可促进健康，并帮助抵御疾病，以达到延年益寿的效果，有效减缓衰老。青橄榄提取物是一种强大的活性抗氧化剂，保护细胞免受自由基侵袭，从而使线粒体得以正常工作，为细胞提供能量，并预防蛋白质受损。

6. 资源评价与开发利用

现代工业的高度发展，使人工合成制剂大量应用于制药、食品、日化中，由此引发的对人体的危害也逐渐被世人所关注，寻求安全、健康、无毒的天然产品已成为当今的热门课题。橄榄中的多酚类物质因其自身的营养保健功能，正被广泛地应用于生化制药、食品及日化等高科技领域。

7. 参考文献

［1］徐苏丽．中药橄榄化学成分及药理作用研究进展［J］.海峡药学，2011，23（10）：16-19.

［2］李绍家，刘风书，侯开卫，等．滇橄榄系列产品抗衰老作用研究［J］.食品科学，1998，19（02）：19-21.

［3］贾媛颖．橄榄多糖提取、分离及性质研究［D］.福建农林大学，2012：2-4.

［4］何志勇．橄榄酚类化合物的分离纯化和结构研究［D］.江南大学，2007：2-7.

［5］林玉芳，陈清西．橄榄功能成分及其抗氧化作用研究进展［J］.热带作物学报，2010，31（01）：158-163.

［6］项昭保，陈海生，何从林．橄榄的化学成分与药理作用研究进展［J］.时珍国医国药，2006，17（11）：2299-2300.

［7］林玉芳，谢倩，陈清西．橄榄多酚类化合物组分分析［J］.热带作物学报，2014，35（03）：460-465.

［8］陈岗，蒋和体，唐春红．橄榄多酚的保健功效及其应用［J］.中国食品添加剂，2009（01）：138-141+117.

［9］常强，苏明华，陈清西．橄榄化学成分与药理活性研究进展［J］.热带作物学报，2013，34（08）：1610-1616.

［10］张志泉．青橄榄的化学成分与药理研究进展［J］.海峡药学，2008，20（01）：5-8.

［11］何志勇．橄榄果实中脂肪酸组成的GC/MS分析〔J〕.安徽农业科学，2008，36（27）：11804-11807.

[12] 谢惜媚，陆慧宁．新鲜橄榄叶挥发油成分的气相色谱-质谱联用分析〔J〕．时珍国医国药，2007，18（11）：2761-2762.

[13] 孙丽丽，郭丽冰，廖华卫．气相色谱-质谱法分析橄榄根挥发油成分〔J〕．国际医药卫生导报，2008，14（06）：63-66.

[14] 钟明．"三棱榄"橄榄果实香气成分分析〔J〕．园艺学报，2003，30（6）：757-758.

[15] 钟明．"冬节圆"橄榄果实挥发油化学成分分析〔J〕．果树学报，2004，21（5）：494-495.

[16] 方丽娜，吴文珊，黄美丽，等．"长营"橄榄果实挥发性成分分析〔J〕．亚热带植物科学，2009，38（2）：44-47.

[17] 项昭保．橄榄中三萜类化学成分研究〔J〕．中成药，2009，31（12）：1904-1905.

[18] 李伟金，罗志祥，林媛，等．青橄榄总黄酮提取工艺及部分性质研究〔J〕．生物技术，2009，19（05）：69-73.

[19] 陈岗，蒋和体，唐春红．橄榄多酚的保健功效及其应用〔J〕．中国食品添加剂，2009，（01）：138-141.

[20] 项昭保，徐一新，陈海生，等．橄榄中酚类化学成分研究〔J〕．中成药，2009，31（06）：917-918.

[21] 张志泉．青橄榄的化学与药理研究进展〔J〕．海峡药学，2008，20（01）：5-8.

薏　仁

1. 概述

薏仁 *Coix lacryma-jobi* L. 。蒙药：图布德-陶布其；藏药：普卓孜哇；苗药：比田操、真豆；侗药：候报罢。在蒙药中治疗脾虚泄泻、风湿痹痛（《蒙植药志》）。

2. 来源与分布

2.1　来源：为禾本科植物薏苡的种仁。

2.2　生境、分布：生于屋旁、荒野、河边、溪涧或阴湿山谷中，我国大部分地区均有分布。一般为栽培品。

2.3　采收与加工：于 9~10 月茎叶枯黄，果实呈褐色，大部分成熟（约 85% 成熟）时，割下植株，集中立放 3~4d 后脱粒，筛去茎叶杂物，晒干或烤干，用脱壳机械脱去总苞和种皮。

3. 化学成分研究概况

3.1　化学成分基本类型：薏苡素、糖类、蛋白质类、黄酮和三萜类等。

3.2　主要化学成分结构和特点：

薏苡素

3.3　化学成分的理化性质：本品粉末类白色。主为淀粉粒，单粒类圆形或多面形，直径 $220\mu m$，脐点星状。复粒少见，一般由 2～3 分粒组成，加碘试液淀粉粒显棕红色。

3.4　化学成分的分析方法：张栋霞等用乙醚回流提取薏仁油并甲酯化，然后用气相色谱（GC）分析，共检测出 35 种成分。谢春英等对超临界二氧化碳提取法提取的薏仁油进行皂化和甲酯化，并对处理后的样品用气相色谱-质谱（GC-MS）分析，共鉴别出 21 种化合物。陈碧莲等利用毛细管 GC-MS 分析薏仁油中未皂化部分，鉴定出 10 种化合物。

3.5　化学成分的影响因素与变化规律：

种植密度对薏仁产量等有较大影响，氮、磷、钾 3 种营养元素缺乏均会使薏仁产量大幅降低。

4. 药理研究进展

4.1　免疫调节作用：研究表明，薏仁酯和薏仁多糖能显著促进健康人末梢血单细胞产生抗体，促进淋巴细胞转化，增强体液免疫和细胞免疫。

4.2　降血糖、血脂作用：薏仁含有丰富的水溶性纤维，通过吸附胆盐（负责消化脂肪），使肠道对脂肪的吸收率变差，进而降低血脂肪、降血糖。

4.3　促进新陈代谢作用：薏仁可以促进体内血液和水分的新陈代谢，有利尿、消水肿等作用，并可帮助排便，减轻体重。

4.4　美白肌肤作用：薏仁因为富含蛋白质，可以分解酵素，软化皮肤角质，使皮肤光滑，并能减少皱纹，消除色素斑点，美白肌肤。长期饮用，还可以达到滋润美白肌肤的功效，对保持人体皮肤光泽细腻，消除粉刺、斑雀、老年斑、妊娠斑、蝴蝶斑，脱屑，治疗痤疮、毅裂、皮肤粗糙等都有良好疗效。

4.5　抗肿瘤作用：荷瘤小鼠腹腔注射薏苡仁的乙醇提取物，能抑制艾氏腹水癌（ECA）细胞的增殖，显著延长动物的生存时间。从该提取物进一步分离的两个组分，其一可引起癌细胞的原生质变性，另一组分能使细胞核的分裂相停止于中相。

4.6　延长生命作用：临床应用薏苡仁配伍的煎剂，能观察到对晚期癌症患者有延长生命的效果，并发现给癌症患者腹腔注射薏苡仁丙酮提取物后，经腹水检查，癌细胞的原生质发生显著变性。还发现薏苡仁50%乙醇提取物可促进培养的扁平上皮癌细胞的角化。

4.7　消炎镇痛止血作用：薏仁中的薏苡素、β-谷甾醇等具有镇痛消炎止血的作用。高岚等通过实验证明薏仁对炎症和疼痛有抑制作用。

4.8　抗氧化作用：吴映梅等人研究发现 1ml 薏苡仁饮料清除 DPPH 自由基的能力相当于 0.15mg 的抗坏血酸，对 O_2^-·清除率为 28.6%，说明薏苡仁饮料是一种优质的保健饮料，对人体有一定的保健功能。

5. 抗衰老及治疗老年疾病的应用

薏仁可以降低血液中的胆固醇以及三酸甘油酯，并可预防高酯血症、高血压、中风、心血管疾病以及心脏病。在中国古代，薏仁作为一种特殊的食疗食物，专门供贵族享用。不仅在中国如此，在欧洲和日本也被奉为珍品，作为滋补、保健、美容的圣品。目前市场上有一种抗肿瘤药物康莱特（KLT），其主要成分是薏仁油，已成为一种较有效的抗肿瘤药物，可应用于肝癌、胃癌、鼻咽癌、乳腺癌、肺癌、胰腺癌等的治疗或辅助治疗。

薏仁口服液，其配方主要是薏仁、败酱草、黄芪等，具有祛湿利水、清热解毒的功效，对治疗中耳炎有一定的效果。薏仁保健粉，具有预防和治疗肥胖、高血压、高血脂、高血糖及视力减退的作用。

6. 资源评价与开发利用

《本草纲目》称薏仁健脾益胃，补肺清热、祛风胜湿，养颜驻容、轻身延年。薏仁提取物富含蛋白质、多种氨基酸、矿物质、B 族维生素、薏苡油、薏苡素等，这些化合物可促进人体新陈代谢，扩张血管、增强表皮细胞活力。薏仁提取物可用于保持人体皮肤光泽细腻，治疗皮肤炎症，营养头发、防治脱发等。发芽薏仁发酵后含有大量多酚类化合物，对紫外线吸收有抑制作用，可起到防晒效果，能清除自由基和活性氧，具有抗衰老作用。这些功能为薏仁在化妆品行业的应用提供了依据。薏仁纯提物化妆品的含菌量及 LD_{50} 符合国家标准，对眼睛、完整皮肤、损伤皮肤均无刺激性，符合化妆品卫生规范要求，说明薏仁可以用于化妆品中。

7. 参考文献

[1] 王颖. 薏仁成分及薏仁醋的生产技术研究 [D]. 西南大学，2013：2-8.

[2] 刘星，王正武. 薏仁的化学成分及其应用研究 [J]. 食品与药品，2014，16（02）：129-133.

[3] 吴映梅，王明力孙，李姗姗. 薏仁饮料抗氧化活性的研究 [J]. 安徽农业科学 2014，42（16）：5246—5247，5275.

[4] 刘星，王正武. 薏仁的化学成分及其应用研究 [J]. 食品与药品，2014，16（02）：129-133.

[5] 胡旭光，温亚，戴王强，等. 薏仁降浊汤对大鼠急性痛风性关节炎模型的影响 [J]. 中成药，2014，36（08）：1742-1744.

[6] 王新志. 薏仁山药粥促食欲 [J]. 决策探索（上半月），2014（10）：86.

[7] 王芳，李雪晴，张星，等. HPLC 同时测定薏仁肠肽胶囊中人参皂苷 Rg_1 和三七皂苷 R_1 含量 [J]. 中国实验方剂学杂志，2010，16（15）：72-74.

[8] 王丽英. 复方薏仁痛风胶囊治疗原发性高尿酸血症的临床观察 [D]. 福建中医学院，2006：8-20.

[9] 李军昌，王庆伟，刘玉林，等. 薏仁肠肽对大鼠溃疡性结肠炎炎症和纤维化影响的初步研究 [A]. 中国中西医结合学会消化系统疾病专业委员会. 第二十四届全国中西医结合消化系统疾病学术会议专题报告及论文集 [C]. 中国中西医结合学会消化系统疾病专业委员会，2012：1.

[10] 卢相义，刘薇，罗成. 薏仁多糖诱导人肺癌 A549 细胞凋亡 [J]. 中国肺癌杂志，2012，15（11）：624-629.

[11] 黄劲，李红梅. 薏仁对小鼠细胞色素 P4501A1 酶活性的影响 [J]. 贵阳学院学报（自然科学版），2011，6（03）：47-49.

[12] 林建国，胡瑛，王常高. 山药薏仁复合营养粉的制备 [J]. 安徽农学通报（下半月刊），2009，15（08）：231-232.

[13] 杨增凤. 薏仁竹叶汤保留灌肠治疗溃疡性结肠炎（大肠湿热型）的疗效观察 [D]. 黑龙江中医药大学，2014：20-21.

[14] 王紫娟. 加味薏仁附子败酱散治疗妇科慢性盆腔疼痛的疗效观察 [J]. 临床合理用药杂志，2014，7（03）：127-128.

藏 红 花

1. 概述

藏红花 *Crocus sativus* L.。藏药：卡奇鸽尔更；维药：则帕儿。在藏药中用于健身、滋身（《中国藏药》《藏本草》），在维药中治疗健忘（《维药志》）。

2. 来源与分布

2.1 来源：为莺尾科植物番红花的干燥柱头。

2.2 生境、分布：主产西班牙，我国浙江杭州、江苏海门、上海、北京等地引种成功。

2.3 采收与加工：10～11月下旬，晴天早晨日刚出时采花，然后摘取柱头，随即晒干，或55℃～60℃烘干。

3. 化学成分研究概况

3.1 化学成分基本类型：水溶性色素（类胡萝卜素及其苷类）、脂溶性色素（胡萝卜素）、挥发油、黄酮类等。

3.2 主要化学成分结构和特点：

1. 水溶性色素：此类成分主要是藏红花酸与糖形成的一系列酯化合物，它是番红花的主要药用和色素成分，其结构主要为全反式藏红花苷。

全反式藏红花苷

2. 挥发油类成分：番红花柱头中的挥发油成分是由玉米黄质等胡萝卜素类降解产生的，结构特殊，主要为藏红花醛，它是藏红花苦素的降解产物。

3. 其他类成分：

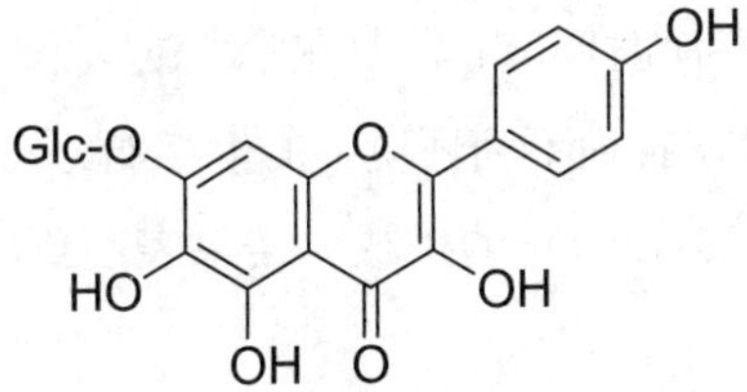

6-羟基山奈酚-7-O-葡萄糖苷   lirioresinol-A

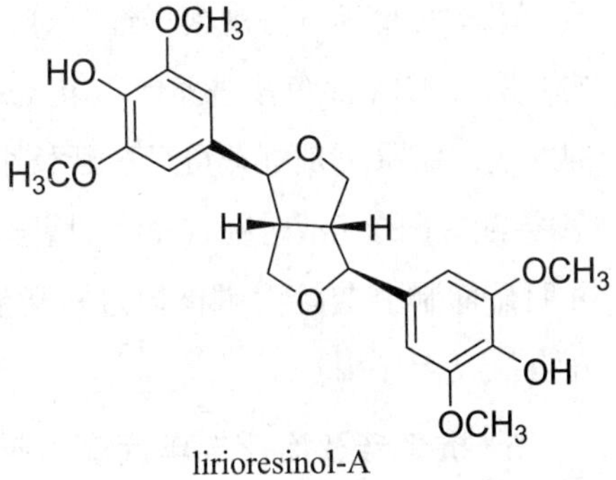

3.3 化学成分的理化性质：

取本品少许，置白瓷板上，滴加浓硫酸 1 滴，硫酸液显深蓝色，渐变为紫色，后缓缓变为棕红色。

3.4 化学成分的分析方法：

低压液相色谱分离方法、用反相液相色谱法、制备型高效液相色谱法等。

4. 药理研究进展

4.1 护肝作用：番红花中α-藏红花酸钠盐及藏红花苷具有利胆作用，其中α-藏红花酸能降低胆固醇和增加脂肪代谢。

4.2 抗肿瘤作用：现代药理研究发现番红花是良好的抗癌药物，它可以治疗不同类型的癌症，且其副作用比其他抗癌药物要小得多。实验结果显示，西红花提取物对人的正常细胞没有作用，但对子宫癌细胞、横纹肌肿瘤细胞和肝癌细胞均有抑制作用。

4.3 抗氧化作用：红花水提液可清除羟自由基，抑制小鼠肝匀浆脂质过氧化。红花注射液能拮抗氧自由基，还能有效地减少 IL-8 的含量，从而阻断 IL-8 与炎症反应及氧自由基之间的恶性循环及连锁反应。西红花酸及西红花糖苷可以清除自由基，其作用可能是由于它们能与

O_2^- 形成一种复合物，从而降低 O_2^- 的氧化能力。

4.4 降血脂作用：番红花中黄酮类、藏红花苷类等活性物质能降低总胆固醇（TC）、甘油三酯（TG），因而具有降血脂的作用。

4.5 抗衰老作用：张明霞等人采用小鼠游泳实验、耐常压缺氧实验和耐寒实验等方法观察了红花对小鼠抗疲劳、抗缺氧和抗寒能力的影响。采用 TBA 显色法观察了红花对中老龄大鼠体内的过氧化脂质生成的影响。结果发现红花可显著延长小鼠游泳时间（t_s）及在常压缺氧和寒冷条件下的存活时间（t_1），增强小鼠在各种不利环境下的生存能力，并明显抑制中老龄大鼠体内过氧化脂质（LPO）的生成，结果表明红花有抗衰老作用。

5. 抗衰老及治疗老年疾病的应用

藏红花代茶饮服，能明显改善慢性肝炎，肝硬化患者的症状，而且可降低患者异常升高的总胆红素和球蛋白。含有藏红花柱头萃取物的眼膜能够有效驱除黑眼圈、消除眼部疲劳、预防鱼尾纹的产生；含有藏红花柱头萃取液的洁肤面膜，可激活肌肤氧化层衰老细胞，促进新陈代谢，预防肌肤老化；含藏红花提取液的沐浴产品，除滋润肌肤外，还能够舒筋活血，通利关节、促进血液循环，使皮肤自然红润。在美容药方中适当加入藏红花，可用其活血化瘀、扩张毛细血管的功能，在一定程度上添加天然药物的透皮吸收及其利用率，对美颜起到积极的作用。

6. 资源评价与开发利用

藏红花是一种具有较高的药用价值的名贵中药材，具有较高的药理活性，在美容方面拥有巨大的发展前景。此外，藏红花在治疗或预防心脑血管疾病以及癌症等方面具有明确的药理效应，有望成为未来的主流抗癌新药，或具有强力活血化瘀功效的治疗心脑血管疾病的新药。

7. 参考文献

［1］戎惠珍．红花的化学成分及药理研究概况［J］.江西中医学院学报，
　　1997，9（04）：46-47.

［2］扈晓佳，殷莎，袁婷婷，等．红花的化学成分及其药理活性研究进展

[J]. 药学实践杂志, 2013, 31 (03): 161-168+197.

[3] 施峰, 刘焱文. 红花的化学成分及药理研究进展 [J]. 时珍国医国药, 2006, 17 (09): 1666-1667.

[4] 金鸣, 李金荣, 蔡亚欣, 等. 红花水溶性成分抗氧化作用的研究 [J]. 心肺血管病杂志, 1998, 17 (4): 277.

[5] 陈志强, 王万强, 叶秀云, 等. 红花注射液对脑缺血/再灌注损伤家兔血清白细胞介素 IL-8 的影响 [J]. 中国急救医学, 2005, 25 (2): 118.

[6] 金鸣, 李金荣, 吴伟. 羟基红花黄色素 A 抗氧化作用的研究 [J]. 中草药, 2004, 35 (6): 665.

[7] 何美莲, 陈家宽, 周铜水. 番红花化学成分及生物活性研究进展 [J]. 中草药, 2006, 37 (03): 466-470.

[8] 贾尧, 佰草集. 藏红花女人花 [J]. 食品与药品, 2006, 8 (05B): 48.

[9] 张代平. 番红花化学成分及生理活性研究概述 [J]. 海峡药学, 2009, 21 (11): 99-100.

[10] 李琳琳. 藏红花的研究概述 [J]. 中山大学研究生学刊（自然科学、医学版）, 2008, 29 (02): 46-52.

[11] 陈阳, 杨婷, 黄娟, 等. 西红花苷和西红花酸在小鼠体内抗氧化活性对比研究 [J]. 中国药理学通报, 2010, 26 (02): 248-251.

[12] 刘瑛, 古天明, 周红. 西红花苷类成分药理作用研究概况 [J]. 成都大学学报（自然科学版）, 2008, 27 (01): 16-19.

[13] 李玲蔚. 西红花资源生物学与利用技术的研究 [D]. 苏州大学, 2013: 5-9.

[14] 孙创斌, 刘艳霞, 刘国清, 等. 西红花苷的药理研究进展 [J]. 西南国防医药, 2011, 21 (08): 914-916.

[15] 李伟平, 张云, 丁志山. 西红花的研究进展 [J]. 北京联合大学学报（自然科学版）, 2011, 25 (03): 55-58.

[16] 张明霞, 李效忠, 赵磊, 赵惠, 许春香. 红花抗衰老作用的实验研究 [J]. 中草药, 2001, 32 (01): 54-55.

[17] 钱之玉. 西红花苷调血脂作用机制研究 [J]. 中国执业药师, 2009, 6 (02): 10-16+22.

[18] 张宏, 张俊国, 张伶, 等. 西红花有效成分合成研究进展 [J]. 化学研

究与应用，2009，21（06）：794-800.

[19] 绪广林，余书勤，龚祝南，等．西红花苷对大鼠实验性高脂血症的影响
及其机制研究［J］．中国中药杂志，2005，30（05）：369-372.

[20] 龚国清，刘同征，李立文，等．西红花酸的体外抗氧化作用的研究［J］.
中国药科大学学报，2001，32（04）：68-71.

[21] 施汉招，湛洪艳．传统中药新用途的临床经验［A］．中华中医药学会、
北京中医杂志．98 全国中药研究暨中药房管理学术研讨会论文汇编
［C］．中华中医药学会、北京中医杂志，1998：142.